G. Krämer · J. Walden (Hrsg.)
Valproinsäure · 2. Auflage

Springer-Verlag Berlin Heidelberg GmbH

G. Krämer J. Walden (Hrsg.)

Valproinsäure

2. Auflage

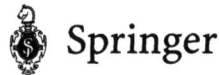 Springer

Dr. med. Günter Krämer
Schweizerisches Epilepsie-Zentrum
Bleulerstr. 60
8008 Zürich
Schweiz

Prof. Dr. Dr. Jörg Walden
Klinikum der Albert-Ludwig-Universität
Abt. Psychiatrie und Psychotherapie
Hauptstr. 5
79104 Freiburg

ISBN 978-3-642-63068-2

Die Deutsche Bibliothek-CIP-Einheitsaufnahme

Valproinsäure/Hrsg.: Günter Krämer; J. Walden. - 2. Aufl. - Berlin; Heidelberg; New York; Barcelona; Hongkong; Lodon; Mailand; Paris; Tokio: Springer, 2002
ISBN 978-3-642-63068-2   ISBN 978-3-642-56329-4 (eBook)
DOI 10.1007/978-3-642-56329-4

Dieses Werk ist urheberrechtlich geschützt. Die dadurch begründeten Rechte, insbesondere die der Überstzung, des Nachdrucks, des Vortrags, der Entnahme von Abbildungen und Tabellen, der Funksendung, der Mikroverfilmung oder der Vervielfältigung auf anderen Wegen und der Speicherung in Datenverarbeitungsanlagen, bleiben auch bei nur auszugsweiser Verwertung, vorbehalten. Eine Vervielfältigung des Werkes oder von Teilen dieses Werkes ist auch im Einzelfall nur in den Grenzen der gesetzlichen Bestimmungen des Urheberrechtsgesetzes der Bundesrepublik Deutschland vom 9. September 1965 in der jeweils geltenden Fassung zulässig. Sie ist grundsätzlich vergütungspflichtig. Zuwiderhandlungen unterliegen den Strafbestimmungen des Urheberrechtsgesetzes.

http://www.springer.de/medizin

© Springer-Verlag Berlin Heidelberg 2002
Ursprünglich erschienen bei **Springer-Verlag Berlin Heidelberg New York 2002**
Softcover reprint of the hardcover 2nd edition 2002

Die Wiedergabe von Gebrauchsnamen, Handelsnamen, Warenbezeichnungen usw. in diesem Werk berechtigt auch ohne besondere Kennzeichnung nicht zu der Annahme, dass solche Namen im Sinne der Warenzeichen- und Markenschutz-Gesetzgebung als frei zu betrachten wären und daher von jedermann benutzt werden dürften.

Produkthaftung: Für Angaben über Dosierungsanweisungen und Applikationsformen kann vom Verlag keine Gewähr übernommen werden. Derartige Angaben müssen vom jeweiligen Anwender im Einzelfall anhand anderer Literaturstellen auf ihre Richtigkeit überprüft werden.

Satz: Goldener Schnitt, Sinzheim
Umschlagentwurf: de'blik, Berlin
Druck: Saladruck, Berlin

Gedruckt auf säurefreiem Papier   SPIN: 10701226   26/3130 – 543210

Vorwort zur 2. Auflage

Zehn Jahre nach der ersten Auflage legen wir hiermit zum Jubiläum der 35-jährigen Markteinführung von Valproinsäure die zweite Auflage dieses unverändert klinisch orientierten Buches vor. Trotz Zulassung von bislang acht neuen Wirkstoffen in der Zwischenzeit ist Valproinsäure auch zu Beginn des dritten Jahrtausends nach wie vor ein Antiepileptikum der ersten Wahl mit einem respektablen Mengen- und Marktanteil. Dazu trägt unter anderem auch die vermehrte Anwendung außerhalb der Epileptologie wie z.B. zur Migräneprophylaxe oder bei bipolaren Erkrankungen bei, wenngleich in Deutschland noch keine Zulassungen für diese Indikationsgebiete vorliegen. Dieser Entwicklung wurde bei der Neuauflage sowohl bei der Auswahl der Beiträge als auch durch einen psychiatrischen Mitherausgeber Rechnung getragen.

Durch den zwischenzeitlichen Wissenszuwachs wurde eine Umfangserweiterung um rund ein Drittel erforderlich. In der Regel wurden die Autoren der Erstauflage gebeten, ihre Beiträge zu aktualisieren. Sofern dies aus unterschiedlichen Gründen nicht möglich oder nicht sinnvoll war (weil es sich z.B. um Originalarbeiten bzw. Studienberichte handelte), erfolgte ein unveränderter oder durch die Herausgeber geringfügig überarbeiteter Nachdruck. Dabei darf der Leser zwangsläufig auch keine vergeichende Diskussion beispielsweise neuerer Antiepileptika mit einem ähnlichen Indikationsspektrum wie Lamotrigin, Levetiractem oder Topiramat erwarten. Bei einer Reihe von Beiträgen – nicht nur auf psychiatrischem Fachgebiet – wurden auch neue Autoren gewonnen. Wir hoffen, dass es uns erneut gelungen ist, mit dem Buch einen aktuellen und umfassenden Überblick zu geben, der von den neurophysiologschen und neuropharmakologischen Grundlagen über die klinische Pharmakologie und klinische Neurophysiologie zur Anwendung in der Neurologie und Psychiatre in all ihren Facetten reicht. Dies beinhaltet auch die Nebenwirkungsproblematik mit Teratogenität und hormonellen Veränderungen.

Unser Dank geht in erster Linie an die Autorinnen und Autoren. Wir wissen aus eigener Erfahrung, wie mühsam es ist, parallel zu den zahlreichen sonstigen Verpflichtungen derartige Aufgaben zu bewältigen. Wie immer bei Büchern mit vielen Mitarbeiterinnen und Mitarbeitern gab es solche, die ihre Beiträge früh beziehungsweise termingerecht ablieferten und solche, die damit Mühe hatten.

Bedanken möchten wir uns auch beim Springer-Verlag für die hervoragende verlegerische Betreuung (insbesondere bei Frau Renate Scheddin, Frau Renate Schulz und Frau Gisela Zech-Willenbacher, die mit viel Geduld und Verständnis auf unsere Wünsche eingingen), beim Herstellungs-Service „Goldener Schnitt" und Herrn Rainer Kusche (der bereits die erste Auflage betreute) sowie nicht zuletzt bei Herrn Dr. med. Arnfin Bergmann, der nicht nur ein sehr wertvoller Autor sondern auch „Geburtshelfer" für die Neuauflage war.

Wir widmen die Neuauflage dem Andenken an drei zwischenzeitlich viel zu früh verstorbene Kolleginnen und Kollegen:
- Herrn Dr. med. Michael C. Laub (12.12.1946–31.5.1997); Mitherausgeber der ersten Auflage,
- Frau Dr. med. Sibylle Ried (29.8.1956–14.6.2000), sowie
- Herrn Dr. med. Hans-Erich Boenigk (4.3.1944–3.11.2000).

Alle drei waren weit überdurchschnittlich engagierte Ärztinnen und Ärzte, die nicht nur von ihren Patienten und deren Angehörigen, sondern auch von der wissenschaftlichen Epileptologiegemeinschaft schmerzhaft vermisst werden. Wir würden uns freuen, wenn auch die Neuauflage in ihrem Sinn den von uns betreuten Menschen mit Epilepsie und anderen Krankheiten zugute kommt.

Zürich und Freiburg, im Mai 2002   G. KRÄMER, J. WALDEN

Vorwort zur 1. Auflage

Die Valproinsäure hat eine bemerkenswerte Entwicklung hinter sich. Nachdem die antiepileptische Wirksamkeit eher zufällig beim Einsatz als vermeintlich inertes Lösungsmittel bei Tierversuchen entdeckt worden war, folgte bald der klinische Einsatz. Lange Zeit galt Valproinsäure dabei nur als Mittel für primär generalisierte sogenannte kleine Anfälle ohne – mit der Ausnahme von Aufwach-Grand mal-Anfällen – ausreichenden Schutz vor generalisierten tonisch-klonischen Anfällen. Erst Untersuchungen der jüngsten Zeit haben nachweisen können, dass Valproinsäure auch bei fokalen und sekundär generalisierten Grand mal-Anfällen erfolgreich eingesetzt werden kann.

Diese zunehmende Indikationsausweitung wurde auf der anderen Seite jedoch durch Mitteilungen über verschiedene unerwünschte Wirkungen der Substanz eingeschränkt. Im Mittelpunkt des Interesses standen hierbei Beobachtungen über besorgniserregende hepatotoxische Nebenwirkungen, die seit Ende der siebziger Jahre zunehmend bekannt wurden und vorwiegend Kleinkinder unter Polytherapie betrafen. Obwohl inzwischen Risikogruppen eingegrenzt werden konnten, gilt dies nicht absolut, so dass in der Pädiatrie nach wie vor nach Möglichkeiten einer Früherkennung und Prophylaxe gesucht wird. Das zweite ernsthaftere Problem von Valprinsäure besteht darin, dass bei Einnahme in der Schwangerschaft in rund 2 % Neuralrohrdefekte auftreten. Hier deuten sich mit einer begleitenden Einnahme von Folsäure jedoch Möglichkeiten einer Prophylaxe an, und eine Früherkennung ist schon seit längerem möglich. Vielleicht bieten auch manche Valproinsäuremetabilite wie die 2-en-Valproinsäure gerade in dieser Hinsicht große Vorteile.

Es schien uns an der Zeit zu sein, eine aktuelle Standortbestimmung des Stellenwertes von Valproinsäure als „modernem Klassiker" in der Epilepsiebehandlung vorzunehmen. Erfreulicherweise gelang es, eine Vielzahl von namhaften deutschsprachigen Fachleuten zu einem Workshop zusammenzubringen, der im November 1991 in München stattfand. Das vorliegende Buch basiert auf den dort gehaltenen Vorträgen. Unser Dank geht an alle Autorinnen und Autoren, die neben ihren sonstigen Verpflichtungen alle Autorinnen und Autoren, die neben ihren sonstigen Verpflichtungen die Zeit zur Erstellung eines Manuskriptes fanden.

Bei der Firma Sanofi-Winthrop, insbesondere Herrn Dr. Schreiber und Herrn Dr. Wiedemann, möchten wir uns für die großzügige Unterstützung unseres Vorhabens bedanken. Herrn Victor Oehm vom Springer Verlag und Herrn Kusche vom Herstellungs-Service „Goldener Schnitt" danken wir für die hervorragende Kooperation bei der Planung und Herstellung des Buches.

Mainz/Vogtareuth, im August 1992   G. KRÄMER, M. LAUB

Inhaltsverzeichnis

Sektion I: Experimentelle Pharmakologie und Toxikologie

1 Synthese und erste pharmakologische und
klinische Untersuchungen von Valproinsäure
A. BERGMANN 3

2 Pharmakodynamische Wirkungen und biochemische
Wirkungsmechanismen von Valproinsäure
W. LÖSCHER 6

3 Wirkungsmechanismus von Valproinsäure:
Neurophysiologische Aspekte
U. HEINEMANN, J. DREIER, J. STABEL, C.L. ZHANG,
A. LESCHINGER, E. FICKER 26

4 Membranuntersuchungen der Valproinsäure im Tiermodell
M.J. SALZER, W. KOCHEN 38

5 Experimentelle Studien zur Teratogenität von Valproinsäure
M. RADATZ, H. NAU 52

Sektion II: Klinische Pharmakologie

6 Klinische Pharmakologie von Valproinsäure:
Resorption, Metabolisierung und Elimination
M. THEISOHN, H. HAHN, I. HERMA 65

7 Pharmakokinetik einer neu entwickelten Retardform
von Valproinsäure
J.M. BARRÉ, Y. BERGER 93

8 Pharmakologische und klinische Vorteile
retardierter Valproinsäure
A. BERGMANN, G. KRÄMER 103

9 Medikamentöse Interaktionen von und mit Valproinsäure
B. RAMBECK, G. KRÄMER 110

Sektion III: Klinische Neurophysiologie

10 EEG-Veränderungen unter Valproinsäure
   R. BESSER 121

11 Einfluss von Valproinsäure auf evozierte Potentiale
   B.J. STEINHOFF 130

Sektion IV: Klinische Anwendung in der Neurologie

12 Stellenwert von Valproinsäure in der Therapie
   idiopathischer Epilepsien mit generalisierten Anfällen
   im Kindes- und Jugendalter
   G. GROSS-SELBECK 147

13 Stellenwert von Valproinsäure in der Therapie
   von Kindern mit West-Syndrom
   F. KOTLAREK, G. GROSS-SELBECK, K. KELLERMANN,
   R. POTHMANN, U. SCHAUSEIL-ZIPF 155

14 Stellenwert von Valproinsäure in der Therapie
   des Lennox-Gastaut-Syndroms
   H.E. BOENIGK, W. KORING 161

15 Valproinsäuretherapie bei Epilepsien
   mit fokalen Anfällen im Kindesalter
   R. KORINTHENBERG 168

16 Stellenwert von Valproinsäure in der Therapie
   generalisierter Epilepsien bei Jugendlichen
   und Erwachsenen
   W. CHRISTE, D. JANZ 175

17 Stellenwert von Valproinsäure in der Behandlung
   fokaler Epilepsien bei Jugendlichen und Erwachsenen
   D. SCHMIDT 183

18 Einmalgabetherapie mit Valproinsäure
   H. STEFAN; A. FLIERL 194

19 Intravenöse Valproinsäuretherapie zur Statusbehandlung
   F. ROSENOW, S. KNAKE 200

20 Valproinsäure in der Kopfschmerzbehandlung
   V. LIMMROTH, H.-C. DIENER 207

21 Valproinsäure bei Trigeminusneuralgie und anderen
Schmerzsyndromen
G. Krämer, T. Dorn 218

22 Die Behandlung hyperkinetischer Bewegungsstörungen und
einiger anderer neurologischer Symptome mit Valproinsäure
J.C. Aschoff 221

23 Verhalten und Leistungsfähigkeit unter Valproinsäure
R. Blank 230

Sektion V: Klinische Anwendung in der Psychiatrie

24 Geschichtliche Entwicklung des Einsatzes
von Valproinsäure in der Psychiatrie
H.M. Emrich, D.E. Dietrich 243

25 Valproinsäure in der Behandlung des manischen
Syndroms und in der Prophylaxe bipolarer affektiver
Störungen
J. Walden, C. Normann, J. Langosch, A. Erfurth,
H. Grunze 248

26 Valproinsäure zur Behandlung von „rapid cycling"
und dysphorischer Manie
A. Erfurth, H. Grunze, J. Walden 256

27 Intravenöse Valproinsäure-Behandlung
bei bipolaren Störungen
H. Grunze, A. Erfurth, B. Amann, J. Walden 264

Sektion VI: Besondere Situationen

28 Valproinsäure, Schwangerschaft und Teratogenität
G. Krämer, A. Bergmann, S. Ried 275

Sektion VII: Unerwünschte Wirkungen

29 Tremor
T. Dorn, G. Krämer 305

30 Intoxikationen und Enzephalopathien
unter Valproinsäuretherapie
J. Bauer, C.E. Elger 315

31 Neurotoxische Spätwirkungen von Valproinsäure
    M. Schöndienst, P. Wolf 322

32 Kognitive Nebenwirkungen von Valproinsäure
    A.P. Aldenkamp 330

33 Gewichtszunahme und Endokrinopathie
    unter Valproinsäuretherapie
    J. Bauer 342

34 Unerwünschte Arzneimittelwirkungen von Valproinsäure
    an der Haut und den hautnahen Schleimhäuten
    K. Bork 359

35 Nebenwirkungen von Valproinsäure an Leber, Pankreas
    und am blutbildenden System
    S.A. König, I. König 367

36 Einfluss von Valproinsäure auf Fettstoffwechsel und Carnitin
    M.C. Laub 381

Sektion VIII: Therapierichtlinien

37 Stellenwert von Valproinsäure in der Behandlung
    von Epilepsien des Kindesalters
    H. Schneble 395

38 Stellenwert der Valproinsäure in der Behandlung
    von Epilepsien des Erwachsenenalters
    D. Schmidt, J. Bauer, B. Schmitz, G. Krämer, H. Stefan,
    P. Wolf 402

39 Empfehlungen zu Blutuntersuchungen und klinischer
    Überwachung zur Früherkennung
    des Valproinsäure-assoziierten Leberversagens
    S.A. König, C.E. Elger, F. Vassella, D. Schmidt,
    A. Bergmann, H.E. Bönigk, P.A. Despland, P. Genton,
    G. Krämer, W. Löscher, T. Mayer, H. Nau, H. Schneble,
    H. Siemes, H. Stefan, P. Wolf 404

Sachverzeichnis 415

Mitarbeiterverzeichnis

Aldenkamp, Albert P., Prof. Dr.
Abt. für Psychologie, Epilepsie-Klinik Kempenhaeghe,
Universität von Amsterdam,
Abt. für Kinderpsychologie und SCO Kohnstamm
Forschungsinstitut,
Sterkelseweg 65, 5591 VE Heeze, Niederlande

Amann, Benedikt, Dr.
Klinik für Psychiatrie und Psychotherapie,
Ludwig-Maximilians-Universität,
Nussbaumstr. 7, 80336 München

Aschoff, Jürgen, Prof. Dr.
Neurologische Ambulanz, Universitätsklinikum Ulm,
Steinhövelstr. 9, 89075 Ulm

Barré, J., Prof. Dr.
Hôpital Intercommunal de Créteil,
Laboratoire de Pharmacologie,
40 Avenue de Verdun, 94010 Créteil Cedex, France

Bauer, Jürgen, Prof. Dr.
Universitätsklinik für Epileptologie,
Sigmund-Freud-Str. 25, 53105 Bonn

Berger, Y., Dr.
Hôpital Intercommunal de Créteil,
Laboratoire de Pharmacologie,
40 Avenue de Verdun, 94010 Créteil Cedex, France

Bergmann, Arnfin, Dr.
Neurologische Praxis
Herrenstr. A99, 86633 Neuburg

Besser, Roland, Prof. Dr.
Klinik für Neurologie, Klinikum Krefeld,
Lutherplatz 40, 47805 Krefeld

Blank, Rainer, Dr.
Kinderzentrum München
Heiglhofstr. 63, 81377 München

Boenigk, Hans-Erich, Dr.
Epilepsiezentrum Bethel, Klinik für Kinder und Jugendliche,
Maraweg 25, 33617 Bielefeld

Bork, Konrad, Prof. Dr.
Universitäts-Hautklinik,
Langenbeckstr. 1, 55131 Mainz

Christe, Walter, Dr.
Klinik für Neurologie, Klinikum Ernst von Bergmann,
Charlottenstr. 72, 14467 Potsdam

Despland, Paul-André, Prof. Dr.
Centre Hospitalier Universitaire Vaudois (CHUV),
Service de Neurologie, 1011 Lausanne, Schweiz

Diener, Hans-Christoph, Prof. Dr.
Neurologische Universitätsklinik Essen,
Hufelandstr. 55, 45122 Essen

Dietrich, D.E., PD Dr.
Psychiatrische Klinik der Universität,
Medizinische Hochschule Hannover,
Carl-Neuberg-Str. 1, 30625 Hannover

Dorn, Thomas, Dr.
Schweizerisches Epilepsie-Zentrum,
Bleulerstr. 60, 8008 Zürich, Schweiz

Dreier, J., Dr.
Institut für Physiologie, Abt. Neurophysiologie,
Universitäts-Klinikum Charité,
Medizinische Fakultät der Humboldt-Universität,
Tucholskystr. 2, 10117 Berlin

Elger, Christian E., Prof. Dr.
Universitätsklinik für Epileptologie,
Sigmund-Freud-Str. 25, 53105 Bonn

Emrich, Hinderk M., Prof. Dr. Dr.
Psychiatrische Klinik der Universität,
Medizinische Hochschule Hannover,
Carl-Neuberg-Str. 1, 30625 Hannover

Erfurth, Andreas, Dr.
Klinik für Psychiatrie der Westfälischen Wilhelms-Universität,
Albert-Schweitzer-Str. 11, 48129 Münster?

Ficker, E., Prof. Dr.
Institut für Physiologie, Abt. Neurophysiologie,
Universitäts-Klinikum Charité,
Medizinische Fakultät der Humboldt-Universität,
Tucholskystr. 2, 10117 Berlin

Flierl, Andrea, Dr.
Neurologische Klinik der Universität Erlangen,
Schwabachanlage 6, 91054 Erlangen

Genton, Pierre, Dr.
Centre Hospitalier Specialisé pour l'epilepsie,
300, Boulevard de Sainte Marguerite
13009 Marseille, Cedex 9, Frankreich

Groß-Selbeck, Gunter, Prof. Dr.
Kliniken der Landeshauptstadt, Kinderneurologisches Zentrum,
Gräulingerstr. 120, 40625 Düsseldorf

Grunze, Heinz, Dr.
Psychiatrische Universitätsklinik,
Nussbaumstr. 7, 80336 München

Hahn, H., Dr.
Pharmakologisches Institut der Universität,
Glueler Str. 24, 50931 Köln

Heinemann, Uwe, Prof. Dr.
Institut für Physiologie, Abt. Neurophysiologie,
Universitäts-Klinikum Charité,
Medizinische Fakultät der Humboldt-Universität,
Tucholskystr. 2, 10117 Berlin

Herma, I., Dr.
Pharmakologisches Institut der Universität,
Glueler Str. 24, 50931 Köln

Janz, D., Prof. em. Dr.
Campus Virchow-Klinikum, Medizinische Fakultät
der Humboldt-Universität, Neurologische Klinik
und Poliklinik, Augustenburger Platz 1, 13353 Berlin

Kellermann, Klaus, Dr.
Leisibüelstr. 182, 8708 Männedorf, Schweiz

Knake, Susanne, Dr.
Arbeitsgruppe Epileptologie, Klinik für Neurologie
mit Poliklinik, Zentrum für Nervenheilkunde,
Philipps-Universität Marburg
Rudolf-Bultmann-Str. 8, 35033 Marburg

Kochen, W., Prof. Dr.
Kinderklinik der Universität,
Im Neuenheimer Feld, 69121 Heidelberg

König, I., Dr.
Universitäts-Kinderklinik, Klinikum Mannheim,
Theodor-Kutzer-Ufer 1, 68167 Mannheim

König, Stephan A., PD Dr.
Universitäts-Kinderklinik, Universitäts-Klinikum,
Theodor-Kutzer-Ufer 1, 68167 Mannheim

Koring, Wilfried, Dr.
Siekenwall 17, 33602 Bielefeld

Korinthenberg, Rudolf, Prof. Dr.
Epilepsieambulanz, Universitäts-Kinderklinik,
Mathildenstr. 1, 79106 Freiburg

Kotlarek, Franz, Prof. Dr.
Sozialpädagogisches Zentrum, Kinderklinik,
Universitätsklinikum,
Kullenhofstr. 50, 52074 Aachen

Krämer, Günter, Dr. med.
Schweizerisches Epilepsie-Zentrum,
Bleulerstr. 60, 8008 Zürich, Schweiz

Langosch, Jens, Dr.
Universitätsklinik für Psychiatrie und Psychosomatik,
Abt. Psychiatrie und Psychotherapie,
Hauptstr. 5, 79104 Freiburg

Laub, Michael C., Dr.
Abt. Neuropädiatrie, Behandlungszentrum Vogtareuth,
Krankenhausstr. 20, 83569 Vogtareuth

Leschinger, A., Dr.
Institut für Physiologie, Abt. Neurophysiologie,
Universitäts-Klinikum Charité,
Medizinische Fakultät der Humboldt-Universität,
Tucholskystr. 2, 10117 Berlin

Limmroth, Volker, Dr.
Neurologische Universitätsklinik Essen,
Hufelandstr. 55, 45122 Essen

Löscher, Wolfgang, Prof. Dr.
Institut für Pharmakologie, Toxikologie und Pharmazie,
Tierärztliche Hochschule Hannover,
Bünteweg 17, 30559 Hannover

Mayer, Thomas, Dr.
Epilepsiezentrum Bethel, Krankenhaus Mara GmbH,
Maraweg 21, 33617 Bielefeld

Nau, Heinz, Prof. Dr.
Tierärztliche Hochschule Hannover,
Zentrumsabt. für Lebensmitteltoxikologie,
Bischofsholer Damm 15/115, 30173 Hannover

Normann, Claus, Dr.
Universitätsklinik für Psychiatrie und Psychosomatik,
Abt. Psychiatrie und Psychotherapie,
Hauptstr. 5, 79104 Freiburg

Pothmann, Raymund, Dr.
Sozialpädagogisches Zentrum Elb, Krankenhaus,
Kronowstr. 20, 48347 Oberhausen

Radatz, M., Dr.
Tierärztliche Hochschule Hannover,
Zentrumsabt. für Lebensmitteltoxikologie,
Bischofsholer Damm 15/115, 30173 Hannover

Rambeck, Bernhard, Dr.
Epilepsiezentrum Bethel, Maraweg 13,
33617 Bielefeld

Ried, Sybille, Dr.
Schweizerisches Epilepsie-Zentrum,
Bleulerstr. 60, 8008 Zürich, Schweiz

Rosenow, Felix, Prof. Dr.
Interdisziplinäres Epilepsie-Zentrum,
Neurologische Universitätsklinik, Zentrum für Nervenheilkunde,
Philipps-Universität Marburg,
Rudolf-Bultmann-Str. 8, 35033 Marburg

Salzer, M., Dr.
Kinderklinik der Universität,
Im Neuenheimer Feld, 69121 Heidelberg

Schauseil-Zopf, U., Dr.
Universitätsklinikum Köln, Sozialpäd. Zentrum,
Josef-Stelzmann-Str. 9, 50924 Köln

Schmidt, Dieter, Prof. Dr.
Goethestr. 5, 14133 Berlin

Schmitz, Bettina, PD Dr.
Campus Virchow-Klinikum, Medizinische Fakultät
der Humboldt-Universität, Neurologische Klinik
und Poliklinik, Augustenburger Platz 1, 13353 Berlin

Schneble, H., Dr.
Epilepsiezentrum Kork, Klinik für Kinder und Jugendliche,
77694 Kehl-Kork

Schöndienst, Martin, Dr.
Epilepsiezentrum Bethel, Klinik Mara I,
Maraweg 25, 33617 Bielefeld

Siemes, Hartmut, Prof. Dr.
Holbeinstr. 39, 12203 Berlin

Stabel, J., Dr.
Institut für Physiologie, Abt. Neurophysiologie,
Universitäts-Klinikum Charité,
Medizinische Fakultät der Humboldt-Universität,
Tucholskystr. 2, 10117 Berlin

Stefan, Hermann, Prof. Dr.
Neurologische Klinik der Universität Erlangen,
Schwabachanlage 6, 91054 Erlangen

Steinhoff, Bernhard, Prof. Dr.
Epilepsiezentrum Kork, Klinik für Erwachsene,
77694 Kehl-Kork

Theisohn, Martin, Dr.
Pharmakologisches Institut der Universität,
Glueler Str. 24, 50931 Köln

Vassella, Franco, Prof. em Dr.
Hangweg 17, 3047 Bremgarten, Schweiz

Walden, Jörg, Prof. Dr. Dr.
Universitätsklinik für Psychiatrie und Psychosomatik,
Abt. Psychiatrie und Psychotherapie,
Hauptstr. 5, 79104 Freiburg

Wolf, Peter, Prof. Dr.
Epilepsiezentrum Bethel, Krankenhaus Mara GmbH,
Maraweg 21, 33617 Bielefeld

Zhang, C.L., Dr.
Institut für Physiologie, Abt. Neurophysiologie,
Universitäts-Klinikum Charité,
Medizinische Fakultät der Humboldt-Universität,
Tucholskystr. 2, 10117 Berlin

I. Experimentelle Pharmakologie und Toxikologie

1 Synthese und erste pharmakologische und klinische Untersuchungen von Valproinsäure

A. BERGMANN

Zusammenfassung

Die Entdeckungsgeschichte der Wirkungsweisen von Valproinsäure (valproic acid, VPA) verlief nicht immer geradlinig, Forschergeist und ein wenig Glück führten jedoch zum heutigen Erfolg der Substanz. VPA zählt zu einer Gruppe von Medikamenten, die sehr breit eingesetzt werden können. Für VPA umfasst das Spektrum sowohl neurologische als auch psychiatrische Erkrankungen.

Die Geschichte von VPA ist interessant. Die Entdeckung der medizinischen Wirkungen erfolgte ähnlich wie die Wirkung des Penicillins eher zufällig. Zunächst wurde VPA als organisches Lösungsmittel für wasserunlösliche Substanzen verwendet. Der Amerikaner Berverly Burton synthetisierte die Substanz erstmalig 1881, nachdem er während der Arbeit an seiner Doktorarbeit in Würzburg die Grundlagen gelegt hatte (Burton 1882).

Erst ungefähr 80 Jahre später gelang es Pierre Eymard, die medizinisch interessanten Wirkungen von VPA zu charakterisieren. Er arbeitete im Labor der relativ kleinen und unbekannten Firma Berthier in Grenoble, Frankreich. Im Rahmen seiner Doktorarbeit untersuchte er im Februar 1962 die antikonvulsive Wirkung synthetischer Khellinderivate. Da diese Verbindungen wasserunlöslich sind, mussten sie in einem organischen Lösungsmittel gelöst werden, wozu VPA gewählt wurde. Eymard erkannte, dass die in den Versuchsreihen gesehenen antikonvulsiven Eigenschaften nicht durch die Khellinderivate, sondern durch die als Lösungsmittel verwendete VPA bedingt waren.

Diese überraschenden Ergebnisse wurden erstmalig 1962 im Rahmen einer Sitzung der French Therapeutics and Pharmakodynamics Society berichtet; das Patent wurde kurz danach am 17.10.1962 erteilt.

Die erste Publikation über klinische Studien mit VPA in der Indikation Epilepsie wurde 1964 veröffentlicht (Carraz et al.). Weitere pharmakologische und klinische Studien wurden in den 60er Jahren durchgeführt. 1967 erhielt die Substanz in Frankreich die weltweit erste Zulassung in der Indikation Epilepsie unter dem Namen Depakine. In den 70er Jahren erfolgte die Zulassung in der Schweiz (1972), in Deutschland unter dem Namen Ergenyl (1973) und in allen anderen europäischen Ländern (Depakine, Epilim), 1978 in den USA (Depakine).

Zunächst war VPA nur als „Add-on-Medikament" zugelassen, wenn andere bis dahin bekannte Antikonvulsiva keine ausreichende Wirkung zeigten. Meinardi zeigte 1971, dass VPA sowohl bei primär generalisierten Anfällen, insbesondere

Absencen und myoklonischen Anfällen als auch bei fokalen Anfällen wirksam war. In der Folge wurden weitere klinische Studien durchgeführt, die zur Monotherapiezulassung bei generalisierten und fokalen Anfällen führte.

1977 wurde eine magensaftresistente Form, mit der die anfangs häufig aufgetretenen gastrointestinalen Nebenwirkungen deutlich minnimiert werden konnten. 1988 wurde eine lösliche Form zur intravenösen Anwendung und 1989 eine retardierte Form entwickelt und erstmals in Frankreich zugelassen.

Wegen der ebenfalls beschriebenen stimmungsaufhellenden, psychotropen Potenz der Substanz fand sie auch Interesse bei Psychiatern. Erste Arbeiten auf diesem Gebiet veröffentlichte 1966 eine Gruppe um den französischen Nervenarzt Lambert mit Dipropylacetamid, ein Säureamid von VPA (Lambert et al. 1966). In Deutschland beschäftigte sich insbesondere die Gruppe um Emrich mit der Wirksamkeit der Substanz bei bipolaren affektiven Störungen, sowohl in der Therapie der akuten Manie als auch in der Phasenprophylaxe (Emrich et al. 1980). Eine Vielzahl von klinischen und pharmakologischen Arbeiten folgte in Europa und in den USA. 1995 erhielt VPA in den USA die Zulassung in der Indikation: Behandlung der akuten Manie.

Andere psychiatrische Indikationen wie depressive Syndrome, schizophrene Psychosen, Panikstörungen, Entzugssyndrome und Durchgangssyndrome bei Demenz wurden und werden in Studien untersucht. Die Datenlage ist ermutigend, für eine mögliche Zulassung sind jedoch noch weitere kontrollierte Studien erforderlich.

In den letzten Jahren wurde die Wirksamkeit bei der Migräne entdeckt. Schon seit vielen Jahren wird immer wieder ein möglicher Zusammenhang zwischen Epilepsie und Migränekopfschmerz diskutiert (Gowers 1907, Lennox u. Lennox 1960; Barolin 1966). In einer Reihe von klinischen Untersuchungen hat sich die Wirksamkeit sowohl in der akuten als auch in der prophylaktischen Therapie der Migräne erwiesen. 1996 erfolgte die Zulassung in den USA in dieser Indikation.

Nicht unerwähnt bleiben sollten die beiden pharmazeutischen Unternehmen, die einen großen Anteil an der pharmakologischen und klinischen Entwicklung von Valproinsäure hatten und haben. Dies ist in Europa die französische Firma Sanofi-Synthélabo, in den USA Abbott.

Die Geschichte der Erforschung von VPA dauert schon über 100 Jahre an. Dennoch ist die Wirkungsweise immer noch nicht vollständig geklärt. Klar scheint die Wirkung auf Natrium- und Kaliumkanäle und die Erhöhung von GABA im synaptischen Spalt zu sein. Auch andere zusätzliche Wirkungen wie Reduktion von exzitatorisch wirksamen Aminosäuren, die Potenzierung der GABA-Wirkung durch Bindung an den GABA-A-Rezeptor und andere Wirkungen werden diskutiert. Ein Ende der Geschichte ist noch nicht abzusehen.

Literatur

Barolin GS (1966) Migraines and epilepsies – a relationship? Epilepsia 7: 53–66
Burton BS (1882) On the propyl derivates and decompostion products of ethylacteoacetate. Am Chem J 3: 385–389

Carraz G, Fau R, Chateau R (1964) Communiction á propos des premiers essais cliniques sur l'activité anti-épileptique de l'acide n-dipropylacétique (sel de Na). Ann Med Psychol (Paris) 4: 577–585

Emrich HM, Zerssen v D, Kissling W, Möller HJ, Windorfer A (1980) Effect of sodium valproat on mania: The GABA-hypophesis of affective disorders. Arch Psychiatr Nervenkr 229: 1–16

Gowers WR (1907) The Border-land of Epilepsy. J & A Churchill, London

Lambert PA, Caraz G, Borselli S, Carrel MS (1966) Action neuropsychotrope d'un nouvel anti-épileptique: Le Depamide. Ann Med Psychol (Paris) 1: 707–710

Lennox WG, Lennox MA (1960) Epilepsy and related disorders. Little, Brown, Boston

Meinardi H (1971) Clinical trials of anti-epileptic drugs. Psychiatr Neurol Neurochir 74 :141–151

2 Pharmakodynamische Wirkungen und biochemische Wirkungsmechanismen von Valproinsäure

W. LÖSCHER

Zusammenfassung

Valproinsäure stellt hinsichtlich der Vielfalt ihrer neurochemischen und neurophysiologischen Wirkungen eine bisher in der Neuropharmakologie fast einmalige Substanz dar. Die vielfältigen Wirkungen erklären, warum der Wirkungsmechanismus von Valproinsäure nach wie vor umstritten ist, da leider meistens nur einzelne Wirkungen der Substanz isoliert betrachtet werden. Gerade das Zusammentreffen unterschiedlicher neurochemischer und neurophysiologischer Wirkungen könnte aber die klinische Attraktivität von Valproinsäure ausmachen, da davon auszugehen ist, dass neurologischen Erkrankungen, wie der Epilepsie, unterschiedliche pathophysiologische Mechanismen zugrunde liegen. Die Suche nach neuen Antikonvulsiva mit einer sehr selektiven und spezifischen Wirkung könnte daher ein falscher Weg zur Entwicklung von in der Klinik möglichst breit wirkenden Substanzen sein (Löscher 1991; Löscher u. Schmidt 1994).

Hinsichtlich der Wirkung von Valproinsäure auf das GABA-System kann heute davon ausgegangen werden, dass Valproinsäure in therapeutischen Konzentrationen zu einer Erhöhung der GABA-Konzentrationen führt, die aller Wahrscheinlichkeit nach auf eine Zunahme der GABA-Synthese zurückzuführen ist und durch eine vermehrte Freisetzung von GABA in den synaptischen Spalt zu einer Verstärkung der GABAergen Transmission führt. Im Gegensatz zu der immer wieder zitierten Annahme vieler experimenteller und klinischer Gruppen sollte die Verabreichung von Valproinsäure aber nicht als eine selektive Möglichkeit gesehen werden, GABA-Konzentrationen zu erhöhen, sondern die beschriebenen Effekte auf andere Systeme sollten bei der Interpretation der experimentellen und klinischen Wirkungen der Substanz berücksichtigt werden.

1 Einleitung

Die pharmakodynamischen Wirkungen von Valproinsäure (im folgenden als Valproat bezeichnet) und ihre möglichen Wirkungsmechanismen wurden in den vergangenen Jahren in einer Reihe von ausführlichen Übersichtsarbeiten besprochen (Meldrum 1980; Chapman et al. 1982; Johnston 1984; Morre et al. 1984; Löscher 1985; Macdonald u. McLean 1986; Löscher 1987, 1991; Fariello et al. 1995; Löscher 1998). In der vorliegenden Arbeit möchte ich eine Auswahl der wichtigsten Untersuchungen zu *biochemischen* Wirkungsmechanismen von Valproat in Form eines Überblicks darstellen. Auf *neurophysiologische* Aspekte der Wirkungsmechanismen von Valproat wird in einem anderen Kapitel dieses Buches eingegangen werden. Eine ausführliche und aktuelle Besprechung aller wichtigen Untersuchungen zu biochemischen und neurophysiologischen Effekten von Valproat findet sich in zwei Übersichtsarbeiten von Löscher (1998a,b), so dass im Rahmen dieses Kapitels nur auf einige der wesentlichen Aspekte der biochemischen Wirkungsmechanismen von Valproat eingegangen werden soll.

Zu betonen ist, dass nach wie vor die Frage nach dem Wirkungsmechanismus der antikonvulsiven Wirkung von Valproat nicht beantwortet werden kann. Viel wahrscheinlicher ist, dass *verschiedene* biochemische und neurophysiologische Wirkungen von Valproat in Form einer synergistischen, gegenseitigen Beeinflussung zu den vielfältigen pharmakodynamischen Wirkungen von Valproat führen.

2 Pharmakodynamische Wirkungen von Valproat

2.1 Antikonvulsive Wirkungen von Valproat im Tierexperiment

Valproat (Di-n-propylessigsäure), eine verzweigtkettige Fettsäure, die als freie Säure in flüssiger Form vorliegt, wurde ursprünglich als Lösungsmittel zur Lösung von pharmakologischen Wirkstoffen verwendet. Die Entdeckung der antikonvulsiven Wirkung erfolgte 1962 zufällig bei der Prüfung von Entwicklungssubstanzen in den Labors von Berthier in Grenoble durch P. Eymard (siehe auch S. 3). Bereits 1964 wurde Valproat unter dem Namen „Depakine" in Frankreich als Antiepileptikum zugelassen. Heute gehört Valproat weltweit zu den gebräuchlichsten Antiepileptika. Valproat wird dabei üblicherweise in Form des Natriumsalzes verwendet.

Valproat zeichnet sich experimentell durch eine antikonvulsive Wirkung in den unterschiedlichsten Tiermodellen aus (Tabelle 1-3). Dazu gehören sowohl Modelle für unterschiedliche Typen von generalisierten Anfällen als auch fokale Anfälle. Die Wirkungspotenz von Valproat in den verschiedenen Modellen hängt stark von der Applikationsart, der Zeit zwischen Applikation und Krampfauslösung, der Tierart und der Art der Krampfauslösung ab. Die beste Wirkung zeigt Valproat in akuten Anfallsmodellen relativ kurz (d.h. 2-15 Minuten) nach parenteraler Applikation. Da die Wirkungsdauer von Valproat aufgrund der bei den meisten Spezies raschen Ausscheidung kurz ist, wirkt Valproat nur relativ schlecht, wenn der Krampfstimulus (z.B. ein Chemokonvulsivum) lang anhält. Im allgemeinen nimmt die antikonvulsive Wirkungspotenz von Valproat mit der Größe der Spezies zu, es gibt aber auch einige Modelle bei kleinen Nagetieren (siehe z.B. DMCM bei Mäusen in Tabelle 1 oder Anfälle bei Gerbils in Tabelle 3), bei denen Valproat bereits in relativ niedrigen Dosierungen eine ausgeprägte antikonvulsive Wirkung zeigt. Die Unterschiede in der Wirkungspotenz in Abhängigkeit von der Art der Anfallsauslösung bzw. des Anfallsmodells geben jedoch keine schlüssigen Hinweise darauf, welche Wirkungsmechanismen für die antikonvulsive Wirkung von Valproat eine Rolle spielen könnten, da Valproat im Gegensatz zu den meisten anderen Antiepileptika in praktisch allen bekannten Anfallsmodellen wirkt. Hinsichtlich der Breite der antikonvulsiven Wirkung weist Valproat tierexperimentell Ähnlichkeiten zu Barbituraten und Benzodia-

Tabelle 1. Antikonvulsive Wirkungspotenz von Valproat in verschiedenen Tiermodellen für generalisierte klonische oder tonische Anfälle

Modell Konvulsivum (mg/kg)	Anfallstyp	Species	Wirkung von Valproat Zeit[a] (h)	Applikationsart	ED_{50}[b] (mg/kg)	Literatur (Beispiele)
PTZ[c] (85–100 s.c.)	Klonus	Maus	0.25	i.p.	120–150	Swinyard 1964; Shuto u. Nishigaki 1970; Krall et al. 1978
			0.5	p.o.	220–420	Swinyard 1964; Shuto u. Nishigaki 1970; Frey u. Löscher 1976
PTZ	Klonus	Ratte	0.5	i.p.	74–260	Swinyard 1964; Kupferberg 1980
			0.5	p.o.	180	Kupferberg 1980
Picrotoxin (3.2 s.c.)	Klonus	Maus	0.25	i.p.	390	Kupferberg 1980
Bicucullin (2.7 s.c.)	Klonus	Maus	0.25	i.p.	360	Kupferberg 1980
3-MP[d] (66 s.c.)	Klonus	Maus	0.5	i.p.	290	Löscher 1980a
Allylglycin (400 i.v.)	Klonus	Maus	0.5	i.p.	200	Worms u. Lloyd 1981
Isoniazid (200 s.c.)	Klonus	Maus	0	p.o.	280	Löscher u. Frey 1977
DMCM[e] (15 i.p.)	Klonus/Tonus	Maus	0.5	i.p.	60 (!)	Petersen 1983
Strychnin (1.2 s.c.)	Tonus	Maus	0.25	i.p.	290	Kupferberg 1980
NMDLA[f] (340 s.c.)	Klonus	Maus	0.5	i.p.	340	Czuczwar et al. 1985

[a] Zeit von der Applikation von Valproat bis zur Applikation des Konvulsivums.
[b] Dosis, die 50% der Tiere vor einem Anfall schützt.
[c] Pentetrazol.
[d] 3-Mercaptopropionsäure (ein Hemmstoff der GABA-Synthese).
[e] Methyl-6,7-dimethoxy-4-ethyl-ß-carbolin-3-carboxylat (ein inverser Agonist am Benzodiazepinrezeptor).
[f] N-Methyl-DL-aspartat (ein Agonist am Glutamatrezeptor des NMDA-Typs).

zepinen auf, was möglicherweise auf die diesen Substanzen gemeinsame Eigenschaft, die GABAerge Transmission zu erhöhen und repetitive Entladungen an neuronalen Membranen über einen direkten Membraneffekt zu blockieren, zurückzuführen sein könnte (Macdonald u. McLean 1986).

Neben den in den Tabellen 1-3 dargestellten Untersuchungen der akuten antikonvulsiven Wirkung von Valproat wurden auch einige tierexperimentelle Untersuchungen zur antikonvulsiven Wirkung unter *chronischer* Applikation von Valproat durchgeführt. Dabei zeigte sich teilweise eine starke Zunahme der antikonvulsiven Wirkung, die nicht auf eine Veränderung der Konzentrationen

Tabelle 2. Antikonvulsive Wirkungspotenz von Valproat in Tiermodellen mit elektrischer Anfallsinduktion

Modell Bezeichnung	Stimulus	Anfallstyp	Species	Wirkung von Valproat Zeit[a] (h)	Applikationsart	ED_{50}[b] (mg/kg)	Literatur (Beispiele)
MES[c]	50 mA	Tonus	Maus	0.25	i.p.	235–270	Swinyard 1964; Shuto u. Nishigaki 1970; Krall et al. 1978
				0.5	p.o.	315	Shuto u. Nishigaki 1970
MES	150 mA	Tonus	Ratte	0.5	i.p.	140–170	Swinyard 1964; Kupferberg 1980
				1.0	p.o.	320–490	Swinyard 1964; Kupferberg 1980
MES		Tonus	Kaninchen	0.5	i.p.	235	Swinyard 1964
MES		Tonus	Katze	0.5	i.p.	67	Swinyard 1964
Amygdalakindling	500 µA	Gen Klonus[d]	Ratte	0.25	i.p.	190	Löscher et al. 1986
		komplex-fokal (motorisch)	Ratte	0.25	i.p.	220	Löscher et al. 1986
		fokal (EEG)	Ratte	0.25	i.p.	300	Löscher et al. 1986

[a] Zeit von der Applikation von Valproat bis zur elektrischen Stimulation.
[b] Dosis, die 50% der Tiere vor einem Anfall schützt.
[c] „Maximal electroshock seizure".
[d] Sekundär generalisierter Klonus im Anschluss an den fokalen Anfallsbeginn.

Tabelle 3. Antikonvulsive Wirkungspotenz von Valproat in genetischen Epilepsiemodellen

Modell Species	Anfallstyp	Induktion	Wirkung von Valproat Applikationsart	ED_{50}[a] (mg/kg)	Literatur (Beispiele)
Epileptische Gerbils	Myoklonien	Druckluft	p.o.	210	Frey et al. 1983
	Klonus/Tonus	Druckluft	p.o.	280	Frey et al. 1983
	Klonus/Tonus	Druckluft	i.p.	73 (!)	Löscher et al. 1984
Epileptische Ratten	Petit mal (spike/waves)	spontan	i.p.	81	Löscher et al. 1984
Epileptische Ratten	Klonus/Tonus	audiogen	i.p.	115–150	Dailey u. Jobe 1985
DBA/2 Mäuse	Klonus	audiogen	i.p.	55–300	Löscher u. Meldrum 1984
Photosensitive Paviane	Myoklonien	Lichtblitze	i.v.	200	Löscher u. Meldrum 1984
Epileptische Hunde	Tonus/Klonus	spontan	unwirksam wegen zu kurzer Wirkung		Löscher et al. 1985

[a] Dosis, die 50% der Tiere vor einem Anfall schützt.

Tabelle 4. Konzentrationen von Valproat in Plasma und Gehirn nach Applikation antikonvulsiver Dosen

Maus				Mensch			
TIC_{50}[a]				unter oraler Dauerbehandlung			
Plasma		Gehirn		Plasma		Gehirn	
µg/ml	µMol	µg/g	µMol	µg/ml	µMol	µg/g	µMol
120–150	830–1.040	25–40	170–280	40–100	280–690	6–27[b]	42–190

[a] Konzentration, die die Schwelle für den klonischen PTZ-Krampf um 50% hebt (Löscher u. Fiedler unveröffentlicht).
[b] Nach Vajda et al. 1981.

von Valproat oder Valproatmetaboliten im Gehirn zurückzuführen war (s. z.B. Löscher et al. 1988). Diese Wirkungszunahme unter chronischer Behandlung entspricht auch einigen klinischen Beobachtungen und kann bisher nicht erklärt werden.

Die antikonvulsiv wirksamen Konzentrationen von Valproat in Gehirn bzw. Plasma hängen sehr stark vom verwendeten Modell ab. Bei Verwendung eines für Valproat empfindlichen Modells, der Pentetrazolkrampfschwelle bei Mäusen, liegen die im Gehirn nach Applikation wirksamer Dosen bestimmten Konzentrationen im Bereich der bei epileptischen Patienten bestimmten Hirnkonzentrationen von Valproat (Tabelle 4). Zu beachten ist, dass aufgrund der sehr unterschiedlichen Pharmakokinetik von Valproat bei Mensch und kleinen Labortieren die Dosen, die zum Erreichen der in Tabelle 4 gezeigten Plasma- und Hirnkonzentrationen bei der Maus (und ähnlich bei der Ratte) appliziert werden müssen, sehr viel höher liegen als beim Menschen. Derartige Konzentrationsbestimmungen spielen vor allem für die Beurteilung von In-vitro-Befunden zu Valproat eine Rolle, da neurochemische oder neurophysiologische Wirkungen nur dann für den Wirkungsmechanismus von Valproat von Interesse sind, wenn die *in vitro* wirksamen Konzentrationen im Bereich der auch *in vivo* im Gehirn vorkommenden Konzentrationen liegen.

2.2 Andere pharmakodynamische Wirkungen von Valproat, die tierexperimentell nachweisbar sind

Eine ausführliche Besprechung der unterschiedlichen pharmakodynamischen Wirkungen von Valproat und ihrer möglichen Wirkungsmechanismen findet sich bei Löscher (1999). Einige pharmakodynamische Wirkungen, die neben der antikonvulsiven Wirkung für Valproat beschrieben wurden, sind in Tabelle 5 dargestellt. Interessant erscheinen die antidopaminerge Wirkung in einem Hyperaktivitätsmodell, die eine Bedeutung für die in der Klinik beobachtete antipsychotische Wirkung von Valproat haben könnte (Chapman et al. 1982), die antinoziceptive (analgetische) Wirkung, die auch klinisch nachweisbar ist, und die in einem Hamstermodell beobachtete antidystone Wirkung, die inzwischen auch klinisch beschrieben wurde. Die prophylaktische Wirkung von Valproat bei Migräne ist tierexperimentell aufgrund fehlender Migränemodelle nicht darstellbar. Andere Wirkungen, wie der sedative Effekt oder das dem Serotoninsyndrom-

Tabelle 5. Andere pharmakodynamische Wirkungen von Valproat (tierexperimentell)

Wirkung	Species	Literatur (Beispiele)
Anxiolytisch	Ratte	Lal u. Shearman 1980
Sedierend	Maus, Ratte, Hund u. a.	Löscher 1985
Antidyston	Hamster (dystone Mutante)	Fredow u. Löscher 1991
„Quasi morphine abstinence behaviour" („wet dog shakes", Piloerektion u. a.)	Ratte	De Boer et al. 1977; Cowan u. Watson 1978
Antidopaminerg (Hemmung der Hyperaktivität nach bilateraler Applikation von Dopamin in den N. accumbens)	Ratte	Kuruvilla u. Uretsky 1981
Antinociceptiv	Maus	Shuto u. Nishigaki 1970
Immunstimulierend	Kaninchen, Maus	Carraz u. Fiorina 1967; De Souza-Queiroz u. Mullen 1980
Antihypertensiv	Ratte	Rotiroli et al. 1982

ähnliche Verhalten von Valproat-behandelten Ratten, das vor allem durch „wet dog shakes" charakterisiert ist (s. Abschn. 3.2), sind vor allem als unerwünschte Wirkung zu betrachten und durch Dosisreduktion zu vermeiden. Eine ausführliche Besprechung der toxischen Wirkungen von Valproat findet sich bei Löscher (1985).

Im folgenden sollen biochemische Effekte von Valproat besprochen werden, die für die antikonvulsive Wirkung der Substanz von Bedeutung sind. Es ist aber wahrscheinlich, dass diese biochemischen Effekte auch andere pharmakodynamische und pharmakotherapeutische Wirkungen von Valproat, so z. B. seine Wirkung bei psychiatrischen Erkrankungen und in der Migränebehandlung, erklären.

3 Biochemische Effekte von Valproat mit Relevanz für die pharmakodynamischen und pharmakotherapeutischen Wirkungen der Substanz

3.1 Effekte auf das GABA-System

Gammaaminobuttersäure (GABA) wird als wichtigster inhibitorischer Transmitter des Zentralnervensystems von Säugern angesehen. Eine Vielzahl von Untersuchungen der letzten Jahrzehnte hat eine Bedeutung des GABA-Systems bei der Entstehung und Behandlung von epileptischen Anfällen demonstriert (zur Übersicht s. Löscher 1989b). Die von Simler et al. 1968 erstmals publizierte Beobachtung, dass Valproat die GABA-Konzentration im Gehirn erhöht, führte deshalb sehr rasch zu der Annahme, dass in diesem biochemischen Effekt die Erklärung der antikonvulsiven Wirkung liegt.

3.1.1 Erhöhung der GABA-Konzentration durch Valproat

Die von Simler et al. 1968 erstmals publizierte GABA-Erhöhung durch Valproat im Gehirn wurde in der Folge von vielen Arbeitsgruppen bestätigt (s. einige Beispiele in Tabelle 6). Weiterführende Untersuchungen zeigten, dass das Ausmaß der GABA-Erhöhung durch Valproat in verschiedenen Hirnregionen unterschiedlich ist (Iadarola et al. 1979; Löscher u. Vetter 1985). Weiterhin zeigte sich, dass Valproat die GABA-Konzentration vor allem in präsynaptischen Pools von GABA erhöht, die direkt für die Neurotransmission zur Verfügung stehen (Löscher 1981a; Löscher u. Vetter 1985). Wie aus Abbildung 1 ersichtlich ist, kommt GABA im Zentralnervensystem primär in 3 Pools vor, einem für die Neurotransmission verfüg-

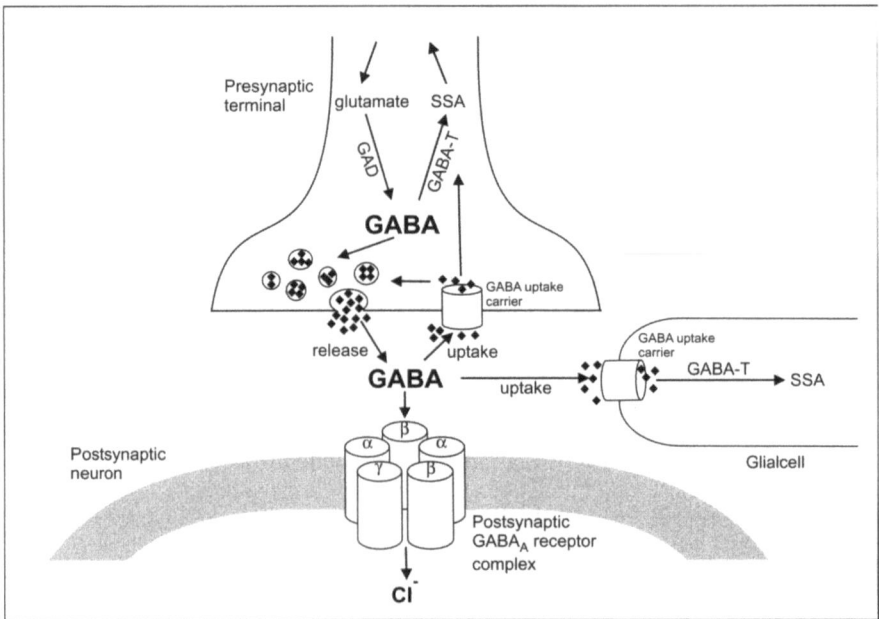

Abb. 1. Schematische Darstellung einer GABAergen Synapse mit einem postsynaptischen GABA$_A$-Rezeptor (aus Löscher 1998 b). Die Synthese von GABA findet präsynaptisch in Nervenendigungen statt (s. auch Abb. 2). Nach Freisetzung in den synaptischen Spalt wirkt GABA auf postsynaptische GABA-Rezeptoren und führt über den GABA$_A$-Rezeptor zu einem vermehrten Fluss von Chloridionen durch die postsynaptische Membran, was eine Hemmung (Hyperpolarisation) der neuronalen Membran bedingt. Der postsynaptische GABA$_A$-Rezeptor besteht aus 5 Untereinheiten, auf denen die Bindungsstellen für GABA sowie für modulierende Substanzen (z. B. Benzodiazepine, Barbiturate, Alkohol) lokalisiert sind. Die Wirkung von GABA wird durch Wiederaufnahme in die Nervenendigung sowie durch Aufnahme in umgebende Gliazellen beendet. In der Nervenendigung wird GABA zum Teil abgebaut (s. auch Abb. 2), zum Teil in Vesikel wiederaufgenommen. In Gliazellen wird GABA durch Abbau inaktiviert. Die hemmende Wirkung von GABA auf neuronale Membranen lässt sich durch Steigerung der Synthese und Freisetzung, Hemmung der Wiederaufnahme, Hemmung des Abbaus sowie durch Agonisten an GABA-, Barbiturat- und Benzodiazepinbindungsstellen des GABA$_A$-Rezeptorkomplexes potenzieren. Die Interaktionen von Valproat mit diesen Prozessen finden sich in den Tabellen 6-11 (*GAD* Glutamatdecarboxylase; *SSA* Succinatsemialdehyd; *GABA-T* GABA-Aminotransferase)

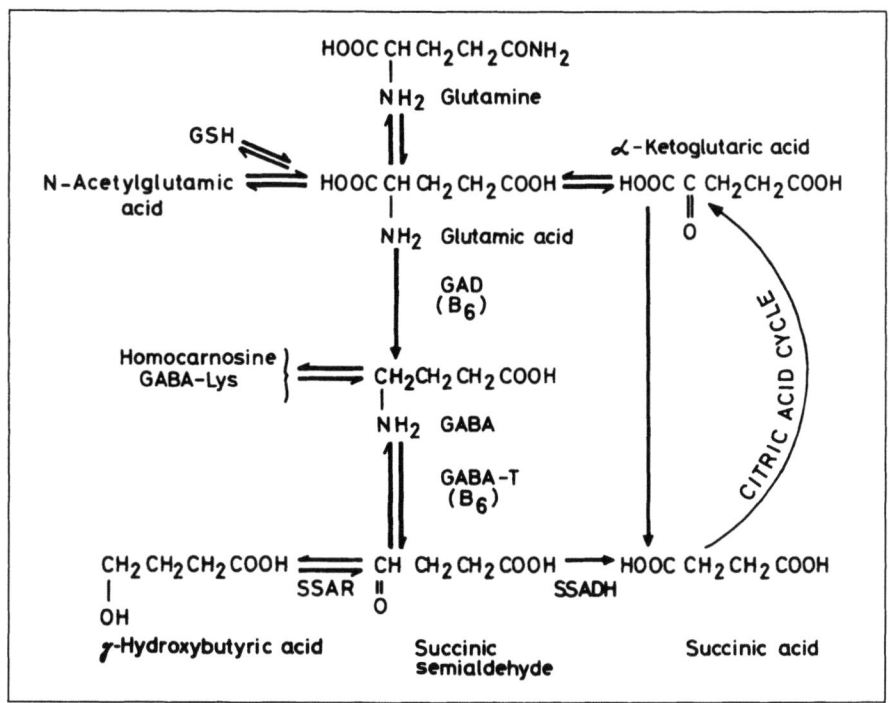

Abb. 2. Schematische Darstellung der Synthese und des Abbaus von GABA innerhalb des Zentralnervensystems (aus Löscher 1981 b). Die Effekte von Valproat auf diese Prozesse finden sich in den Tabellen 6-9 (*GAD* Glutamatdecarboxylase; *GABA-T* GABA-Aminotransferase; *SSAR* Succinatsemialdehydreduktase; *SSADH* Succinatsemialdehyddehydrogenase; *GSH* Gluthation)

baren präsynaptischen Pool in Nervenendigungen, einem Pool in Gliazellen und einem Pool innerhalb postsynaptischer Neurone (in der Abbildung nicht berücksichtigt). In Gliazellen und postsynaptischen Neuronen scheint GABA vor allem als Bestandteil des Zitratzyklus (vgl. Abb. 2) für Stoffwechselfunktionen eine Bedeutung zu haben. Die Erhöhung der GABA-Konzentration durch Valproat in präsynaptischen Nervenendigungen könnte 3 Erklärungen haben:
1. Valproat hemmt den GABA-Abbau,
2. Valproat erhöht die GABA-Synthese,
3. Valproat hat keinen direkten Effekt auf GABA-Abbau oder -Synthese, sondern wirkt postsynaptisch potenzierend auf das GABA-System, was in Form eines negativen Feedback-Effekts zu einer Hemmung der präsynaptischen Freisetzung und des Turnovers von GABA führt, so dass die präsynaptischen GABA-Konzentrationen ansteigen, da sie nicht mehr die Nervenendigung verlassen.

In diesem Zusammenhang sollten die in Tabelle 6 dargestellten Befunde zur GABA-Konzentration in der Cerebrospinalflüssigkeit (CSF) und zum Plasma beachtet werden, da diese Konzentrationen nur steigen können, wenn die Freisetzung von GABA aus zellulären Bestandteilen steigt.

Tabelle 6. Biochemische Effekte von Valproat als mögliche Wirkungsmechanismen der antikonvulsiven Wirkung. 1. GABA-System: (a) GABA Konzentration

Untersuchungsmaterial	Species	Effekt	Wirksame Dosen	Literatur (Beispiele)
Gehirn	Maus	Erhöhung[a]	400 mg/kg i.p.	Simler et al. 1968
Gehirn	Ratte	Erhöhung	200-400 mg/kg i.p.	Iadarola et al. 1979
Gehirn	Hund	Erhöhung	60 mg/kg i.v.	Löscher 1982
Synaptosomen[b]	Maus	Erhöhung	125-250 mg/kg i.p.	Löscher 1981a
Synaptosomen[b]	Ratte	Erhöhung	200 mg/kg i.p.	Löscher u. Vetter 1985
CSF	Hund	Erhöhung	60 mg/kg i.v.	Löscher 1982
CSF	Mensch (Epileptiker)	Erhöhung	orale Dauerbehandlung mit 15-52 mg/kg/d	Löscher u. Siemes 1984, 1985
Plasma	Hund	Erhöhung	60 mg/kg i.v.	Löscher 1982
Plasma	Mensch (Gesunde und Epileptiker)	Erhöhung	orale Dauerbehandlung mit 900-3.000 mg/kg/d	Löscher u. Schmidt 1980, 1981

[a] Mögliche Erklärungen:
1. Hemmung des GABA-Abbaus,
2. Erhöhung der GABA-Synthese,
3. Erhöhung der präsynaptischen GABA-Konzentration durch Reduktion der Freisetzung und des Turnovers von GABA als Folge („negativer feedback") einer postsynaptischen GABA-Potenzierung durch Valproat.

[b] Aus dem Gehirn von Tieren, die vor der Präparation der Synaptosomen („Nervenendpartikel") mit Valproat behandelt wurden.

3.1.2 Wirkung von Valproat auf den GABA-Abbau

GABA wird im Organismus enzymatisch durch die GABA-Aminotransferase (GABA-T) zu Bernsteinsäuresemialdehyd (Succinatsemialdehyd/SSA) abgebaut (Abb. 2). SSA wird primär durch eine Dehydrogenase (SSADH) zu Bernsteinsäure abgebaut, die in den Zitratzyklus einfließt. In einem Nebenweg kann SSA auch durch eine Aldehydreduktase (SSAR) zu γ-Hydroxybuttersäure (GHB) abgebaut werden. Diesem Nebenweg galt eine Zeitlang vermehrte Aufmerksamkeit, da GHB Absencen-ähnliche Effekte auslösen kann (Vayer et al. 1988). Valproat kann alle Schritte des GABA-Abbaus hemmen (Tabelle 7 und 8), wobei es allerdings unwahrscheinlich erscheint, dass diese Wirkungen in therapeutisch relevanten Konzentrationen zu erzielen sind. Wie in Tabelle 7 dargestellt wird, ist die GABA-T gegenüber Valproat sehr unempfindlich. Eine hemmende Wirkung wird nur durch Konzentrationen erreicht, die weit über den therapeutisch auftretenden Hirnkonzentrationen (vgl. Tabelle 4) liegen. Allerdings wurde in einer *In-vivo*-Arbeit eine Hemmung der GABA-T durch Valproat in Synaptosomen, d.h. Nervenendigungen des Gehirn beschrieben (Löscher 1981a). Diese *in vivo* beobachtete Hemmung der GABA-T könnte auf den Effekt von Valproat auf die SSADH zurückzuführen sein, da dieses Enzym bereits durch sehr viel geringere Konzentrationen von Valproat gehemmt werden kann (Tabelle 8). Eine Hem-

Tabelle 7. Biochemische Effekte von Valproat als mögliche Wirkungsmechanismen der antikonvulsiven Wirkung. 1. GABA-System: (b) GABA-Aminotransferase (GABA-T; baut GABA zu Bernsteinsäuresemialdehyd ab)

Untersuchungs-material	Species	Effekt	Wirksame Dosen oder Konzentrationen	Literatur (Beispiele)
Gehirn	Ratte	Hemmung	9-25 mM (in vitro)	Godin et al. 1969
Gehirn	Ratte	Hemmung	K_i = 9,5 mM (in vitro)	Maitre et al. 1978
Gehirn	Mensch	Hemmung	K_i = 40 mM (in vitro)	Maitre et al. 1978
Gehirn	Maus	Hemmung	K_i = 87 mM (in vitro)	Löscher 1980b
Gehirn	Ratte	kein Effekt	400 mg/kg i.p. (ex vivo)	Godin et al. 1969
Gehirn	Maus	kein Effekt	125-400 mg/kg i.p. (ex vivo)	Löscher 1981a; Phillips u. Fowler 1982
Synaptosomen	Maus	Hemmung	125-290 mg/kg i.p. (ex vivo)	Löscher 1981a

Tabelle 8. Biochemische Effekte von Valproat als mögliche Wirkungsmechanismen der antikonvulsiven Wirkung. 1. GABA-System: (c) Enzyme, die Bernsteinsäuresemialdehyd im Gehirn abbauen

Enzym	Species	Effekt	Wirksame Konzentrationen	Literatur (Beispiele)
SSADH[a]	Ratte (Gehirn)	Hemmung[b]	K_i = 0.5 mM (in vitro)	van der Laan et al. 1979
SSADH	Ratte (Gehirn)	Hemmung	K_i = 4 mM (in vitro)[c]	Maitre et al. 1976
Aldehyd-reduktase[d]	Rind (Gehirn)	Hemmung[e]	K_i = 38-85 µM (in vitro)	Whittle u. Turner 1978

[a] Succinatsemialdehyddehydrogenase; baut Bernsteinsäuresemialdehyd zu Bernsteinsäure ab.
[b] Mögliche Konsequenzen:
 1. Hemmung der GABA-T, vermehrte Rückbildung von Bernsteinsäuresemialdehyd zu GABA,
 2. vermehrte Bildung von γ-Hydroxybuttersäure (GHB).
[c] Die Autoren weisen nach, dass selbst bei vollständiger Hemmung der SSADH die GABA Konzentration nicht erhöht wird (siehe dazu auch Simler et al. 1981).
[d] Baut Bernsteinsäuresemialdehyd zu GHB ab.
[e] Mögliche Konsequenz: Reduktion der Konzentration von GHB; *in vivo* aber Anstieg der GHB-Konzentration (Snead et al. 1980! – wahrscheinlich durch Hemmung der SSADH).

mung der SSADH würde zu einer Kumulation von Bernsteinsäuresemialdehyd führen, was nach Untersuchungen von van der Laan et al. (1979) eine Hemmung der GABA-T bewirken könnte. Allerdings lassen Untersuchungen der Gruppe um Mandel anzweifeln, ob durch eine Hemmung der SSADH bzw. durch Kumulation von Bernsteinsäuresemialdehyd der GABA-Gehalt erhöht werden kann (Maitre et al. 1976; Simler et al. 1981).

Die Aldehydreduktase, die Bernsteinsäuresemialdehyd zu GHB abbaut, wird *in vitro* bereits durch sehr niedrige Konzentrationen von Valproat gehemmt (Tabelle 8). Allerdings führt Valproat *in vivo* nicht zu der erwarteten Senkung von GHB, sondern vielmehr erhöht sich die Konzentration dieser konvulsiv wirksamen Aminosäure (Snead et al. 1980), was auf die Kumulation von Bernsteinsäuresemialdehyd durch die Hemmung der SSADH zurückgeführt werden könnte. Da Valproat anscheinend aber gleichzeitig die Freisetzung von GHB senkt (s. unten), ist die Auswirkung der erhöhten GHB-Konzentration schwer abzuschätzen.

Insgesamt erscheint es sehr unwahrscheinlich, dass Valproat über eine Hemmung des GABA-Abbaus die GABA-Konzentration erhöht. In diesem Zusammenhang ist es wichtig, dass *In-vivo*-Versuche gezeigt haben, dass auch bei völliger Blockade der GABA-T durch potente GABA-T-Inhibitoren Valproat den GABA-Turnover erhöht, was auf einen Effekt auf die GABA-Synthese hinweist (Löscher 1989 a).

3.1.3 Wirkung von Valproat auf die GABA-Synthese

Wie in Abbildung 1 und 2 dargestellt, wird GABA präsynaptisch aus Glutaminsäure durch die Einwirkung des Enzyms Glutamatdecarboxylase (GAD) gebildet. Die Aktivität dieses Enzyms wird *in vivo* durch Valproat erhöht (Tabelle 9), was die Erhöhung der GABA-Konzentration erklären würde. Tatsächlich fanden verschiedene Arbeitsgruppen mit unterschiedlichen Methoden eine Zunahme der GABA-Bildung durch Valproat in teilweise recht niedrigen Dosen (vgl. Tabelle 9). Untersuchungen von GAD- oder GABA-Synthese in verschiedenen Hirnregionen wiesen darauf hin, dass es erhebliche regionale Unterschiede in der Steigerung der GABA-Synthese durch Valproat gibt. Steigerungen der Synthese fanden

Tabelle 9. Biochemische Effekte von Valproat als mögliche Wirkungsmechanismen der antikonvulsiven Wirkung. 1. GABA-System: (d) GABA Synthese

Parameter	Species	Effekt	Wirksame Dosen oder Konzentrationen	Literatur (Beispiele)
GAD[a] (Gehirn)	Maus	Erhöhung	125-290 mg/kg i.p. (ex vivo)	Löscher 1981a
GAD (Synaptosomen)	Maus	Erhöhung	125-290 mg/kg i.p. (ex vivo)	Löscher 1981a
GAD (Hirnregionen)	Ratte	Erhöhung	400 mg/kg i.p. (ex vivo)	Phillips u. Fowler 1982
GABA-Synthese (Gehirn – nach Applikation von ^{14}C-Glukose)	Maus	Erhöhung	80-160 mg/kg i.p. (in vivo)	Taberner et al. 1980
GABA-Turn-over (S. nigra – nach Hemmung der GABA-T)	Ratte	Erhöhung	200 mg/kg i.p. (in vivo)	Löscher 1989a
KDHC[b] (Gehirn)	Rind	Hemmung	durch den CoA-Ester von Valproat (K_i 2.9 µM!); Valproat ist unwirksam (bis 10 mM)	Luder et al. 1990

[a] Glutamatdecarboxylase; synthetisiert GABA aus Glutamat.
[b] α-Ketoglutaratdehydrogenasekomplex; bei Hemmung verstärkter Substratflux zur GABA-Synthese (?).

sich vor allem in Regionen des Mittelhirns, wie der Substantia nigra, die für die Anfallsprotektion eine Rolle spielen könnten (Löscher 1989a). Eine Bedeutung hätte die Erhöhung von GABA-Synthese und GABA-Konzentration allerdings nur, wenn gezeigt werden könnte, dass diese Effekte auch mit einer verstärkten Freisetzung von GABA in den synaptischen Spalt und damit zu einer Verstärkung der Wirkung von GABA auf GABA-Rezeptoren verbunden sind.

3.1.4 Wirkung von Valproat auf die Freisetzung und Wiederaufnahme von GABA

Eine Erhöhung der Freisetzung von GABA durch Valproat wird durch die folgenden Beobachtungen demonstriert (Tabelle 10):
1. In Untersuchungen an kortikalen Neuronen der Ratte wurde nach Verabreichung von Valproat eine Erhöhung der Kalium-induzierten Freisetzung von GABA gemessen, die durch den $GABA_B$-Antagonisten Phaclofen noch verstärkt wurde, was auf eine Beteiligung von $GABA_B$-Rezeptoren an dieser Wirkung von Valproat hinweisen könnte (Ekwuru u. Cunningham 1990).
2. In Kulturen von kortikalen Neuronen der Maus führte Valproat zu einer Erhöhung der Kalium-induzierten GABA-Freisetzung (Gram et al. 1988).
3. In *In-vivo*-Untersuchungen an Ratten führte Valproat zu einer Erhöhung der mittels Mikrodialyse gemessenen extrazellulären Konzentration von GABA im Hippokampus (Biggs et al. 1992).
4. Valproat erhöht bei verschiedenen Spezies (inkl. Mensch) die GABA-Konzentration im Liquor, was nur über eine verstärkte Freisetzung von GABA aus dem Gewebe erklärt werden kann (vgl. Tabelle 6).

Die Wiederaufnahme von GABA aus dem synaptischen Spalt (vgl. Abb. 1) wird durch Valproat nicht beeinflusst (vgl. Tabelle 10).

Tabelle 10. Biochemische Effekte von Valproat als mögliche Wirkungsmechanismen der antikonvulsiven Wirkung. 1. GABA-System: (e) Freisetzung und Wiederaufnahme von GABA

Parameter	Species	Effekt	Wirksame Dosen oder Konzentrationen	Literatur (Beispiele)
Freisetzung („cortical slice")	Ratte	Erhöhung	600 mg/kg i.p.	Ekwuru u. Cunningham 1990
Freisetzung (neuronale Kultur)	Maus	Erhöhung	300 µM (= 40 µg/g)	Gram et al. 1988
Freisetzung (Hippokampus)	Ratte	Erhöhung	400 mg/kg i.p.	Biggs et al. 1992
GABA-Konzentration im CSF	Hund, Mensch	Erhöhung	vgl. Tabelle 6	vgl. Tabelle 6
Wiederaufnahme (Gehirn)	Ratte	kein Effekt	bis 10 mM (in vitro)	Löscher 1980b
Wiederaufnahme (Gehirn)	Ratte	kein Effekt	in Dosen von 100-300 mg/kg (akut oder chronisch)	Ross u. Craig 1981

3.1.5 Wirkung von Valproat auf den GABA-Rezeptorkomplex

GABA-Rezeptoren werden in $GABA_A$- und $GABA_B$-Rezeptoren unterteilt. Der $GABA_A$-Rezeptor ist ein Makromolekül mit unterschiedlichen Bindungsstellen auf den Untereinheiten, die in Abbildung 1 schematisch dargestellt sind. Auf den Untereinheiten des Rezeptorkomplexes lassen sich Bindungsstellen für GABA, Barbiturate und Benzodiazepine unterscheiden, die modulierend auf ein Chloridionophor einwirken. GABA führt zu einer Erhöhung des Chlorid-Influxes in die neuronale Zelle und damit zu einer Hemmung der Zellmembran. Diese Wirkung wird durch Barbiturate und Benzodiazepine verstärkt. Auch Valproat verstärkt die Wirkung von GABA auf die Zellmembran, was 2 mögliche Erklärungen haben könnte:
1. Die Konzentration von GABA am Rezeptor wird durch präsynaptische Wirkungen von Valproat erhöht.
2. Valproat wirkt direkt, d. h. postsynaptisch, auf den $GABA_A$-Rezeptorkomplex.

In vitro hat Valproat allerdings weder auf den $GABA_A$-Rezeptor noch auf die Benzodiazepinbindung oder die Bindungsstelle am Chloridionophor eine Wirkung (Tabelle 11). Die *in vivo* festgestellten Effekte von Valproat auf die Benzodiazepin-, Chloridionophor- und $GABA_B$-Rezeptorbindungseigenschaften sind daher wohl auf die GABA-Erhöhung durch Valproat zurückzuführen (vgl. Tabelle 11).

Tabelle 11. Biochemische Effekte von Valproat als mögliche Wirkungsmechanismen der antikonvulsiven Wirkung. 1. GABA-System: (f) GABA/Benzodiazepin-Rezeptor/Chloridionophor-Komplex

Parameter	Species	Effekt	Wirksame Dosen oder Konzentrationen	Literatur (Beispiele)
$GABA_A$-Bindung (Gehirn)	Ratte	keiner	bis 10 mM (in vitro)	Löscher 1980b; Olsen 1981
$GABA_B$-Bindung (Gehirn)	Ratte	Erhöhung	chronische Behandlung (ex vivo)	Lloyd et al. 1985
Benzodiazepin-Bindung (Gehirn)	Ratte	keiner	bis 1 mM (in vitro)	Olsen 1981
Benzodiazepin-Bindung (Gehirn)	Ratte	Erhöhung[a]	ab 55 mg/kg (ex vivo)	Miller et al. 1988; Mimaki et al. 1984
Chloridionophor-Bindung (TBPS-Bindung – Gehirn)	Ratte	keiner	bis 10 mM (in vitro)	Squires et al. 1983; Pitkänen et al. 1987
Chloridionophor-Bindung (TBPS-Bindung – Gehirn)	Ratte	Reduktion	200 mg/kg i.p. (ex vivo)	Concas et al. 1991

[a] Durch „GABA-shift"? (d. h. Erhöhung der Benzodiazepinrezeptorempfindlichkeit durch Erhöhung der GABA-Konzentration); Benzodiazepinrezeptorantagonisten reduzieren nicht die antikonvulsive Wirkung von Valproat (Nutt et al. 1982), aber einseitige Kreuztoleranz zwischen Benzodiazepinen und Valproat (Gent et al. 1986).

3.2 Andere biochemische Wirkungen von Valproat mit möglicher Bedeutung für die pharmakodynamischen Wirkungen der Substanz

Die Wirkung von Valproat auf das GABA-System ist nicht spezifisch, sondern ist von einer Vielzahl anderer biochemischer Wirkungen begleitet, die die verschiedenen pharmakodynamischen Effekte von Valproat erklären könnten (Tabelle 12). So hemmt Valproat in therapeutisch relevanten Konzentrationen z. B. die Freisetzung von GHB (Vayer et al. 1988). Da GHB bei verschiedenen Spezies Spike-Wave-Paroxysmen im EEG auslöst, könnte diese Wirkung von Valproat eine Bedeutung für den Anti-Absence-Effekt der Substanz haben.

Auch die Freisetzung der exzitatorischen Aminosäure Aspartat wird durch Valproat reduziert (vgl. Tabelle 12). Da sich elektrophysiologische Hinweise auf eine antagonistische Wirkung von Valproat auf über exzitatorische Aminosäuren

Tabelle 12. Biochemische Effekte von Valproat als mögliche Wirkungsmechanismen der antikonvulsiven Wirkung. 2. Effekte außerhalb des GABA-Systems

Parameter	Species	Effekt	Wirksame Dosen oder Konzentrationen	Literatur (Beispiele)
GHB-Freisetzung (Hippocampus und Striatum)	Ratte	Reduktion	250-500 µM (in vitro)	Vayer et al. 1988
Aspartat-Konzentration (Gehirn)	Ratte, Maus	Reduktion	200-400 mg/kg i.p. (in vivo)	Chapman et al. 1982
Aspartat-Freisetzung (Gehirn)	Ratte	Hemmung	IC_{50} = um 100 µM (in vitro)	Crowder u. Bradford 1987
Glycin-Konzentration (Plasma, Urin, Gehirn)	Ratte	Erhöhung	akute und chron. Applikation	Martin-Gallard et al. 1985
Glycin-Konzentration (Plasma, Urin, Gehirn)	Mensch	Erhöhung	orale Dauerbehandlung	Similae et al. 1979
Serotonin-Konzentration (Gehirn)	Ratte, Maus	Erhöhung	400-600 mg/kg i.p. (in vivo)	Chapman et al. 1982
Serotonin-Freisetzung (Gehirn)	Ratte	Erhöhung (Mikrodialyse)	200 mg/kg i.p. (in vivo)	Whitton u. Fowler 1991
zykl. 3',5'-GMP (Zerebellum)	Maus	Reduktion	400 mg/kg i.p. (in vivo)	Lust et al. 1978
Taurin-Konzentration (Gehirn)	Ratte	Erhöhung	300 mg/kg/d (in vivo)	Patsalos u. Lascelles 1981
Neuronale Membranen (Gehirn)	Maus	Konformationsänderung[a] (durch Einlagerung)	im mMol-Bereich	Perlman u. Goldstein 1984

[a] Valproat lagert sich in therapeutischen Konzentrationen auch in mitochondriale Membranen in Leber und Niere ein und führt zu Veränderungen der Membrankonformation (Rumbach et al. 1986).

vermittelte Wirkungen ergeben haben, könnte dieser Aspekt der Valproatwirkung an Bedeutung gewinnen. In diesem Zusammenhang ist erwähnenswert, dass Valproat eines der wenigen Antikonvulsiva ist, das durch exzitatorische Aminosäuren (z. B. NMDLA) ausgelöste Anfälle beim Versuchstier zu blockieren vermag (Czuczwar et al. 1985; vgl. Tabelle 1).

Valproat erhöht bei verschiedenen Spezies die Konzentration von Glycin in der Peripherie und im Gehirn (vgl. Tabelle 12). Die mögliche Bedeutung für pharmakodynamische Wirkungen von Valproat ist unklar, da Glycin im Zentralnervensystem neben der klassischen Funktion als inhibitorischer Neurotransmitter auch über eine Bindungsstelle am NMDA-Rezeptor-Kationenkanal-Komplex zu einer Verstärkung der Wirkung exzitatorischer Aminosäuren führt.

Interessant sind auch die sich mehrenden Hinweise zur Wirkung von Valproat auf das Serotoninsystem (vgl. Tabelle 12). Valproat führt zu einer Erhöhung des Serotonin-Turnovers und zu einer vermehrten Freisetzung von Serotonin im Gehirn. Dieser Effekt könnte die bei Ratten beobachteten zentralen Erregungserscheinungen („quasi morphine abstinence behaviour", vgl. Tabelle 4) erklären, da die dabei auftretenden Stereotypien (z. B. „wet dog shakes") dem sog. Serotoninsyndrom bei Nagern sehr ähnlich sehen. Bei chronischer Behandlung von Ratten mit Valproat nimmt dieses Verhaltenssyndrom stark ab, während die antikonvulsive Wirkung von Valproat zunimmt (Löscher et al. 1988), was gegen eine Verbindung zwischen serotoninergen Wirkungen und der antikonvulsiven Wirksamkeit der Substanz spricht.

Neben Effekten auf „second messengers" (cGMP, vgl. Tabelle 12) und die Konzentration der möglicherweise inhibitorischen Aminosäure Taurin erscheinen schließlich Untersuchungen von Interesse, bei denen gezeigt werden konnte, dass die sehr lipidlösliche Valproinsäure durch Einlagerung in Membranen zu einer Veränderung der Membrankonformation und damit zu einer Störung der Membranpermeabilität führt (Perlman u. Goldstein 1984). Aufgrund der dafür notwendigen recht hohen Konzentrationen scheint diese Wirkung aber in erster Linie für die sedativ/hypnotischen Effekte hoher Dosen von Valproat von Interesse zu sein. Eine unspezifische Einlagerung in neuronale Membranen könnte allerdings einige der zu Valproat publizierten neurophysiologischen Untersuchungsbefunde erklären. Außerdem könnte eine derartige Störung von Membraneigenschaften eine Bedeutung für die hepatotoxischen Wirkungen von Valproat haben, da eine Einlagerung in mitochondriale Membranen der Leber mit Veränderungen der Membraneigenschaften beschrieben wurde (Rumbach et al. 1986).

4 Wirkungen von aktiven Metaboliten von Valproat

Bei der Betrachtung der Wirkungen von Valproat sollte eine mögliche Rolle von Metaboliten dieser Substanz nicht übersehen werden. Valproat wird schnell und fast vollständig in der Leber zu Metaboliten abgebaut (s. Nau u. Löscher 1984). Einige der Metaboliten weisen pharmakologische Wirkungen mit ähnlicher Potenz wie Valproat auf. Am wirksamsten scheint der Metabolit trans-2-en-Valproat zu sein, da seine antikonvulsive Wirkungspotenz in einigen Modellen

Tabelle 13. Biochemische Effekte des aktiven Hauptmetaboliten von Valproat (trans-2-en-Valproat)[a]

Parameter	Species	Effekt	Wirksame Dosen oder Konzentrationen	Literatur (Beispiele)
GABA, GAD (Gehirn, Synaptosomen)	Maus	Erhöhung	200 mg/kg i.p. (in vivo)	Löscher et al. 1981
GABA-T (Gehirn)	Ratte	Hemmung	$K_i = 0,5$ mM (in vitro; Valproat 9.5 mM)	Maitre et al. 1978
GABA-T (Gehirn)	Mensch	Hemmung	$K_i = 4.5$ mM (in vitro; Valproat 40 mM)	Maitre et al. 1978
KDHC (Gehirn)	Rind	Hemmung	K_i 40 µM(! - in vitro; als CoA-Ester 6 µM!)	Luder et al. 1990
GABAA-Rezeptor (Gehirn)	Ratte	Bindung	bei 1 mM 56%ige Verdrängung von GABA (Valproat bei 1 mM unwirksam)	Nau u. Löscher 1984

[a] Die antikonvulsive Wirkungspotenz von trans-2-en-Valproat ist bei der Ratte etwa 2- bis 3mal höher als die von Valproat (Semmes u. Shen 1991).

höher als die von Valproat ist (siehe z. B. Semmes u. Shen 1991). Auch hinsichtlich der neurochemischen Wirkungen ist trans-2-en-Valproat meist stärker wirksam als Valproat (Tabelle 13). Inwieweit dieser Metabolit eine Rolle für die unter Behandlung mit Valproat auftretenden pharmakodynamischen Wirkungen hat kann bisher nicht eindeutig beurteilt werden. Allerdings scheint trans-2-en-Valproat als Substanz eine möglicherweise interessant Alternative zu Valproat darzustellen, da trans-2-en-Valproat im Gegensatz zu Valproat über kein teratogenes Potential zu verfügen scheint (Nau und Löscher 1984).

Von Interesse in Hinblick auf den Metabolismus von Valproat zu pharmakologisch aktiven Substanzen sind auch die neurochemischen Befunde von Luder et al. (1990), die eine erhebliche Potenzsteigerung von Valproat durch Veresterung mit Coenzym A fanden (vgl. Tabelle 9). Die Bildung von Valproat-CoA findet auch *in vivo* statt, so dass diesem Stoffwechselprodukt von Valproat möglicherweise eine Bedeutung für die verschiedenen pharmakodynamischen (und u. U. auch toxischen) Wirkungen von Valproat zukommen könnte.

Literatur

Biggs CS, Pearce BR, Fowler LJ, Whitton PS (1992b) The effect of sodium valproate on extracellular GABA and other amino acids in the rat ventral hippocampus: An in vivo microdialysis study. Brain Res 594: 138–142

Chapman A, Keane PE, Meldrum BS, Simiand J, Vernieres JC (1982) Progr Neurobiol 19: 315–359

Carraz G, Fiorina S (1967) Activation de la formation d'anti corps par le système réticulo-endothelial. Ann Biol Clin (Paris) 76: 187

Concas A, Mascia MP, Sanna E, Santoro G, Serra M, Biggio G (1991) „In vivo" administration of valproate decreases t[35S]butylbicyclophosphorothionate binding in the rat brain. Naunyn-Schmiedeberg's Arch Pharmacol 343: 296–300

Cowan A, Watson T (1978) Lysergic acid diethylamide antagonizes shaking induced in rats by five chemically different compounds. Psychopharmacology 57: 43-46

Crowder JM, Bradford HF (1987) Common anticonvulsants inhibit Ca2+ uptake and amino acid neurotransmitter release in vitro. Epilepsia 28: 378-382

Czuczwar SJ, Frey H-H, Löscher W (1985) Antagonism of N-methyl-D,L-aspartic acid-induced convulsions by antiepileptic drugs and other agents. Eur J Pharmacol 108: 273-280

Dailey JW, Jobe PC (1985) Anticonvulsant drugs and the genetically epilepsy-prone rat. Fed Proc 44: 2640-2644

De Boer T, Metselaar HJ, Bruinvels J (1977) Suppression of GABA-induced abstinence behaviour in naive rats by morphine and bicuculline. Life Sci 20: 933-942

De Souza Queiroz ML, Mullen PW (1980) The effects of phenytoin, 5-(para-hydroxyphenyl)-5-phenylhydantoin, and valproic acid on humoral immunity in mice. Int J Immunopharmacol 2: 224-225

Ekwuru MO, Cunningham JR (1990) Phaclofen increases GABA release from valproate treated rats. Br J Pharmacol 99 (Suppl): 251P

Fariello RG, Varasi M, Smith MC (1995) Valproic acid. Mechanisms of action. In: Levy RH, Mattson RH, Meldrum BS (eds) Antiepileptic drugs, 4th edn. Raven, New York, pp 581-604

Fredow G, Löscher W (1991) Effects of pharmacological manipulation of GABAergic neurotransmission in a new mutant hamster model of paroxysmal dystonia. Eur J Pharmacol 192: 207-219

Frey H-H, Löscher W (1976) D-n-propylacetic acid - profile of anticonvulsant activity in mice. Arzneimittelforschung (Drug Res) 26: 299-301

Frey H-H, Löscher W, Reiche R, Schultz D (1983) Anticonvulsant potency of common antiepileptic drugs in the gerbil. Pharmacology 27: 330-335

Gent JP, Bentley M, Feely M, Haigh JRM (1986) Benzodiazepine cross-tolerance in mice extends to sodium valporoate. Eur J Pharmacol 128: 9-15

Godin Y, Heiner L, Mark J. Mandel P (1969) Effects of di-n-propylacetate, an anticonvulsive compound, on GABA metabolism. J Neurochem 16: 869-873

Gram L, Larsson OM, Johnsen AH, Schousboe A (1988) Effects of valproate, vigabatrin and aminooxyacetic acid on release of endogenous and exogenous GABA from cultured neurons. Epilepsy Res 2: 87-95

Iadarola MJ, Raines A, Gale K (1979) Differential effects of n-dipropylacetate and amino-oxyacetic acid on γ-aminobutyric acid levels in discrete areas of rat brain. J Neurochem 33: 1119-1123

Johnston D (1984) Valproic acid: Update on its mechanisms of action. Epilepsia 25 (Supp 1): S1-S4

Krall RL, Penry JK, White BG, Kupferberg HJ, Swinyard EA (1978) Antiepileptic drug development. II. Anticonvulsant drug screening. Epilepsia 19: 409-428

Kupferberg HJ (1980) Sodium valproate. In: Glaser GH, Penry JK, Woodbury DM (eds) Antiepileptic drugs: mechanism of action. Raven, New York, pp 643-654

Kuruvilla A, Uretsky NJ (1981) Effect of sodium valproate on motor function regulated by the activation of GABA receptors. Psychopharmacology 72: 167-172

Lal H, Shearman GT (1980) Effect of valproic acid on anxiety-related behaviours in the rat. Brain Res Bull 5 (Suppl 2): 575-577

Lloyd KG, Thuret F, Pilc A (1985) Upregulation of gamma-aminobutyric (GABA) B binding sites in rat frontal cortex: A common action of repeated administration of different classes of antidepressants and electroshock. J Pharmacol Exp Ther 235: 191-199

Löscher W (1980a) A comparative study of the pharmacology of inhibitors of GABA-metabolism. Naunyn-Schmiedeberg's Arch Pharmacol 315: 119-128

Löscher W (1980b) Effects of inhibitors of GABA transaminase on the synthesis, binding, uptake, and metabolism of GABA. J Neurochem 34: 1603-1608

Löscher W (1981a) Valproate induced changes in GABA metabolism at the subcellular level. Biochem Pharmacol 30: 1364-1366

Löscher W (1981b) Das γ-Aminobuttersäure(GABA)-System im Wirkungsmechanismus antikonvulsiver Stoffe. Tierexperimentelle Untersuchungen zur Pharmakologie von GABA,

Hemmstoffen des GABA-Abbaues und Valproinsäure. Habilitationsschrift, Freie Universität, Berlin 1981

Löscher W (1982) GABA in plasma, CSF and brain of dogs during acute and chronic treatment with -acetylenic GABA and valproic acid. In: Okada Y, Roberts E (eds) Problems in GABA research. From brain to bacteria. Exerpta Medica, Amsterdam, pp 102–109

Löscher W (1985) Valproic acid. In: Frey H-H, Janz D (eds) Antiepileptic drugs. Handbook of experimental pharmacology, vol 74. Springer, Berlin Heidelberg New York Tokyo, pp 507–536

Löscher W (1987) Neurophysiologische und neurochemische Grundlagen der Wirkung von Antiepileptika. Fortschr Neurol Psychiatr 55: 145–157

Löscher W (1989a) Valproate enhances GABA turnover in the substantia nigra. Brain Res 501: 198–203

Löscher W (1989b) GABA and the epilepsies. Experimental and clinical considerations. In: Bowery NG, Nisticò G (eds) GABA. Basic research and applications. Pythagora, Rome, pp 260–300

Löscher W (1991) Anticonvulsant drug mechanisms. Exp Brain Res Series 20: 193–200

Löscher W (1998) Pharmacological effects and mechanisms of action. In: Löscher W (ed) Valproate. Birkhäuser, Basel, pp 7–45

Löscher W (1999) Valproate: A reappraisal of its pharmacodynamic properties and mechanisms of action. Progr Neurobiol 58: 31–59

Löscher W, Frey H-H (1977) Effect of convulsant and anticonvulsant agents on level and metabolism of γ-aminobutyric acid in mouse brain. Naunyn-Schmiedeberg's Arch Pharmacol 296: 263–269

Löscher W, Meldrum BS (1984) Evaluation of anticonvulsant drugs in genetic animal models of epilepsy. Fed Proc 43: 276–284

Löscher W, Schmidt D (1980) Increase of human plasma GABA by sodium valproate. Epilepsia 21: 611–615

Löscher W, Schmidt D (1981) Plasma GABA levels in neurological patients under treatment with valproic acid. Life Sci 28: 2383–2388

Löscher W, Schmidt D (1994) Strategies in antiepileptic drug development: is rational drug design superior to random screening and structural variation? Epilepsy Res 17: 95–134

Löscher W, Siemes H (1984) Valproic acid increases γ-aminobutyric acid in CSF of epileptic children. Lancet II: 225

Löscher W, Siemes H (1985) Cerebrospinal fluid γ-aminobutyric acid levels in children with different types of epilepsy: effect of anticonvulsant treatment. Epilepsia 26: 314–319

Löscher W, Vetter M (1985) In vivo effects of aminooxyacetic acid and valproic acid on nerve terminal (synaptosomal) GABA levels in discrete brain areas of the rat. Biochem Pharmacol 34: 1747–1756

Löscher W, Böhme G, Schäfer H, Kochen W (1981) Effect of metabolites of valproic acid on the metabolism of GABA in brain and brain nerve endings. Neuropharmacology 20: 1187–1192

Löscher W, Nau H, Marescaux C, Vergnes M (1984) Comparative evaluation of anticonvulsant and toxic potencies of valproic acid and 2-en-valproic acid in different animal models of epilepsy. Eur J Pharmacol 99: 211–218

Löscher W, Schwartz-Porsche D, Frey H-H, Schmidt D (1985) Evaluation of epileptic dogs as an animal model of human epilepsy. Arzneimittelforschung (Drug Res) 35: 82–87

Löscher W, Jäckel R, Czuczwar SJ (1986) Is amygdala kindling in rats a model for drug-resistant partial epilepsy? Exp Neurol 93: 211–226

Löscher W, Fisher JE, Nau H, Hönack D (1988) Marked increase in anticonvulsant activity but decrease in wet-dog shake behaviour during short-term treatment of amygdala-kindled rats with valproic acid. Eur J Pharmacol 150: 221–232

Luder AS, Parks JK, Frerman F, Parker WD Jr (1990) Inactivation of beef brain α-ketoglutarate dehydrogenase complex by valproic acid and valproic acid metabolites. J Clin Invest 86: 1574–1581

Lust WD, Kupferberg HJ, Yonekawa WD, Penry JK, Passoneau JV, Wheaton AB (1978) Changes in brain metabolites induced by convulsants or electroshock: Effects of anticonvulsant agents. Molec Pharmacol 14: 347–356

Macdonald RL, McLean MJ (1986) Anticonvulsant drugs: Mechanisms of action. In: Delgado-Escueta AV, Ward Jr. AA, Woodbury DM, Porter RJ (eds) Basic mechanisms of the epilepsies. Molecular and cellular approaches. Advances in neurology, vol 44. Raven, New York, pp 713–736

Maitre M, Ossola L, Mandel P (1976) In vitro studies into the effect of inhibition of rat brain succinic semialdehyde dehydrogenase on GABA synthesis and degradation. FEBS Lett 72: 53–57

Maitre M, Ciesielski L, Cash C, Mandel P (1978) Comparison of the structural characteristics of the 4-aminobutyrate:2-oxoglutarate transaminases from rat and human brain, and of their affinities for certain inhibitors. Biochim Biophys Acta 522: 385–399

Martin-Gallard A, Rodriguez P, Lopez M, Benavides J, Ugarte M (1985) Effects of dipropylacetate on the glycine cleavage enzyme system and glycine levels. Biochem Pharmacol 34: 2877–2882

Meldrum B (1980) Mechanism of action of valproate. Brain Res Bull 5 (Suppl 2): 579–584

Miller LG, Greenblatt DJ, Barnhill JG, Summer WR, Shader RI (1988) „GABA shift" in vivo: Enhancement of benzodiazepine binding in vivo by modulation of endogenous GABA. Eur J Pharmacol 148: 123–130

Mimaki T, Yabucchi W, Laird H, Yamamura HI (1984) Effects of seizures and antiepileptic drugs on benzodiazepine receptors in rat brain. Pediatr Pharmacol 4: 205–211

Morre M, Keane PE, Vernières JC, Simiand J, Roncucci R (1984) Valproate: Recent findings and perspectives. Epilepsia 25 (Suppl 1): S5–S9

Nau H, Löscher W (1984) Valproic acid and metabolites: Pharmacological and toxicological studies. Epilepsia 25 (Suppl 1): S14–S22

Nutt DJ, Cowen PJ, Little HJ (1982) Unusual interactions of benzodiazepine receptor antagonists. Nature 295: 436

Olsen RW (1981) The GABA postsynaptic membrane receptor-ionophore complex. Site of action of convulsant and anticonvulsant drugs. Molec Cell Biochem 39: 261–279

Patsalos PN, Lascelles PT (1981) Changes in regional brain levels of amino acid putative neurotransmitters after prolonged treatment with the anticonvulsant drugs diphenylhydantoin, phenobarbitone, sodium valproate, ethosuximide, and sulthiame in the rat. J Neurochem 36: 688–695

Perlman BJ, Goldstein DB (1984) Membrane-disordering potency and anticonvulsant action of valproic acid and other short-chain fatty acids. Molec Pharmacol 26: 83–89

Petersen EN (1983) DMCM: a potent convulsive benzodiazepine receptor ligand. Eur J Pharmacol 94: 117–124

Phillips NI, Fowler LJ (1982) The effects of sodium valproate on γ-aminobutyrate metabolism and behavior in naive and ethanolamine-O-sulphate pretreated rats and mice. Biochem Pharmacol 31: 2257–2261

Pitkänen A, Saano V, Tuomisto L, Riekkinen PJ (1987) Effect of anticonvulsant drugs on [35S]t-butylbicyclophosphorothionate binding in vitro and ex vivo. Pharmacol Toxicol 61: 103–106

Ross SM, Craig CR (1981) Studies on γ-aminobutyric acid transport in cobalt experimental epilepsy in the rat. J Neurochem 36: 1006–1011

Rotiroli D, Palella B, Losi E, Nistico G, Caputi AP (1982) Evidence that a GABAergic mechanism influences the development of DOCA-salthypertension in the rat. Eur J Pharmacol 83: 153–154

Rumbach L, Mutet C, Cremel G, Marescaux CA, Micheletti G, Warter JM, Waksman A (1986) Effects of sodium valproate on mitochondrial membranes: Electron paramagnetic resonance and transmembrane protein movement studies. Molec Pharmacol 30: 270–273

Semmes RLO, Shen DD (1991) Comparative pharmacodynamics and brain distribution of E-2-valproate and valproate in rats. Epilepsia 32: 232–241

Shuto K, Nishigaki T (1970) The pharmacological studies on sodium dipropylacetate anticonvulsant activities and general pharmacological actions (in Japanese). Pharmacometrics 4: 937–949

Similae S, von Wendt L, Linna SL, Saukkonen AL, Huhtaniemi I (1979) Dipropylacetate and hyperglycemia. Neuropaedatrie 1: 158–160

Simler S, Randrianarisoa H, Lehman A, Mandel P (1968) Effets du di-n-propylacétate sur les crises audiogènes de la souris. J Physiol (Paris) 60: 547

Simler S, Ciesielski L, Klein M, Gobaille S, Mandel P (1981) Sur le mècanisme d'action d'un anticonvulsivant, le dipropylacétate de sodium. C R Soc Biol (Paris) 175: 114–119

Snead OC, Bearden LJ, Pegram V (1980) Effect of acute and chronic anticonvulsant administration on endogenous g-hydroxybutyrate in rat brain. Neuropharmacology 19: 47–52

Squires RF, Casida JE, Richardson M, Saederup E (1983) [35S]t-Butylbicyclophosphorothionate binds with high affinity to brain-specific sites coupled to g-aminobutyric acid-A and ion recognition sites. Molec Pharmacol 23: 326–336

Swinyard EA (1964) The pharmacology of dipropylacetic acid sodium with special emphasis on its effects on the central nervous system. University of Utah, College of Pharmacy, Salt Lake City, pp 1–25

Taberner PV, Charington CB, Unwin JW (1980) Effects of GAD and GABA-T inhibitors on GABA metabolism in vivo. Brain Res Bull 5 (Suppl 2): 621–625

Vajda FJ, Donnan GA, Phillips J, Bladin PF (1981) Human brain, plasma and cerebrospinal fluid concentration of sodium valproate after 72 hours of therapy. Neurology 31: 486–487

Van der Laan JW, De Boer T, Bruinvels J (1979) Di-n-propylacetate and GABA degradation. Preferential inhibition of succinic semialdehyde dehydrogenase and indirect inhibition of GABA-transaminase. J Neurochem 32: 1769–1780

Vayer P, Cash CD, Maitre M (1988) Is the anticonvulsant mechanism of valproate linked to its interaction with the cerebral g-hydroxybutyrate system? Trends Pharmacol Ther 9: 127–129

Whittle SR, Turner AJ (1978) Effects of the anticonvulsant sodium valproate on γ-aminobutyrate and aldehyde metabolism in ox brain. J Neurochem 31: 1453–1459

Whitton PS, Fowler LJ (1991) The effect of valproic acid on 5-hydroxytryptamine and 5-hydroxyindoleacetic acid concentration in hippocampal dialysates in vivo. Eur J Pharmacol 200: 167–169

Worms P, Lloyd KG (1981) Functional alterations of GABA synapses in relation to seizures. In: Morselli PL, Lloyd KG, Löscher W, Meldrum BS, Reynolds EH (eds) Neurotransmitters, seizures, and epilepsy. Raven, New York, pp 37–46

3 Wirkungsmechanismus von Valproinsäure: Neurophysiologische Aspekte

U. HEINEMANN, J. DREIER, J. STABEL, C. L. ZHANG, A. LESCHINGER, E. FICKER*

Zusammenfassung

Valproinsäure (valproic acid, VPA) besitzt in den von uns untersuchten In-vitro-Epilepsiemodellen von allen klinisch verwendeten Antikonvulsiva das relativ weiteste Wirkspektrum. VPA beeinflusst die Erregungsbildung an Nervenzellen sowohl über eine nutzungsabhängige Blockade von Natriumströmen wie durch eine Blockade der T-Kalziumströme. Darüber hinaus steigert VPA die Synthese von GABA und reduziert die Bildung von Aspartat. Damit ist VPA ähnlich wie die meisten anderen klinisch verwendeten anfallsunterdrückenden Substanzen keine sehr spezifisch wirkende Substanz. Die nachgewiesenen Wirkungen von VPA sind aber vereinbar mit dem breiten Wirkspektrum von VPA.

1 Einleitung

Die Entstehung epileptischer Aktivität beruht auf einer Störung der Balance zwischen erregenden und hemmenden Mechanismen im Zentralnervensystem. Diese Balance ist auf zwei Ebenen organisiert: der synaptischen und der intrinsischen Zellebene. Auf der synaptischen Ebene stehen erregenden Neurotransmittern wie Glutamat, Aspartat, Homocysteinsäure und Acetylcholin hemmende Neurotransmitter wie GABA und Glycin gegenüber. Auf der Zellebene wird die erregende Wirkung von Natrium- und Kalziumströmen durch Kalium- und Chloridströme begrenzt (Heinemann 1987; Heinemann u. Jones 1991).

Die konvulsive Wirkung von Substanzen wie Pentetrazol, Penicillin, Biccucullin und Picrotoxin beruht auf einer Beeinträchtigung der Wirksamkeit synaptischer Hemmprozesse, wodurch das Gleichgewicht zwischen erregender und hemmender synaptischer Transmission zugunsten erregender synaptischer Übertragung verschoben wird. Es lag daher nahe, zu prüfen, ob die vorhandenen klinisch eingeführten Medikamente über eine Verstärkung GABAerger synaptischer Übertragung wirken. Dies ist in der Tat bei Benzodiazepinen der Fall, die die Affinität des GABA-Rezeptors für GABA über eine allosterische Interaktion verstärken. Auch Barbiturate verstärken die GABAerge Hemmung durch ein

---

* Dieser Artikel ist O. Creutzfeldt gewidmet. Die hier dargestellte Forschung wurde durch Forschungsmittel der Deutschen Forschungsgemeinschaft, des Sonderforschungsbereiches und der Firma W. Schwabe unterstützt. Wir danken M. Bullmann, G. Heske und A. Specht für die Hilfe bei der Durchführung der Experimente und der Erstellung der Abbildungen und des Manuskriptes.

längeres Offenhalten des vom GABA-Rezeptor kontrollierten Chloridkanals und durch Blockade der GABA-Aufnahme in zelluläre Elemente, wodurch GABA länger im synaptischen Spalt verweilt. Zunächst wurden auch indirekte Hinweise dafür gefunden, dass Phenytoin synaptische Hemmprozesse verstärken könnte. Es lag deshalb nahe, die antikonvulsive Wirkung von VPA auf eine Verstärkung der GABAergen Hemmung zurückzuführen. Tatsächlich zeigten viele Studien, dass VPA die GABA-Transaminase blockiert und dadurch die GABA-Konzentration im Hirngewebe zunimmt (siehe Beitrag Löscher, S. 6ff.). Allerdings korrelierte die Rangfolge der Wirkung von VPA und seinen Derivaten in Bezug auf diesen Effekt nicht gut mit der Rangfolge der antikonvulsiven Wirksamkeit. Es wurde deshalb nach weiteren biochemischen Wirkungsmechanismen gesucht, die mit der Beeinflussung der Synthese von Asparaginsäure auch gefunden wurden (Chapman 1984).

Elektrophysiologische Untersuchungen zur Wirkung der VPA waren lange Zeit relativ wenig ergiebig. Verschiedene Hinweise deuteten allerdings daraufhin, dass VPA postsynaptische GABAerge Hemmprozesse verstärken könnte. So zeigte die Arbeitsgruppe um R. L. Macdonald, dass VPA hemmende synaptische Potentiale an Zellkulturen verstärkt (Macdonald u. McLean 1979; Macdonald u. Bergey 1979). Ähnliche Hinweise ergaben sich aus Untersuchungen an In-vitro-Hirnschnittpräparaten (Olpe et al. 1988).

In diesem Beitrag werden wir In-vitro-Modelle für Epilepsie vorstellen und an diesen Wirkungen der VPA demonstrieren. Anschließend werden wir einige der membranphysiologischen Untersuchungen zum Wirkungsmechanismus der VPA diskutieren.

2 Merkmale epileptischer Aktivität am Ganztier

Epileptische Aktivität kann auf zwei grundlegend verschiedene Mechanismen zurückgeführt werden und nach pharmakologischen und funktionellen Kriterien in fokale epileptische Aktivität mit neuronaler Überaktivität (Prince 1978) und primär generalisierte Aktivität mit Hypersynchronisation zurückgeführt werden (Kostopoulos et al. 1982; Kostopoulos et al. 1983; Avoli 1986). Letztere kann u.U. in neuronale Überaktivität münden. Die primär generalisierten nicht konvulsiven Epilepsien nutzen intrinsische Eigenschaften thalamokortikaler Projektionsneurone sowie der Zellen im Nucleus reticularis thalami, die die synaptische Hemmung vermitteln. Diese Eigenschaften befähigen diese Zellen zur Rhythmogenese, wodurch auch die Aktivität kortikaler Neurone rhythmisch synchronisiert beeinflusst wird. Diese thalamischen Neurone verfügen über einen T-artigen Kalziumstrom, der bei etwa −50 mV aktiviert und dann zeit- und spannungsabhängig inaktiviert (Jahnsen u. Llinás 1984). Dieser Strom kann in thalamokortikalen Neuronen, in den Habenula und in anderen Strukturen eine Amplitude erreichen, die eine Salve von Aktionspotentialen auslöst. Die thalamokortikalen Zellen sind erregend mit hemmenden Interneuronen verschaltet, die im Nucleus reticularis thalami liegen. Diese bewirken eine synchronisierte Hemmung vieler thalamischer Neurone. Durch die synaptische Hemmung und die damit verbundene Membranhyperpolarisation wird der inaktivierte Kalziumkanal wieder in den aktivierbaren Zustand versetzt und nach Beendigung des hemmenden Potentials wird die Zelle erneut erregt. Dieser Prozess wird erst unterbrochen, wenn das mittlere Membranpotential der thalamokortikalen Zellen stark hyperpolarisiert wird, wodurch nach Beendigung des IPSP's die Schwelle für die Auslösung des Kalziumstromes nicht mehr erreicht wird, oder wenn das Membranpotential stark in depolarisierender Richtung verschoben wird, wodurch der Kalziumkanal in einem permanent inaktivierten Zustand verharrt. Antiabsencemittel wie Dimethadion und Ethosuximid wirken durch eine Blockade dieses Kalziumstroms (Coulter et al. 1989; Coulter et al. 1990a; Coulter et al. 1990b). Thetarhythmusgeneratoren verwenden für den gleichen Zweck wahrscheinlich einen anderen, von Natriumionen getragenen Strom. Dies könnte bedingen, dass nicht alle Formen primär synchronisierter und hyperrhythmischer Aktivität von Ethosuximid und Trimethadion blockiert werden.

Fokale epileptische Aktivität beruht auf einer räumlich umschriebenen Störung der Balance zwischen Erregung und Hemmung. Diese entlässt Schrittmacherzellen aus ihrer primären synaptischen Kontrolle. Dadurch werden autonom in diesen Strukturen Generatorpotentiale für Salvenentladungen gebildet, die neben- und nachgeschaltete Zellen aktivieren. Projizieren nachgeschaltete Strukturen auf das Generatorgebiet zurück, wird sich der Prozess zu einem Krampfanfall aufschaukeln, bei dem während der tonischen Entladungsphase Nervenzellen konstant auf ca. -30 mV depolarisiert sind. Während der klonischen Entladungen repolarisieren die Zellen allmählich, so dass gruppierte hochfrequente Entladungen mit abnehmender Häufigkeit entstehen. Da die Amplitude von Feld- und EEG-Potentialen einerseits durch den Synchronisationsgrad und andererseits durch die Intensität neuronaler Aktivität bestimmt werden, sind beide Prozesse auf der Ebene des EEG's nicht ohne weiteres auseinander zu halten.

Neuronale Überaktivität führt allerdings zu beträchtlichen Veränderungen des extrazellulären Milieus, die mit der Genese langsamer Potentiale verbunden sind (Lux et al. 1986). Diese treten bei hypersynchroner Aktivität nicht auf. Die Überaktivität wird durch zwei Arten von Medikamenten gebremst: Solche, die die Genese repetitiver Entladungen verhindern und solche, die die Effizienz synaptischer Hemmung verstärken. In die letzte Klasse lassen sich Barbiturate und Benzodiazepine einordnen, während Substanzen wie Phenytoin und Carbamazepin durch eine nutzungsabhängige Blockade von Natriumströmen die Entstehung hochfrequenter Entladungen verhindern. Hinter diesem Wirkungsmechanismus steht die Tatsache, dass die für die Bildung von Aktionspotentialen verantwortlichen Natriumkanäle drei Funktionszustände annehmen können:
1. Einen geschlossenen Zustand, aus dem die Kanäle bei Depolarisation geöffnet werden (aktivierbar);
2. einen aktivierten Zustand, bei dem die Kanäle nach kritischer Depolarisation geöffnet und deshalb elektrisch leitend sind (aktiviert) und
3. einen inaktivierten Zustand, der nach Öffnung des Kanals durch depolarisationsbedingte Konformationsänderungen des Kanalproteins erreicht wird (inaktiviert).

Die Depolarisation lässt also nur ein kurzzeitiges Öffnen der Kanäle zu. Nach einem Aktionspotential ist der Kanal während der Refraktärzeit nicht aktivierbar.

Erst durch Hyperpolarisation werden die Natriumkanäle wieder in den aktivierbaren Zustand versetzt, wodurch die Erregbarkeit wieder hergestellt wird. Diesen Funktionszuständen liegen Konformationsänderungen der porenbildenden Proteine zugrunde. Bei der Konformationsänderung aus dem leitenden in den inaktivierten Zustand wird eine Bindungsstelle für Carbamazepin und Phenytoin exponiert, wodurch der Übergang aus dem inaktivierten in den aktivierbaren Zustand gebremst wird. Diese Funktionseigenschaft kann man sich nicht nur bei der Behandlung von Epilepsien, sondern auch bei der Behandlung von Neuralgien zunutze machen, die auf repetitiver ektopischer Aktionspotentialgenese in veränderten schmerzleitenden Nervenfasern beruhen (Macdonald u. McLean 1986).

3 In-vitro-Epilepsiemodelle eignen sich zur Wirkungsanalyse potentieller Antikonvulsiva

Die Wirkungsanalyse antikonvulsiver Substanzen ist in den letzten Jahren zunehmend durch Studien an In-vitro-Systemen unterstützt worden. Dabei kommen sowohl Hirnschnittpräparate wie Kultursysteme zum Einsatz. Das populärste Präparat ist auch gegenwärtig noch das hippokampale Hirnschnittpräparat. Es besteht aus einer etwa 400 µm dicken Scheibe tierischen Hippokampusmaterials, in dem die wichtigsten Verbindungen zwischen den Zelltypen der Struktur erhalten bleiben.

Eine Ergänzung dieses Präparates ist das Temporallappenpräparat, bei dem wichtige Ein- und Ausgangsstrukturen zum Hippokampus erhalten bleiben (Walther et al. 1986). Der mesiale temporale Kortex wird von multimodalen Informationen erreicht, die im wesentlichen auf Zellen der 5. Rindenschicht im entorhinalen Kortex konvergieren. Von dort werden Zellen der 3. und 2. Rindenschicht erreicht. Fasern des medialen Tractus perforans entspringen aus beiden Zelltypen. Die Zellen der 3. Rindenschicht erreichen direkt den Hippokampus proper (CA1-CA3), während die stärkere Projektion der 2. Rindenschicht die apikalen Dendriten der Area dentata innerviert. Die dort aus den Körnerzellen entspringenden Moosfasern aktivieren das CA3-Gebiet, dessen Axone das CA1-Gebiet erreichen. Ausgänge des CA1- und CA3-Gebiets erreichen zudem das Subiculum. Diese wichtige Ausgangsstruktur des Hippokampus innerviert eine Vielzahl anderer Systeme des Gehirns. Das Subiculum steht in enger Interaktion zu den Zellen des tiefen entorhinalen Kortex. In der Struktur besteht ein relativ großes Risiko zur Entwicklung reverberierender Aktivität. Diese kann sich zwischen tiefen und oberflächlichen Schichten des entorhinalen Kortex, zwischen Subiculum und entorhinalem Kortex und schließlich durch den Hippokampus ausbilden. Letzteres wird allerdings meist dadurch verhindert, dass die Area dentata als verstellbares Filter dient, die die Aufgabe hat, in den Hippokampus einlaufende Information zu filtern (Heinemann et al. 1990). Deshalb wirkt die Area dentata auch als Bremse in der Krampfausbreitung (Dreier u. Heinemann 1990). Mittlerweile stehen fast alle Regionen des Gehirns für In-vitro-Untersuchungen an Hirnschnittpräparaten zur Verfügung. Dies wird es erlauben, regionale Spezifitäten in der Wirkung von Medikamenten, aber auch bei Mechanismen der Krampfausbreitung zu erkennen.

Bei der Analyse der Wirkungsmechanismen von Antikonvulsiva sind allerdings unter den genannten Bedingungen eine Reihe von Randbedingungen zu beachten. So verteilt sich das Antikonvulsivum über Diffusion durch das Schnittpräparat. Wasserlösliche Substanzen benötigen für eine annähernde Äquilibrierung (Interface-Kammern) im Gewebe ca. 60 min sofern ihre Ausbreitung nicht durch zelluläre Aufnahme u.a. behindert wird. Substanzen, die sich vorwiegend in der Lipidphase lösen, brauchen noch erheblich länger (Jones u. Heinemann 1987; Müller et al. 1988). Da wir die zu prüfenden Substanzen meist nur für Zeiten bis zu einer halben Stunde applizieren, liegt die im Gewebe erreichte Konzentration deutlich unter der in der Nährlösung. Schließlich muss beachtet werden, dass die Plasmakonzentration einer Substanz im Gehirn angereichert werden kann, aber auch nur bedingt in das Hirn übertritt. Gesamtgewebekonzentrationen schließlich müssen je nach Verteilungsraum korrigiert werden. Der therapeutische Hirngewebespiegel für VPA liegt beispielsweise bei ca. 200 µM. Bei einer Verteilung lediglich im Extrazellulärraum würde dies bei einer Volumenfraktion von durchschnittlich 16 % einer extrazellulären Konzentration von etwa 1 mM entsprechen. Schließlich können die therapeutischen Spiegel auch abhängig von der Tierart variieren. Diese Gründe veranlassen uns, mehr auf Reversibilität der beobachteten Effekte zu achten als uns konsequent nach den Plasmaspiegeln zu richten.

3.1 Spontane epileptiforme Entladungen

Es ist seit langem bekannt, dass eine Störung der physiologischen Balance zwischen Erregung und Hemmung durch Behandlung mit krampfauslösenden Substanzen auch in Hirnschnittpräparaten zu epileptiformer Aktivität führt (Yamamoto 1972). Diese lässt sich in anderen Strukturen oft nach Reizung afferenter Bahnsysteme nachweisen. Im Hippokampus entstehen aber unter diesen Bedingungen spontane Entladungen, die meist vom CA3-Gebiet des Hippokampus ihren Ausgang nehmen und dann das CA1-Gebiet und das Subiculum aktivieren (Wong et al. 1986). Werden die Präparate von jugendlichen Tieren angefertigt, entstehen auch konvulsive Ereignisse mit den typischen elektrografischen Veränderungen, wie wir sie auch vom Ganztier (und Menschen) kennen (Hablitz u. Heinemann 1987; Hablitz u. Heinemann 1989). An Hirnschnittpräparaten adulter Tiere aber sind anfallsähnliche Ereignisse relativ schwer auszulösen. Mittlerweile stehen aber drei In-vivo-Konvulsionsmodelle zur Verfügung, die sich für die Prüfung und die Untersuchung von Wirkmechanismen antikonvulsiver Substanzen eignen.

3.2 Das Niedrigkalziumepilepsiemodell

Dieses Modell bezieht sein Interesse aus Beobachtungen bei der photosensiblen Epilepsie des Pavians „papio papio". Während lichtinduzierter epileptischer Aktivität fällt die extrazelluläre Kalziumkonzentration ($[Ca^{2+}]_o$) stark ab. Es werden $[Ca^{2+}]_o$ von unter 0.2 mmol erreicht (Pumain et al. 1985). Ahmt man diesen Zustand nach, indem in der Nährlösung zur Versorgung von In-vitro-Hirnschnittpräparaten das Kalzium weggelassen wird, beobachtet man während des Auswaschens der $[Ca^{2+}]_o$ zunächst eine Abnahme der reizinduzierten IPSP's. Bei etwas niedrigeren $[Ca^{2+}]_o$ lassen sich dann auch nicht mehr EPSP's durch Reizung geeigneter Afferenzen auslösen (Jones u. Heinemann 1987). Gleichzeitig nehmen Ca^{2+}-aktivierte Membranströme in den so behandelten Zellen ab. Im hippokampalen CA1-Gebiet tritt unter diesen Bedingungen konvulsive Aktivität auf, die durch regelmäßige „tonische" Membrandepolarisationen gekennzeichnet sind (Konnerth et al. 1986; Yaari et al. 1986). Die einzelnen Entladungsfolgen dauern bis zu 20 s. Sie werden von krampftypischen Änderungen des ionalen Milieus begleitet (Yaari et al. 1983). Die Aktivität persistiert auch, wenn die $[Ca^{2+}]_o$ auf Werte unter 10^{-8} mol abgesenkt wird. Sie breitet sich sogar innerhalb des Hirnschnittpräparates langsam aus.

Die Aktivität wird nicht durch Substanzen wie Midazolam, einem Benzodiazepin und durch Glutamatrezeptorantagonisten beeinflusst. Sie kann durch Adenosin, durch Phenytoin und durch Carbamazepin blockiert werden. VPA blockiert die Aktivität ebenfalls. Barbitursäure ist in höheren Konzentrationen ebenfalls wirksam. Ethosuximid ist unwirksam (Heinemann et al. 1985; Rose et al. 1986; Franceschetti et al. 1986; Lee et al. 1984). Diese Beobachtung war in Bezug auf VPA insofern überraschend, als zum Zeitpunkt der Beschreibung dieses Phänomens noch davon ausgegangen wurde, dass VPA allein über GABAerge Mechanismen wirkt. Reizt man unter diesen Bedingungen hippokampale Zellen antidrom, werden ebenfalls epileptiforme Entladungen ausgelöst. Ein Beispiel solcher extrazellulär abgeleiteten Potentiale ist in Abbildung 1 dargestellt. Wie man erkennt, wirkt VPA auch auf die reizinduzierten Potentiale blockierend.

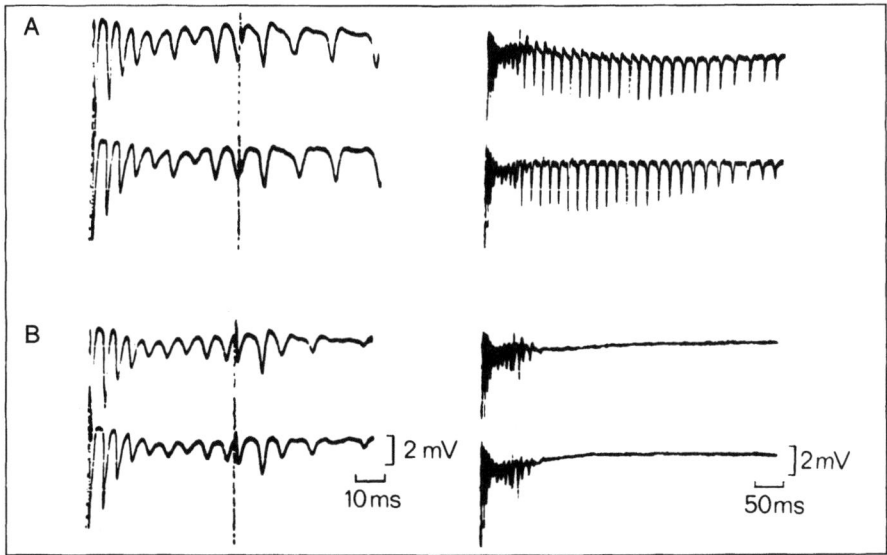

Abb. 1. Wirkungen von zwei verschiedenen Konzentrationen von VPA auf spontane rekurrente Entladungen in CA1-Gebiet des Hippokampus, die durch Absenken der Mg-Konzentration ausgelöst wurden. Die Entladungen werden durch VPA dosisabhängig blockiert.

Wir ermitteln in unseren ersten Untersuchungen eine halbmaximale Konzentration für diesen blockierenden Effekt auf spontane krampfartige Entladungen von 1,25 mmol. Dabei ließen wir allerdings unberücksichtigt, dass sich VPA nur allmählich mit dem Präparat äquilibriert. Korrigiert man für diesen Effekt, kann die halbmaximale Konzentration auf 300 bis 400 µmol geschätzt werden. Die wirksame Konzentration könnte noch niedriger liegen, wenn angenommen wird, dass VPA in Zellen aufgenommen wird.

3.3 Das Niedrigmagnesiumepilepsiemodell

Ein zweites Modell konvulsiver Aktivität beruht auf einem starken Absenken der Mg^{2+}-Konzentration ($[Mg^{2+}]_o$; Stanton et al. 1987; Mody et al. 1987; Walther et al. 1986). Die Aktivität beruht auf einer erleichterten Aktivierung einer Untergruppe von Glutamatrezeptoren, den N-methyl-D-aspartat-(NMDA)-Rezeptoren. Dadurch wird bei erhaltener synaptischer Hemmung das Gleichgewicht zwischen Erregung und Hemmung zugunsten erregender synaptischer Transmission verschoben. Tatsächlich lässt sich die Aktivität durch NMDA-Antagonisten hemmen.

Die durch Niedrigmagnesium induzierte epileptiforme Aktivität unterscheidet sich in verschiedenen Anteilen des temporalen Kortex erheblich (Walther et

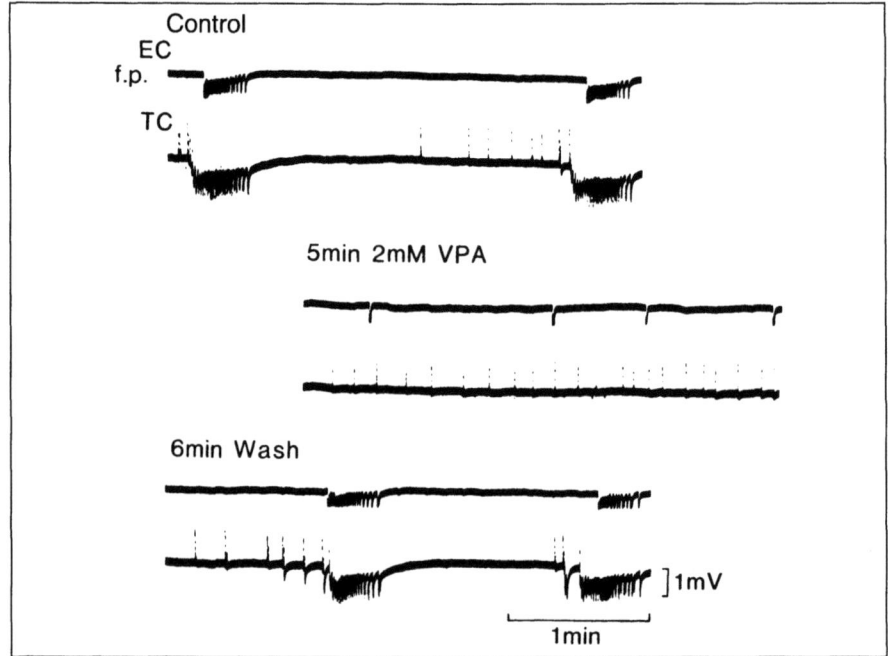

Abb. 2. Simultan registrierte konvulsive elektrografische Aktivität im entorhinalen Kortex und benachbarten neokortikalen Anteilen des temporalen Kortex der Ratte, die durch Absenken der Mg-Konzentration ausgelöst wurde. Beachte interiktale Entladungen im Temporalkortex. VPA blockiert nach kurzer Applikationszeit die konvulsive Aktivität, ohne die interiktale Aktivität zu beeinflussen. Der Effekt ist reversibel.

al. 1986; Dreier u. Heinemann 1990). Im Hippokampus erwachsener Tiere löst Absenken der $[Mg^{2+}]_o$ rekurrente epileptiforme Entladungen aus, die zwischen 40 und 80 ms lang sind. Sie entstehen primär im CA3-Gebiet des Hippokampus und breiten sich dann synaptisch auf das CA1-Gebiet aus.

Im entorhinalen Kortex, benachbarten neokortikalen Arealen und im Subiculum löst das Absenken der $[Mg^{2+}]_o$ tonisch-klonische Entladungsmuster aus, die von den gleichen Ionenänderungen wie am intakten Tier begleitet werden. Zwischen den iktiformen Ereignissen treten interiktale Entladungen auf, deren Charakteristika denen am intakten Tier entsprechen. Lässt man die $[Mg^{2+}]_o$ für einige Zeit auf das Präparat einwirken, geht die Aktivität in rekurrente, etwa 1-10 s lange Entladungsserien über, ohne dass klonische Nachentladungen und interiktale Entladungen vorhanden wären.

Die drei Formen epileptiformer Aktivität unterscheiden sich in ihrem pharmakologischen Profil erheblich. Die iktiformen Ereignisse im entorhinalen Kortex mit tonisch-klonischer Aktivität sprechen auf therapeutisch relevante Konzentrationen von Phenytoin, Carbamazepin, Phenobarbital und Midazolam an. Sie werden auch sehr effektiv durch VPA blockiert (Abb. 2), wobei die halbmaximale Konzentration nach Korrektur für die Äquilibrierung des Präparates auf 200 bis 300 µmol geschätzt werden kann (Zhang, Dreier u. Heinemann, unveröffentlichte Daten).

Die Aktivität im Hippokampus proper wird durch keine der genannten Substanzen blockiert. Lediglich VPA unterdrückt diese Form epileptiformer Entladungen (Abb. 3). Ethosuximid kann allerdings, wenn auch in therapeutisch irre-

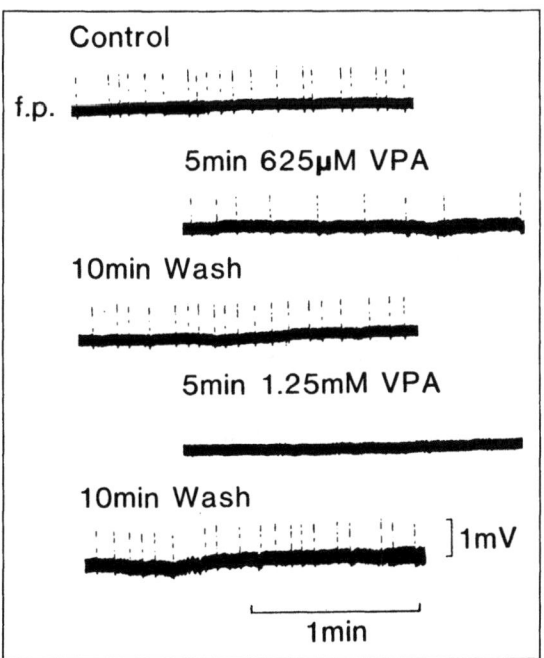

Abb. 3. Wirkungen von Valproinsäure auf repetitive Entladungen großer Populationen von hippokampalen Pyramidenzellen im Ca1-Gebiet des Hippokampus. Registrierung der bioelektrischen Aktivität mit NaCl-gefüllten Mikroelektroden in der Pyramidenschicht dieser Region. Die Potentiale wurden durch antidrome Reizung aus dem Alveus ausgelöst. Die Erregbarkeit der Zellen war durch Absenken der Ca^{2+}-Konzentration stark gesteigert. Die Registrierungen wurden bei 3 mM K^+ durchgeführt.
A. Kontrollmessungen vor Einwaschen der VPA-haltigen artifiziellen zerebrospinalen Flüssigkeit.
B. Vergleichbare evozierte Potentiale 5 min nach Einwaschen von 2 mM VPA.

levanten Konzentrationen, die Aktivität unterdrücken. Aus diesen Untersuchungen ergibt sich also, dass das Wirkspektrum der VPA weiter als das anderer Antikonvulsiva ist.

Die dritte Form epileptiformer Aktivität, die sich aus den tonisch-klonischen iktiformen Entladungen entwickelt, spricht auf keines der zur Zeit klinisch verwendeten Medikamente an, so auch nicht auf VPA. Wir schlagen deshalb vor, dass dieses Epilepsiemodell ein Modell des schwer behandelbaren Status epilepticus ist.

3.4 Epilepsietypische Ionenänderungen lösen konvulsive Aktivität im Hippokampus der Ratte aus

Während konvulsiver Aktivität verändert sich die Zusammensetzung des extrazellulären Elektrolyten erheblich. So steigt die $[K^+]_o$ auf Werte bis 12 mmol an, die $[Ca^{2+}]_o$ kann um bis zu 0,6 mmol abfallen und auch die $[Mg^{2+}]_o$ kann während iktiformer Aktivität um ca. 0,3 mmol absinken (Walther et al. 1986; Dreier u. Heinemann 1990; Heinemann u. Jones 1989). Ahmt man diese Ionenänderungen nach, indem man Hirnschnittpräparate mit artifizieller zerebrospinaler Flüssigkeit behandelt, deren Ionen-Zusammensetzung den epilepsietypischen Veränderungen entspricht, entsteht ebenfalls epileptiforme Aktivität (Traynelis u. Dingledine 1988, Leschinger et al. in Vorbereitung). Im CA3-Gebiet des Hippokampus ist die ausgelöste Aktivität durch relativ kurze Entladungen charakterisiert, die mit einer Frequenz von bis zu 120 Entladungssalven/min aufeinander folgen. Im CA1-Gebiet des Hippokampus werden unterschiedliche Entladungsfolgen beobachtet. Das Spektrum reicht von ähnlichen Entladungen wie im CA3-Gebiet bis zu tonisch-klonischen Entladungen. Die gesamte Aktivität wird am wirkungsvollsten durch VPA unterdrückt. Die Konzentration, bei der in 50% der Hirnschnitte die epileptiforme Aktivität vollständig unterdrückt war, wurde unter Berücksichtigung der Gewebeäquilibrierung mit 170 µmol abgeschätzt (Leschinger et al. in Vorbereitung).

3.5 Wirkungen von Valproinsäure auf repetitive Entladungen an Nervenzellen

Die Niedrigkalziumepilepsie lässt sich verhindern, wenn die $[K^+]_o$ bei 3 mmol gehalten wird. Absenken der extrazellulären $[Ca^{2+}]_o$ führt dann lediglich zur Blockade der reizevozierten chemischen Übertragung. Unter diesen Bedingungen lassen sich die hippokampalen Pyramidenzellen nur noch durch antidrome Reizung erregen. Diese löst unter den gegebenen Bedingungen Salven von Aktionspotentialen aus, die durch VPA unterdrückt werden (Franceschetti et al. 1986). Unter diesen Bedingungen lassen sich die Wirkungen auf postsynaptische Kalziumaufnahme und auf die präsynaptische Kalziumaufnahme während repetitiver Reizung trennen. VPA hat keine Wirkung auf die präsynaptische Kalziumaufnahme, während die postsynaptische Kalziumaufnahme geringfügig verringert wird. Schließlich reduziert VPA die während repetitiver Reizung auftretende

Frequenzpotenzierung, die auf einer Zunahme der postsynaptischen Potentialamplituden beruht.

Diesen extrazellulären Befunden entsprechend lässt sich auch mit intrazellulären Mikroelektroden zeigen, dass VPA die Bereitschaft von Nervenzellen, repetitiv zu entladen, verringert (Macdonald u. McLean 1986). So ist von der Gruppe um R. L. Macdonald zuerst gezeigt worden, dass künstliche Depolarisation von kultivierten Nervenzellen zu repetitiven Entladungen führt, die in ihrer Frequenz stark von der Depolarisationsamplitude abhängen. In Gegenwart therapeutisch relevanter VPA-Spiegel ist die Bereitschaft der Zellen, repetitiv zu entladen deutlich gesenkt. Dieser Effekt scheint den Wirkungen von Phenytoin und Carbamazepin gut vergleichbar. Eine direkte Wirkung von VPA auf Natriumströme ist auch in Patchclamp-Untersuchungen an isolierten zentralen Neuronen nachgewiesen worden (Zona u. Avoli 1990).

Diese Wirkungen erklären allerdings wahrscheinlich nicht die Antiabsencewirkungen von VPA. Diese könnten auf einer Blockade der T-artigen Kalziumströme beruhen, die an der starken Synchronisation von Nervenzellen während derartiger epileptischer Aktivität beteiligt sind. Tatsächlich hat sich erwiesen, dass VPA diese Kalziumströme ebenso wie Dimethadion und Ethosuximid blockiert (Coulter et al. 1989; Kelly et al. 1990).

Literatur

Avoli M (1986) Inhibitory potentials in neurons of the deep layers of the in vitro neocortical slice. Brain Res 370:165-170

Coulter DA, Huguenard JR, Prince DA (1989) Specific petit mal anticonvulsants reduce calcium currents in thalamic neurons. Neurosci Lett 98:74-78

Coulter DA, Huguenard JR, Prince DA (1990a) Differential effects of petit mal anticonvulsants and convulsants on thalamic neurones: Calcium current reduction. Br J Clin Pharmacol 100:800-806

Coulter DA, Huguenard JR, Prince DA (1990b) Differential effects of petit mal anticonvulsants and convulsants on thalamic neurones: GABA current blockade. Br J Clin Pharmacol 100:807-813

Dreier JP, Heinemann U (1990) Late low magnesium-induced epileptiform activity in rat entorhinal cortex slices becomes insensitive to the anticonvulsant valproic acid. Neurosci Lett 119:68-70

Franceschetti S, Hamon B, Heinemann U (1986) The action of valproate on spontaneous epileptiform activity in absence of synaptic transmission and on evoked changes in [Ca2+]o in the hippocampal slice. Brain Res 386:1-11

Hablitz JJ, Heinemann U (1987) Extracellular K$^+$ and Ca^{2+} changes during epileptiform discharges in the immature rat neocortex. Dev Brain Res 36:299-303

Hablitz JJ, Heinemann U (1989) Alterations in the microenvironment during spreading depression associated with epileptiform activity in the immature neocortex. Dev Brain Res 46:243-252

Heinemann U, Franceschetti S, Hamon B, Konnerth A, Yaari Y (1985) Effects of anticonvulsants on spontaneous epileptiform activity which develops in the absence of chemical synaptic transmission in hippocampal slices. Brain Res 325:349-352

Heinemann U (1987) Basic mechanisms of the epilepsies. In: Halliday AM, Butler SR, Paul R (eds) A textbook of clinical neurophysiology. Wiley & Sons, Chichester New York Brisbane Toronto Singapore, pp 497-534

Heinemann U, Stabel J, Rausche G (1990) Activity-dependent ionic changes and neuronal plasticity in rat hippocampus. In: Storn-Mathisen J, Zimmer J, Ottersen OP (eds) Progress in Brain Research, vol 83. Elsevier Science, pp 197-214

Heinemann U, Jones RSG (1991) Neurophysiology. In: Gram L, Dam M (eds) Comprehensive Epileptology. Raven Press, New York, pp 172

Jahnsen H, Llinás RR (1984) Ionic basis for the electroresponsiveness and oscillatory properties of guinea-pig thalamic neurones in vitro. J Physiol (Lond) 349:227-247

Jones RSG, Heinemann U (1987) Abolition of the orthodromically evoked IPSP of CA1 pyramidal cells before the EPSP during washout of calcium from hippocampal slices. Exp Brain Res 65:676-680

Kelly KM, Gross RA, Macdonald RL (1990) Valproic acid selectively reduces the low-threshold (T) calcium current in rat nodose neurons. Neurosci Lett 116:233-238

Konnerth A, Heinemann U, Yaari Y (1986) Nonsynaptic epileptogenesis in the mammalian hippocampus in vitro: I. Development of seizurelike activity in low extracellular calcium. J Neurophysiol 56:409-423

Kostopoulos G, Avoli M, Pellegrini A, Gloor P (1982) Laminar analysis of spindles and of spikes of the spike and wave discharge of feline generalized penicillin epilepsy. Electroenc Clin Neurophysiol 53:1-13

Kostopoulos G, Avoli M, Gloor P (1983) Participation of cortical recurrent inhibition in the genesis of spike and wave discharges in feline generalized penicillin epilepsy. Brain Res 267:101-112

Lee KS, Schubert P, Heinemann U (1984) The anticonvulsive action of adenosine: a postsynaptic, dendritic action by a possible endogenous anticonvulsant. Brain Res 321:160-164

Lux HD, Heinemann U, Dietzel I (1986) Ionic changes and alterations in the size of the extracellular space during epileptic activity. In: Delgado-Escueta AV, Ward AA, Woodbury DM, Porter RJ (eds) Advances in Neurology Vol. 44. Basic mechanisms of epilepsies: Molecular and cellular approaches. Raven, New York, pp 619-639

Macdonald RL, Barker JL (1979) Enhancement of GABA-mediated postsynaptic inhibition in cultured mammalian spinal cord neurons: Common mode of anticonvulsant action. Brain Res 167:323-336

Macdonald RL, Bergey GK (1979) Valproic acid augments GABA-mediated postsynaptic inhibition in cultured mammalian neurons. Brain Res 170:558-562

Macdonald RL, McLean MJ (1986) Anticonvulsant drugs: mechanisms of action. In: Delgado-Escueta AV, Ward AA, Woodbury DM, Porter RJ (eds) Advances in neurology, vol. 44. Basic mechanisms of the epilepsies. Raven, New York, pp 713-736

Mody I, Lambert JDC, Heinemann U (1987) Low extracellular magnesium induces epileptiform activity and spreading depression in rat hippocampal slices. J Neurophysiol 57, No. 3:869-888

Müller W, Misgeld U, Heinemann U (1988) Carbachol effects on hippocampal neurons in vitro: Dependence on the rate of carbachol tissue concentration. Exp Brain Res 72:287-298

Olpe H-R, Steinmann MW, Pozza MF, Brugger F, Schmutz M (1988) Valproate enhances GABA-A mediated inhibition of locus coeruleus neurones in vitro. Naunyn-Schmiedeberg's Arch Pharmacol 338:655-657

Prince DA (1978) Neurophysiology of epilepsy. Ann Rev Neurosci 1:395-415

Pumain R, Menini C, Heinemann U, Silvat-Barrat C, Louvel J (1985) Chemical synaptic transmission is not necessary for epileptic activity to persist in the neocortex of the photosensitive baboon. Exp Neurol 89:250-258

Rose GM, Olpe H-R, Haas HL (1986) Testing of prototype antiepileptics in hippocampal slices. Naunyn-Schmiedeberg's Arch Pharmacol 332:89-92

Stanton PK, Jones RSG, Mody I, Heinemann U (1987) Epileptiform activity induced by lowering extracellular [Mg++] in combined hippocampal-entorhinal cortex slices: modulation by receptors for Norepinephrine and N-methyl-D-aspartate. Epilepsy Res 1:53-62

Traynelis SF, Dingledine R (1988) Potassium-induced spontaneous electrographic seizures in the rat hippocampal slice. J Neurophysiol 59:259-276

Walther H, Lambert JDC, Jones RSG, Heinemann U, Hamon B (1986) Epileptiform activity in combined slices of the hippocampus, subiculum and entorhinal cortex during perfusion with low magnesium medium. Neursci Lett 69:156-161

Wong RKS, Traub RD, Miles R (1986) Cellular basis of neuronal synchrony in epilepsy. In: Delgado-Escueta AV, Ward AA, Woodbury DM, Porter RJ (eds) Advances in neurology, vol. 44. Basic mechanisms of the epilepsies. Raven, New York, pp 583–592

Yaari Y, Konnerth A, Heinemann U (1983) Spontaneous epileptiform activity of CA1 hippocampal neurons in low extracellular calcium solutions. Exp Brain Res 51:153–156

Yaari Y, Konnerth A, Heinemann U (1986) Nonsynaptic epileptogenesis in the mammalian hippocampus in vitro. II. Role of extracellular potassium. J Neurophysiol 56:424–438

Yamamoto C (1972) Intracellular studies of seizure-like afterdischarges elicited in thin hippocampal sections in vitro. Exp Neurol 35:154–164

Zona C, Avoli M (1990) Effects induced by the antiepileptic drug valproic acid upon the ionic currents recorded in rat neocortical neurons in cell culture. Exp Brain Res 81:313–317

4 Membranuntersuchungen der Valproinsäure im Tiermodell

M. J. Salzer, W. Kochen

Zusammenfassung

Das bei der Behandlung mit Valproinsäure (valproic acid, VPA) bei Kindern auftretende irreversible Leberversagen ist in seinem Wirkungsmechanismus unbekannt. Es ist ebenso ungeklärt, ob den reversiblen und dosisabhängigen Leberschäden ein anderer biochemischer Mechanismus zu Grunde liegt.

In-vitro-Untersuchungen zur Wirkungsweise von VPA, einigen Metaboliten und von höheren Homologen werden an isolierten Plasmamembranen der Rattenleber mittels der Fluoreszenzmesstechnik unter Anwendung verschiedener Fluoreszenzsonden durchgeführt. Die Messung der Fluoreszenzanisotropie in Abhängigkeit der Konzentration der Testsubstanzen zeigt für VPA und 4-Keto-2-en-VPA keinen Einfluss auf die Membran. Der Effekt von 4-en-VPA ist nur sehr gering, während die höheren Homologen von VPA (Dipentyl- bis Diheptylacetat) eine zur Verlängerung der C-Kette proportionale Abnahme des Anisotropieparameters und damit eine Viskositätserniedrigung (Membran-Verflüssigung) zeigen. Der auf wenige rigide Membranbezirke beschränkte Einfluss von VPA und Derivaten wird durch die Anisotropie nur unvollständig wiedergegeben. Deshalb wird der in der gemessenen Anisotropie enthaltene dynamische Anteil mittels der Exzimerentechnik herausgefiltert. Für die nun separat dargestellte statische Komponente („membrane order") zeigen 4-en-VPA und vor allem 4-Keto-2-en-VPA eine massive Veränderung des Lipidgefüges der Membran („membrane disordering potency") mit einer konzentrationsabhängigen Tendenz zur zellytischen Desintegration dieser Substruktur. Bei den In-vivo-Untersuchungen können die biophysikalischen Daten mit gleichem systemäquivalenten Bezug reproduziert werden. Durch Gaschromatographie/Massenspektroskopie (GC/MS) Analysen wird ein kovalenter Einbau von VPA bzw. 4-en-VPA nachgewiesen.

Hieraus folgt die Annahme einer stoffwechselaktiven Funktion der zytostolisch vorliegenden, primär gebildeten CoA-Ester als Substrate für Reacylasen der membranständigen Lysokomponenten von Phosphatidylcholin und Sphingomyelin. Somit wird erstmals ein neuer subzellulärer Wirkungsort von VPA in der Leber nachgewiesen. Diese Ergebnisse veranlassen zu der Frage nach der noch tolerierbaren Obergrenze der therapeutischen Dosierung von VPA und weisen auf die Notwendigkeit einer gleichzeitigen Kombination mit Schutzfaktoren (z.B. Carnitin und Acetylcystein) hin.

1 Fragestellung

Die Therapie von generalisierten Epilepsien mit VPA schien seit ihrer Einführung (1967 in Frankreich, 1978 in USA) anfänglich ohne ernste Nebenwirkungen zu verlaufen, bis 1979 die ersten Todesfälle infolge von Leberversagen bekannt wurden. Die auf VPA zurückzuführenden hepatischen Dysfunktionen können in 2 Formen unterteilt werden, eine reversibel verlaufende und dosisabhängige Form und eine nicht dosisbezogene Leberschädigung, die irreversibel ist, als idiosynkratisch angesehen wird und kaum in ihrem fatalen Verlauf aufgehalten werden kann (Dreifuss et al. 1987). Unter VPA-Monotherapie liegt die Inzidenzrate dieses Leberversagens bei 1:37 000, unter Polytherapie bei 1:6500 (Dreifuss u. Santilli 1987) und kann regional sogar auf 1:500 ansteigen (Scheffner et al. 1988). Es ist bis heute ungeklärt, ob beide Formen zwei getrennte Krankheitsbilder mit verschiedenen Pathomechanismen darstellen, oder ob es sich um einen einheitlichen biochemischen Mechanismus handelt mit einem weiten Spektrum der klinischen Symptomatik. Untersuchungen auf VPA-Metaboliten bei diesen Todesfällen waren vor allem durch einen hohen Anteil an ungesättigten Verbindungen (einfach und doppelt ungesättigte Derivate der VPA) charakterisiert bis hin zu dem Extrem, dass VPA selbst nicht mehr nachweisbar war (Kochen u. Sprunck 1984). Somit bestehen deutliche Unterschiede im VPA-Stoffwechsel gegenüber einer physiologisch normalen Situation. Generell wird VPA über 4 verschiedene Stoffwechselwege metabolisiert (Ito et al. 1990), von denen die mitochondriale β-Oxidation des primär gebildeten VPA-CoA-Esters überwiegt (15-35%). Ein Enzym, das bevorzugt VPA oder dessen CoA-Ester als Substrat nutzt, ist nicht bekannt. Eine peroxisomale Oxidation dürfte nach jüngsten Erkenntnissen auszuschließen sein, denn mit der neu aufgefundenen, wahrscheinlich membrangebundenen NAD^+ abhängigen 3-HydroxyacylCoA-Dehydrogenase ist die Bildung von 3-Keto-2-propylpentanoylCoA und dessen Hydrolyseprodukt direkt erklärbar (Li et al. 1991). Unter den ungesättigten Metaboliten hat die terminal ungesättigte 4-en-VPA (2-n-Propyl-4-pentensäure) eine toxikologisch besondere Bedeutung erlangt. Sie entsteht über eine zweistufig verlaufende, durch Cytochrom P-450 katalysierte Transformation im endoplasmatischen Retikulum (ER) der Leber (Chung u. Kroll 1988). Ihre weiteren Umwandlungsprodukte führen zu derart chemisch reaktiven Produkten (Rettenmeier et al. 1986), dass diese bereits in der Zelle mit Makromolekülen reagieren und sich damit dem Nachweis in Körperflüssigkeit entziehen.

Für die mögliche Beteiligung der Lipidperoxidation (LPO), ein typisch membranassoziiertes Phänomen bei der VPA-induzierten Leberintoxikation, gibt es einige Hinweise (Buchi et al. 1984 und Kochen 1985). Da das Ausmaß der physiologisch normalen LPO durch ein komplexes Schutzsystem beständig in engen Grenzen gehalten werden muss, bedeutet die Konjugatbildung des Metaboliten 2-n-Propyl-2,4-pentadiensäure mit Glutathion letzthin eine Schwächung des protektiven Potentials (Kassahun et al. 1991).

Es fehlt bislang jegliche Evidenz für eine einfache Einlagerung oder einen Einbau aktivierter CoA-Ester der VPA in Membranen der Leberzelle. Nun gibt es jedoch Befunde über den Einfluss von VPA auf periphere Zellmembranen. Bei der kalifornischen Nacktschnecke Aplysia californica verursacht VPA eine

Hyperpolarisation des Membranpotentials (Slater u. Johnston 1978). Fluoreszenzuntersuchungen an isolierten Synaptosomenmembranen belegen eine Störung der Ordnung der Lipide in der Membran (Perlman u. Goldstein 1984). Aus ESR-Messungen ergibt sich eine durch VPA verursachte Modifizierung der Organisation der Membrankomponenten, die als Folge einer Konformationsänderung integraler Membranproteine interpretiert werden kann (Rumbach et al. 1986). Inwieweit eine Änderung der Proteinkonformation durch sich ändernde Lipidstrukturen induziert werden kann, bleibt unbeantwortet. Diese Aussage muss aber nicht zwingend in Widerspruch zu den Ergebnissen der Fluoreszenzmessungen stehen, da zu berücksichtigen ist, dass beide Messtechniken ein differentes Zeitnormal (ms versus ns) erfassen. Ein weiterer Hinweis auf eine VPA-bedingte Membranveränderung ist die Beobachtung in vitro (Rumbach et al. 1989), dass der Succinattransport über die innere Mitochondrienmembran erst nach einer Vorinkubation mit VPA (15-30 min) inhibiert wird, wobei veränderte Interaktionen zwischen der VPA-induzierten Membrandysorganisation und den Komponenten des Transportsystems die Ursache sein können. Eine ähnliche Transportbehinderung wurde für Pyruvat in Mitochondrien der Nervenzelle beobachtet (Benavides et al. 1982). In die gleiche Richtung weisen Befunde (Bellringer et al. 1988), dass VPA die vesikuläre, lysosomale Exkretion von Proteinen und Lipiden in die Galle sowohl bei der isoliert perfundierten Leber als auch im intakten Tier deutlich vermindert. Es ist nun sehr unwahrscheinlich, dass ein solcher vesikulärer Lipidtransport auf der Ebene der Ab-initio-Synthese der Lipide selbst gehemmt werden soll. Viel wahrscheinlicher ist die Möglichkeit, dass die Vesikel bei ihrem Verschmelzungsprozess mit der (durch VPA veränderten?) Plasmamembran des Hepatozyten beeinflusst werden. In diesem Zusammenhang ist die Bindungsfähigkeit von VPA und vor allem von 4-en-VPA und 2-en-VPA an Albumin erwähnenswert (Panjeshahim et al. 1991), während entsprechende Daten über die Bindung an Membranproteine und deren direkte Beeinflussung fehlen. Es stellt sich somit die Frage, welchen Einfluss VPA oder ihre Metaboliten auf Membranen der Leberzelle haben.

2 Methode

Die Bearbeitung einer solchen Fragestellung umfasst zunächst In-vitro-Einlagerungen von VPA und von strukturell homologen Testverbindungen an isolierten, nativ vorliegenden Membranvesikeln. Darüberhinaus können im Tiermodell nach Applizierung dieser Substanzen und Isolierung der Membranen, also quasi in vivo, analoge Messungen vergleichend durchgeführt werden. Da Lipidveränderungen relativ schnell erfolgen, muss die Detektionsmethode Veränderungen im Nanosekundenbereich erfassen. Dies ist nur mittels der Fluoreszenzmesstechnik möglich, da die Fluoreszenzlebensdauer der bekannten Fluorophore in eben diesem Zeitbereich liegt. Von Vorteil ist zugleich die Tatsache, dass die empfindliche biologische Substruktur „Membran" während des Messvorganges nicht beeinflusst wird, da nur moderate Anregungsenergien zur Anwendung kommen. Für die Aussagekraft der Messergebnisse ist es eine unabdingbare Notwendigkeit, die isolierten Membranen umfassend zu charakterisieren. Da adäquate Isolierungsverfahren nicht aus der Literatur zu entnehmen waren, wurde eine Isolierung biologisch aktiver Membranen aus Leberzellen selbst entwickelt (Salzer et al. 1992), die nachfolgend kurz skizziert wird:

Zur Präparation der Membranen wurden männliche Wistar-Ratten verwendet. Vor Entnahme der Leber erfolgt die Perfusion des Organs unter Narkose mit isotoner Pufferlösung zur Vermeidung der Adhäsion von Blutzellen. Dies ist von besonderer Bedeutung zur Erzielung einheitlicher Organzellmembranen, da im Verlaufe der Auftrennung die Bildung chimärer Membranen, insbesondere mit Erythrozyten, leicht erfolgt. Nach Aufschluss der Parenchymzellen im Dounce-Homogenisator wird zur Abtrennung nicht aufgeschlossener Zellen und Zelldebris eine niedertourige Zentrifugation (600 g) durchgeführt, worauf das nach Differentialzentrifugation erhaltene postmitochondriale Kernpellet zur Isolierung der eigentlichen Zellmembranen herangezogen wird. Nach Flotation im diskontinuierlichen Sucrose-Dichtegradienten werden neben einer Kernfraktion und einer mikrosomalen Fraktion (Golgi, rER) zwei Plasmamembranfraktionen bei den Dichten 1,10-1,12 (MP I) und 1,16-1,18 (MP II) erhalten. Über die Bestimmung von partikulären zytosolisch lokalisierten Enzymaktivitäten wird die gesamte Präparation umfassend charakterisiert. Als Reinheitskriterium dient der Anreicherungsquotient, der aus dem Verhältnis partikulär gefundener Enzymaktivität zu der Aktivität des entsprechenden Enzyms im Ausgangshomogenat gebildet wird. Basierend auf den Aktivitäten der beiden Ektoenzyme 5´NDase und Phosphodiesterase I finden sich Anreicherungen von 10 bis 30 in den Plasmamembranfraktionen. Für typisch mitochondriale Enzyme (MAO, Cytochrom c-Oxidase), lysosomale Enzyme (N-Acetyl-β(D)-glucosaminidase) und für die Glucose-6-phosphatase (G6Pase) als Leitenzym für das endoplasmatische Retikulum werden keine nennenswerten Anreicherungen nachgewiesen, so dass dieses Verfahren äußerst reine Plasmamembranen liefert. Bezogen auf die Gesamtmenge Protein ergibt sich für die Membranfraktion MP I eine 220fache Anreicherung bei 0,5% Ausbeute. Eine 60fache Anreicherung wird für die MP II-Fraktion bei einer Ausbeute von 1,5% gefunden. Die elektronenmikroskopische Inspektion zeigt bei hohen Sucrosekonzentrationen (37-40%) typische laminare Anordnungen der Membranschichten („sheets"), die nach Verdünnen auf isotone Verhältnisse (250 mM Sucrose) verschwinden und in vesikuläre Formen übergehen. Dies ist ein typisches Phänomen selbstorganisierender Systeme, wobei Vesikel mit korrekten Membranseiten („outside-in vesicles") erhalten werden. Die weitergehende Charakterisierung umfasst die Zuordnung der beiden Plasmamembranfraktionen zu den im Organverband bekannten distinkten Seiten der Leberzelle, insbesondere hinsichtlich der Lokalisation von Hormonrezeptor-Membranproteinen und von entsprechenden Transportproteinen wie der Na^+/K^+-ATPase. Hieraus ergibt sich, dass die MP I-Fraktion vornehmlich Membranen der Lateral- und Gallengangsseite enthält. Die MP II-Fraktion besteht aus Membranen der Blut- oder sinusoiden Seite des Hepatozyten (Salzer 1984). Die charakterisierten Membranvesikel werden in einer Proteinmenge von 100-200 µg für die Messungen verwendet oder bei -80 °C aufbewahrt. Im einzelnen werden die Substanzen VPA, 4-en-VPA, 4-Keto-en-VPA und die höheren Homologen Dipentyl-, Dihexyl- und Diheptylacetat mit Konzentrationen von 0-50 µmol/l in die Membranen inseriert. Mittels der Fluoreszenzmesstechnik werden die biophysikalischen Parameter Membranfluidität bzw. Mikroviskosität, laterale Beweglichkeit der Substanzen im Lipidgefüge sowie die „Ordnung" der Lipide bestimmt.

Da die Lipide der natürlichen Membranen normalerweise nicht fluoreszieren, müssen entsprechend kleine, stark fluoreszierende, organische Moleküle als sog. Sonden in die Lipidmatrix eingelagert werden. Das Fluoreszenzverhalten dieser Reportermoleküle wird nun durch die sie umgebenden Lipid- und Proteinmoleküle derart beeinflusst, dass jede Veränderung in dieser Moleküleinheit (Sonde + Umgebung) bezüglich der Integrität der Membran gemessen werden kann. Die Konzentration der Sondenmoleküle kann hierbei so niedrig gehalten werden (1 Molekül auf 800 Lipidmoleküle oder < 0,4 mol%), dass eine Störung der Lipidmatrix auszuschließen ist. Je nach Eigenschaft der inserierten Sonde kann aus der Fluoreszenzintensität auf die Konzentration und aus der selektiven Veränderung der Emissionswellenlänge relativ zur Anregungswellenlänge auf die Art der Umgebung geschlossen werden. Da jedes Sondenmolekül ein ihm eigenes Dipolmoment besitzt, das am anisotropen Medium „Membran" zu einer Vorzugsrichtung der Anregung und Emission führt, kann die resultierende Polarisation der Fluoreszenz als weiteres Nachweiskriterium genutzt werden.

Als Fluoreszenzsonden werden verwendet: DPH (1,6-Diphenyl-1,3,5-hexatrien), eine Sonde, die im Bereich der hydrophoben KW-Ketten der Lipide inseriert, und das TMH-DPH (1-[4-Trimethylammoniumphenyl]-6-phenyl-1,3,5-hexatrien), eine kationische Sonde, die den hydrophilen Kopfgruppenbereich der Lipide widerspiegelt, ferner verschiedene Pyrensonden zur Bestimmung des lateralen Diffusionskoeffizienten nach der Exzimerentechnik (Messung der strukturlosen langwelligen Emissionsbande des Komplexes von nicht angeregten Molekülen mit angeregten Molekülen [Galla u. Sackmann 1974]). Messungen der Fluoreszenzdepolarisation mit DPH geben nun Auskunft über die Orientierung und die Bewegung der Sonde parallel zur Membrannormalen, Pyrensonden erfassen dagegen nur Bewegungen senkrecht zur Membrannormalen. An Stelle des in der Literatur häufig wiedergegebenen Polarisationsgrades (P) werden von uns ausschließlich Messungen der Fluoreszenzanisotropie durchgeführt, da die Anisotropie (r) der physikalisch sinnvollere Parameter ist, weil die Fluoreszenzintensitäten aller Emissionsrichtungen (JF) Berücksichtigung finden.

3 Experimentelle Durchführung

Die experimentelle Durchführung gestaltet sich nun so, dass die die Sondenmoleküle enthaltende Suspension der Membranvesikel mit vertikalem Licht ($J^F_\parallel$) angeregt wird, und in einer 90° Messanordnung der Küvette das vertikale und horizontale Emissionslicht ($J\perp^F$) in 2 Messkanälen A und B registriert wird. Die Anisotropie ist dann durch die folgende Beziehung gegeben,

$$r_s = \frac{J_\parallel^F - J\perp^F}{J_\parallel^F + 2J\perp^F} = \frac{(J_\parallel^F / J\perp^F) - 1}{(J_\parallel^F / J\perp^F) + 2} = \frac{2p}{3 - P}$$

$$J^F = J_\parallel^F + 2J_\perp^F ; J_\perp^F (J_\parallel^F / J_\perp^F + 2)$$

$$P = \frac{\{(A/B)_\parallel / A/B)_\perp -1\}}{\{(A/B)_\parallel / A/B)_\perp +1\}} = \frac{J_\parallel^F - J_\perp^F}{J_\parallel^F + J_\perp^F} = \frac{J_\parallel^F / J_\perp^F - 1}{J_\parallel^F / J_\perp^F + 1}$$

wobei die Mikroviskosität (η) bzw. Fluidität ($\Phi = 1/\eta$) nach Perrin durch Festlegung der Grundanisotropie (r_s^o) und einer systemspezifischen Konstanten $C_{(r)}$ aus der Beziehung

$$\frac{r_s^o}{r_s} = 1 + C_{(r)} \frac{kT\tau}{V_p \eta}$$

ermittelt wird (V_p = Sondenvolumen, (τ = Fluoreszenzlebensdauer, k = Boltzmann-Konstante, T = abs. Temperatur [Pottel et al. 1983]).

Zu beachten ist die Tatsache, dass obige Beziehung nur für isotrope Medien Gültigkeit hat, und dass bei anisotropen Systemen (z.B. biologischen Membranen) eine Grenzanisotropie (r_s^∞) resultiert, die mit dem Ordnungsparameter (S) ($r_s^\infty/r_s^o = S^2$) korreliert. Weiterhin besitzt jede Sonde eine Vorzugsrichtung ihrer Einlagerung, die durch den Winkel (β) und der zugehörigen Grundanisotropie (r_s^o) (DPH: $\sphericalangle \beta = 20°, r_s^o = 0{,}396$) charakterisiert ist. Dieser Parameter resultiert aus der Veränderung des Verhältnisses der beiden messbaren polarisierten Teilintensitäten (senkrecht und parallel polarisierte Emissionsstrahlung) bei der für die Sonde bestimmten Wellenlänge in völlig rigider Umgebung (niedrige Temperatur) der Lipidmatrix. Damit ist die für die gewählte Sonde maximale Ausgangsanisotropie in der vorliegenden Membran gegeben. Wird dagegen die Anisotropie als Funktion der Temperatur gemessen, wobei mit zunehmender Temperatur der Anisotropiewert sich erneut einem Grenzwert (r_s^∞) nähert, so kann die analytische Darstellung dieser Funktion im sog. Arrhenius-Graphen sowohl als Vergleichsnormal für unterschiedliche subzelluläre Membranen als auch zum Nachweis der Änderungen im Multikomponentengemisch einer isolierten Biomembran genutzt werden. Eine solche quantitative Auswertung für die isolierten Plasmamembranfraktionen der Rattenleber (Abb. 1) liefert eine Beschreibung der biologischen Substruktur als Mischphasensystem mit definierten Übergangstemperaturen für den gel- und/oder flüssig-kristallinen Zustand der Membran.

Reine Lipidmischungen, wie sie in künstlich hergestellten Membranvesikeln (Liposomen) vorliegen, zeigen eine sprunghafte Änderung der Anisotropie bei der Phasenübergangstemperatur. Dagegen haben native Zellmembranen einen wesentlich flacheren Kurvenverlauf mit einem größeren Temperaturbereich für den Phasenübergang. Die Einlagerung von „Fremdmolekülen" (z.B. Cholesterol oder die lipidlöslichen Testsubstanzen) können einen Phasenübergang unterdrücken. Diese Art der biophysikalischen Charakterisierung liefert ein spezifisches Engramm der Membran und dient gleichzeitig der Kontrolle zur Reproduzierbarkeit des Isolierungsverfahrens. Da alle weiteren Untersuchungen zum Einfluss von VPA und ihrer Metaboliten ausschließlich bei physiologischen Temperaturen (37 °C) vorgenommen werden, stellt die Festlegung des Phasenzustan-

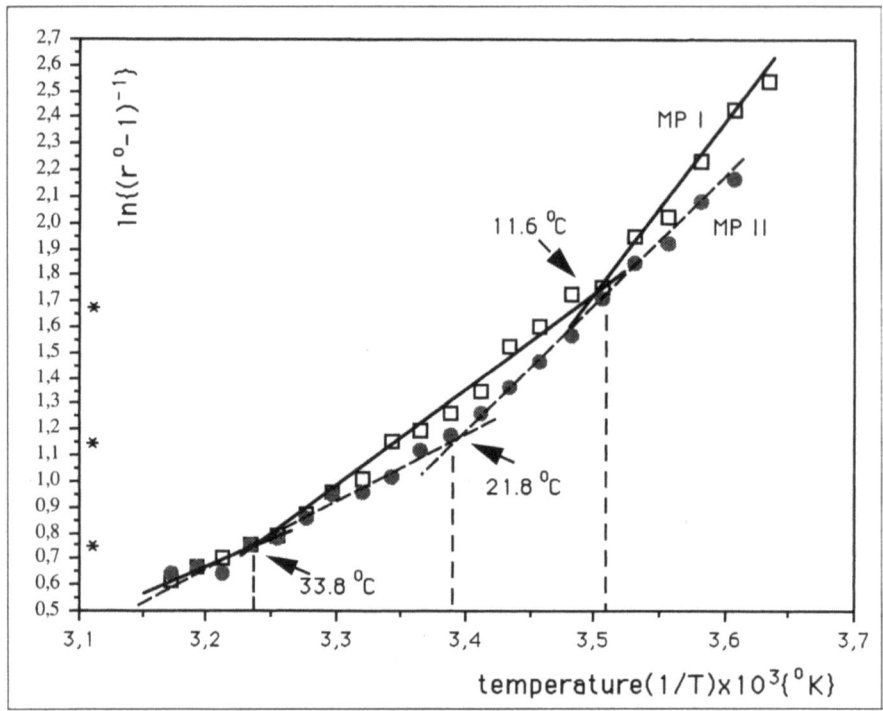

Abb. 1. Darstellung der Mikroviskosität der Leber-Plasmamembranfraktionen MP I und MP II in logarithmischer Darstellung zur reziproken absoluten Temperatur

des eine unabdingbare Notwendigkeit für ein stets neu zu definierendes Ausgangsverhalten der untersuchten Membran dar. Mit einem Wert von 2,4 Poise für die Konstanten der Perrin-Gleichung lässt sich sofort die Mikroviskosität zu 3,85 Poise angeben. Ein Vergleich mit isolierten Plasmamembranen menschlicher Fibroblasten (Hermetter et al. 1989) zeigt, dass die Viskosität der untersuchten Lebermembran einen hohen Wert besitzt. Für die Membranfraktionen der Hepatozyten (MP I und MP II) sind die Phasenübergangstemperaturen mit den zugehörigen Anisotropiewerten in Tabelle 1 angegeben.

Tabelle 1. Aus dem Arrhenius-Graphen der (Abb. 1) abgeleitete Aktivierungsenergien und thermische Übergangstemperaturen der isolierten Plasmamembranfraktionen. Untere (ΔE_1) und obere (ΔE_2) Grenze der Aktivierungsenergie, T_t = thermotropische Übergangstemperatur

Präparation	$\Delta E1$ (kcal/mole)	$\Delta E2$ (kcal/mole)	r_s	T_t(°C)
Plasmamembran	12,38	1,79	0,31	11,6
d = 1,10-1,12 MP I	1,79	1,48	0,249	33,8
Plasmamembran				
d = 1,16-1,18 MP II	9,13	1,44	0,276	21,9

Bei der eingestellten Messtemperatur zeigt der gefundene Anisotropiewert ($r_s^{37°C}$ = 0,244), dass die Membranfunktion im Solzustand vorliegt und alle durch die Testsubstanzen verursachten Änderungen in der funktionell bedeutsamen flüssig-kristallinen Phase ablaufen.

Bestimmt man jetzt die gleichen Parameter nach Einlagerung von VPA, einigen Metaboliten und der höheren Homologen von VPA in unterschiedlichen Konzentrationen, so ergeben sich folgende Resultate (Abb. 2):

a) VPA und 4-Keto-2-en-VPA zeigen einen nur sehr geringen, konzentrationsabhängigen Einfluss auf die Erniedrigung des Anisotropiewertes („steady state fluorescence anisotropy"),

b) 4-en-VPA verursacht eine konzentrationsabhängige Erhöhung der Membranfluidität, wobei der Anisotropieparameter bei 50 µmol/l jedoch nur um 4% des Ausgangswertes erniedrigt wird,

c) die längerkettigen Homologen von VPA zeigen einen weitaus größeren Effekt. Für z.B. Diheptylacetat ist der Anisotropiewert bei einer Konzentration von 13 µmol/l bereits auf 75% seines Ausgangswertes abgesunken. Ebenfalls ausgezeichnet reproduzierbar ist die direkte Proportionalität zur Kettenlänge am Verzweigungs-C-Atom; die Anisotropie nimmt mit zunehmender Kettenlänge und steigender Konzentration der inserierten Substanzen ab.

Diese Ergebnisse korrelieren gut mit der antikonvulsiven Wirkung dieser höheren Homologen von VPA (Löscher u. Nau 1985). Im Hinblick auf die bekannte Toxizität der 4-en-VPA überrascht jedoch der Befund in Abbildung 2, dass VPA und 4-en-VPA nahezu den gleichen Effekt auf die Fluiditätsänderung zeigen. Selbst 4-Keto-2-en-VPA, eine unter chemischem und biochemischem Aspekt sehr reaktive Substanz, zeigt keine Membraneinflüsse bei alleiniger Berücksichtigung des Anisotropieparameters.

Die Angabe der Mikroviskosität stellt jedoch nur eine grobe Information dar. Als Summationswert über alle starren und fluiden Teilbezirke der Membran hat dieser Wert dann eine geringe Aussagekraft, wenn Änderungen nur in wenigen starren Membranarealen in Gegenwart einer großen Zahl unveränderter fluider Bezirke ablaufen. Eine bessere Beschreibung der Änderungen in diesen wenigen distinkten Teilbezirken der Membran liefert der Parameter S (Strukturparameter). Er wird bei Verwendung der DPH-Sonde zur Bestimmung der Anisotropie stets synchron miterfasst. Die Modifizierung der Perrin-Gleichung zeigt, dass der gemessene Anisotropiewert in einen statischen (r_s^∞/r_s^0) und dynamischen Anteil (r_s/r_s^0) aufgetrennt werden kann.

$$r_s = \frac{r_s^0 - r_s^\infty}{1 + 9/2 \tau_0 \Phi \, Dr_p^{-2}} + r_s^\infty$$

Eine separate Messung des lateralen Diffusionskoeffizienten mit Pyrensonden (z.B. 1,3-Bis-[1-Pyren]-propan) liefert nur den dynamischen Anteil, der in die obige Beziehung eingebracht werden kann und die Ermittlung des Strukturparameters ermöglicht.

Mit dem gefundenen Diffusionskoeffizienten D = 5,16 × 10^{-7} cm²/s für unbehandelte Membranen ergibt sich S zu 0,64 (r_s^∞ = 0,145). Daraus folgt, dass der

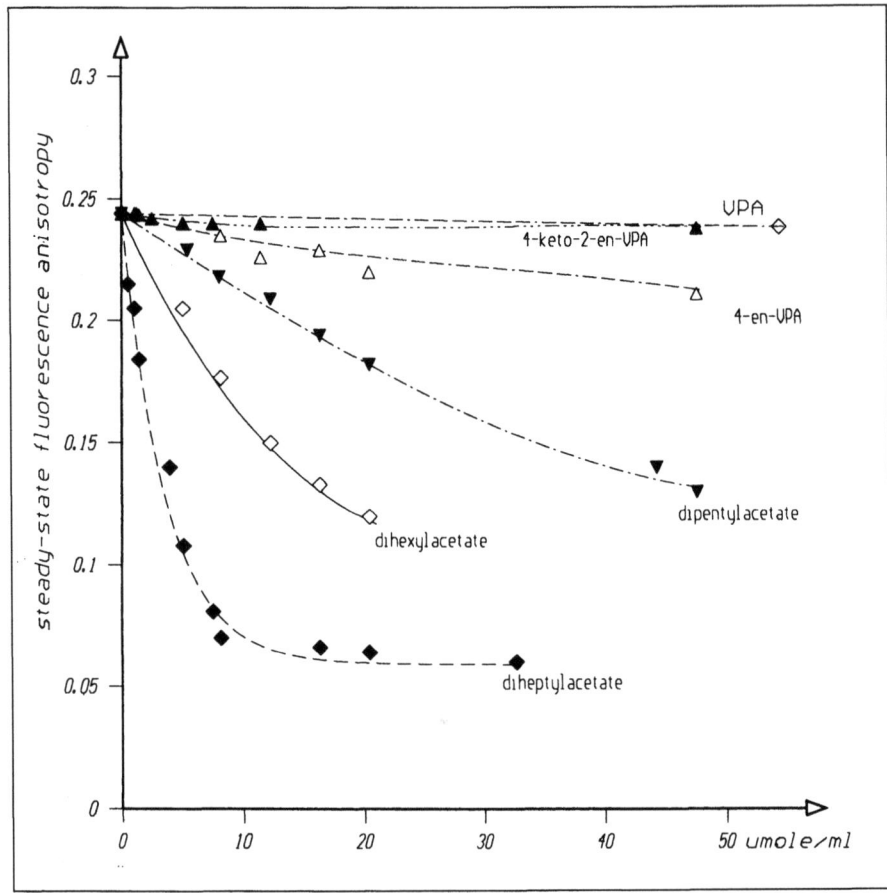

Abb. 2. Änderung der Fluoreszenzanisotropie von in vitro inserierten Testsubstanzen in isolierten Leber-Plasmamembranen (MP II, 37°C)

hohe Mikroviskositätswert dieser Membranen ursächlich an einen relativ großen Wert des Strukturparameters geknüpft ist, d.h. die verwendete MP II-Fraktion besitzt ein hochgeordnetes Lipidgefüge, bei dem neben relativ fluiden Bezirken auch sehr, für diese Temperatur zunächst nicht zu erwartende, rigide Membranareale vorliegen. Nur dieser hohe Ordnungszustand scheint den vielfältigen Transportaufgaben dieser sekretorischen Organzelle gerecht zu werden. Geringfügige Änderungen in dieser Ordnung müssen eine empfindliche Störung dieses Gleichgewichtes zur Folge haben. Wird nun unter Einlagerung der Testsubstanzen der Ordnungszustand der Membran untersucht, so beobachten wir ein völlig konträres Verhalten (Abb. 3).

Bei einer Konzentration von z.B. 10 µmol/l Dihexylacetat ist r_s auf 0,167 abgesunken, der Diffusionskoeffizient erniedrigt sich um ca. die Hälfte des ursprünglichen Betrages (D = 2,6 x 10^{-7} cm²/s), aber das Lipidgefüge wird nur in Teilbezirken fluider, die Ordnung bleibt voll erhalten, denn S = 0,58 (r_s^∞ = 0,122)

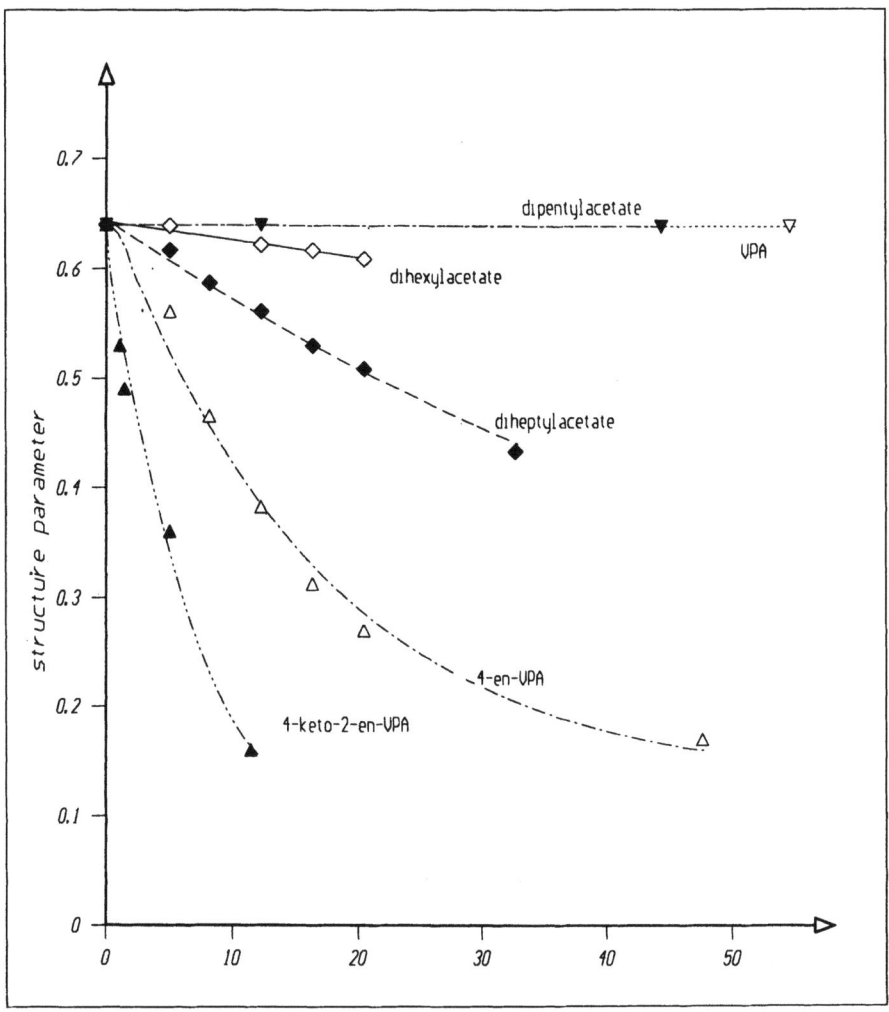

Abb. 3. Aus der gemessenen Anisotropie (vgl. Abb. 2) berechneter Strukturparameter S

ist nahezu unverändert gleich hoch. Ein ähnliches Verhalten wird für VPA gefunden, nicht aber für den toxischen Metaboliten 4-en-VPA und die reaktive Verbindung 4-Keto-2-en-VPA. Hier ergibt sich bei gleicher synchroner Erniedrigung der Membranviskosität eine Störung der Lipidordnung, wobei mit zunehmender Konzentration die Membranintegrität soweit verändert wird, dass ein für Zellyse sprechender membranzerstörender Prozess vorliegt.

Diese bei In-vitro-Experimenten gefundene Desintegration der Membran gewinnt als toxische Indikation dann an Wertstellung, wenn die in vivo ablaufende Bildung von Metaboliten aus dem applizierten VPA unmittelbar am Lipid Turnover der Plasmamembran beteiligt ist. Zum Nachweis eines solchen Prozesses werden Ratten mit einer Einmaldosis von 100 mg/kg VPA bzw. 4-en-VPA behan-

Tabelle 2. Massenspektroskopischer Nachweis (GC/MS) von metabolisch eingebauter VPA bzw. 4-en-VPA und einigen Metaboliten in Plasmaendomembranen der Leber 24 h nach einer i.p.-Injektion von jeweils 100 mg/kg KG (Ratte). Werte in nmol/mg Protein der isolierten Membranfunktion MP I (Gallengangsseite) und MP II (sinusoidale Seite). Die Struktur von Dien-VPA konnte nicht exakt aufgeklärt werden

Appli-kation	gefunden	MP I	% Vert.	MP II	% Vert
VPA	VPA	0,73 (0,60-0,86)	78,5	0,86 (0,80-0,92)	74,8
(N = 3)	2-en-VPA	0,13 (0,08-0,17)	14	0,18 (0,15-0,21)	15,6
	(E)2,4,dien-VPA	0,04 (0,02-0,06)	4,3	0,07 (0,05-0,11)	6,1
	3-en-VPA	≈ 0.007	0,7	traces	
	Dien-VPA	0,02-0,03	2,7	0,04 (0,03-0,06)	3,5
Summe		0,93	100	1,15	100
4-en-VPA	4-en-VPA	0,84 (0,77-0,94)	60,4	0,99 (0,95-1,05)	60,0
(N = 3)	(E)2,4,dien-VPA	0,33 (0,28-0,46)	23,7	0,39 (0,35-0,49)	23,6
	3´-oxo-4-en-VPA	0,22 (0,19-0,37)	15,8	0,27 (0,22-0,41)	16,3
Summe		1,39	100	1,65	100

delt. Von diesen Tieren werden die Membranen in analoger Weise präpariert und die Messungen, wie zuvor beschrieben, zur Bestimmung der Fluoreszenzanisotiopie durchgeführt. Tatsächlich konnten die In-vitro-Daten zur Lipidstruktur und zum dynamischen Verhalten der Leberplasmamembran relativ gut wiedergefunden werden (Konzentrationsbereich 5-20 µmol/l). Aus diesen Befunden folgt zwingend, dass die applizierten Substanzen bzw. deren Metaboliten sich tatsächlich in der Membran befinden. Unsicher bleibt zunächst die Form des Einbaus, denn Änderungen der Fluoreszenzanisotropie können nicht nur durch eingelagerte, d.h. assoziativ gebundene Substanzen hervorgerufen werden, sondern auch durch Verbindungen, die in fester chemischer Bindung vorliegen. Einen chemischen Aufschluss der Membran, wie dieser zur Herstellung einer Lipidfraktion durchzuführen ist, sollten nur metabolisch kovalent eingebaute Substanzen überstehen. Dies müsste durch eine entsprechende Analyse nachgewiesen werden können. Nach dem Lipidextraktionsverfahren von Folch u. Sperry mit einer Chloroform-Methanol-Mischung werden Lipidfraktionen aus den isolierten Membranen der behandelten Tiere hergestellt, diese dann alkalisch hydrolysiert und mittels GC/MS die Komponentenzusammensetzung bestimmt. Das Ergebnis in Tabelle 2 zeigt die quantitativen Daten von VPA bzw. 4-en-VPA und ihrer Metaboliten.

Daraus lässt sich nun provokativ folgern, dass der Einbau dieser unphysiologischen, verzweigtkettigen Fettsäure (VPA) und ihrer Metabolite dann eine Membran desintegrierende Wirkung als toxische Indikation haben muss, wenn die Zelle (hier: der Hepatozyt) keine Ressourcen zum Umbau der destabilisierten Plasmamembran mobilisieren kann (z.B. angeborene Defekte im konstitutiven und/oder retrograden vesikulären Lipidtransport zum Lysosom). In welcher

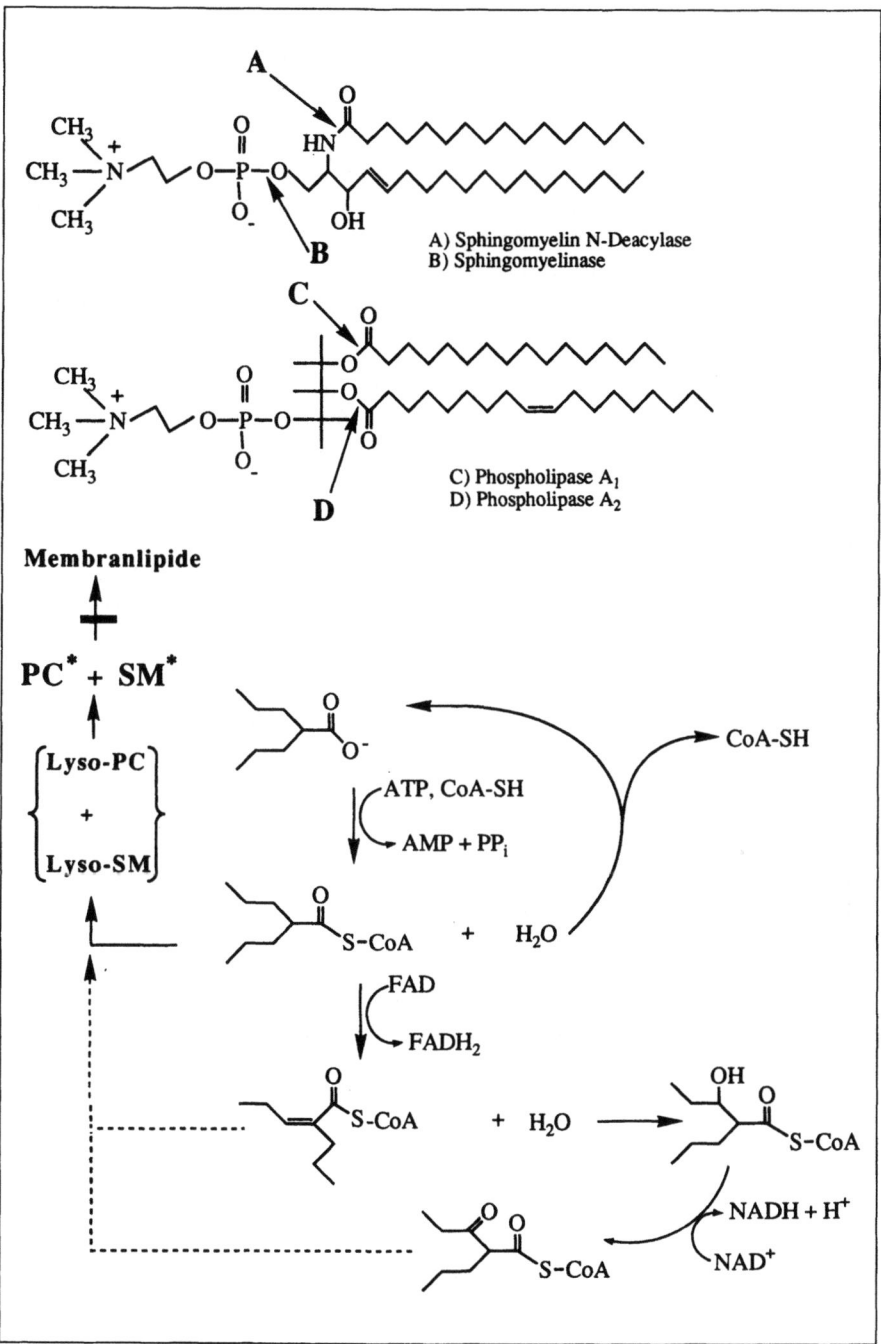

Abb. 4. Enzymatische Bildung der Lysokomponenten und hypothetisches Modell zum Einbau aktivierter Valproinsäure in Lipide der Lebermembran. PC* und SM* = transformiertes Phosphatidylcholin und Sphingomyelin

Weise VPA und einige ihrer Metabolite in die Phospholipide der Membran eingebaut werden, bleibt weiteren Untersuchungen vorbehalten.

Plasmamembranen besitzen den höchsten Gehalt an Phosphatidylcholin und Sphingomyelin. Lysophosphatidylcholin entsteht durch Einwirkung von Phospholipasen (z.B. Phospholipase A) und Lysosphingomyelin durch hydrolytische Spaltung mit der Sphingomyelin-N-Deacylase. Wir wissen, dass derartige Lysoverbindungen bereits in sehr kleinen Konzentrationsbereichen fatale zellytische Eigenschaften entfalten. Freies Sphingomyelin bewegt sich in einem Konzentrationsbereich von 0,6–1,0 Attomol/Zelle (Hannun u. Bell 1989). Die Lysoverbindung kann diesen Wert nicht überschreiten (Literaturdaten sind z. Zt. nicht verfügbar). Durch die langsame Metabolisierung von VPA (bei Leberschaden : 20 h) erfolgt eine Akkumulation des Medikamentes als aktiver CoA-Ester in der Zelle. Sowohl dieser als auch die aktivierten CoA-Ester der Metaboliten sind bei hohen lokalen Konzentrationen potente Kandidaten für entsprechende Reacylasen. Werden die vorliegenden Lysoverbindungen als Cosubstrate bei dieser Rekonstitution von Membranlipiden benutzt, so entstehen transformierte Lipide (PC* und SM* in Abb. 4), z.B. 2-Valproyl-1-acyl(syn)-glycerol-3-phosphorylcholin. Wie wir zeigen konnten (vgl. Abb. 2 und 3), sind solche atypischen (transformierten) Phospholipide als membranaufbauende Komponenten nicht geeignet. Ihr Einbau ist bis zu einem bestimmten Grenzwert möglich, dessen Überschreiten aber eine Desintegration der Membran zur Folge hat. Für solche Membranbestandteile bleibt nur der Abbau als einzige Alternative. Wenn unsere Daten (Anisotropie, Strukturparameter, GC/MS Analyse) bereits mit einer Einmaldosis von 100 mg/kg KG gewonnen wurden, könnte eine humane Therapiedosis von 20–30 mg/kg KG bereits den kritischen, d.h. noch selbst regulierbaren „Schwellenwert der Reorganisation" der Membran überschreiten. Alle Prozesse zur weiteren Erhöhung der VPA-CoA-Ester stellen ein entsprechendes Risiko dar. Maßnahmen zur Verringerung der intrazellulären Konzentration durch Kombination mit z.B. Carnitin und Acetylcystein sind angezeigt. Darüber hinaus könnten diätetische Maßnahmen zur Veränderung des Fettsäuremusters in den Membranlipiden (Stabilisation) durchaus zur Diskussion gestellt werden.

Die eingangs gestellte Frage nach einem gemeinsamen pathobiochemischen Mechanismus für beide Formen von hepatischen Nebenwirkungen (reversible und irreversible Form) ist nach den vorliegenden Untersuchungen zu bejahen.

Literatur

Benavides J, Martin A, Ugarte M, Valdivieso F (1982) Inhibition by valproic acid of pyruvate uptake by brain mitochondria. Biochem Pharmacol 31:1631–1636

Bellringer ME, Rahman K, Coleman R (1988) Sodium valproate inhibits the movement of secretiory vesicles in rat hepatocytes. Biochem J 249:513–519

Buchi KN, Gray PD, Rollins DE, Tolman KG (1984) Protection against sodium valproate injury in isolated hepatocytes by (-tocopherol and N,N´-diphenyl-p-phenylenediamine. J Clin Pharmacol 24:148–154

Chung JH, Kroll RB (1988) Two-steo activation of valproic acid (VPA) by hepatic cytochrome P-450. Med Hypotheses 25:227–229

Dreifuss FE, Santilli N, Langer DH, Sweeney KP, Moline KA, Menander KB (1987) Valproic acid hepatic fatilities: A retrospective review. Neurology 37:379–385

Dreifuss FE, Santilli N (1987) Valproic acid hepatic fatilites: Analysis of US cases. Neurology 36 (Suppl 1): 175
Galla HJ, Sackmann E (1974) Lateral diffusion in the hydrophobic region of membranes: Use of pyrene excimers as optical probes. Biochim Biophys Acta 339:103-115
Hannun YA, Bell RM (1989) Function of sphingolipids and sphingo-lipid break-down products in cellular regulation. Science 243:500-509
Hermetter A, Rainer B, Ivessa E, Kalb E, Loidl J, Röscher A, Paltauf F (1989) Influence of plasmalogen deficiency on membrane fluidity of human skin fibroblasts: A fluorescence anisotropy study. Biochim Biophys Acta 151-157
Ito M, Ikeda Y, Arnez JG, Finocchiaro G, Tanaka K (1990) The enzymic basis for the metabolism and inhibitory effects of valproic acid: Dehydrogenation of valproyl-CoA by 2-methyl-branched-chain acyl-CoA dehydrogenase. Biochem Biophys Acta 1034:213-218
Kassahun K, Farrell W, Abbott F (1991) Identification and characterization of the glutathione and N-acetylcysteine conjugate of (E)-2-propyl-2.4-pentadienoic acid, a toxic metabolite of valproic acid, in rats and humans. Drug Metabol Disposition 19:525-535
Kochen W, Sprunck HP (1984) Stoffwechsel der Valproinsäure (VPA) bei fünf Fällen mit letalem Leberversagen. In: Hallen O, Mayer-Wahl G (Hrsg) Epilepsie 83 - Genetik und Diagnostik der Epilepsien. Einhorn, Reinbek, pp 169-187
Kochen W (1985) Hepatotoxic effect of valproate (VPA) in isolated rat hepatocytes: Lipid peroxidation as a new aspect of the toxic actions of VPA. In: Kruse H (Hrsg) Epilepsie 1984. Einhorn, Reinbek, pp 365-378
Li J, Norwood DL, Mao, Li-Feng, Schulz H (1991) Mitochondrial metabolism of valproic acid. Biochem 30:388-394
Löscher W, Nau H (1985) Pharmacological evaluations of various metabolites and analogues of valproic acid. Neuropharmacol 24:427-435
Perlman BJ, Goldstein DB (1984) Membrane-disordering potency and anticonvulsant action of valproic acid and other short-chain fatty acids. Mol Pharmacol 26:83-89
Panjeshahim MR, Bowmer CJ, Yates MS (1991) Effect of valproic acid, its unsaturated metabolites and some structurally related fatty acids on the binding of warfarin and dansyl-sarcosine to human albumin. Biochem Pharmacol 41:1227-1233
Pottel H, Van der Meer W, Herreman W (1983) Correlation between the order parameter and the steady-state fluorescence anisotropy of 1,6-diphenyl-1,3,5-hexatriene and an evaluation of membrane fluidity. Biochim Biophys Acta 730:181-186
Rettenmeier AW, Gordon WP, Pricket KS, Levy RH, Baillie TA (1986) Biotransformation and pharmacokinetics in the rhesus monkey of 2-n-propyl-4-pentenoic acid, a toxic metabolite of valproic acid. Drug Metabol Disposition 14:454-464
Rumbach L, Mutet C, Cremel G, Marescaux CA, Micheletti G, Warter JM, Waksman A (1986) Effects of sodium valproate on mitochondrial membranes: Electron paramagnetic resonance and transmembrane protein movement studies. Mol Pharmacol 30:270-273
Rumbach L, Cremel G, Marescaux CA, Warter JA, Waksman A (1989) Succinate transport inhibition by valproate in rat renal mitochondria. Eur J Pharmacol 164:577-581
Scheffner D, Koenig St, Kochen W, Rauterberg-Ruland I, Hofmann WJ, Unkelbach ST (1989) Fatal liver failure in 16 children with valproate therapy. Epilepsia (NY) 29:530-542
Slater GE, Johnston D (1978) Sodium valproate increases potassium conductance in aplysia neurons. Epilepsia (NY) 19:379-384
Salzer MJ, Mügge M, Endraß G, Kochen W (1992) Disordering of the lipid structure of rat liver plasma membranes after metabolic incorporation of valproic acid and some hepatotoxic homologues as evaluated from fluorescence anisotropy measurements. Eur J Clin Chem Clin Biochem (in prep.)
Salzer MJ (1984) Estimation of the topographic arrangement of peptide-hormone receptors by application of resonance energy transfer technique with new synthesized fluorescent growth-hormone conjugates. Hoppe-Seyler´s Z für Physiolog Chemie 365:265-266

5 Experimentelle Studien zur Teratogenität von Valproinsäure

M. RADATZ, H. NAU

Zusammenfassung

Epidemiologische Studien belegen das erhöhte Missbildungsrisiko durch Valproinsäureeinnahme während der Schwangerschaft. Der teratogene Effekt ist dosisabhängig und von hoher Strukturspezifität. Untersuchungen am Tiermodell weisen auf einen chiralen rezeptor-ähnlichen Wirkungsort im Embryo. Valproinsäure interagiert mit bekannten Transkriptionsfaktoren und anderen Zielgenen während der Neuralrohrentwicklung. Der teratogene Mechanismus ist noch nicht aufgeklärt.

1 Klinische Studien

Retrospektive Untersuchungen von Robert in Lyon ergaben erstmals 1982 den Verdacht, dass die Einnahme von Valproinsäure (valproic acid, VPA) während der Schwangerschaft zu einem erhöhten Risiko der Ausbildung von Neuralrohrdefekten führt (Robert u. Guibaud 1982): Diese Fehlbildungen wurden in 1-2% der exponierten Fälle gefunden, während sie bei nicht mit Antiepileptika exponierten Schwangerschaften mit 10- bis 20mal geringerer Häufigkeit auftraten (Robert 1988). Auch das Verhältnis von Spina bifida zu Anenzephalie liegt mit 5 bei VPA-Exposition viel höher als bei „Kontrollen" (Ratio von etwa 1). Diese ersten Untersuchungen aus Frankreich wurden durch eine Fülle von Fallbeschreibungen sowie weitere retrospektive Studien, vor allem aus Holland und Italien, unterstützt. Mehrere prospektive Studien zur Teratogenität von Antiepileptika führten zu dem Ergebnis, dass VPA-Therapie während der Schwangerschaft ein signifikantes Risiko der Ausbildung von Neuralrohrdefekten (bis zu 6%) mit sich bringt (Lindhout u. Schmidt 1986; Omtzigt et al. 1992; Samren et al. 1997). Spina bifida aperta (Myeloschisis) war dabei die häufigste Fehlbildung des Neuralrohrs obwohl auch andere Formen von Spina bifida beschrieben wurden (Meningozele, Myelomeningozele). Es ist derzeit nicht bekannt, ob auch Spina bifida occulta durch VPA induziert wird.

Neben Spina bifida, der auffallendsten Fehlbildung, wurden eine Fülle weiterer durch VPA induzierter Defekte beschrieben, vor allem Fehlbildungen des Herzens, des Skeletts, des Kopfes und hier vor allem des Gesichts (Nau et al. 1981;

Danksagung: Diese Arbeiten wurden von der Deutschen Forschungsgemeinschaft, vom Bundesgesundheitsamt Berlin (Zebet), der Deutsch-Israelischen Stiftung für Wissenschaftliche Forschung und Entwicklung sowie American Biogenetic Sciences, Copiague/NY, unterstützt.

Huot et al. 1987). Einige Autoren sprechen dabei von einer VPA-Embryopathie (DiLiberti et al. 1984; Ardinger et al. 1988; Clayton-Smith u. Donnai 1995), s. folgendes Schema:

VPA-induzierte Fehlbildungen

- Neuralrohr:
  - Spina bifida aperta (1-2%)
  - Meningomyelozele
  - Meningozele
  - Spina bifida occulta?
- Skelett
- kardiovaskuläres System
- Urogenitalsystem
- „fetal valproate syndrome"?

In prospektiven klinischen Studien fiel auf, dass die schwersten Fehlbildungen gehäuft bei relativ hoher Dosierung auftraten (Jäger-Roman et al. 1986; Samren et al. 1997). Die Messung von Plasmakonzentrationen während der Schwangerschaft unterstützen diesen Verdacht. VPA sollte daher während der Schwangerschaft mit möglichst geringer Dosierung verabreicht werden. Tierexperimentelle Untersuchungen lassen außerdem darauf schließen, dass vor allem hohe Spitzenkonzentrationen zu teratogenen Effekten führen. Dies lässt sich so erklären: Bei zunehmenden Plasmakonzentrationen nimmt die Plasmaeiweißbindung wegen der Sättigung der Bindungsstellen ab, so dass mehr ungebundenes VPA zur Verfügung steht, das transplazentar auf den Embryo übergehen kann. Außerdem fand sich eine recht spezifische Bindung von VPA an das embryonale Neuroepithel, die Exposition dieser Strukturen ist deutlich länger als der Verlauf von Plasmaspiegeln vermutern ließ (Dencker et al. 1990). Nicht die Gesamtexposition (ausgedrückt durch Dosis oder Fläche unter der Blutspiegelkurve, „area under the curve"/AUC), sondern die Spitzenkonzentrationen sind das pharmakokinetische Korrelat zur Teratogenität von VPA (Nau 1985). Eine Aufteilung der Dosis auf mehrere Gaben führte experimentell zu drastischer Verringerung der Inzidenz von Neuralrohrdefekten. Es erscheint daher sinnvoll, die tägliche Dosis beim Menschen nicht auf einmal zu verabreichen – wie häufig immer noch praktiziert – sondern auf zwei oder drei Gaben zu verteilen (Nau 1987). Dies gilt insbesondere für Patienten, bei denen die freie VPA-Plasmafraktion z. B. durch die Behandlung mit stark eiweißgebundenen Medikamenten erhöht ist. Stress, Proteinmangel und hormonelle Faktoren können ähnliche Wirkungen auf den VPA-Spiegel haben (Nau u. Krauer 1986).

2 Experimentelle Studien

In 3 unabhängigen Studien wurden teratogene Effekte von VPA in der Maus, Ratten und im Kaninchen beschrieben (Nau 1988; Hendrickx et al. 1988). Diese Ergebnisse waren schon vor der ersten klinischen Studie publiziert worden, fan-

Tabelle 1. Valproinsäure-induzierte Neuralrohrdefekte. (Nach Jäger-Roman et al. 1986; Lindhout et al. 1986; Robert 1988; Nau et al. 1991; Ehlers et al. 1992)

Neuralrohrdefekt	Maus	Mensch
anterior:	258 mg/kg/Tag s.c. (Exenzephalie)	– (Anenzephalie)
posterior:		
Spina bifida aperta	3 × 450 mg/kg i.p.	20–30 mg/kg/Tag (oral)
Spina bifida occulta	3 × 300 mg/kg i.p.	?

den aber wohl wegen der möglichen Speziesvariation (Thalidomid!) keine große Beachtung. Erst nach dem Report aus Lyon stieg das Interessse an experimentellen Untersuchungen, vor allem um dem Mechanismus der VPA-Teratogenese näher zu kommen und potentiell neue antikonvulsiv wirksame Substanzen zu entwickeln, die ein niedriges teratogenes Potential besitzen.

Die großen Speziesunterschiede sind aber nach wie vor ein Problem: Thalidomid ist hier nicht die Ausnahme, schon eher die Regel. Die beim Menschen so auffallende Fehlbildung Spina bifida aperta ließ sich im Tierexperiment nur schwer durch VPA induzieren. In der Maus tritt wenigstens eine andere Form von Neuralrohrdefekten auf, Exenzephalie [(Nau 1985; Nau 1986), etwa der Anenzephalie beim Menschen vergleichbar; diese Form wird aber offenbar beim Menschen nicht durch VPA induziert (Tabelle 1)]. Bei den anderen untersuchten Tierspezies war es sehr schwierig oder nicht möglich, Neuralrohrdefekte durch VPA zu erzeugen. In Ratten führte die VPA-Gabe in vitro und in vivo ebenfalls zu schweren Missbildungen des Neuralrohrs, die in der Regel zum prenatalen Tod des Embryos führten (Klug et al. 1990). Vor einiger Zeit konnten wir auch in der Maus Spina bifida aperta sowie occulta durch VPA induzieren, wobei recht hohe Dosen mehrfach innerhalb eines engen Zeitraums der Organogenese verabreicht werden mussten (Ehlers et al. 1992; Nau et al. 1991; vgl. Tabelle 1). Der Zeitraum, während dessen Spina bifida durch VPA-Applikation ausgelöst werden kann, lag deutlich später als der Zeitraum der Auslösung von Exenzephalien duch VPA (Abb. 1). Dies sollte für weitergehende mechanistische Studien ein für den Menschen besonders relevantes Tiermodell darstellen. In Anlehnung an unser Mausmodell konnte auch bei Ratten durch zweimalige hochdosierte VPA-Gabe Spina bifida occulta ausgelöst werden (Briner u. Lieske 1995).

Einer der Günde für die Speziesvariation stellt die unterschiedliche Pharmakokinetik von VPA dar. Als Beispiel: Die Eliminationshalbwertszeit beträgt bei den Nagern etwa 1 h, beim Rhesusaffen 1-3 h und beim Menschen 12-16 h (Nau 1988; Nau et al. 1991). Wegen der sehr hohen Eliminationsraten müssen daher im Tierexperiment relativ hohe Dosen appliziert werden, die aus diesem Grund also nicht a priori als irrelevant bezeichnet werden sollten (Tabelle 2). Jedoch sind die VPA-Konzentrationen im Plasma von Tieren großen Schwankungen unterworfen und hohe Spitzenkonzentrationen wechseln sich mit niedrigen Talspiegeln ab (Nau 1985): Diese „Sägezahnkurve" ist sehr viel markanter ausgeprägt als beim Menschen mit der sehr viel längeren Halbwertzeit (vgl. Abb. 1). Ein Vergleich der teratogenen Effekte nach Einmaldosierung, nach Aufteilung der Dosis, sowie nach Infusion (letzteres ergibt persistente Bluspiegel ähnlich wie beim Menschen) führte zu dem schon oben

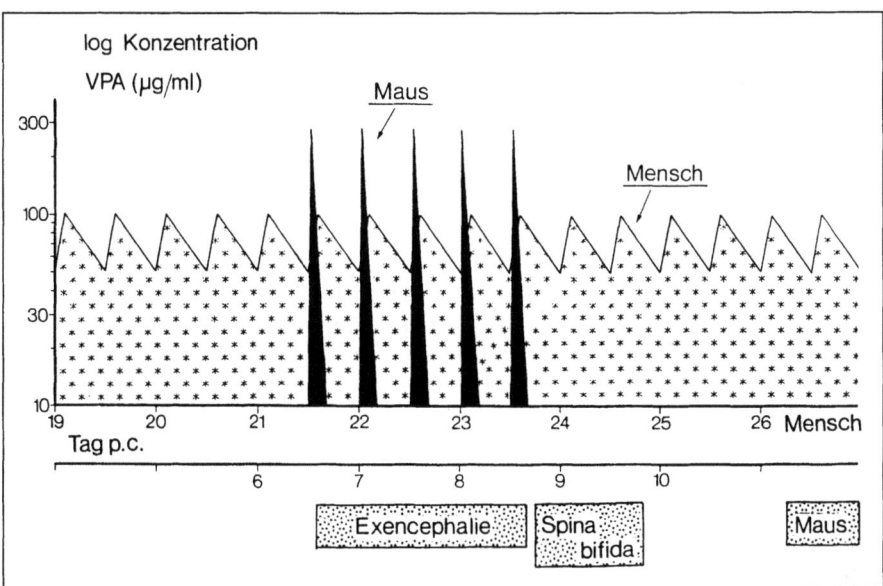

Abb. 1. Simulierte Plasmakonzentrationszeitkurven von Valproinsäure während der für die Ausbildung von Neuralrohrdefekten empfindlichen Phase der Embryogenese beim Menschen sowie der Maus. Beachtenswert sind die extremen Konzentrationsfluktuationen bei wiederholter Gabe in der Maus; die empfindliche Phase für die Auslösung von Spina bifida durch VPA ist später als für die Auslösung von Exenzephalien (Maus)

Tabelle 2. Speziesabhängigkeit der Valproinsäureteratogenität

Spezies	Dosis (mg/kg/Tag)	Teratogene Peak-Plasmakonzentration (µg/ml)		Ratio Embryo/Maternal (frei)
		total	frei	
Mensch	30	50–100 (bis 180)	10–40	?
Affe	100	168	70	0,5
Ratte	600	910	540	1,4
Maus	200[a]	250		
	258[b]	322	193	2

[a] Skelettdefekte
[b] Neuralrohrdefekte

Spezies	Defekte		
	Neuralrohr	Skelett	Orofazial
Mensch	+	+	+
Affe	–	+	+
Ratte	–	+	–
Maus	+	+	+

angesprochenen Ergebnis, dass eine bestimmte Grenzkonzentration erreicht werden muss, bevor ein teratogener Effekt induziert wird (Nau 1987).

Neben den *In-vivo-* und „Whole-embryo-*in-vitro*-Verfahren" sind verschiedene Zellsysteme zu Teratogenitätsstudien herangezogen worden. Dazu gehören u. a. Retinal- und Gehirnzellen von Hühnerembryonen (Sedowofia u. Clayton 1985; Daston et al. 1995), Gaumenzellen von Mäusefeten (Mino et al. 1994) und humane Chondrozytenkulturen (Aulthouse u. Hitt 1994). VPA und teratogene Analoga nehmen dabei Einfluss auf Zellproliferation und -differenzierung wie bei der C6-Gliomazelle (Courage-Maguire et al. 1997) oder auf die Motilität und Morphologie wie im Falle der fibroblasten-ähnlichen L-Zelle (Berezin et al. 1996; Walmod et al.. 1998). Diese *In-vitro-*Systeme können zwar die komplexen Vorgänge bei der Störung der Neuralrohrbildung im Organismus nicht imitieren. Sie sind jedoch als „Pre-screening-Verfahren" zur Auswahl geeigneter Substanzen für den Tierversuch von großem Wert.

3 Entwicklung neuer antikonvulsiv wirkender Substanzen

Experimentelle Studien haben gezeigt, dass VPA selbst, und nicht einer der bekannten Metabolite, für die Teratogenität verantwortlich ist (Nau 1986). Wir haben eine Fülle neuer Substanzen synthetisiert und auf antikonvulsive Aktivität und Teratogenität getestet (Löscher u. Nau 1985; Nau u. Löscher 1986; Hauck u. Nau 1989; Bojic et al. 1996). Es zeigte sich, dass viele Substanzen eine ausgeprägte antikonvulsive Aktivität in der Maus zeigen, die jedoch oft mit neurotoxischen Effekten (z. B. Sedierung) verknüpft war (Tabelle 3). Nur in einem relativ engen „Fenster" der Lipophilität erscheint es möglich, die Sedierung bei ausgeprägter antionvulsiver Wirkung gering zu halten (Elmazar et al. 1993).

Die Teratogenität verhält sich völlig anders: Hier fanden wir eine sehr hohe Strukturspezifität, d. h. eringste Veränderung der Struktur führte zu einer drastischen Änderung der teratogenen Potenz (Abb. 2). Dies lässt hoffen, Substanzen zu entwickeln, die eine ausgeprägte antikonvulsive Aktivität – bei akzeptabler Neurotoxizität –, jedoch nur eine geringe teratogene Potenz aufweisen. Mit 2-en-VPA (2-Propyl-2-pentensäure) scheint uns dies auch erstmals gelungen zu sein, die kinische Wirksamkeit dieser Substanz muss aber erst noch geprüft werden (Nau 1986; Vorhees et al. 1991; Nau u. Scott 1986).

Tabelle 3. Strukturelle Grundlagen der teratogenen, antikonvulsiven undneurotoxischen Effekte von VPA und Analoga

	Antikonvulsiv	Effekt Hepatotoxisch	Teratogen
Struktur-Spezifität	niedrig	?	hoch
VPA oder Metabolit	VPA + Metab.	?	VPA
Niedrige Aktivität	4-en	2-en	2-en
Hohe Aktivität	2-en	4-en	4-en
Stereoselektivität	nein	?	ja
Phenobarbital-Induktion	↓	↑	↓

Experimentelle Studien zur Teratogenität von Valproinsäure

Erniedrigte Teratogenität

Keine Carboxylgruppe	Valpromid Sulfon 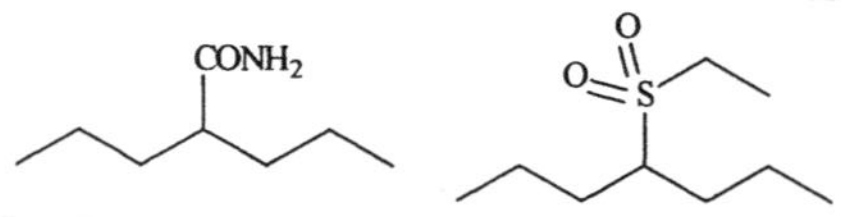
Keine Verzweigung an C-2 bzw. cyclische Anordnung	Octansäure Cyclohexansäure 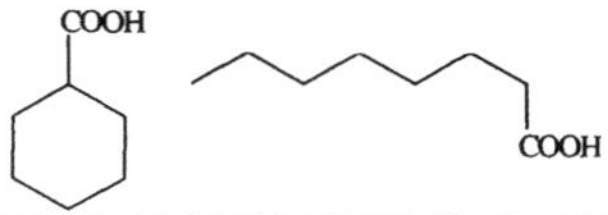
Kein α-Wasserstoffatom	2-Fluor 2-en 2-Methyl 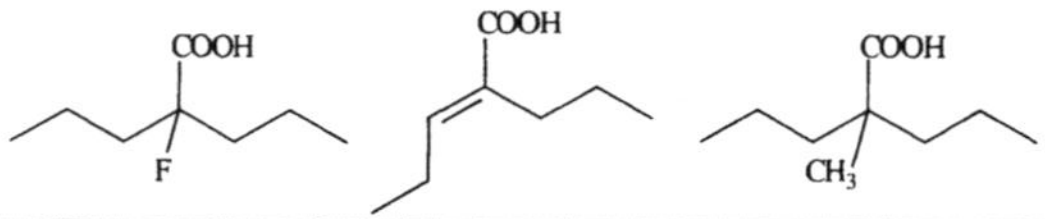
Zusätzliche Metylgruppe an der Seitenkette	Valnoctansäure 4-Methyl 3-Methyl 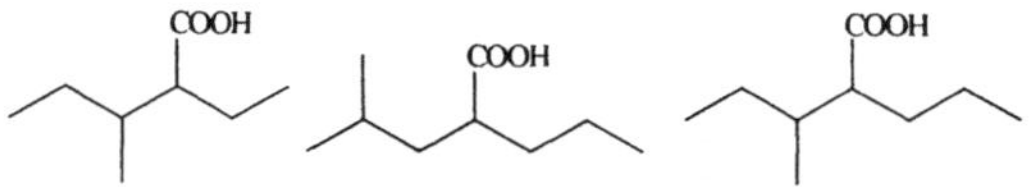

Erhöhte Teratogenität

Doppel- bzw. Dreifachbindung in ω-Position	4-en 4-yn 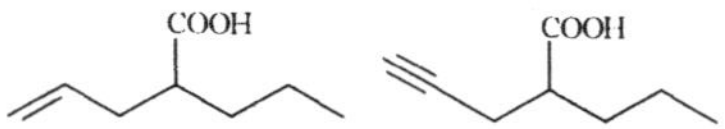
Seitenkettenverlängerung	2-Butyl 2-Pentyl 2-Hexyl etc. 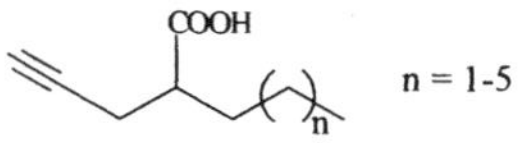

Abb. 2. Struktur-Teratogenitäts-Beziehungen der Valproinsäurederivate

Die Strukturspezifität geht so weit, dass sogar Enantiomere unterschiedliche teratogene Potenz aufweisen; die antikonvulsive Wirkung sowie Sedierung unterscheidet sich bei den bisher geprüften Enantiomerenpaaren jedoch nicht (vgl. Tabelle 3). Diese Stereoselektivität des teratogenen Effekts stellt also einen weiteren Weg zu neuen antikonvulsiv wirksamen Substanzen dar (Hauck u. Nau 1989; Nau et al. 1991; Hauck et al. 1991).

4 Mechanismus der VPA-Teratogenität

Über den molekularen Mechanismus der Teratogenität von VPA ist noch wenig bekannt (Tabelle 4). VPA könnte als Fettsäure den embryonalen Lipidstoffwechsel beeinflussen (Clarke & Brown 1987). Desweiteren sind vorgeschlagen worden eine Interaktion mit dem Zink-Stoffwechsel (Vormann et al. 1986), eine Veränderung der Fluidität von Membranen und eine Wechselwirkung mit Retinoid Rezeptoren (Nau et al. 1995).

Der erhöhte intrazelluläre pH im Embryo z. Z. der frühen Organogenese ist die Grundlage für eine weitere Theorie. Als schwache Säure akkumuliert VPA im embryonalen Gewebe und verursacht dort eine potentiell schädigende pH-Senkung. Ob dabei ein VPA-spezifischer Rezeptor oder etwa die Hemmung zellulärer Protonenpumpen eine Rolle spielen ist noch unbekannt (Nau u. Scott 1986; Scott et al. 1997).

Tabelle 4. Mögliche Mechanismen der VPA-assoziierten Teratogenität (involvierte biochemische Systeme)

Folatstoffwechsel	Änderungen des Metabolitenmusters Homocystein-Methionin-Ratio Vitamin B_6 und B_{12}	Wegner u. Nau 1992 Fowler 1997; Hishida u. Nau 1998 Elmazar et al. 1992
Lipidstoffwechsel	Störung von Membrantransportvorgängen Acetat-Metabolismus Pantothensäure	Clarke u. Brown 1987 Clarke u. Brown 1987 Bui et al. 1998
Retinoidstoffwechsel	Wechselwirkung mit Rezeptoren	Nau et al. 1995
Embryonaler pH	Absenkung des intrazellulären pH	Nau u. Scott 1986; Scott et al. 1997
Genexpression	Wechselwirkung mit „Rezeptoren" PPAR δ „Folat-Gene" AP-1-Rezeptor Pax-3	Lampen et al. 1998 Finnell et al. 1997 Chen et al. 1997 Williams et al. 1997
Entgiftung von Radikalen	Embryonaler Glutathiongehalt Glutathionperoxidaseaktivität Selenspiegel	Harris et al. 1988 Weber et al. 1991 Weber et al. 1991

Wegen der sehr unterschiedlichen Strukturteratogenitätsbeziehungen nehmen wir an, dass der Mechanismus der Teratogenität sich grundlegend vom Mechanismus der antikonvulsiven Aktivität (der ebenfalls noch unzureichend aufgeklärt ist) unterscheidet. Die Stereoselektivität des teratogenen Effekts spricht für eine Interaktion mit einem chiralen Molekül im Embryo. Welche Eigenschaften dieses Molekül besitzen könnte, haben wir kürzlich beschrieben (Bojic et al. 1998); ob diese Struktur ein Enzym, ein Transportprotein oder gar ein Rezeptor ist, muss noch herausgearbeitet werden.

VPA, wie auch andere Antiepileptika, greift in den Folatstoffwechsel ein. Folate sind für die Übertragung von C-1-Bausteinen essentiell, und somit über die Synthese von Aminosäuren, Proteinen und Nukleinsäuren vor allem für die Differenzierung und Proliferation und damit die embryonale Entwicklung entscheidend. Wir haben gefunden, dass VPA, nicht aber das nichtteratogene 2-en-VPA, den Folatmetabolismus im Embryo stört (Trotz et al. 1987; Wegner u. Nau 1991, 1992). Ein Enzym (Formylglutamattransferase) wird dabei von VPA gehemmt. Zusätzliche Folatgaben verringern die Teratogenität von VPA, während der umgekehrte Effekt durch zusätzliche Applikation von klassischen Inhibitoren des Folatmetabolismus wie Metothrexat und Trimethoprim beobachtet wurde (Elmazar u. Nau 1992, 1993). Es ist auch gut möglich, dass ein angeborener metabolischer Defekt des Folatstoffwechsels bei bestimmten Patienten den teratogenen Effekt von VPA verstärken kann (van der Put et al. 1997).

In den letzten Jahren sind auch vermehrt molekularbiologische Methoden eingesetzt worden, um den Mechanismus der Neuralrohrdefekte aufzuklären. Zu den Zielgenen, die durch VPA beeinflusst werden, gehören u. a. Pax-3, die AP-1 Bindungsstelle und Gene des Folatstoffwechsels (Williams et al. 1997; Chen et al. 1997; Finnell et al. 1997). Ein weiteres Protein, das bei VPA-induzierten Missbildungen eine Rolle spielen könnte, ist PPAR δ (Peroxisomen Proliferatoraktivierter Rezeptor). Bei Versuchen mit einer Reihe von VPA-Derivaten konnten wir eine direkte Proportionalität der Transaktivierung des PPAR δ *in vitro* mit der Induktion von Exencephalie *in vivo* nachweisen (Lampen et al. 1998). PPAR δ konnte während der sensitiven Embryonalphase in der Maus nachgewiesen werden (Kliewer et al. 1994). Ob eine Transaktivierung durch VPA direkt oder indirekt erfolgt, oder ob diese Rezeptorwirkung ursächlich mit der Teratogenität von VPA zusammenhängt, ist z. Z. noch unklar.

Diese Betrachtungen zeigen die Komplexität des Problems und die Notwendigkeit weiterer extensiver experimenteller und klinischer Untersuchungen. Der Mechanismus von Thalidomid ist nach über 30 Jahren intensiver Forschung auch heute noch völlig offen, vielleicht vor allem wegen des fehlenden brauchbaren Tiermodells – nur der Affe zeigt ein zum Menschen vergleichbares Fehlbildungsmuster. Für VPA können jetzt geeignete Tiermodelle (auch für Spina bifida aperta) sowie *In-vitro*-Methoden eingesetzt werden; zusätzlich haben wir eine Reihe von neuen Substanzen verfügbar, die hohe teratogene Aktivität aufweisen, und andere, die nur eine sehr geringe teratogene Potenz besitzen; letztere können als „negative Kontrolle" bei mechanistischen Untersuchungen dienen. Das Armamentarium ist also verfügbar, detaillierte mechanistische Untersuchungen sind jetzt möglich.

Literatur

Ardinger HH, Atkin JF, Blackston RD et al. (1988) Verification of the fetal valproate syndrome phenotype. Am J Med Genet 29: 171–185

Aulthouse AL, Hitt DC (1994) The teratogenic effects of valproic acid in human chondrogenesis in vitro. Teratology 49: 208–217

Berezin V, Kawa A, Bojic U et al. (1996) Teratogenic potency of valproate analogues evaluated by quantitative estimation of cellular morphology in vitro. Toxic in Vitro 10: 585–594

Bojic U, Elmazar MM, Hauck RS, Nau H (1996) Further branching of valproate-related carboxylic acids reduces the teratogenic activity, but not the anticonvulsant effect. Chem Res Toxicol 9: 866–870

Bojic U, Ehlers K, Ellerbeck U et al.(1998) Studies on the teratogen pharmacophore of valproic acid analogues: Evidence of interactions at a hydrophobic centre. Eur J Pharmacol 354: 289–299

Briner W, Lieske R (1995) Arnold-Chiari-like malformation associated with a valproate model of spina bifida in the rat. Teratology 52: 306–311

Bui LM, Taubeneck MW, Commisso JF, Uriu-Hare JY, Faber WD, Keen CL (1998) Altered zinc metabolism contributes to the developmental toxicity of 2- ethylhexanoic acid, 2-ethylhexanol and valproic acid. Toxicology 126: 9–21

Chen G, Yuan P, Hawver DB, Potter WZ, Manji HK (1997) Increase in AP-1 transcription factor DNA binding activity by valproic. Neuropsychopharmacology 16: 238–245

Clarke DO, Brown NA (1987) Valproic acid teratogenesis and embryonic lipid metabolism. Arch Toxicol Suppl 11: 143–147

Clayton-Smith J, Donnai D (1995) Fetal valproate syndrome. J Med Genet 32: 724–727

Courage-Maguire C, Bacon CL, Nau H, Regan CM (1997) Correlation of in vitro anti-proliferative potential with in vivo teratogenicity in a series of valproate analogues [published erratum appears in Int J Dev Neurosci 1997 Jul 15 (4–5): 693–694]. Int J Dev Neurosci 15: 37–43

Daston GP, Baines D, Elmore E, Fitzgerald MP, Sharma S (1995) Evaluation of chick embryo neural retinal cell culture as a screen for developmental toxicants. Fundam Appl Toxicol 26: 203–210

Dencker L, Nau H, D'Argy R (1990) Marked accumulation of valproic acid in embryonic neuroepithelium of the mouse during early organogenesis. Teratology 41: 699–706

DiLiberti JH, Farndon PA, Dennis NR, Curry CJ (1984) The fetal valproate syndrome. Am J Med Genet 19: 473–481

Ehlers K, Sturje H, Merker HJ, Nau H (1992) Valproic acid-induced spina bifida: A mouse model. Teratology 45: 145–154

Elmazar MM, Hauck RS, Nau H (1993) Anticonvulsant and neurotoxic activities of twelve analogues of valproic acid. J Pharm Sci 82: 1255–1258

Elmazar MM, Nau H (1992) Methotrexate increases valproic acid-induced developmental toxicity, in particular neural tube defects in mice. Teratog Carcinog Mutagen 12: 203–210

Elmazar MM, Nau H (1993) Trimethoprim potentiates valproic acid-induced neural tube defects (NTDs) in mice. Reprod Toxicol 7: 249–254

Elmazar MM, Thiel R, Nau H (1992) Effect of supplementation with folinic acid, vitamin B6, and vitamin B12 on valproic acid-induced teratogenesis in mice. Fundam Appl Toxicol 18: 389–394

Finnell RH, Wlodarczyk BC, Craig JC, Piedrahita JA, Bennett GD (1997) Strain-dependent alterations in the expression of folate pathway genes following teratogenic exposure to valproic acid in a mouse model.. Am J Med Genet 70: 303–311

Fowler B (1997) Disorders of homocysteine metabolism. J Inherit Metab Dis 20: 270–285

Harris C, Stark KL, Juchau MR (1988) Glutathione status and the incidence of neural tube defects elicited by direct acting teratogens in vitro. Teratology 37: 577–590

Hauck RS, Nau H (1989) Asymmetric synthesis and enantioselective teratogenicity of 2-n-propyl-4-pentenoic acid (4-en-VPA), an active metabolite of the anticonvulsant drug, valproic acid. Toxicol Lett z: 41–48

Hauck RS, Nau H, Elmazar MM (1991) On the development of alternative antiepileptic drugs. Lack of enantioselectivity of the anticonvulsant activity, in contrast to teratogenicity, of 2-n-propyl-4-pentenoic acid and 2-n-propyl-4-pentynoic acid, analogues of the anticonvulsant drug valproic acid. Naturwissenschaften 78: 272–274

Hendrickx AG, Nau H, Binkerd P, Rowland JM, Rowland JR, Cukierski MJ, Cukierski MA (1988) Valproic acid developmental toxicity and pharmacokinetics in the rhesus monkey: An interspecies comparison. Teratology 38: 329–345

Hishida R, Nau H (1998) VPA-induced neural tube defects in mice. I. Altered metabolism of sulfur amino acids and glutathione. Teratog Carcinog Mutagen 18: 49–61

Huot C, Gauthier M, Lebel M, Larbrisseau A (1987) Congenital malformations associated with maternal use of valproic acid. Can J Neurol Sci 14: 290–293

Jäger-Roman E, Deichl A, Jakob S et al. (1986) Fetal growth, major malformations, and minor anomalies in infants born to women receiving valproic acid. J Pediatr 108: 997–1004

Kliewer SA, Forman BM, Blumberg B et al. (1994) Differential expression and activation of a family of murine peroxisome proliferator-activated receptors. Proc Natl Acad Sci U S A 91: 7355–7359

Klug S, Lewandowski C, Zappel F, Merker HJ, Nau H, Neubert D (1990) Effects of valproic acid, some of its metabolites and analogues on prenatal development of rats in vitro and comparison with effects in vivo. Arch Toxicol 64: 545–553

Lampen A, Göttlicher M, Siehler S, Ellerbeck U, Nau H (1998) A new molecular bioassay based on cell differentiation in vitro for the estimation of the teratogenic potency of valproic acid derivatives. Chemical Safety For The 21st Century. International Union of Toxicology, Paris

Lindhout D, Schmidt D (1986) In-utero exposure to valproate and neural tube defects [letter]. Lancet 1: 1392–1393

Löscher W, Nau H (1985) Pharmacological evaluation of various metabolites and analogues of valproic acid. Anticonvulsant and toxic potencies in mice. Neuropharmacology 24: 427–435

Mino Y, Mizusawa H, Shiota K (1994) Effects of anticonvulsant drugs on fetal mouse palates cultured in vitro. Reprod Toxicol 8: 225–230

Nau H (1985) Teratogenic valproic acid concentrations: Infusion by implanted minipumps vs conventional injection regimen in the mouse. Toxicol Appl Pharmacol 80: 243–250

Nau H (1986 a) Transfer of valproic acid and its main active unsaturated metabolite to the gestational tissue: Correlation with neural tube defect formation in the mouse. Teratology 33: 21–27

Nau H (1986 b) Valproic acid teratogenicity in mice after various administration and phenobarbital-pretreatment regimens: The parent drug and not one of the metabolites assayed is implicated as teratogen. Fundam Appl Toxicol 6: 662–668

Nau H (1987) Valproinsäure – Serumkonzentrationen bei Monotherapie mit Einmal-, Zweimal- und Mehrfachgabe pro Tag. Nervenarzt 58: 459

Nau H (1988) [Pharmacokinetic principles of the teratogenicity of drugs]. Internist (Berlin) 29: 179–192

Nau H, Krauer B (1986) Serum protein binding of valproic acid in fetus-mother pairs throughout pregnancy: Correlation with oxytocin administration and albumin and free fatty acid concentrations. J Clin Pharmacol 26: 215–221

Nau H, Löscher W (1986) Pharmacologic evaluation of various metabolites and analogs of valproic acid: Teratogenic potencies in mice. Fundam Appl Toxicol 6: 669–676

Nau H, Scott WJ (1986) Weak acids may act as teratogens by accumulating in the basic milieu of the early mammalian embryo. Nature 323: 276–278

Nau H, Rating D, Koch S, Hauser I, Helge H (1981) Valproic acid and its metabolites: Placental transfer, neonatal pharmacokinetics, transfer via mother's milk and clinical status in neonates of epileptic mothers. J Pharmacol Exp Ther 219: 768–777

Nau H, Hauck RS, Ehlers K (1991) Valproic acid-induced neural tube defects in mouse and human: Aspects of chirality, alternative drug development, pharmacokinetics and possible mechanisms. Pharmacol Toxicol 69: 310–321

Nau H, Tzimas G, Mondry M, Plum C, Spohr HL (1995) Antiepileptic drugs alter endogenous retinoid concentrations: A possible mechanism of teratogenesis of anticonvulsant therapy. Life Sci 57: 53–60

Omtzigt JG, Los FJ, Grobbee DE et al. (1992) The risk of spina bifida aperta after first-trimester exposure to valproate in a prenatal cohort. Neurology 42: 119–125

Robert E (1988) Valproic acid as a human teratogen. Cong Anom 28: 71–80

Robert E, Guibaud P (1982) Maternal valproic acid and congenital neural tube defects [letter]. Lancet 2: 937

Samren EB, van Duijn CM, Koch S et al. (1997) Maternal use of antiepileptic drugs and the risk of major congenital malformations: A joint European prospective study of human teratogenesis associated with maternal epilepsy. Epilepsia 38: 981–990

Scott WJ, Schreiner CM, Nau H, Vorhees CV, Beliles RP, Colvin J, McCandless D (1997) Valproate-induced limb malformations in mice associated with reduction of intracellular pH. Reprod Toxicol 11: 483–493

Sedowofia SK, Clayton RM (1985) Effects of anticonvulsant drugs on brain cultures from chick embryos: A comparison with cultures from embryos treated in ovo. Teratog Carcinog Mutagen 5: 205–217

Trotz M, Wegner C, Nau H (1987) Valproic acid-induced neural tube defects: Reduction by folinic acid in the mouse. Life Sci 41: 103–110

Van der Put NM, Thomas CM, Eskes TK et al. (1997) Altered folate and vitamin B12 metabolism in families with spina bifida offspring. Q J Med 90: 505–510

Vorhees CV, Acuff-Smith KD, Weisenburger WP, Minck DR, Berry JS, Setchell KD, Nau H (1991) Lack of teratogenicity of trans-2-ene-valproic acid compared to valproic acid in rats. Teratology 43: 583–590

Vormann J, Höllriegel V, Merker HJ, Günther T (1986) Effect of valproate on zinc metabolism in fetal and maternal rats fed normal and zinc-deficient diets. Biol Trace Elem Res 10: 25–35

Walmod PS, Foley A, Berezin A, Ellerbeck U, Nau H, Bock E, Berezin V (1998) Cell motility is inhibited by the antiepileptic compound, valproic acid and its teratogenic analogues. Cell Motil Cytoskeleton 40: 220–237

Weber GF, Maertens P, Meng XZ, Pippenger CE (1991) Glutathione peroxidase deficiency and childhood seizures. Lancet 337: 1443–1444

Wegner C, Nau H (1991) Diurnal variation of folate concentrations in mouse embryo and plasma: The protective effect of folinic acid on valproic-acid-induced teratogenicity is time dependent. Reprod Toxicol 5: 465–471

Wegner C, Nau H (1992) Alteration of embryonic folate metabolism by valproic acid during organogenesis: Implications for mechanism of teratogenesis. Neurology 42: 17–24

Williams JA, Mann FM, Brown NA (1997) Gene expression domains as markers in developmental toxicity studies using mammalian embryo culture. Int J Dev Biol 41: 359–364

II. Klinische Pharmakologie

6 Klinische Pharmakologie von Valproinsäure: Resorption, Metabolisierung und Elimination

M. Theisohn, H. Hahn, I. Herma

Zusammenfassung

Die in Deutschland zur Verfügung stehenden Präparate der Valproinsäure (valproic acid, VPA) haben eine hohe Bioverfügbarkeit von 80-100%. Abgesehen von den flüssigen Zubereitungen, den Ergenyltabletten und dem Ergenyl chrono handelt es sich um Enteric-coated-(EC)-Präparate, deren Problem die extrem variable, vom Füllungszustand des Magens und der Tageszeit abhängige „lag time" darstellt. Diese Variabilität der im Magen nicht löslichen Präparate ist in einer Zubereitungsform durch die Technik der Mikroverkapselung gelöst worden.

Eine Verbesserung der Magenverträglichkeit ist auch bei der Verwendung von Retardpräparaten zu erwarten. Bei Kindern oder bei Störungen im oberen Gastrointestinaltrakt wäre die Verwendung von VPA-Suppositorien mit ausreichender Bioverfügbarkeit sinnvoll, so dass diese galenische Form zusätzlich angeboten werden sollte. Zusätzlich steht auch für kurzzeitige Anwendung eine i.v.-Formulierung zur Verfügung.

Die Metabolisierung von VPA erfolgt sowohl über den Fettsäurestoffwechsel (β- und ω-Oxydation), durch direkte Konjugation mit Glukuronsäure und anderer Reaktionspartner als auch über das P450-System mit Bildung ungesättigter Metaboliten. Diese einfach und mehrfach ungesättigten Metaboliten, die für die Hepatotoxizität verantwortlich sein könnten, erreichen bei sehr hoher Dosierung und bei Enzyminduktion relevante Serumkonzentrationen. Sie haben eine hohe Proteinbindung und eine deutlich längere Halbwertszeit als VPA.

Im Urin finden sich neben dem Hauptmetabolit VPA-Glukuronid OH- und Oxo-Metabolite der β- und omege-Oxydation (frei oder konjugiert) aber nur wenige ungesättigte Metaboliten. Das Verhältnis des VPA-Glukuronids zu den Metaboliten der β-Oxydation ist von der VPA-Dosis, der VPA-Konzentration im Serum sowie von der Enzyminduktion abhängig.

1 Resorption

VPA, insbesondere aber ihr Natriumsalz, hat eine gute Löslichkeit in Wasser (Wasserlöslichkeit 1:800 bzw. 1:0,4, pKa = 4,6; Arzneistoffprofile 1981) aber auch in lipophilen Medien, so dass insgesamt gute Voraussetzungen für die Resorption aus dem Gastrointestinaltrakt, aber auch durch die Haut gegeben sind.

1.1 Bioverfügbarkeit

Die absolute Bioverfügbarkeit kann durch einen Vergleich der i.v.-Gabe und der oralen Gabe erfolgen. Dabei zeigt sich, dass VPA-Saft eine fast vollständige Bioverfügbarkeit hat (Klotz u. Antonin 1977; Perucca et al. 1978; Hoffmann et al. 1981; Nitsche u. Mascher 1982; Loiseau et al. 1982). Bei relativ schneller Resorption erreicht zwischen 90 und 98% der Dosis das zentrale Kompartiment, so dass Valproinsäure auch keinen messbaren First-pass-Effekt aufweist.

1.2 Resorption der Säure und ihrer verschiedenen Salze

Glazko et al. (1983) verglichen den Resorptionsverlauf von Na-VPA als Sirup, Ca-VPA als Tablette und H-VPA in einer Kapsel. Alle 3 Formulationen wurden schnell und bereits im Magen resorbiert und hatten die gleiche Bioverfügbarkeit (Abb. 1). Bei Einnahme nüchtern wurde das Na-VPA im Sirup am schnellsten resorbiert, gefolgt von dem Ca-Salz und der freien Säure.

Das in einigen Präparaten verwandte VPA-Dimer (Na-VPA+H-VPA, Divalproex Na) scheint langsamer resorbiert zu werden.

1.3 Einfluss einer Mahlzeit

Die Einnahme von Na-VPA-Saft nach dem Essen vermindert deutlich die Resorptionsgeschwindigkeit, wie Theisohn et al. (1983) zeigten (Abb. 2, Tabelle 1).

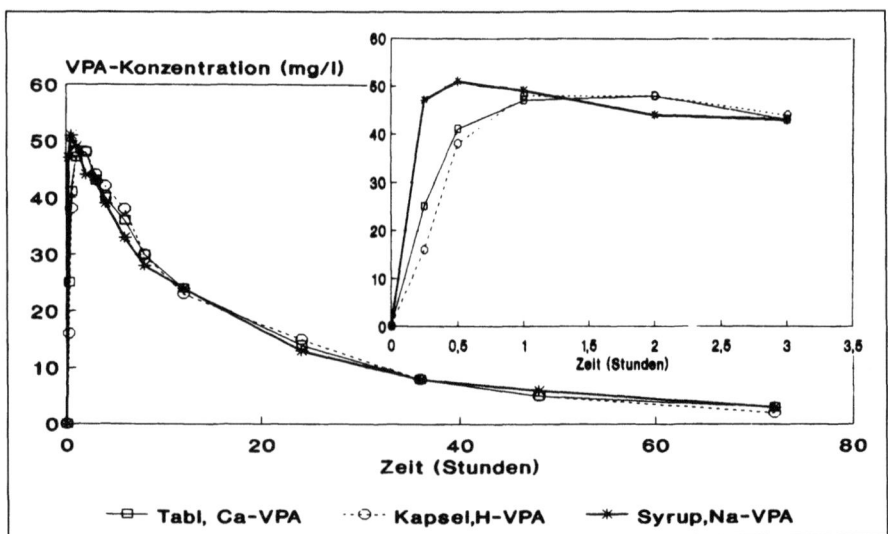

Abb. 1. Verlauf der Serumkonzentration von Valproinsäure (Mittelwerte) nach Gabe von VPA-Na-Sirup, VPA-H-Kapseln und VPA-Ca-Tabletten bei gesunden Probanden. Einnahme der Medikation morgens nüchtern (nach Glazko et al. 1983). Der Bildausschnitt zeigt den VPA-Konzentrationsverlauf in den ersten 3 h.

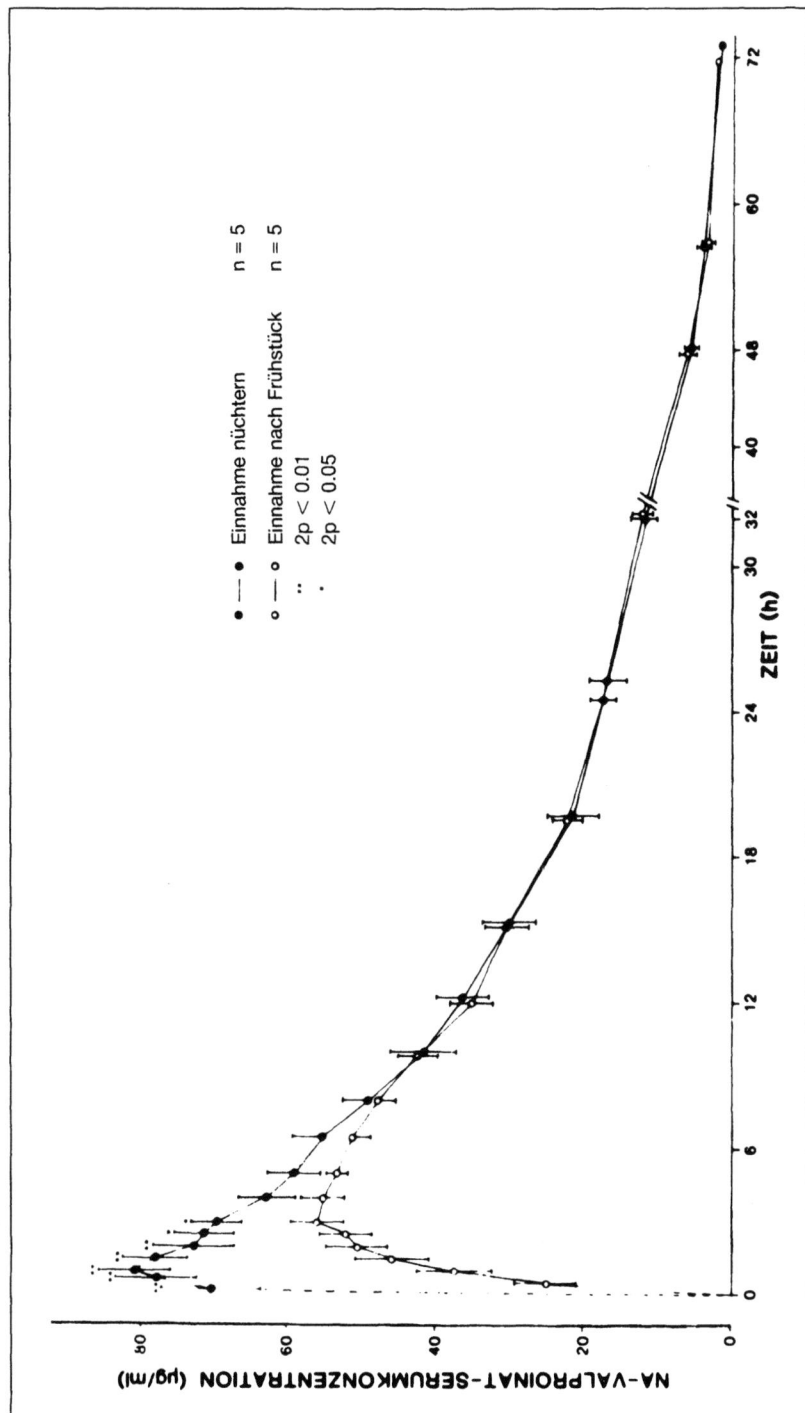

Abb. 2. Verlauf der Serumkonzentration von Valproinsäure bei gesunden Probanden nach Einnahme von VPA-Na-Saft (600 mg) morgens nüchtern oder nach einem Standardfrühstück (Hahn 1983). Die Zeitachse ist nach 32 h unterbrochen und um den Faktor 2 verkleinert. Angabe der Mittelwerte und ihrer Streuung, n = 5

Tabelle 1. Vergleich der pharmakokinetischen Parameter nach Gabe von VPA-Na-SaH (600 mg). Einnahme nüchtern oder nach Standardfrühstück, Angabe von Mittelwert und S.E.M., n = 5. (Hahn 1983)

	Einnahme nüchtern	Einnahme nach dem Frühstück	Signifikanzen
Absorptionskonstante (h^{-1})	5,16 ± 0,661	0,915 ± 0,238	2p < 0,001
Eliminationskonstante (h^{-1})	0,053 ± 0.0038	0,059 ± 0,0037	n.s.
AUC ($\mu g/ml$) · h	1360 ± 142	1262 ± 112	n.s.
t_{max} (h)	0,74 ± 0,013	3,84 ± 0,86	2p < 0,01
c_{max} ($\mu g/ml$)	84,3 ± 4,53	59,0 ± 2,34	2p < 0,005

Die Absorptionskonstante wird auf 1/5 vermindert, entsprechend tritt die maximale Konzentration später ein und ist deutlich geringer.

Dieser Effekt ist bei der Einnahme eines magenlöslichen Retardpräparates nicht mehr nachzuweisen (Abb. 3, Tabelle 2; Theisohn et al. 1983).

1.4 Enteric-coated (EC) VPA-Präparate

VPA bewirkt bei Resorption im Bereich des Magens häufig gastrointestinale Störungen. Die meisten Hersteller bieten deshalb VPA in magensaftresistenter Galenik an. Im leicht alkalischen pH des Duodenums löst sich der Lacküberzug auf, VPA wird freigesetzt und kann dann resorbiert werden. Der Beginn der Resorption muss deshalb einen Zeitverzug („lag time") zwischen Einnahme des Präparates und Übertritt des Präparates in das Duodenum aufweisen.

Tabelle 2. Vergleich der pharmakokinetischen Parameter nach Gabe einer VPA-Na-Retardtablette (magensaftlöslich, 600 mg). Einnahme nüchtern oder nach Standardfrühstück, Angabe von Mittelwert und S.E.M., n = 5. (Hahn 1983)

	Einnahme nüchtern	Einnahme nach dem Frühstück	Signifikanzen
Absorptionskonstante (h^{-1})	0,263 ± 0,0247	0,209 ± 0,0131	0,1 > 2p > 0,05
Eliminationskonstante (h^{-1})	0,0466 ± 0,0035	0,0491 ± 0,0023	n.s.
AUC ($\mu g/ml$) · h	1192 ± 103	1199 ± 126	n.s.
t_{max} (h)	8,26 ± 0,77	8,42 ± 0,87	n.s.
c_{max} ($\mu g/ml$)	40,8 ± 3,0	42,2 ± 3,84	n.s.
Lag time (h)	0,27 ± 0,03	0,64 ± 0,07	0,01 > 2p > 0,005

Klinische Pharmakologie von Valproinsäure: Resorption, Metabolisierung und Elimination

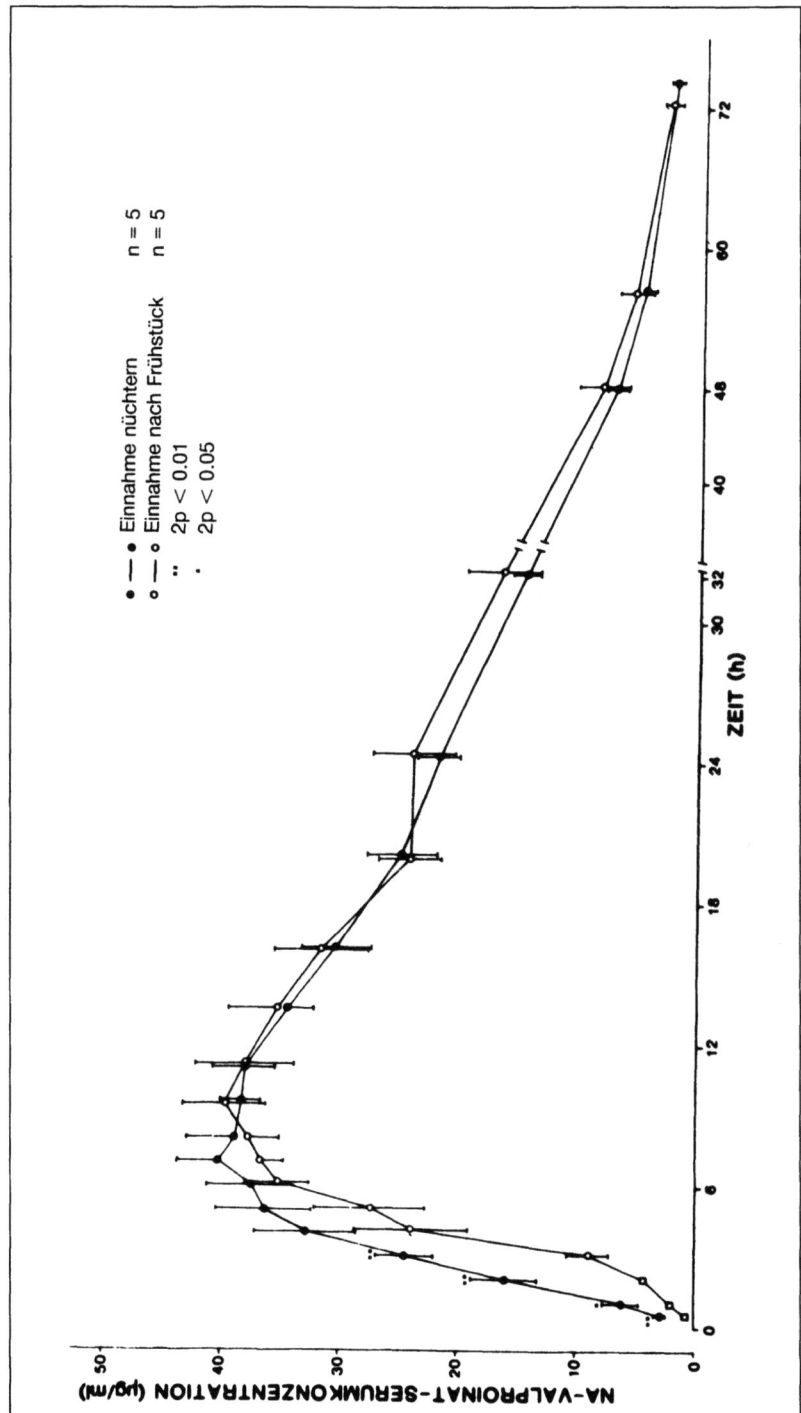

Abb. 3. Verlauf der Serumkonzentration von Valproinsäure bei gesunden Probanden nach Einnahme von einer VPA-Na-Retardtablette (magenlöslich, 600 mg) morgens nüchtern oder nach einem Standardfrühstück. (Hahn 1983) Die Zeitachse ist nach 32 h unterbrochen und um den Faktor 2 verkleinert. Angabe der Mittelwerte und ihrer Streuung, n = 5

1.4.1 Resorption von EC-Präparaten: Einfluss der Nahrungsaufnahme

Sehr viele Untersuchungen zeigen, dass die Resorption von VPA im Duodenum ähnlich schnell erfolgt wie bei Gabe von Saft im Magen (Theisohn et al. 1983; Hahn 1983; Bialer et al. 1984; Hoffmann et al. 1986; Albright et al. 1984).

Ein Beispiel bei Einnahme nüchtern zeigt die Abbildung 4. Die „lag time" beträgt 1,5-3,0 h. Wird das gleiche Präparat aber nach einem Standardfrühstück („continental breakfast") eingenommen (Abb. 5), so finden sich Zeiten der Resorptionsverzögerung von 4 bis 13 h. Das Ausmaß der Resorption, die Resorptionsgeschwindigkeit und die maximale Serumkonzentration sind unverändert (Tabelle 3).

1.4.2 Resorption von EC-Präparaten: Einfluss der Tageszeit

Die Resorptionsverzögerung von EC-Präparaten scheint eine Abhängigkeit von der Tageszeit aufzuweisen, wie Loiseau et al. (1990) zeigen konnten (Abb. 6, Tabelle 4). Die „lag time" beträgt bei Einnahme morgens zwischen 0,5-3,5 h und bei der Einnahme abends 2,5 bis mehr als 10 h (im Mittel 7,6 h). Diese lange und sehr variable „lag time" abends fanden auch Stefan et al. (1986). Alle klinischen Untersuchungen mit EC-Präparaten fanden äußerst variable Zeiten der Resorptionsverzögerungen (Loiseau et al. 1982; Wilder et al. 1983; Albright et al. 1984; Hoffmann et al. 1986; Stefan et al. 1986; Takeda et al. 1989).

1.4.3 EC-Präparate: Klinische Auswirkungen

Infolge der sehr variablen „lag time" ist es nicht möglich, mit EC-Präparaten bestimmte Serumkonzentrationen zu bestimmten Tageszeiten einzustellen, wie das von einigen Autoren gefordert wird (Rowan et al. 1979). Zusätzlich besteht kein sicherer Zusammenhang mehr zwischen der gemessenen Serumkonzentra-

Tabelle 3. Vergleich der pharmakokinetischen Parameter nach Gabe von VPA Na-Dragee (enteric-coated, 600 mg). Einnahme nüchtern oder nach Standardfrühstück, Angabe von Mittelwert und S.E.M. n = 5. (Halm 19S3)

	Einnahme nüchtern	Einnahme nach dem Frühstück	Signifikanzen
Absorptionskonstante (h^{-1})	2,31 ± 0,54	3,22 ± 1,01	n.s.
Eliminationskonstante (h^{-1})	0,0678 ± 0,0025	0,0682 ± 0,0078	n.s.
AUC ($\mu g/ml$) · h	1216 ± 59	1219 ± 124	n.s.
t_{max} (h)	3,5 ± 0,29	9,12 ± 2,22	$2p < 0,05$
c_{max} ($\mu g/ml$)	69,2 ± 1,57	68,9 ± 6,63	n.s.
Lag time	2,1 ± 0,19	7,6 ± 2,16	$2p < 0,05$

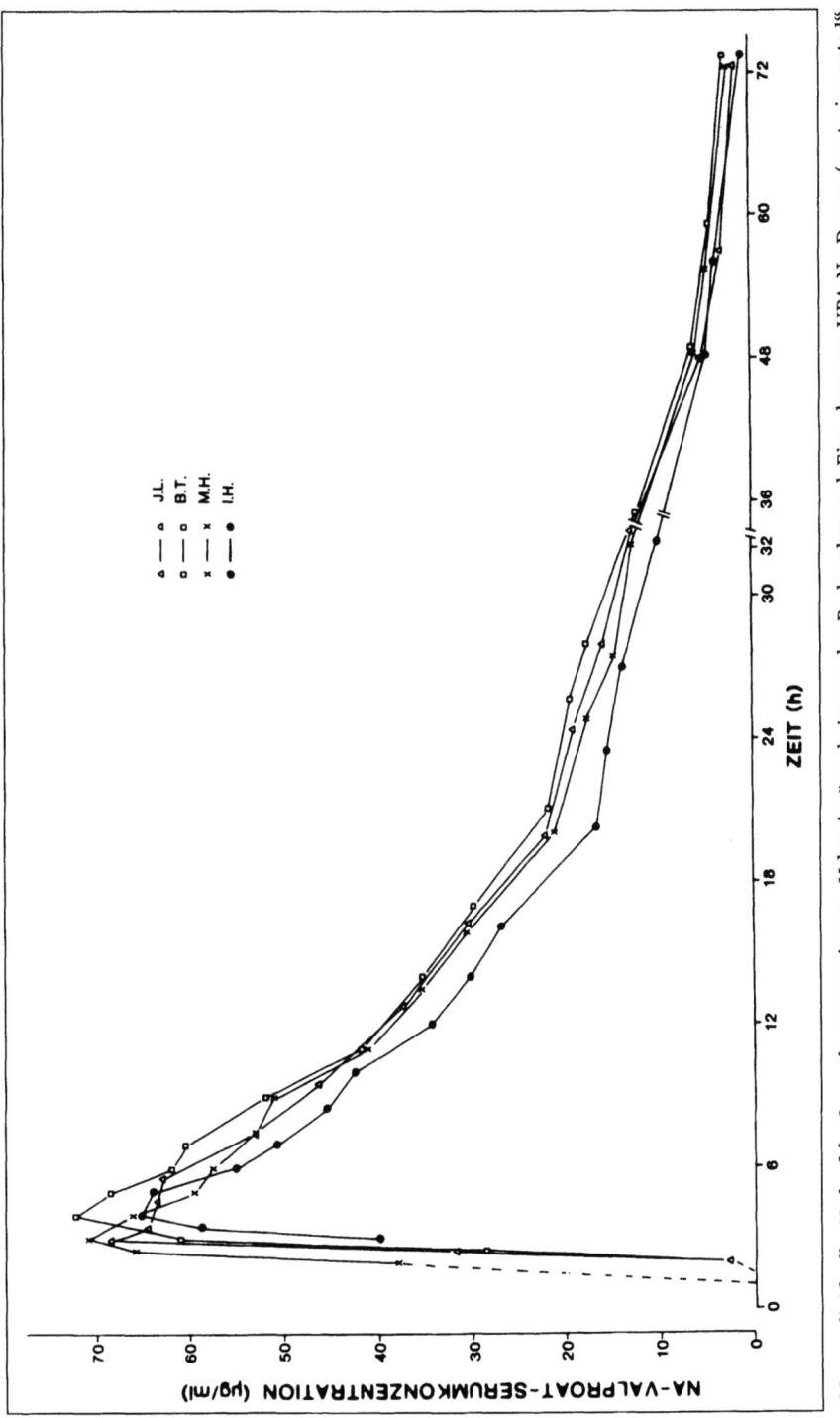

Abb. 4. Individueller Verlauf der Serumkonzentration von Valproinsäure bei gesunden Probanden nach Einnahme von VPA-Na-Dragee („enteric-coated", 600 mg) morgens nüchtern. (Hahn 1983) Die Zeitachse ist nach 32 h unterbrochen und um den Faktor 2 verkleinert. Anuabc der Einzelwerte, n = 4

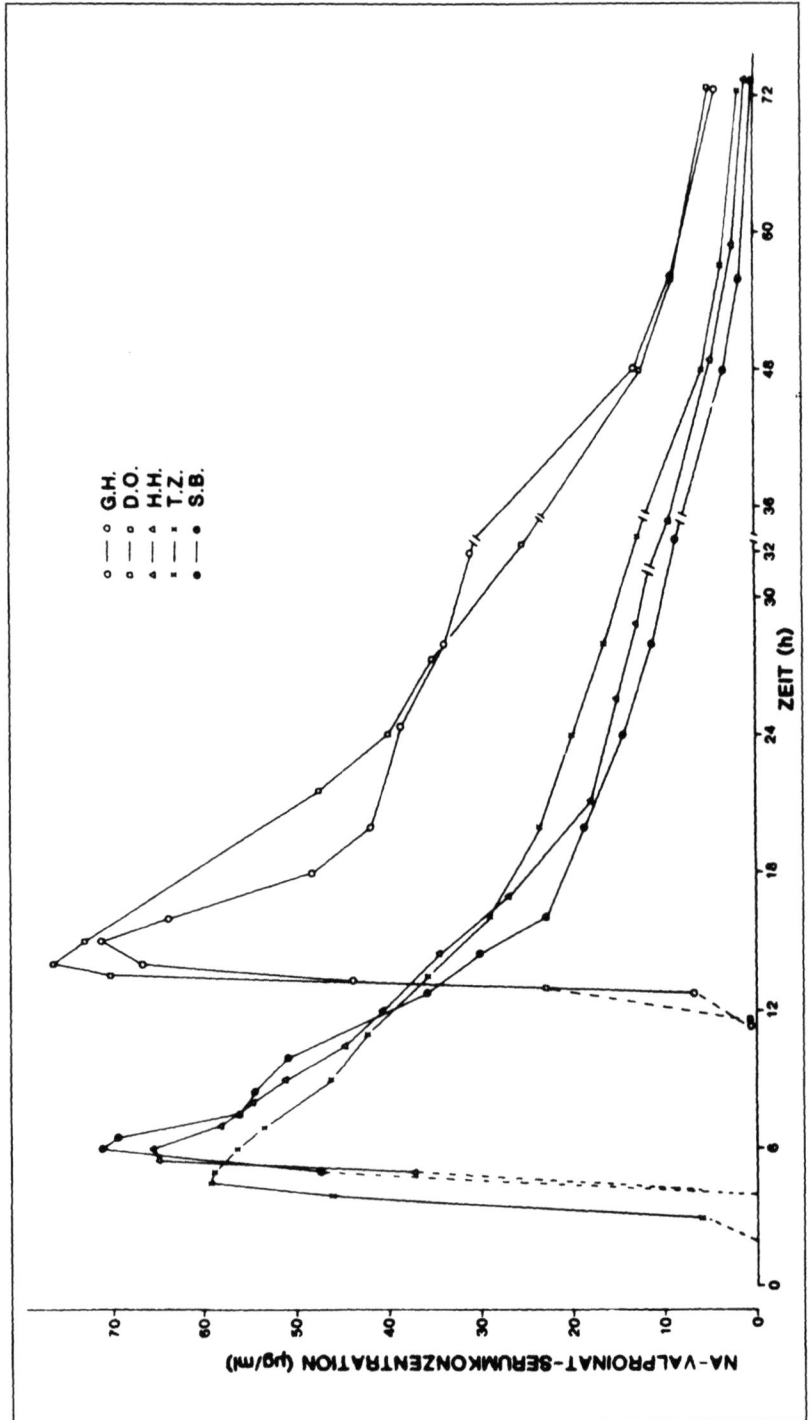

Abb. 5. Individueller Verlauf der Serumkonzentration von Valproinsäure bei gesunden Probanden nach Einnahme von VPA-Na-Dragee („enteric-coated", 600 mg) morgens nach dem Frühstück. (Hahn 1983) Die Zeitachse ist nach 32 h unterbrochen und um den Faktor 2 verkleinert. Angabe der Einzelwerte. Bis zum Beginn der Resorption wurden stündlich Blutproben gewonnen, n - 5

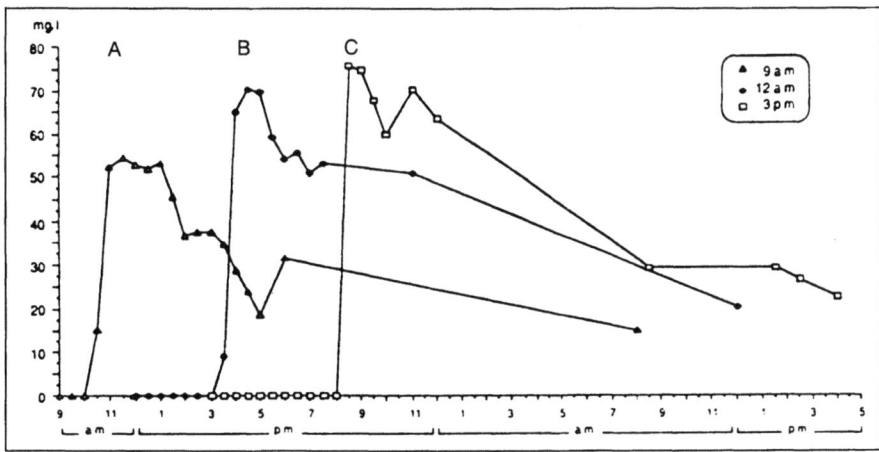

Abb. 6. Mittlerer Verlauf der Valproinsäurekonzentration nach Gabe von „enteric-coated" Tabletten (500 mg Valproinsäure) morgens nüchtern (A), mittags während des Essens (B), oder nachmittags nach dem Essen (C). Siehe auch Tabelle 4 (nach Loiseau et al. 1990). Angegeben sind die Mittelwerte

Tabelle 4. Verzögerungszeiten der Resorption (Lag time) bei Einnahme von enteric-coated-VPA-Tabletten (500 mg) zu verschiedenen Tageszeiten und Einnahmebedingungen: A: Einnahme nüchtern (9 hr), B: Einnahme während des Essens (12 Uhr), C: Einnahme nach dem Essen (15 Uhr). Siehe auch Abb. 6 (nach Loiseau et al. 1990). *: $p < 0{,}01$ im Vergleich zur Bedingung A

Prob.	Bedingung A Lag time h	C_{max} mg/l	Bedingung B Lag time h	C_{max} mg/l	Bedingung C Lag time h	C_{max} mg/l
1	1,0	54	6,0	42	2,5	63
2	0,5	48	3,5	56	> 9	–
3	1,0	62	4,5	78	> 9	–
4	1,0	54	3,0	70	5,0	76
5	3,5	47	11,5	41	10,4	–
6	3,0	45	12,0	–	> 10	–
Mittelw.	1,6	51	6,7*	57	7,6*	–
+/- SE	1,2	5	3,9	16	3,2	

tion und der verabreichten Dosierung, so dass diese Messungen noch nicht einmal mehr Aussagen über die Compliance des Patienten zulassen.

Da die Resorption zweier zeitlich getrennt gegebener Dosierungen infolge unterschiedlich langer „lag time" zum gleichen Zeitpunkt erfolgen kann, können dadurch im Tagesverlauf extrem hohe Serumkonzentrationen auftreten. Diese hohen Konzentrationen sollten aber besonders in der Schwangerschaft vermieden werden (Kaneko et al. 1983; Kondo et al. 1987; Nau 1988; Zaccara et al. 1988). Zusätzlich können diese hohen Konzentrationen vermehrt unerwünschte Wirkungen (ZNS, Gastrointestinaltrakt, Leber) verursachen.

1.5 VPA-Retardpräparate

Zur Verminderung der Konzentrationsspitzen und der durch sie bedingten unerwünschten Wirkungen wurden Retardpräparate entwickelt. Damit gelingt es, die Resorption zu verlangsamen, die maximalen Serumkonzentrationen zu vermindern und die Schwankungen im Tagesverlauf abzuschwächen (Klotz 1982; Takeda et al. 1989; Wilder et al. 1983). Soweit dies EC-Präparate sind, bleibt aber das Problem der variablen „lag time" bestehen.

Die Verwendung von Retardformulationen, die bereits im Magen VPA freisetzen (Bialer et al. 1984; Loiseau et al. 1990) oder die VPA mikroverkapselt im Magensaft dispergieren (Retzow et al. 1997), führen zu gut reproduzierbaren Serumkonzentrationsverläufen mit nur geringen Schwankungen im Tagesverlauf (siehe auch Bergmann u. Krämer, S. 103).

1.6 Rektale Applikation von VPA

Die rektale Applikation von VPA-Saft führt zu etwas geringerer Resorptionsgeschwindigkeit als bei oraler Gabe, ist aber weitgehend vollständig (Moolenaar et al. 1980, Abb. 7; Scanabassi et al. 1984). Nach Einbringen von VPA als Na-Salz oder als freie Säure in ein Mikroenema oder Suppositorien (Abb. 8) erhielten Moolenaar et al. (1980) ebenfalls eine relativ schnelle und weitgehend vollständige Resorption. Dies konnte durch Holmes et al. (1989) nach Einarbeiten von VPA in eine synthetische Lipidphase (Supocire C) nicht erreicht werden.

1.7 Applikation von VPA auf die Haut

Da VPA in Abhängigkeit vom pH sowohl eine gute Wasserlöslichkeit als auch eine hohe Lipophilie aufweist, wurde von Ogiso et al. (1988) die Resorption von VPA aus einem Pflaster untersucht. Sie fanden, dass ca. 70% der Resorption über die hydrophilen Mechanismen relativ schnell erfolgt, während die lipophilen Mechanismen einen langsameren Transport durch die Haut bewirken. Insgesamt ist die Penetrationsgeschwindigkeit so groß, dass dadurch auch beim Menschen ausreichende Serumkonzentrationen aufgebaut werden könnten.

2 Pharmakokinetische Parameter

2.1 Pharmakokinetische Parameter bei i.v.-Gabe

Der Serumkonzentrationsverlauf von VPA nach i.v.-Gabe (Nitsche und Mascher 1982) oder nach Gabe von VPA-Saft (Gugler et al. 1980) lässt sich am besten durch ein 2-Kompartiment-Modell beschreiben (Abb. 9, Tabelle 5). Die Verteilungsphase ist relativ kurz mit einer Halbwertszeit von 0,6 h. Das zentrale Verteilungsvolumen V_c beträgt 0,14 l/kg und könnte damit dem Extrazellulärraum entsprechen. Das periphere Verteilungsvolumen V_β ist deutlich größer und weist auf

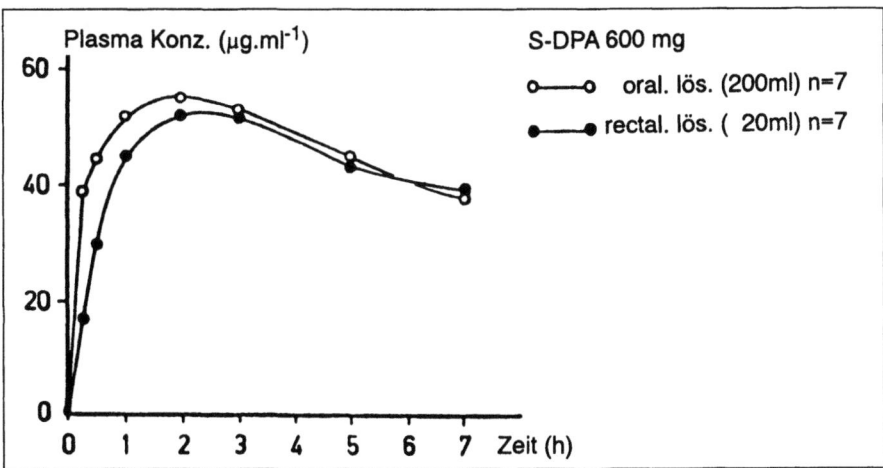

Abb. 7. Mittlerer Verlauf der Serumkonzentration von Valproinsäure nach Gabe von VPA-Na-Lösung oral (200 ml) oder rektal (20 ml, jeweils 600 mg in Wasser) an gesunde Probanden. n = 7. (Nach Moolenaal et al. 1980)

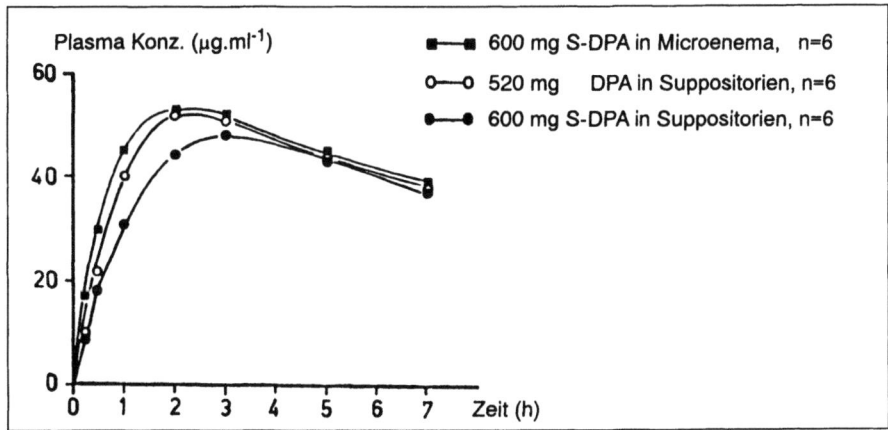

Abb. 8. Mittlerer Serumkonzentrationsverlauf von Valproinsäure nach rektaler Applikation von 520 mg Valproinsäure oder 600 mg VPA-Na in verschiedener Formulation an gesunde Probanden. n = 6. (Nach Moolenaar et al. 1980)

eine zusätzliche intrazelluläre Verteilung hin. Die Halbwertszeit der β-Phase beträgt 12 h und entspricht damit der auch sonst gefundenen Halbwertszeit der Elimination (Gugler u. von Unruh 1980; Zaccara et al. 1988).

Obwohl VPA im Serum fast vollständig ionisiert vorliegt, tritt es außerordentlich schnell in das Gehirn und den Liquor cerebrospinalis über mit einer Halbwertszeit von nur 12 min bei Hunden (Löscher u. Frey 1981). Dies wird durch den Monokarbonsäure-Transportmechanismus ermöglicht, der sowohl den Hin- als auch den Rück-Transport reguliert. Dieser Mechanismus kann durch Probenecid gehemmt werden (Scism et al. 1997). Die im Liquor sich einstellenden VPA-

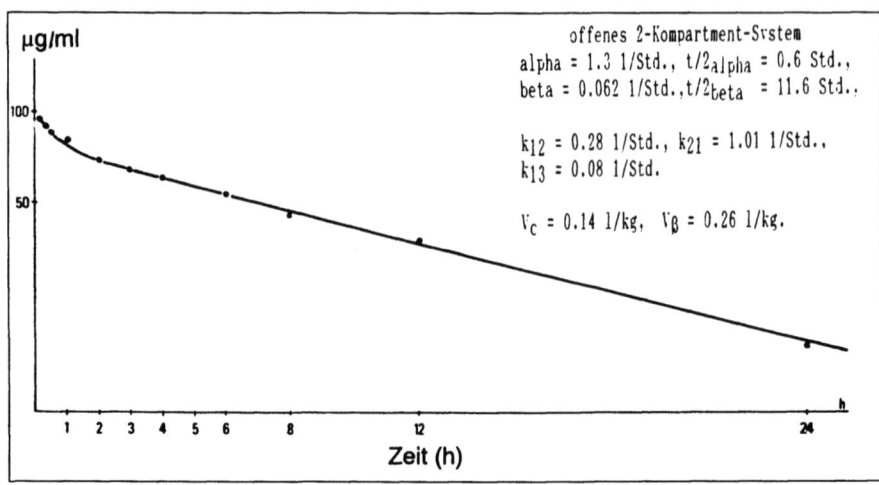

Abb. 9. Mittlerer Serumkonzentrationsverlauf von Valproinsäure nach Gabe von 1000 mg VPA-Na intravenös an gesunde Probanden. n = 6. (Nach Nitsche und Mascher 1982). Siehe auch Tabelle 5

Tabelle 5. Pharmakokinetische Parameter von VPA nach i.v.-Gabe von 1000 mg (nach Nitsche u. Mascher 1982, Tabelle 3). Siehe auch Abb. 9

Pharmakokinetische Parameter von VPA
– i.v.-Gabe –
offenes 2-Kompartment-System

A = 23,7 mg/l, B = 77,2 mg/l
α = 1,3 l/h, $t/2_{alpha}$) 0,6 h,
β = 0,062 l/h, $t/2_{beta}$ = 11,6 h,

k_{12} = 0,28 l/h, K_{21} = 1,01 l/h,
k_{13} = 0,08 l/h,

V_c = 0,14 l/kg, Vd_β = 0,26 l/kg
Vd_{ss} = 0,26 l/kg
Cl_{tot} = 0,74 ml/kg · min

Konzentrationen und auch die des 2-en-Metaboliten sind dabei etwas geringer als die freie Konzentration im Serum, da der Auswärtstransport durch diesen Mechanismus begünstigt wird (Gugler et al. 1980).

2.2 Pharmakokinetische Parameter bei Patienten

Die bisher bei Patienten erhobenen pharmakokinetischen Parameter sind sehr variabel und abhängig von den jeweils verwandten Präparationen, der Dosierung, der Beimedikation und den Begleiterkrankungen (Tabelle 6).

Tabelle 6. Pharmakokinetische Parameter von Valproinsäure bei oraler Gabe. Angegeben sind die Variationsbreiten unter verschiedenen Bedingungen. Die am häufigsten zu findenden Werte sind hervorgehoben. Die Auswertung erfolgte nach einem offenen 1-Kompartment-Modell, LT = Lag time

Resorption: $t/2_a$	5-10, **10-20**, 40-60, bis 180 min
Lag time	0, 1-2, **3-15** h
T_{max}	0,4-1, **2-4**, 4-10 h (ohne LT)
Verteilungsvolumen	**0,2-0,25** l/kg,
Elimination: $t/2_c$	4-7, **9-16**, > 20 h
Clearance:	**6-10**, 15-30 ml/kg · h
Int. Clearance	30 - **60** - 130 ml/kg · h
Proteinbindung: VPAfrei	**6-10**, bis 20 %

2.2.1 Resorptionsparameter

Die Resorption ist meist sehr schnell mit einer Halbwertszeit von 10-20 min. Bei Verwendung von Retardpräparaten kann diese aber auch bis zu 180 min (3 h) betragen. Entsprechend der schnellen Resorption ist die maximale Serumkonzentration innerhalb 1 h nach Beginn der Resorption erreicht. Bei Verwendung von EC-Präparaten beträgt die „lag time" bis zum Beginn der Resorption zwischen 3 und 15 h.

2.2.2 Eliminationshalbwertszeit und Clearance

Die Elimination von VPA erfolgt vorwiegend durch Metabolisierung. Bei Probanden und bei Monotherapie mit VPA beträgt die Eliminationshalbwertszeit 9-16 h. Bei Lebererkrankungen kann die Halbwertszeit auf über 20 h ansteigen (Klotz et al. 1978). Eine deutliche Abnahme der Halbwertszeit findet sich nach Enzyminduktion z.B. durch Phenytoin, Carbamazepin oder Phenobarbital (Mihaly et al. 1979; Hoffmann et al. 1981; Levy et al. 1982; Kriel et al. 1986; van Sweden 1988; Ieiri et al. 1990).

Die Clearance von VPA (Cl = $V_d \cdot k_e$) beträgt 6-10 ml/kg · h und ist abhängig von der Serumproteinbindung. Eine Abnahme der Serumproteinbindung führt zu einer Zunahme der Clearance bei einer gleichzeitigen Zunahme des Verteilungsvolumens. Dabei kann die Eliminationshalbwertszeit gleichbleiben oder sogar länger werden. Bei hohen VPA-Serumkonzentrationen findet sich eine Erhöhung der VPA-Clearance (Nitsche u. Mascher 1982) infolge Abnahme der Serumproteinbindung (Gugler et al. 1980; Otten et al. 1984; Cramer et al. 1988). Die interne Clearance (unabhängig von Proteinbindung) kann durch Enzyminduktion stark gesteigert werden, bei Leberzirrhose ist sie stark vermindert (Klotz et al. 1978).

2.2.3 Proteinbindung von VPA

Die Proteinbindung von VPA betragt im mittleren Konzentrationsbereich 90-94 %, die freie Fraktion entsprechend 6-10 %. Neben der Serumkonzentration von

VPA (Abb. 10, Otten et al. 1984; Yu 1984) wird die Größe der freien Fraktion von VPA beeinflusst durch die Serum-Albumin-Konzentration (Albani et al. 1984; Johno et al. 1988), die während der Schwangerschaft (Riva et al. 1984; Abb. 11, Nau u. Krauer 1986; Koerner et al. 1989) oder bei akuten und chronischen Lebererkrankungen (Klotz et al. 1978) vermindert sein können. Die VPA-Bindungskonstante K_a für Albumin beträgt $15 \cdot 10^3$ l/mol bei N = 1,9 Bindungsstellen (Yu 1984).

Die Zunahme der Konzentration der freien Fettsäuren im Serum kann ebenfalls die freie Fraktion von VPA erhöhen (Bowdle et al. 1982; Marsh et al. 1983; Riva et al. 1984, Abb. 12; Nau u. Krauer 1986). Dadurch kommt es zu einer Abnahme der Gesamtkonzentration und infolge Zunahme des Verteilungsvolumens zu einer Zunahme der Eliminationshalbwertszeit.

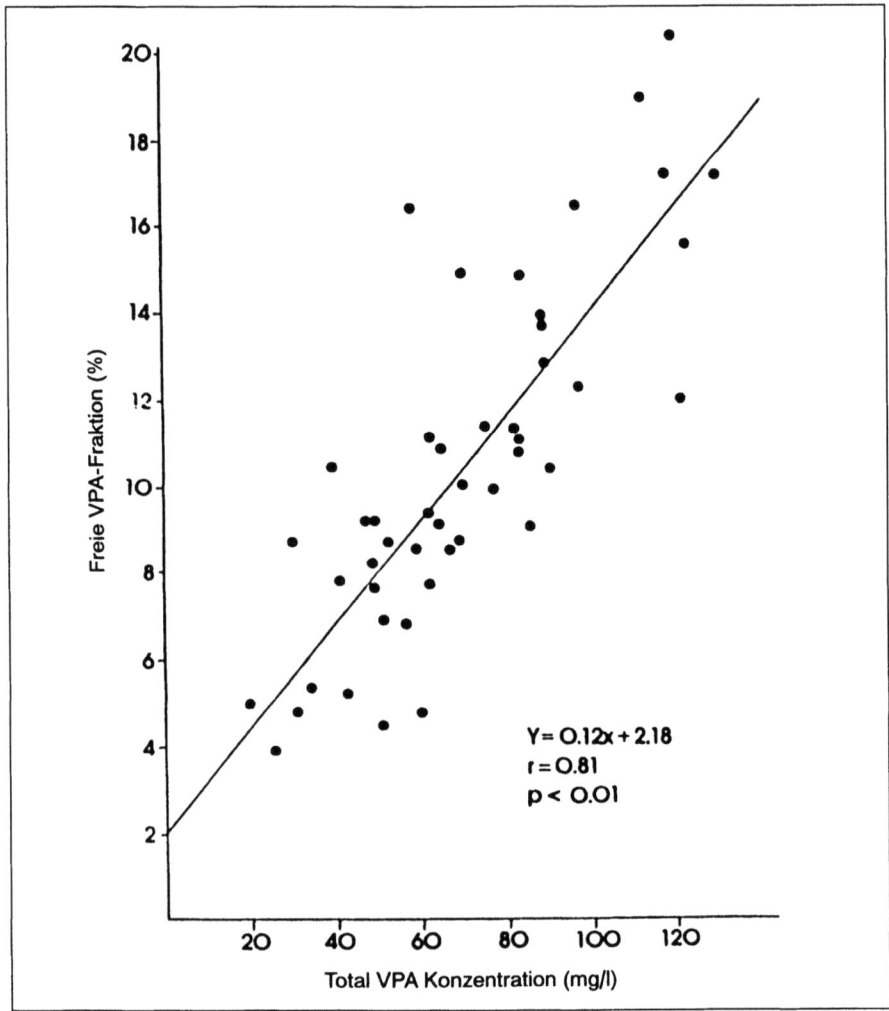

Abb. 10. Proteinbindung von Valproinsäure. Abhängigkeit der freien Fraktion von VPA von der Serumgesamtkonzentration. Gepoolte Werte von 6 Patienten. (Nach Otten et al. 1984)

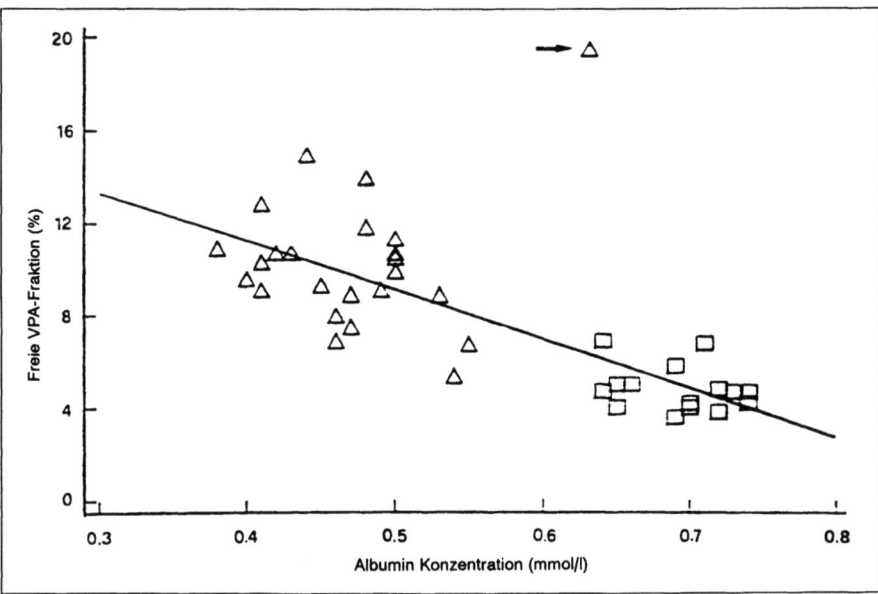

Abb. 11. Proteinbindung von Valproinsäure. Abhängigkeit der freien Fraktion von VPA von der Albuminkonzentration im Serum bei schwangeren Patientinnen. → = Wert unter der Geburt. (Nach Riva et al. 1984)

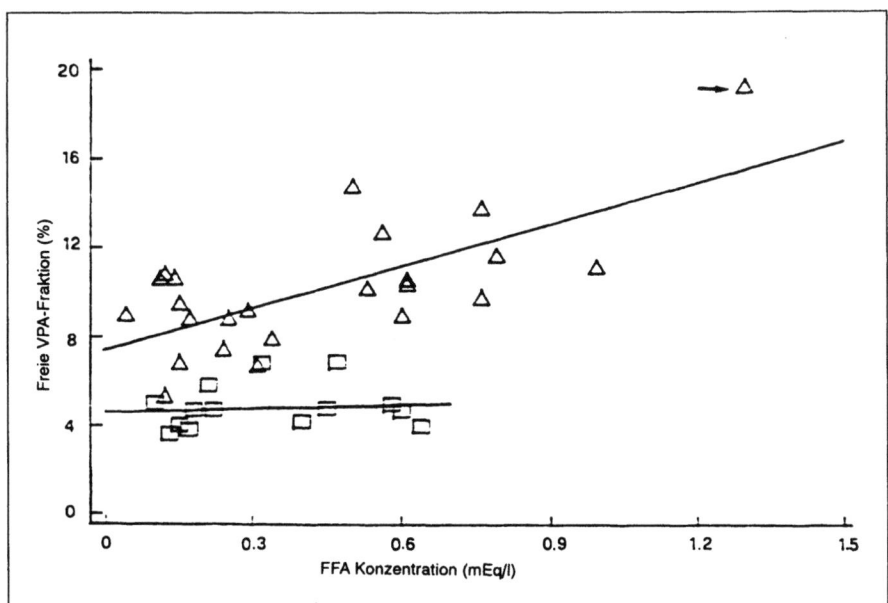

Abb. 12. Proteinbindung von Valproinsäure. Abhängigkeit der freien Fraktion von VPA (free VPA fraction, %) von der Konzentration der freien Fettsäuren im Serum bei schwangeren Patientinnen (△) oder bei Kontrollpatientinnen (□) → = Wert unter der Geburt (Nach Riva et al. 1984)

In der Schwangerschaft ist die VPA-Serumproteinbindung vermindert, so dass der diaplazentare Übergang von VPA erleichtert ist. Da im Feten die VPA-Serumproteinbindung deutlich höher ist als normal, finden sich unter der Geburt 150-200% höhere VPA-Gesamtkonzentrationen im Nabelschnurblut (Nau u. Krauer 1986). Eine verminderte VPA-Proteinbindung findet sich auch bei älteren Menschen (Bauer et al. 1985).

Die Erhöhung der freien Konzentration von VPA und/oder die erhöhte Konzentration der freien Fettsäuren kann zu einer Änderung der Metabolisierungswege von VPA führen (Bowdie et al. 1980; Abbott et al. 1986; Koch et al. 1989).

3 Metabolisierungs- und Eliminationswege von VPA

3.1 Metabolisierungswege

Im Gegensatz zu anderen Antiepileptika wird VPA nicht nur über das fremdstoffmetabolisierende Enzymsystem sondern auch mittels der Abbaumechanismen für Fettsäuren eliminiert (Abb. 13). Letzteres geschieht in den Mitochondrien, in die VPA mittels der Carnitin-Acyl-Transferase eingeschleust wird. Danach erfolgt die Fettsäure-β-Oxidation (15-35% der Dosis, Abb. 14), wobei das VPA-CoA-Intermediärprodukt seine eigene Metabolisierung und die anderer mittellanger Fettsäuren hemmt (Ito et al. 1990).

Weitere Möglichkeiten der Interaktion sind, dass es wegen der langsameren Dissoziation des Carnitin-VPA-Komplexes zu einem Carnitinmangel kommen kann, was die Einschleusung von VPA aber auch von anderen Fettsäuren in die Mitochondrien vermindert und dadurch Intoxikationssymptome auslösen kann (Murakami et al. 1996; Triggs et al. 1997). Zusätzlich kann der VPA-CoA-Komplex

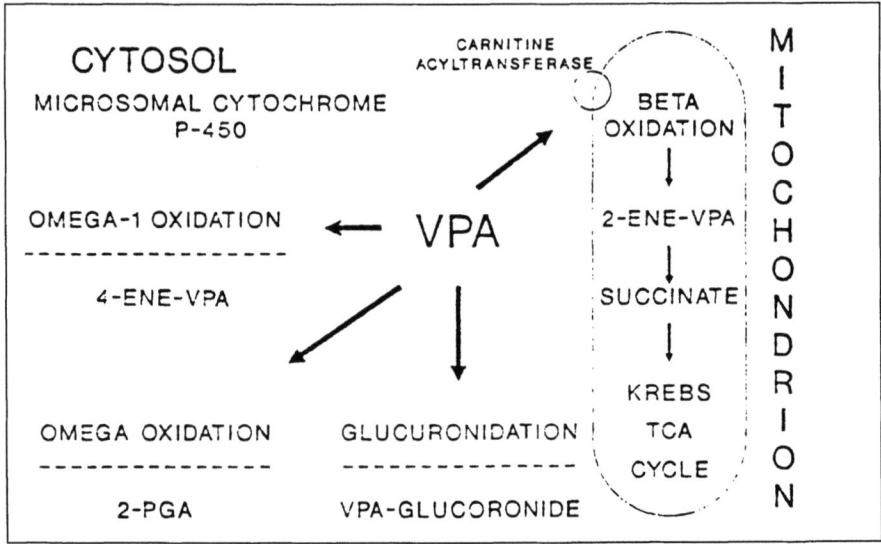

Abb. 13. Intrazelluläre Metabolisierungsorte und -wege von Valproinsäure. (Clancy 1990)

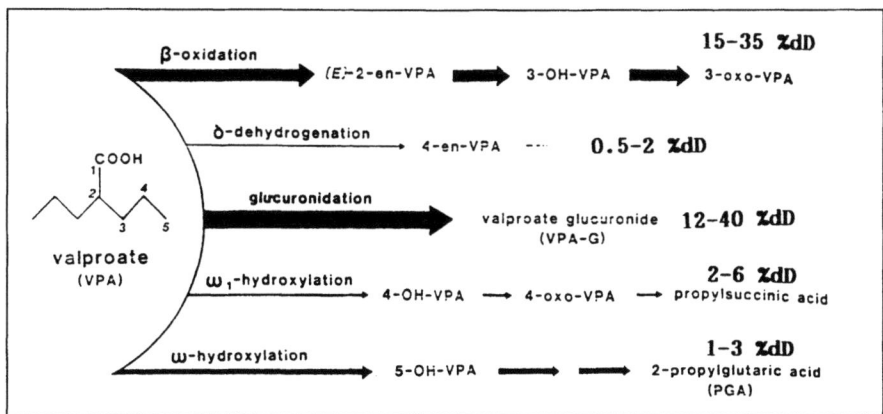

Abb. 14. Metabolisierungswege von Valproinsäure. Angabe der Beteiligung der einzelnen Wege in % der Dosis. (Nach Dickinson et al. 1989)

sich an das trifunktionelle Protein, das 3 Schritte in der Reaktionskette von langkettigen Fettsäuren katalysiert, binden und so ebenfalls die Energiebildung in Mitochondrien blockieren (Baldwin et al. 1996).

Gleichzeitig besteht eine Konkurrenz mit den physiologischen Fettsäuren an diesem Enzymsystem, so dass ein vermehrtes Angebot von Fettsäuren die β-Oxidation von VPA hemmt (Koch et al. 1989a, b).

Im Cytosol kann VPA durch ω- und $ω_1$-Fettsäure-Oxidation über 5-OH-VPA und 4-OH-VPA zu ω- und α-Dikarbonsäuren (3-9% der Dosis, Abb. 14) metabolisiert werden.

Dieser Weg wird in etwas größerem Ausmaß beschritten, wenn die β-Oxidation infolge hoher VPA-Serumkonzentration oder anderen Gründen gehemmt ist (Scheffner et al. 1988; Kuhara et al. 1990; Sugimoto et al. 1996 a, b).

Der wichtigste Eliminationsweg für VPA ist aber die Konjugation mit Glukuronsäure (12-40% der Dosis, Abb. 14) oder anderen Reaktionspartnern im Rahmen der Phase-2-Reaktion (Sulfonsäure, Glutathion, N-Acetylcystein etc.; Rettie et al. 1987: Eadie et al. 1988; Zaccara et al. 1988; Dickinson et al. 1989). Die Konjugationsprodukte werden schnell in den Urin eliminiert. Bei Störung der renalen Elimination kann es zu einer Umlagerung vom 1-O-β-D-Glukuronsäureester zu den 2-, 3- oder 4-O-β-D-Glukuronsäureestern kommen. Diese Isomere lassen sich durch die β-Glukuronidase nicht mehr spalten, sondern nur noch durch alkalische Hydrolyse (Dickinson et al. 1985).

Die Metabolisierung am P450-System trägt nur wenig zur Gesamtelimination bei (1-4% der Dosis), dabei können aber hepatotoxische Metabolite durch Dehydrierung und nachfolgende Hydroxylierung oder Oxidation entstehen (Abb. 15, 16): Die bei der Bildung von 4-en-VPA beteiligten P450-Formen sind CYP2C9 und CYP2A6 (Sadeque et al. 1997). Die einfach und mehrfach ungesättigte Mono- und Dikarbonsäuren wurden bei Patienten mit VPA-bedingter Hepatotoxizität in ganz unterschiedlicher Kombination gefunden (Kochem u. Sprunk 1984; Rettie et al. 1987; Eadie et al. 1988; Scheffner et al. 1988; Tennison et al. 1988; Dreifuss et al. 1989; Eadie et al. 1990; Kuhara et al. 1990; Appleton et al. 1990; Willmore et al. 1991).

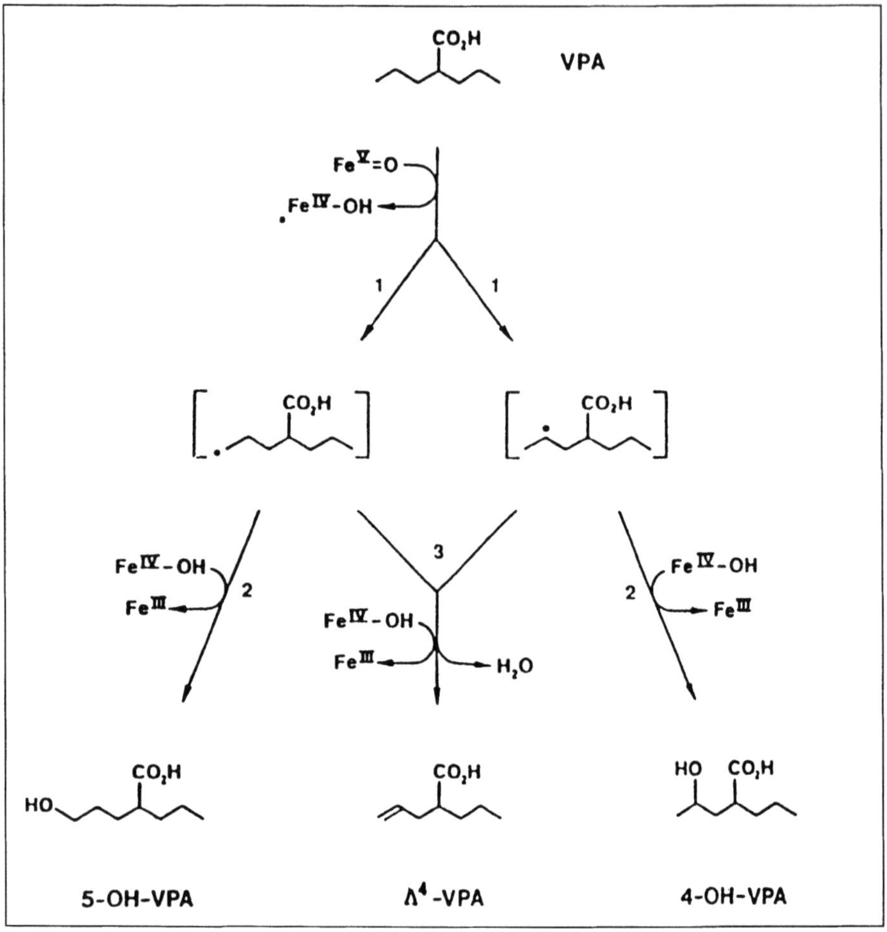

Abb. 15. P450-abhängige Metabolisierung von Valproinsäure mit Bildung von 5-OH-VPA-, 4-en-VPA und 4-OH-VPA-Metaboliten, die z.T. auch über die ω-Fettsäure-Oxidation gebildet werden könnten. (Nach Rettie et al. 1987)

3.2 Eigenschaften der Metaboliten

Die entstehenden Metaboliten können noch antiepileptische Wirksamkeit besitzen (Löscher 1981; Tabelle 7; Sokolova et al. 1998). Dabei weisen die ungesättigten Metaboliten im Serum eine hohe Serumproteinbindung auf (Kassahun et al. 1990), müssen zur renalen Elimination noch weitermetabolisiert und evtl. konjugiert werden. Sie erscheinen mit Ausnahme des E-2-en-VPA in geringen Mengen im Urin (Tatsuhara et al. 1987; Kassahun et al. 1989; Dickinson et al. 1989; Kassahun et al. 1990; Sugimoto et al. 1996 a, b; Katayama et al. 1998).
   Die Metaboliten, insbesondere 2-en- und 4-en-VPA, haben eine deutlich längere Halbwertszeit als die Muttersubstanz VPA (Tabelle 8, Abb. 17) und akkumulieren bei chronischer Gabe im Serum (Abb. 18, Pollack et al. 1986). Mit diesem

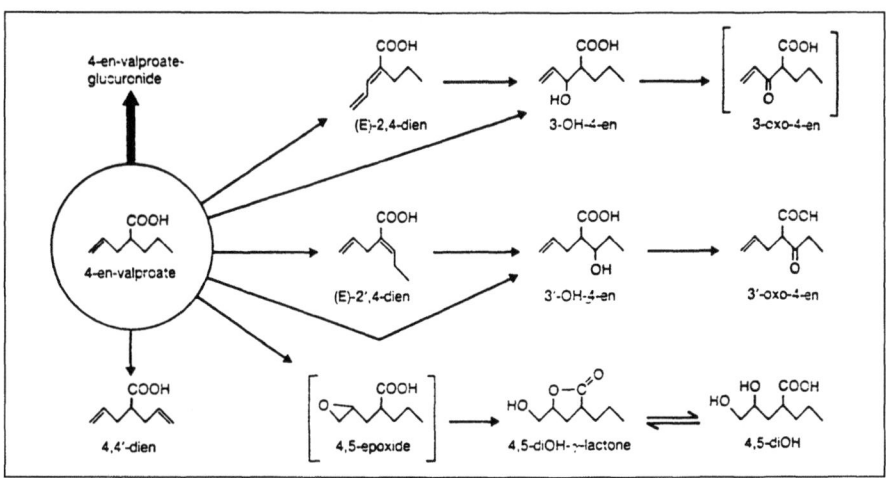

Abb. 16. Bildung von reaktiven Metaboliten aus 4 en-VPA durch das P450-System. (Nach Radio et al. 1988)

Tabelle 7. Konzentration von Valproinsäure und ihrer Metaboliten im Plasma nach wiederholter Gabe. Zusätzlich ist die antiepileptische Wirksamkeit angegeben

VPA und Metaboliten im Plasma

		Kassahun et al. 1990		Löscher (1982)	Pollack (1986)	ZNS-Eff. Löscher (1982)
		mg/l	%-frei	mg/l	mg/l	
	VPA	56,1	7,2	105	34	1
β	E-2-en	2,57	0,35	6,4	4,1	0,49
	3-OH	0,24	21,8	2,1		0,13
	3-Oxo	3,66	20,5	5,4	2,6	0,17
ω	5-OH	0,106	47,2	1,7	0,31	–
	2-PGA	0,16	36,3			0,11
ω₁	4-OH	0,31	43,2	0,7	0,9	0,26
	4-Oxo	0,29	36,2			
δ	4-en	0,14	17,8		0,62	0,87
γ	3-en	0,79	2,8		0,19	0,36
	Z-2-en	0,49	15,2			
	E-2,4-dien	0,12	6,5			
	E-2,3'-dien	0,59	7,0			

Effekt wird die langsam einsetzende und die Gabe von VPA überdauernde antiepileptische Wirkung erklärt.

Ähnlich wie VPA haben auch ihre einfach ungesättigten Metaboliten im Nabelschnurblut eine höhere Konzentration als im mütterlichen Blut (Kaneko et al. 1983; Kondo et al. 1987a, b). Im Neugeborenen weisen sowohl VPA als auch seine einfach ungesättigten Metaboliten eine längere Eliminationshalbwertszeit auf als bei der Mutter, was die höheren Konzentrationen von nur wenig proteingebundenen Metaboliten im Feten erklären mag.

Tabelle 8. Halbwertszeiten ausgewählter Metabolite von Valproinsäure nach einmaliger (Herma 1984, Bestimmung aus den Urinwerten) und nach wiederholter Gabe (Absetzkinetik im Serum) in der Leber gesunder Patienten (Pollack et al. 1986*, s. auch Abb. 17) und bei Valproinsäure-bedingter Leberschädigung. (Eadie et al. 1989**)

Halbwertszeit einiger VPA-Metaboliten							
	β-Oxidation			ω-O.	ω_1-O.	Dehydro-	
VPA	2-en	3-OH	3-Oxo	5 OH	4-OH	4-en-VPA	
Einmalgabe, Urin:							
n = 10 10,2	–	28,7	15,5	11,6	16,1	–	(h)
chronische Gabe, Serum:							
*n = 5 19,4	43,4	–	28,0	30,3	37,6	50,7	(h)
Chronische Gabe, Hepatotoxizität:							
**n = 1 13,9	21,9	26,3	15,9	–	–	19,7	(h)
**n = 1 32,3	74,5	21,7	53,4	8,3	12,9	52,4	(h)

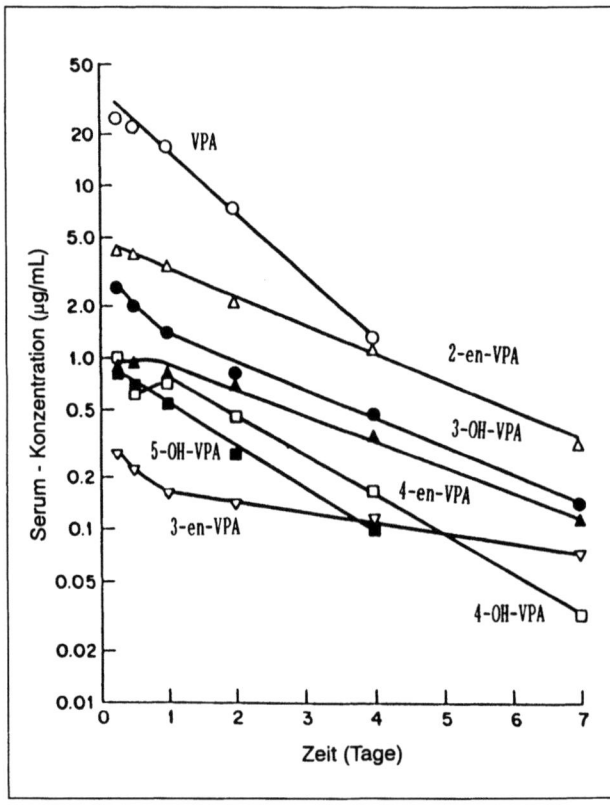

Abb. 17. Mittlerer Serumkonzentrationsverlauf von Valproinsäure und einigen ihrer Metaboliten nach 15tägiger Gabe von Valproinsäure (250 mg, 2mal täglich) an gesunde Probanden (n = 5; nach Pollack et al 1986)

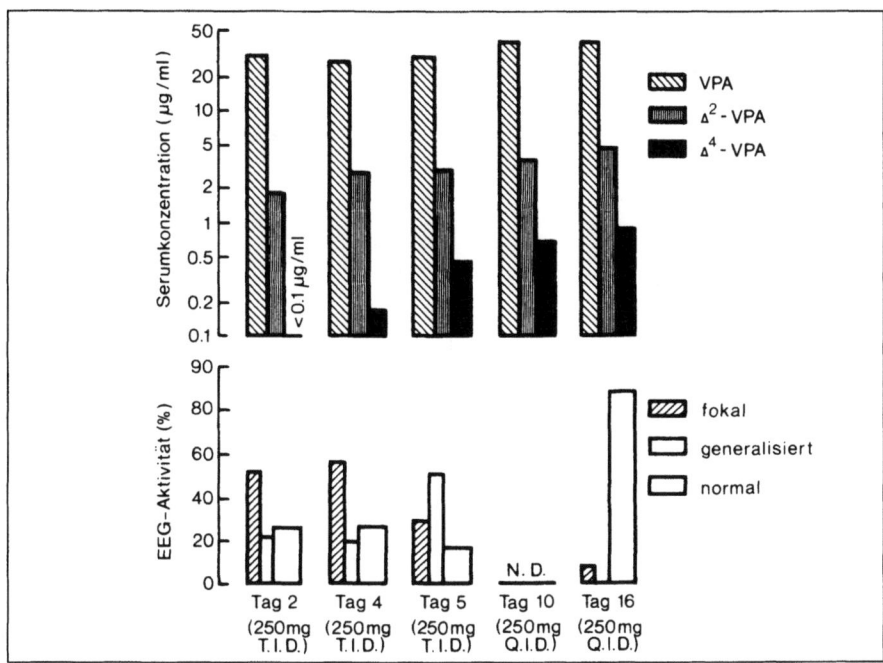

Abb. 18. Morgendliche Talspiegel von Valproinsäure und ihrer ungesättigten Metaboliten 2-en-VPA und 4-en-VPA im Beginn der VPA-Therapie bei einer Patientin. Zusätzlich ist angegeben die Besserung des EEG während dieser Zeit. Die Besserung des EEG stellt sich ein nach Akkumulation des 4-en-VPA im Serum. (Nach Pollack et al. 1986)

3.3 Renale Elimination von VPA und ihrer Metaboliten

Bei einmaliger Gabe von VPA-Saft wird bei einer Gesamtwiederfindung von 51% weniger als 1% der Dosis von VPA unverändert in den Urin ausgeschieden. Neben der mit Glukuronsäure oder Sulfonsäure konjugierten VPA ist das β-Oxidationsprodukt 3-Keto-VPA der Hauptmetabolit (Abb. 19, Herma 1984, Tabelle 9). Das Ausmaß der Konjugation ist bei den anderen Metaboliten deutlich geringer. Das Verhältnis zwischen β-Oxidationsprodukten und konjugierter VPA ist bei hohen VPA-Serumkonzentrationen wie bei der Einnahme von VPA-Saft nüchtern oder VPA-EC-Dragee deutlich zu Gunsten des konjugierten VPA verschoben (Abb. 20, Herma 1984; Sugimoto et al. 1996 a; Katayama et al. 1998), was durch eine VPA-bedingte Hemmung der β-Oxidation erklärt werden könnte (siehe unter 3.1).

Bei chronischer Einnahme von VPA erhöht sich ebenfalls der Anteil an VPA, der über direkte Konjugation der unveränderten VPA ausgeschieden wird (Tabelle 10), wobei insgesamt die Wiederfindung im Urin ansteigt (Fisher et al. 1991). Dieser Effekt ist zusätzlich auch noch von der VPA-Dosis pro Tag (Abb. 21, Dickinson et al. 1989) und von der Enzyminduktion (Kondo et al. 1990; Sugimoto et al. 1996 b) abhängig.

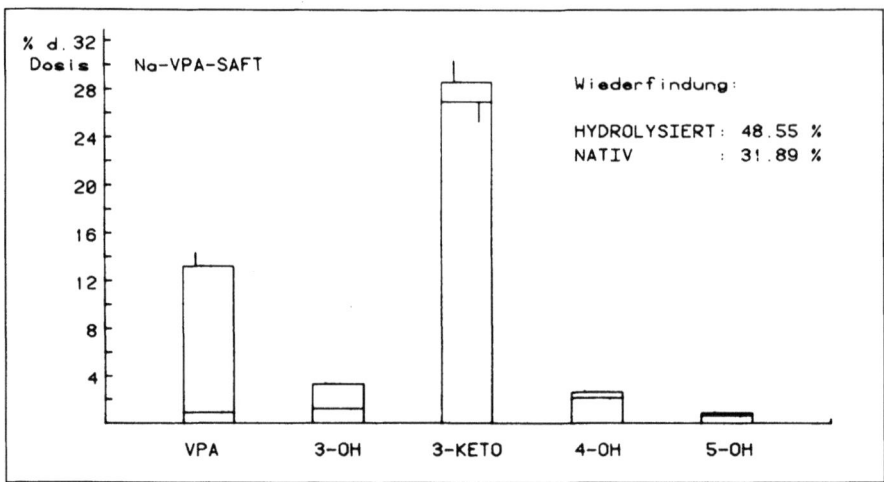

Abb. 19. Valproinsäuremetaboliten im Urin nach einmaliger Gabe von 60 mg VPA-Na-Saft an gesunde Probanden. Angegeben sind die Mittelwerte der Wiederfindung in % der Dosis mit ihrem Fehler. Der untere Bereich der Säulen stellt jeweils den nicht-konjugierten Anteil dar. n = 10. (Herma 1984)

Tabelle 9. Elimination von Valproinsäure und ihrer Metaboliten im Urin nach einmaliger Gabe von VPA-Na-Saft (600 mg) morgens nüchtern oder nach Standardfrühstück bei gesunden Probanden (s.a. Abb. 2). Angegeben ist die Wiederfindung im Urin während 5 Tagen in Prozent der VPA-Dosis. %-frei: Anteil, der nicht an Glukuronsäure oder Sulfonsäure gekoppelt war. Angabe der Einzelwerte, der Mittelwerte und deren Streuung

	VPA % d. Dosis	% frei	3-OH-VPA % d. Dosis	% frei	3-Keto-VPA % d. Dosis	% frei	4-OH-VPA % d. Dosis	% frei	5-OH-VPA % d. Dosis	% frei	Wiederfindung %
Nüchtern											
B.T.	11,5	7	3,85	29	34,5	88	2,42	85	1,10	38	53,73
I.F.	18,4	4	3,28	23	17,9	94	2,73	83	1,02	100	43,33
I.H.	13,6	7	3,17	32	31,9	94	2,70	90	0,65	60	52,02
M.H.	11,6	4	3,73	43	26,7	94	3,00	79	0,99	100	46,02
J.L.	17,7	6	2,37	46	36,9	98	2,41	70	0,29	67	59,67
x̄	14,56	5,6	3,28	34,6	29,58	93,6	2,65	81,4	0,81	73,0	50,88
SEM	±1,48	±0,7	±0,26	±4,3	±3,38	±1,6	±0,11	±3,4	±0,15	±1,2	±2,88
Frühstück											
S.B.	10,4	6	2,92	55	28,7	99	2,80	67	1,04	84	45,68
D.O.	18,8	4	2,49	42	23,2	92	2,27	94	0,83	45	47,59
G.H.	9,7	12	2,99	44	25,2	100	3,37	80	1,20	70	42,46
H.H.	10,6	6	3,73	69	28,3	90	2,63	84	0,78	42	46,04
T.Z.	9,9	8	3,72	40	32,6	92	1,88	80	0,68	47	48,78
x̄	11,8	7,2	3,17	50,0	27,6	94,6	2,59	81,0	0,91	57,6	46,15
SEM	±1,7	±1,4	±0,24	±5,4	±1,6	±2,0	±0,25	±4,3	±0,09	±8,3	±1,19
Gesamt x̄	13,2	6,4	3,23	42,2	28,6	94,1	2,62	81,2	0,86	65,3	48,51
SEM	±1,17	±0,8	±0,17	±4,2	±1,8	±1,2	±0,13	±2,6	±0,09	±7,3	±1,65

Klinische Pharmakologie von Valproinsäure: Resorption, Metabolisierung und Elimination

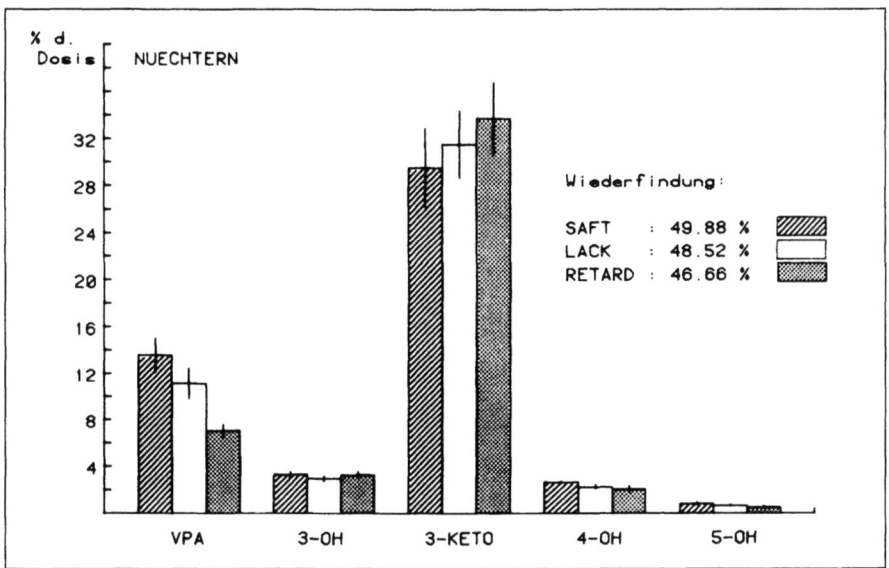

Abb. 20. Änderung des Metabolitenmusters nach einmaliger Gabe von 600 mg VPA-Na an gesunde Probanden in Abhängigkeit von der verwandten Formulation und erreichten Serumkonzentration: VPA-Na-Saft (Saft), VPA-Na-EC-Dragee (Lack), VPA-Na-Retardtablette, magenlöslich (Retard), Einnahme jeweils nüchtern, n = 5. Angabe der mittleren Wiederfindung in % der Dosis. (Herma 1984)

Tabelle 10. Elimination von Valproinsäure und ihrer Metabolite im Urin nach einmaliger Gabe an gesunde Probanden (Herma 1984, 600 mg) oder nach chronischer Gabe an Patienten (Dickinson et al. 1989; Pollack et al. 1986). Angabe der Mittelwerte

Elimination von VPA im Urin							
		β-Oxidat		ω-O.	ω_1-O.	P450	
	VPA	3-OH	3-Oxo	5-OH	4-OH	Dehydro	Gesamt
Einmalgabe:							
Herma	11,8	3,2	30,0	0,8	2,4	–	48 % d. Dosis
Chronische Gabe:							
Dickinson	32,6	1,4	12,8	1,6	1,8	0,4	55 % d. Dosis
Pollack	21,5	1,3	28,1	2,3	5,8	3,1	65 % d. Dosis

Literatur

Abbott FS, Kassam J, Orr JM, Farrell K (1986) The effect of aspirin on valproic acid metabolism. Clin Pharmacol Ther 40:94–100

Albani F, Riva R, Contin M, Bruzzi A (1984) Valproic acid binding to human serum albumin and human plasma: Effects of pH Variation and buffer composition in equilibrium dialysis. Ther Drug Monit 6:31–33

Albright PS, Bruni J, Suria D (1984) Pharmacokinetics of enteric-coated valproic acid. Ther Drug Monit 6:21–23

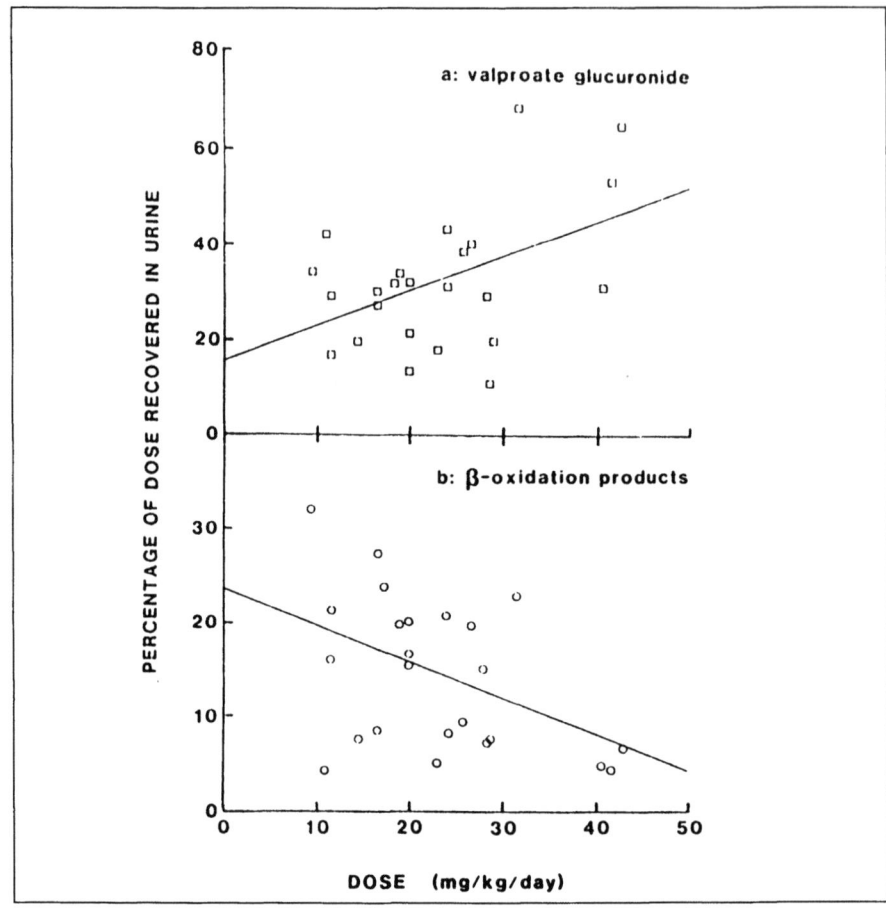

Abb. 21. Abhängigkeit der VPA-Glukuronidierung und der VPA-β-Oxidation von der VPA-Dosis/Tag bei 24 Patienten. 19 dieser Patienten erhielten zusätzlich enzyminduzierende Pharmaka (Phenytoin, Carbamazepin, Phenobarbital). (Nach Dickinson et al. 1989)

Appleton RE, Farrell K, Applegarth DA, Dimmick JE, Wong LTK, Davidson AGF (1990) Hepatotoxicity in infants may relate to familial metabolic defects. Can J Neurol 4, Sci 17:145–148

Baldwin GS, Abbott FS, Nau H (1996) Binding of valproate metabolite to the trifunctional protein of fatty acid oxidation. FEBS Letters 384: 58–60

Bano G, Gupta S, Gupta KL, Raina RK (1990) Pharmacokinetics of valproic acid after administration of three oral formulations in healthy adults. JAPI 38:629–630

Bauer LA, Davis R, Wilensky A, Raisys V, Levy RH (1985) Valproic acid clearance: unbound fraction and diurnal variation in young and elderly adults. Clin Pharmacol Ther 37:697–700

Bialer M, Hussein Z, Dubrovsky J, Raz I, Abramsky O (1984) Pharmacokinetics of valproic acid obtained after administration of three oral formulations to humans. Isr J Med Sci 20:46–49

Bialer M, Friedman M, Dubrovsky J (1985) Pharmacokinetic evaluation of novel sustained-release dosage forms of valproic acid in humans. Biopharm Drug Dispos 6:401–411

Bowdle TA, Patel IH, Levy RH, Wilensky AJ (1980) Valproic acid dosage and plasma protein binding and clearance. Clin Pharmacol Therap 28:486–492

Bowdle TA, Patel IH, Levy RH, Wilensky AJ (1982) The influence of free fatty acids on valproic acid plasma protein binding during fasting in normal humans. Eur J Clin Pharmacol 23:343–347

Clancy RR (1990) Valproate: an update – the challenge of modern pediatric seizure management. Curr Probl Pediatr 1990:162–233

Cramer JA, Mattson RH, Bennett DM, Swick CT (1986) Variable free and total valproic acid concentrations in sole- and multi-drug therapy. Ther Drug Monit 8:411–415

Dickinson RG, Kluck RM, Hooper WD, Patterson M, Chalk JB, Eadie MJ (1985) Rearrangement of valproate glucuronide in a patient with drug-associated hepatobiliary and renal dysfunction. Epilepsia 26:589–593

Dickinson RG, Hooper WD, Dunstan PR, Eadie MJ (1989) Urinary excretion of valproate and some metabolites in chronically treated patients. Ther Drug Monit 11:127–133

Dinnendahl A, Fricke W (1983) Arzneistoff-Profile. Basisinformation über arzneiliche Wirkstoffe. Govi, Frankfurt/Main

Dreifuss FE, Langer DH, Moline KA, Maxwell JE (1989) Valproic acid hepatic fatalites II. US experience since 1984. Neurology 39:201–207

Eadie MJ, Hooper WD, Dickinson RG (1988) Valproate-associated hepatotoxicity and its biochemical mechanisms. Med Toxicology 3:85–106

Eadie MJ, McKinnon GE, Dunstan PR, McLaughlin D, Dickinson RG (1990) Valproate metabolism during hepatotoxicity associated with the drug. Quart J Med 77:1229–1240

Fisher JE, Nau H, Löscher W (1991) Alterations in the renal excretion of valproate and its metabolites after chronic treatment. Epilepsia 32:146–150

Glazko AJ, Chang T, Daftsios AC, Eiseman I, Smith TC, Buchanan RA (1983) Bioavailability of calcium valproate in normal men compared with the free acid and sodium salt. Ther Drug Monit 5:409–417

Gugler R, Eichelbaum M, Schell A, Fröscher W, Kiefer H, Schulz HU, Müller G (1989) The disposition of valproic acid. In: Johannessen SI et al. (eds) Antiepileptic therapy: Advances in drug monitoring. Raven, New York, pp 121–129

Gugler R, von Unruh GE (1980) Clinical pharmacokinetics of valproic acid. Clin Pharmacokinet 5:67–83

Hahn H (1983) Der Einfluss der Nahrungsaufnahme auf den Serumkonzentrationsverlauf von Natrium-Valproinat nach Einnahme von Natrium-Valproinat-Saft, dünndarmlöslichen Natrium-Valproinat-Dragees und magenlöslichen Natrium-Valproinat-Retardtabletten. Med Dissertation Universität Köln

Hauck RS, Nau H (1989) Asymmetric synthesis and enenatioselective teratogenicity of 2-n-propyl-pentenoic acid (4-en-VPA), an active metabolite of the anticonvulsant drug, valproic acid. Toxicol Lett 49:41–48

Herma I (1984) Renale Elimination von Valproinsäure (VPA) und ihrer gesättigten Metaboliten nach Einmalgabe bei gesunden Probanden. Med. Dissertation, Universität Köln

Hoffmann F, von Unruh GE, Jancik BC (1981) Valproic acid disposition in epileptic patients during combined antiepileptic maintenance therapy. Eur J Clin Pharmacol 19:383–385

Hoffmann F, Jancik BC, von Unruh GE (1986) Bioverfügbarkeit eines Valproinsäure-Präparates. Arzneimittelforsch 36:1118–1122

Holmes GB, Rosenfeld WE, Graves NM, Remmel RP, Carlson GH, Kriel RD (1989) Absorption of valproic acid suppositories in human volunteers. Arch Neurol 46:906–909

Ieiri I, Higuchi S, Hirata K, Yamada H, Aoyama T (1990) Analysis of the factors influencing antiepileptic drug concentrations – valproic acid. J Clin Pharm Ther 15:351–363

Ito M, Ikeda Y, Arnez J, Finocchiaro G, Tanaka K (1990) The enzymatic basis for the metabolism and inhibitory effects of valproic acid: Dehydrogenation of valproyl-CoA by 2-methyl-branched-chain acyl-CoA dehydrogenase. Biochim Biophys Acta 1034:213–218

Johno I, Nakamura TA, Horiuchi T, Nadai M, Kitazawa S, Yoshimine N, Kuzuya F (1988) Diurnal variation in pharmacokinetics of valproic acid with unequal dosing intervals. Chem Pharm Bull 36:2551–2556

Kaneko S, Otani K, Fukushima Y, Sato T, Nomura Y, Ogawa Y (1983) Transplacental passage and half-life of sodium valproate in infants born to epileptic mothers. Br J Clin Pharmac 15:503–505

Kassahun K, Burton R, Abbott F (1989) Negative ion chemical ionization gas chromatography/mass spectrometry of valproic acid metabolites. Biomed Environ Mass Spectrom 18:918-926

Kassahun K, Farrell K, Zheng J, Abbott F (1990) Metabolic profiling of valproic acid in patients using negative-ion chemical ionization gas chromatography-mass spectrometry. J Chromatogr 527:327-341

Kassahun K, Farrell K, Abbott F (1991) Identification and characterization of the glutathione and N-acetylcysteine conjugates of (E)-2-2,4-pentadienoic acid, a toxic metabolite of valproic acid, in rats and humans. Drug Metab Dispos 19:525-535

Katayama H, Watanabe M, Yoshitomi H et al. (1998) Urinary metabolites of valproic acid in epileptic patients. Biol Pharm Bull 21: 304-307

Klotz U (1982) Bioavailability of a slow-release preparation of valproic acid under steady state conditions. Int J Clin Pharmacol Ther Toxicol 20:24-26

Klotz U, Rapp T, Müller WA (1978) Disposition of valproic acid in patients with liver disease. Eur J Clin Pharmacol 13:55-60

Koch KM, Prickett KS, Rettenmeier AW, Baillie TA, Levy RH (1989) β-Oxydation of valproate. II. Effects of fasting, glucose and clofibrate in rats. Epilepsia 30:790-796

Koch KM, Wilensky AJ, Levy RH (1989) β-Oxidation of valproic acid: I. Effects of fasting and glucose in humans. Epilepsia 30:782-789

Kochen W, Sprunck HP (1984) Five doubly unsaturated metabolites of valproic acid in urine and plasma of patients on valproic acid therapy. J Clin Chem Clin Biochem 22:309-317

Koerner M, Yerby M, Friel P, McCormick K (1989) Valproic acid disposition and protein binding in pregnancy. Ther Drug Monit 11:228-230

Kondo T, Otani K, Hirano T, Kaneko S (1987) Placental transfer and neonatal elimination of monounsaturated metabolites of valproic acid. Br J Clin Pharmac 24:401-403

Kondo T, Otani K, Hirano T, Kaneko S, Fukushima Y (1990) The effects of phenytoin and carbamzepine on serum concentrations of mono-unsaturated metabolites of valproic acid. Br J Clin Pharmac 29:116-119

Kondo T, Otani K, Hirano T, Kaneko S, Fukushima Y, Sato T, Nomura Y, Ofawa Y (1987) Mono unsaturated metabolites of valproic acid in epileptic women and their neonates. Jap J Psychiatry Neurol 41:600-603

König SA, Siemes H, Blaker F et al. (1994) Severe hepatotoxicity during valproate therapy: an update and report of eight new fatalities. Epilepsia 35:1005-1015

Kriel RL, Fischer JH, Cloyd JC, Green KH, Fraser GL (1986) Valproic acid pharmacokinetics in children: III. Very high dosage requirements. Pediatr Neurol 2:202-208

Kuhara T, Inoue Y, Matsumoto M, Shinka T, Matsumoto I, Kawahara N, Sakura N (1990) Markedly increased ω-oxidation of valproate in fulminant hepatic failure. Epilepsia 31:214-217

Levy RH, Koch KM (1982) Drug interactions with valproic acid. Drugs 24:543-556

Löscher W (1981a) Anticonvulsant activity of metabolites of valproic acid. Arch Intern Pharmacodyn Ther 249:158-163

Löscher W (1981b) Concentration of metabolites of valproic acid in plasma of epileptic patients. Epilepsia 22:169-178

Löscher W, Frey HH (1984) Kinetics of penetration of common antiepileptic drugs into cerebrospinal fluid. Epilepsia 25:346-352

Loiseau P, Cenraud B, Levy RH, Akbaraly R, Brachet-Liermain A, Guyot M, Morselli PL (1982) Diurnal variations in steady state plasma concentrations of valproic acid in epileptic patients. Clinical Pharmacokinetics 7:54-552

Loiseau P, Duche B, Levy RH, Royer-Morrot MJ, Zhiri A, Royer RH (1990) Influence of meals on VPA plasma levels, comparing enteric-coated and sustained-release forms. In: Dreifuss FE, Meinardi H, Stefan H (eds) Chronopharmacology in therapy of the epilepsies. Raven, New York, pp 21-26

Marsh TD, Garnett WR, Poynor WJ, Pellock JM (1983) Effects of exercise on valproic acid pharmacokinetics. Clin Pharmacy 2:62-64

Mihaly GW, Vajda FJ, Miles JL, Louis WJ (1979) Single and chronic dose pharmacokinetic studies of sodium valproate in epileptic patients. Eur J Clin Pharmacol 16:23-29

Moolenaar F, Greving WJ, Huizinga T (1980) Absorption rate and bioavailability of valproic acid and its sodium salt from rectal dosage forms. Eur J Clin Pharmacol 17:309-315

Murakami K, Sugimoto T, Woo M, Nishida N, Muro H (1996) Effect of L-Carnitine supplementation on acute valproate intoxication. Epilepsia 37:687–689

Nau H (1988) Pharmakokinetische Grundlagen der Teratogenität von Arzneimitteln. Internist 29:179–192

Nau H, Krauer B (1986) Serum protein binding of valproic acid in fetus-mother pairs throughout pregnancy: Correlation with oxytocin administration and albumin and free fatty acid concentrations. J Clin Pharmacol 26:215–221

Nitsche V, Mascher H (1982) The pharmacokinetics of valproic acid after oral and parenteral administration in healthy volunteers. Epilepsia 23:153–162

Ogiso T, Ito Y, Iwaki M, Atago H, Yamamoto Y (1988) A pharmacokinetic model for percutaneous absorption of valproic acid and prediction of drug disposition. J Pharmacobiodyn 11:444–452

Otten N, Hall K, Irvine-Meek J, Leroux M, Budnik D, Seshia S (1984) Free valproic acid: steady state pharmacokinetics in patients with intractable epilepsy. Can J Neurol Sci 11:457–460

Perucca E, Gatti G, Frigo GM, Crema A (1978) Pharmacokinetics of valproic acid after oral and intravenous administration. Br J Clin Pharmac 5:313–318

Pollack GM, McHugh WB, Gengo FM, Ermer JC, Shen DD (1986) Accumulation and washout kinetics of valproic acid and its active metabolites. J Clin Pharmacol 26:668–676

Rettie AE, Rettenmeier AW, Howald WN, Baillie TA (1987) Cytochrome P-450-catalyzed formation of Δ^4-VPA, a toxic metabolite of valproic acid. Science 235:890–893

Retzow A, Vens-Campell B, Wangemann M (1997) Influence of food on the pharmacokinetics of a new multiple unit sustained release sodium valproate formulation. Arzneimittelforschung/Drug Res 47:1347–1350

Riva R, Albani F, Contin M, Baruzzi A, Altomare M, Merlini GP, Perucca E (1984) Mechanism of altered drug binding to serumproteins in pregnant women: Studies with valproic acid. Ther Drug Monit 6:25–30

Rowan AJ, Binnie CD, de Beer-Pawlikowski NKB, Goedhart DM, Gutter T, van der Geest P, Meinardi H, Meijer JWA (1979) Sodium valproate: serial monitoring of EEG and serum levels. Neurology 29:1450–1459

Sadeque AJM, Fisher MB, Korzekwa KR, Gonzalez FJ, Rettie AE (1997) Human CYP2C9 and CPY2A6 mediate formation of the hepatotoxin 4-ene-valproic acid. J Pharmacol Exp Ther 283:698–703

Scanabissi E, Dal Pozzo D, Vranzoni E, Galloni C, Mengoli G, Caliva R (1984) Rectal administration of sodium valproate in children. Ital J Neurol Sci 5:189–193

Scheffner D, König St, Rauterberg-Ruland I, Kochen W, Hofmann WJ, Unkelbach St (1988) Fatal liver failure in 16 children with valproate therapy. Epilepsia 29:530–542

Scism JL, Powers KM, Artu AA et al. (1997) Effects of probenecid on brain-cerebrospinal fluid-blood distribution kinetics of E-Δ^2-valproic acid in rabbits. Drug Metab Dispos 25:1337–1346

Sokolova S, Schmitz D, Zhang CL, Löscher W, Heinemann U (1998) Comparison of effects of valproate and trans-2-ene-valproate in rat hippocampal and temporal cortex slices. Epilepsia 39:251–258

Stefan H, Burr W, Fröscher W (1986) Valproinsäure-Serumkonzentrationen bei Monotherapie mit Einmal-, Zweimal- und Mehrfachgabe pro Tag. Nervenarzt 57:640–648

Sugimoto T, Muro H, Woo M, Nishida N, Murakami K (1996 a) Metabolite profiles in patients on high-dose valproate monotherapy. Epilepsy Res 25:107–112

Sugimoto T, Muro H, Woo M, Nishida N, Murakami K (1996 b) Valproate metabolites in high-dose valproate plus phenytoin therapy. Epilepsia 37:1200–1203

Takeda A, Hishida H, Amioka K, Sakamoto Y, Terao S, Ishikawa S, Aoki H (1989) Pharmacokinetic study of a slow release preparation of sodium valproate (KW-6066N): Multiple dose administration test and the steady state scrum level profiles in epileptic patients. Jap J Psychiatry Neurol 43:515–516

Tatsuhara T, Muro H, Matsuda Y, Imai Y (1987) Determination of valproic acid and its metabolites by gas chromatography-mass spectrometry with selected ion monitoring. J Chromatography 399:183–195

Tennison MB, Miles MV, Pollack GM, Thorn MD, Dupuis RE (1988) Valproate metabolites and hepatotoxicity in an epileptic population. Epilepsia 29:543–547

Theisohn M, Hahn H, Herma I, Heimann G (1983) Der Einfluss der Nahrungsaufnahme auf den Serumkonzentrationsverlauf von Na-Valproinat nach Gabe von Na-Valproinat-Saft, Na-Valproinat-retard-Dragee (magenlöslich) sowie Na-Valproinat-Dragee (dünndarmlöslich). In: Remschmidt H, Rentz R, Jungmann J (Hrsg) Epilepsie 1981. Thieme Verlag, Stuttgart New York, pp 198–204

Theisohn M, Heimann G, Hahn H, Herma I (1982) Absorption kinetics and bioavailability of three valproate preparations under fasting and nonfasting regimen. Brit J Clin Pract 18 (Suppl):204–208

Triggs WJ, Gilmore RL, Millington DS, Cibula J, Bunch TS, Harman E (1997) Valproate-associated carnitine deficiency and malignant cerebral edema in the absence of hepatic failure. Int J Clin Pharmacol Ther 35:353–356

Van Sweden B (1988) VPA syrup in childhood epilepsy: Results of an international clinical multicentre trial. Acta Neurol Belg 88:152–162

Wilder BJ, Karas BJ, Hammond EJ, Perchalski RJ (1983) Twice-daily dosing of valproate with divalproex. Clin Pharmacol Ther 34:501–504

Willmore LJ, Triggs WJ, Pellock JM (1991) Valproate toxicity: Risk-screening strategies. J Child Neurol 6:3–6

Yoshiyama Y, Nakano S, Ogawa N (1989) Chronopharmacokinetic study of valproic acid in man: Comparison of oral and rectal administration. J Clin Pharmacol 29:1048–1052

Yu H-Y (1984) Clinical implications of serum protein bonding in epileptic children during sodium valproate maintenance therapy. Ther Drug Monit 6:414–423

Zaccara G, Messori A, Moroni F (1988) Clinical pharmacokinetics of valproic acid – 1988. Drug Disposition 15:367–389

# 7 Pharmakokinetik einer neu entwickelten Retardform von Valproinsäure

J. M. Barré, Y. Berger

Zusammenfassung

Es werden Ergebnisse vergleichender pharmakokinetischer Studien nach Einmal- und Mehrfachgabe einer neu entwickelten Retardform von Valproinsäure und üblichen Ergenyl-Tabletten bei gesunden Probanden vorgestellt.
Die sich daraus ergebenden möglichen klinischen Vorteile der Retardform werden diskutiert.

1 Einleitung

Die Wirksamkeit von Natriumvalproinat und Valproinsäure in der Behandlung verschiedener Epilepsieformen ist gut belegt (Chadwick 1988). Um einen optimalen therapeutischen Index (Verhältnis der Wirksamkeit zu den Nebenwirkungen) zu erhalten, ist eine möglichst gleichbleibende Konzentration von Valproinsäure zwischen den Einnahmezeitpunkten erforderlich. Um dieses Ziel zu erreichen, ist eine zwei- bis dreimal tägliche Einnahme der bislang zur Verfügung stehenden Zubereitungsformen erforderlich.
Zur Verringerung der Zahl der täglichen Einnahmen, zur Verbesserung der Compliance der Patienten und zur Aufrechterhaltung der Plasmakonzentrationen in einem optimalen Bereich während 24 Stunden mit nur minimalen Fluktuationen wurde von der Firma Sanofi eine Retardform der Valproinsäure (LA 40220 SRF) entwickelt. In diesem Beitrag sollen die pharmakokinetischen Eigenschaften dieser neuen Retardform mit denen der in Frankreich und vielen anderen Ländern auf dem Markt befindlichen magensaftresistenten („entericcoated") Ergenyl-Tabletten verglichen werden.

2 Einmaldosisstudie

In dieser Studie wurden die pharmakokinetischen Eigenschaften und die relative Bioverfügbarkeit der neuen retardierten Form mit den üblichen Ergenyl-Tabletten bei drei verschiedenen Dosierungen verglichen.
Die Studie wurde mit 18 gesunden Probanden durchgeführt, die in drei Gruppen von jeweils sechs aufgeteilt wurden. Alle Gruppen erhielten beide Zubereitungsformen (LA 40220 SRF und Ergenyl), wobei jeweils eine Gruppe Einmaldosen von 0,5 g, 1 g und 2 g Natriumvalproinat einnahm. Die Medikamentengabe erfolgte in einem randomisierten Cross-over-Design mit einer Auswaschphase

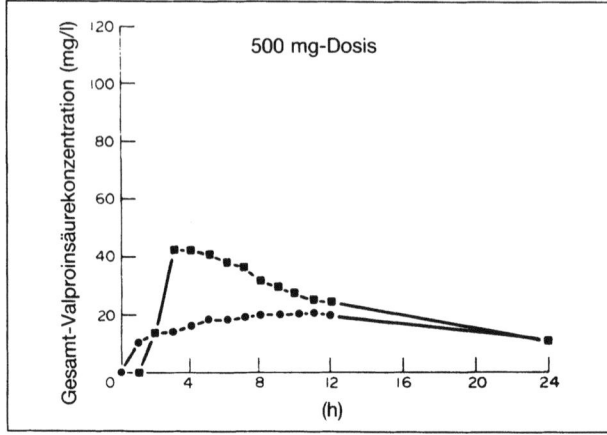

Abb. 1a. Mittelwerte der Plasmakonzentration von Gesamt-VPA nach Einmalgabe von 500 mg LA 40220 SRF (●) und magensaftresistentem Ergenyl (■).

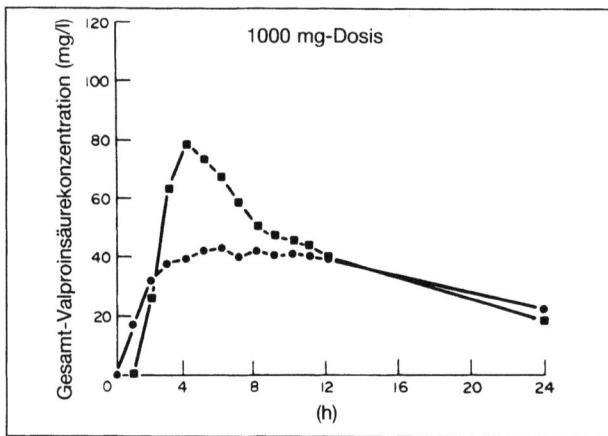

Abb. 1b. Mittelwerte der Plasmakonzentration von Gesamt-VPA nach Einmalgabe von 1000 mg LA 40220 SRF (●) und magensaftresistentem Ergenyl (■).

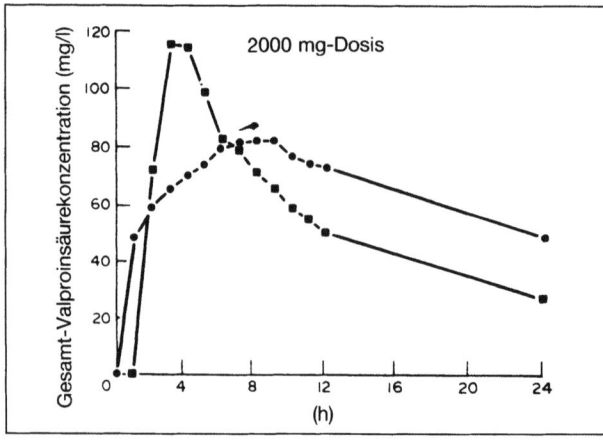

Abb. 1c. Mittelwerte der Plasmakonzentration von Gesamt-VPA nach Einmalgabe von 2000 mg LA 40220 SRF (●) und magensaftresistentem Ergenyl (■).

Tabelle 1. Pharmakokinetische Parameter nach Einmalgabe von drei verschiedenen Dosen (500, 1000 und 2000 mg) Ergenyl und LA 40220 SRF (ANOVA = Varianzanalyse, n.s. = nicht signifikant)

Dosis (mg)	500	T_{max} (h) 1000	2000
Ergenyl	4,3 ± 0,7	3,7 ± 0,4	3,2 ± 0,2
LA 40220 SRF	9,8 ± 0,7	8,0 ± 1,3	7,7 ± 0,4
Wilcoxon-Test	$p < 0{,}01$	$p < 0{,}01$	$p < 0{,}01$
Dosis (mg)	500	C_{max} (mg/l) 1000	2000
Ergenyl	45,2 ± 3,9	82,0 ± 4,4	124,8 ± 4,6
LA 40220 SRF	21,7 ± 1,7	50,3 ± 5,6	86,2 ± 4,1
ANOVA	$p < 0{,}005$	$p < 0{,}005$	$p < 0{,}005$
Dosis (mg)	500	$AUC_{0-\infty}$ (mg/l × h) 1000	2000
Ergenyl	788,4 ± 151,6	1283 ± 190	1784 ± 173
LA 40220 SRF	614,5 ± 67,7	1238 ± 205	2554 ± 328
ANOVA	n.s.	n.s.	$p < 0{,}005$

von einer Woche. Alle Probanden nahmen die Medikamente morgens auf nüchternen Magen ein und blieben auch für die nachfolgenden 4 Stunden nüchtern. Bis zu 72 Stunden nach der Medikamenteneinnahme wurden Blutentnahmen durchgeführt.

Die Gesamt- und die freien Konzentrationen von Valproinsäure wurden mit dem EMIT-System (homogener Enzym-Immunoassy; Syva Co., Palo Alto, USA) gemessen. Die freien Konzentrationen wurden im Ultrafiltrat nach Isolierung mit dem „EMIT Free Level"-System bestimmt.

Die pharmakokinetischen Profile für die verschiedenen Dosierungen sind in Abbildung 1 a-c vergleichend dargestellt, und die pharmakokinetischen Parameter sind in Tabelle 1 zusammengefasst. Die T_{max}-Werte für LA 40220 SRF waren mehr als doppelt so lang wie für Ergenyl. Auf der anderen Seite war C_{max} bei allen Dosierungen für LA 40220 SRF signifikant niedriger als für Ergenyl. Im Gegensatz zur Standardform wurde unter der Retardzubereitung auch keine zeitliche Verzögerung zwischen Einnahme und Nachweisbarkeit im Blut (sog. Lagtime) beobachtet. LA 40220 SRF zeigte ein proportionales Ansteigen der $AUC_{0-\infty}$ und der Plasmakonzentrationen mit steigender Dosierung, während dies bei der konventionellen Zubereitung nicht der Fall war (Abb. 2 a-c). Der Plasmakonzentrationsverlauf über die Zeit war unter LA 40220 SRF weitaus gleichmäßiger als unter Ergenyl. Außerdem kam es unter der Retardform nicht zu den sonst üblichen hohen Spitzenkonzentrationen an freier Valproinsäure (Abb. 3 a, b).

Insgesamt zeigte diese erste Studie, dass die Retardform LA 40220 SRF gegenüber der magensaftresistenten Dekapine-Zubereitung einige potentielle Vorteile aufweist, die im wesentlichen in einer zur Dosissteigerung proportional $AUC_{0-\infty}$-Zunahme für die Gesamtkonzentration, einem gleichmäßigeren Konzentrationsverlauf für die Gesamt- und freie Valproinsäure und einer Verringerung der initialen Spitzenkonzentrationen für freie Valproinsäure bestehen.

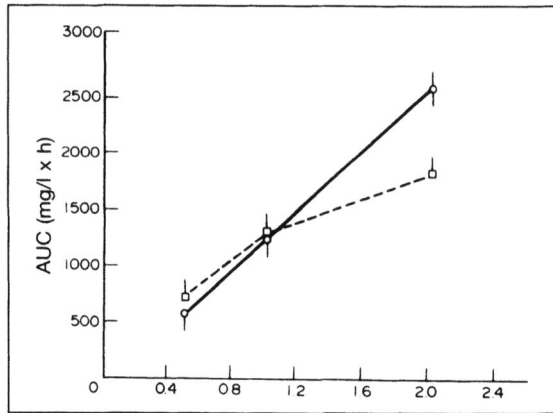

Abb. 2a. AUC („area under the curve") von der Gesamt-Valproinsäurekonzentration versus Dosis. LA 40220 SRF (○), magensaftresistentes Ergenyl (□).

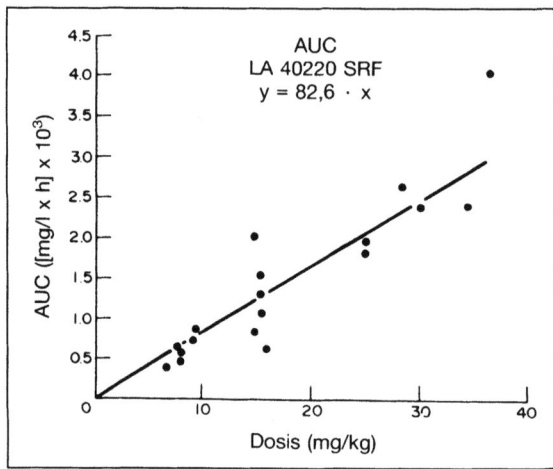

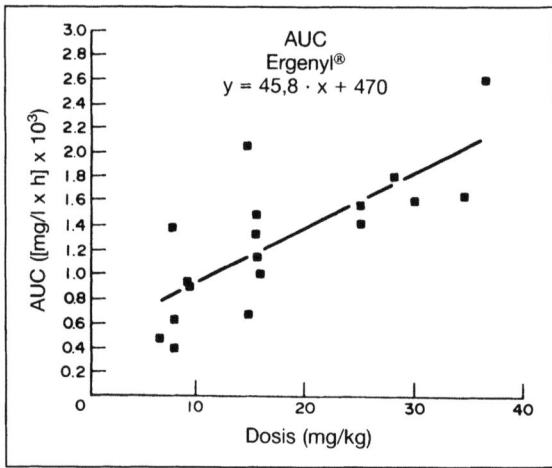

Abb. 2b. Zunahme der AUC in Abhängigkeit von der Dosis (in mg/kg) nach Gabe von LA 40220 SRF (●; oben) oder magensaftresistentem Ergenyl (■; unten).

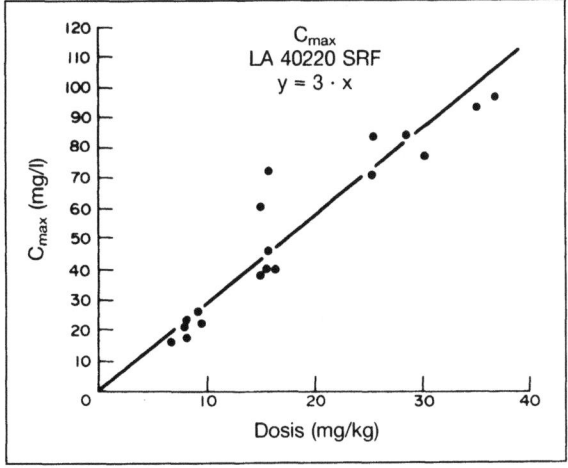
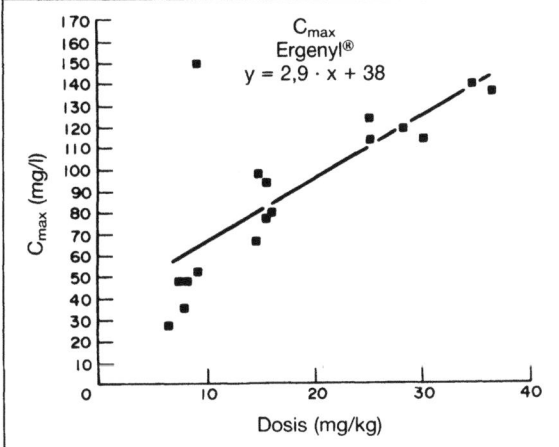

Abb. 2c. Zunahme von C_{max} in Abhängigkeit von der Dosis (in mg/kg) nach Gabe von LA 40220 SRF (●; oben) oder magensaftresistentem Ergenyl (■; unten).

3 Multiple Dosisstudien

Ergänzend wurde das pharmakokinetische Profil von Valproinsäure unter chronischer Einnahme von jeweils 2 × 0,5 g LA 40220 SRF und Ergenyl untersucht.

16 gesunde Probanden erhielten in einem Cross-over-Studiendesign über jeweils 8 Tage entweder LA 40220 oder Ergenyl (0,5 g morgens um 8 Uhr und abends um 20 Uhr). An den Tagen 7 und 8 wurden nach der morgendlichen Medikamenteneinnahme stündliche Blutentnahmen durchgeführt und die Valproinsäurespiegel mittels Gasflüssigkeitschromatographie und einem Flammenionisationsdektor bestimmt.

Der Zeitverlauf der Valproinsäurekonzentration nach Einnahme der beiden Zubereitungsformen an den Tagen 7 und 8 ist in Abbildung 4 dargestellt. Die sich aus dem 12-Stunden-Intervall (8 Uhr morgens bis 20 Uhr abends) errechnenden

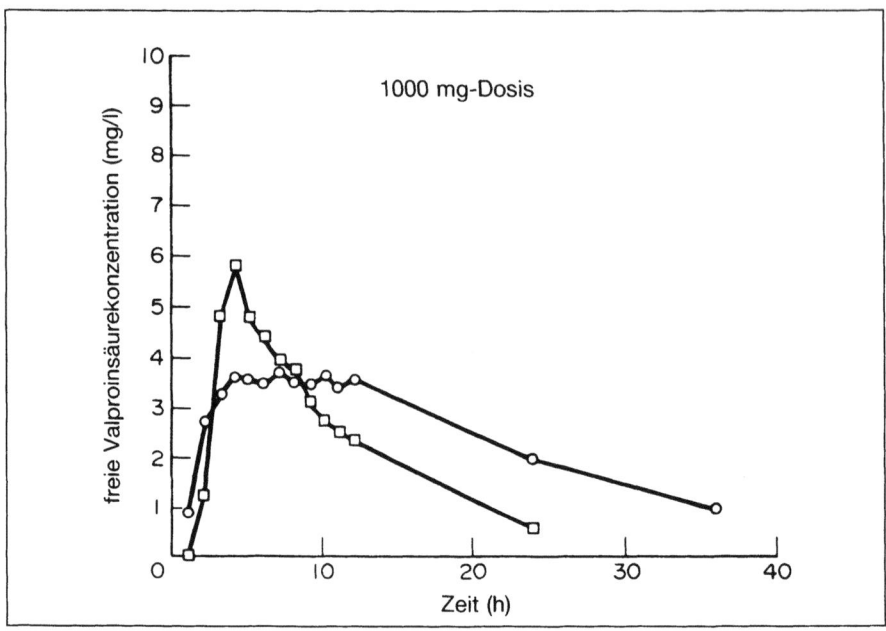

Abb. 3a. Zeitverlauf der freien Valproinsäurekonzentration nach Gabe von LA 40220 SRF (○) oder magensaftresistentem Ergenyl (□) in einer Einmaldosis von 1000 mg.

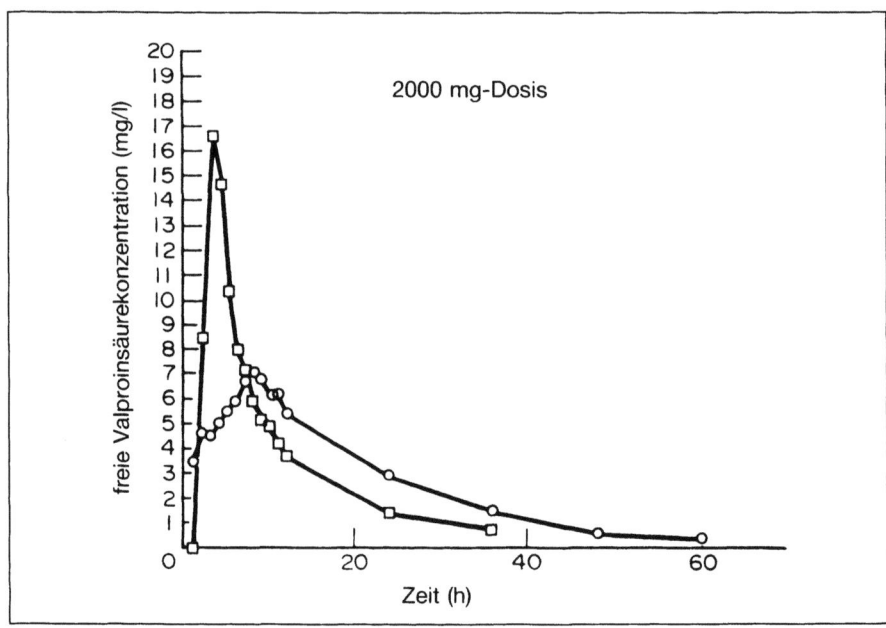

Abb. 3b. Zeitverlauf der freien Valproinsäurekonzentration nach Gabe von LA 40220 SRF (○) oder magensaftresistentem Ergenyl (□) in einer Einmaldosis von 2000 mg.

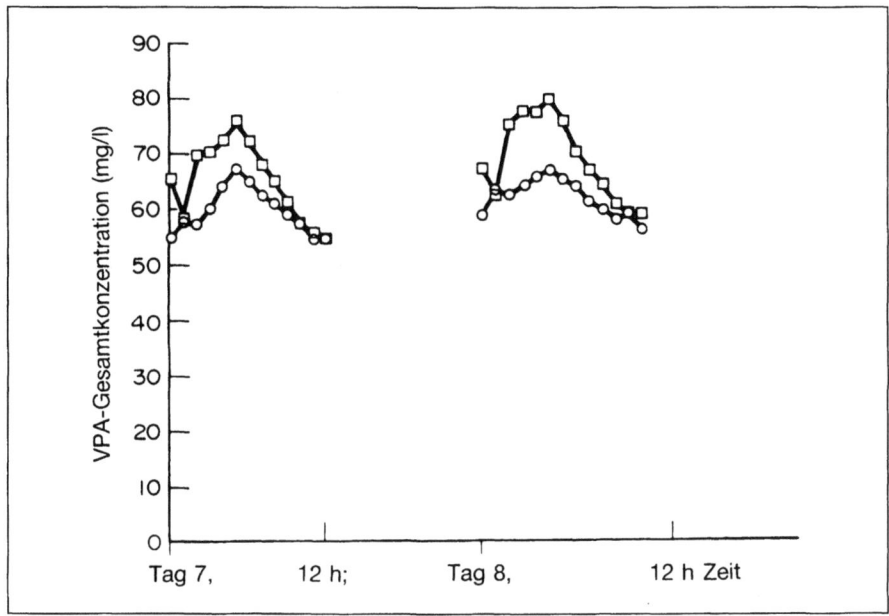

Abb. 4. Mittlere Gesamt-Valproinsäureplasmakonzentration an den Tagen 7 und 8 nach chronischer Gabe von jeweils zweimal täglich 0,5 g LA 40220 SRF (○) oder magensaftresistentem Ergenyl (□)

Tabelle 2. Pharmakokinetische Parameter von Valproinsäure unter Steady-state-Bedingungen nach 8tägiger Einnahme von 2 · 500 mg Ergenyl und LA 40220 SRF (ANOVA = Varianzanalyse, Css = Konzentration im Steady state, n.s. = nicht signifikant)

	Ergenyl	LA 40220 SRF	Statistische Signifikanz (ANOVA)
Css_{max} (mg/l)	88,2 ± 15,2	69,6 ± 12,8	$p < 0,001$
Css_{min} (mg/l)	56,7 ± 16,6	55,5 ± 12,4	n.s.
$Css_{max} - Css_{min}$ (mg/l)	31,4 ± 8,4	14,2 ± 6,4	$p < 0,001$
AUC (mg/l × 12 h)	832 ± 182	746 ± 162	$p < 0,01$

pharmakokinetischen Parameter sind in Tabelle 2 aufgeführt. Im Steady state war die Fluktuation der Valproinsäureplasmakonzentration unter der Einnahme von LA 40220 SRF nur etwa halb so groß wie unter Ergenyl. Nachdem die Nüchternkonzentrationen unverändert blieben, beruht diese Abnahme der Fluktuation ausschließlich auf einer Abnahme der maximalen Plasmaspiegel.

Zusätzlich lag die AUC für das 12-Stunden-Intervall von LA 40220 SRF leicht, aber statistisch signifikant ($p < 0,01$) unter derjenigen von Ergenyl. Die orale Bioverfügbarkeit von LA 40220 SRF ist im Vergleich zur konventionellen Zubereitung also leicht vermindert, was aber für eine Retardzubereitung akzeptabel ist.

In Anbetracht dieser Ergebnisse wurde eine zusätzliche Studie mit der Frage durchgeführt, wie sich der Verlauf der Valproinsäureplasmaspiegel nach einmal

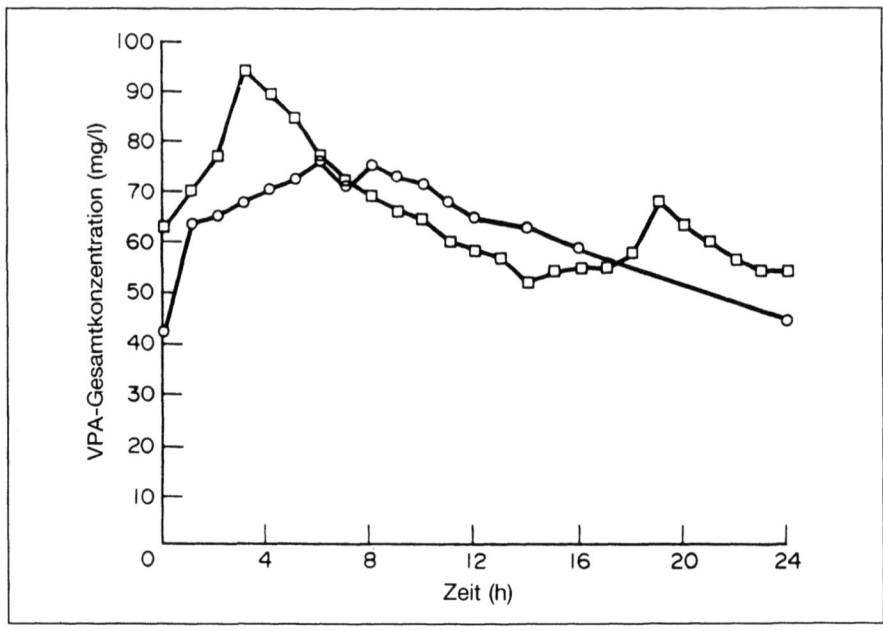

Abb. 5. Mittlere Gesamt-Valproinsäureplasmakonzentration am Tag 10 nach chronischer Gabe von entweder einmal täglich 1 g LA 40220 SRF (O) oder zweimal täglich 0,5 g magensaftresistentem Ergenyl (□).

täglicher Einnahme von 1 Gramm LA 40220 SRF im Vergleich zur zweimal täglicher Einnahme von jeweils einer 500-Milligramm-Tablette Ergenyl verhält.

Dazu erhielten 12 gesunde Probanden in einem Cross-over-Design über zehn Tage entweder morgens um 8 Uhr 1 g LA 40220 SRF oder morgens um 8 Uhr und abends um 20 Uhr jeweils 0,5 g Ergenyl. Am Tag 10 wurden die Plasmaspiegel der Valproinsäure mittels Gasflüssigkeitschromatographie bestimmt.

Die unter beiden Einnahmeschemata erhaltenen Verläufe der Plasmakonzentrationen sind in Abbildung 5 dargestellt. Die Werte in Tabelle 3 verdeutlichen,

Tabelle 3. Pharmakokinetische Parameter von Valproinsäure unter Steady-state-Bedingungen nach 10tägiger Einnahme von 2 · 500 mg Ergenyl und 1 · 1000 mg LA 40220 SRF (ANOVA = Varianzanalyse, Css = Konzentration im steady state, n.s. = nicht signifikant)

	Ergenyl	LA 40220 SRF	Statistische Signifikanz (ANOVA)
Css_{max} (mg/l)	95,2 ± 15,8	81,6 ± 15,8	$p < 0,005$
Css_{min} (mg/l)	54,3 ± 16	44,7 ± 9,6	$p = 0,05$
$Css_{max} - Css_{min}$ (mg/l)	40,9 ± 11,4	36,9 ± 13,7	n.s.
AUC (mg/l × 24 h)	1572 ± 285	1486 ± 249	n.s. Westlake-Konfidenz-Intervalle: 14 %

dass sowohl die maximalen Steady-state-Spiegel (Css_{max}) als auch die minimalen Spiegel (Css_{max}) für LA 40220 SRF statistisch signifikant ($p < 0{,}005$ bzw. $p = 0{,}05$) unter denjenigen für Ergenyl lagen während sich für die Fluktuation der Plasmaspiegel ($Css_{max} - Css_{min}$) und für die AUC über 24 h keine signifikanten Unterschiede ergaben.

4 Diskussion

Die LA 40220 SRF-Tabletten zeigten in den vorgestellten Studien ein pharmakokinetisches Verhalten, das den Anforderungen an ein Retardpräparat entspricht, wobei sich im Vergleich zur üblichen magensaftresistenten Zubereitung Ergenyl folgende Befunde ergaben:
- eine vergleichbare Bioverfügbarkeit unter Steady-state-Bedingungen einer chronischen Einnahme,
- keine lag time (Resorptionsverzögerung),
- eine 50 %ige Abnahme der Css_{max}/Css_{min}-Fluktuationen aufgrund einer niedrigen Css_{max} unter $2 \cdot 0{,}5$ g LA 40220 SRF im Vergleich zu $2 \cdot 0{,}5$ g Ergenyl,
- ähnliche Css_{max}/Css_{min}-Fluktuationen unter einmal täglicher Einnahme von 1 g LA 40220 SRF im Vergleich zu $2 \cdot 0{,}5$ g Ergenyl,
- über 24 h zwischen 40 und 80 mg/l variierende Plasmakonzentrationen unter einmal täglicher Einnahme von 1 g LA 40220 SRF im Steady state.

Die pharmakokinetischen Merkmale von LA 40220 SRF könnten sich unter folgenden Aspekten in der chronischen Langzeitbehandlung von Epilepsien als vorteilhaft erweisen:
- Möglichkeit der Einmalgabe bei häufigen Epilepsieformen mit dadurch verbesserter Compliance,
- einfachere Therapiesteuerung bei Dosisanpassungen aufgrund des proportionalen Dosiskonzentrationsverhältnisses,
- erhöhte Aussagekraft der Plasmaspiegelbestimmung aufgrund größerer Stabilität der Konzentrationen,
- verbesserte Verträglichkeit durch Wegfall der Konzentrationsspitzen für Gesamt- und freie Valproinsäure. Dadurch kann auch eine geringe Ausprägung dosisabhängiger Nebenwirkungen wie z.B. (Dreifuss u. Langer 1988) oder von durch Interaktionen mit anderen Antiepileptika wie z.B. Phenytonin hervorgerufenen Nebenwirkungen (Bourgeois 1988) erwartet werden.

Dieser Beitrag ist eine Übersetzung von:
Barré J, Berger Y (1989) Pharmacokinetics of a newly developed sustained release form of sodium valproate. In: Chadwick D (ed) Fourth International Symposium on Sodium Valproate and Epilepsy. Royal Society of Medicine Services Internal Congress and Symposium Series 152, Royal Society of Medicine Services, London, pp 178–184

Literatur

Bourgeois, BF (1988) Pharmacologic interactions between valproate and other drugs. Am J Med 84 (Suppl 1A):29-33

Chadwick D (1988) Comparison of monotherapy with valproate and other antiepileptic drugs in the treatment of seizure disorders. Am J Med 84 (Suppl 1A):3-6

Dreifuss FE, Langer DH (1988) Side effects of valproate. Am J Med 84 (Suppl 1A):34-41

8 Pharmakologische und klinische Vorteile retardierter Valproinsäure

A. Bergmann, G. Krämer

Zusammenfassung

Bei Medikamenten mit kurzen Halbwertzeiten ist die Entwicklung von Retardformen aus mehreren Gründen sinnvoll. Die folgende Übersicht zeigt die präklinischen und klinischen Untersuchungen für eine spezielle Retardform der Valproinsäure (valproic acid, VPA) auf welche die Vorteile gegenüber der nichtretardierten Form deutlich machen.

Es gibt mehrere Gründe retardierte Tabletten zu entwickeln, bzw. zu verwenden. Zuallererst ist dies sinnvoll bei Medikamenten mit kurzen Halbwertzeiten, die eine wiederholte Tagesdosierung bedingen. Darüber hinaus korreliert die pharmakologische und antikonvulsive Potenz zumeist besser mit der Blutkonzentration als mit der Dosierungsfrequenz. In punkto Patientenzufriedenheit ist es für Patienten mit chronischen Erkrankungen wie Epilepsie sicherlich angenehmer, zwischen einer Ein- oder Zweimaldosierung wählen zu können.
Im folgenden wird dargestellt ob diese Vorteile auch klinisch von Relevanz sind.

Halbwertszeiten von Antikonvulsiva (in Monotherapie)

- Lange Halbwertzeiten
    - Phenobarbital (Tage),
    - Primidon (10–22 h),
    - Lamotrigin (24–36 h),
    - Topiramat (20–30 h),
    - Phenytoin (13–30 h).
- Kurze Halbwertzeiten
    - Carbamazepin (8–14 h),
    - Valproinsäure (9–12 h),
    - Gabapentin (5–7 h),
    - Tiagabin (4–6 h),
    - Oxcarbacepin (ca. 8 h),
    - Levetiracetam (ca. 8 h).

Ideale Retardform

Die ideale Retardform sollte sowohl eine konstante Resorptionsrate über das gesamte Dosisintervall als auch wirksame Plasmaspiegel über die gesamte Zeit haben, darüber hinaus muss die Bioäquivalenz und therapeutische Äquivalenz zum Standardpräparat gegeben sein. Aus Patientensicht vorteilhaft sollte eine Einmal- oder Zweimaldosis pro Tag möglich sein.

Die folgenden pharmakologischen, präklinischen und klinischen Daten wurden fast ausschließlich mit Depakine (Ergenyl) chrono als retardiertem VPA erhoben.

Depakine (Ergenyl) chrono besteht aus einer Matrix, in der zwei Drittel Valproat (Salz) und ein Drittel VPA eingearbeitet sind. Die pharmakodynamisch wirksame Form ist in jedem Falle die Valproinsäure.

Nach Applikation der Tablette wird ein Sechstel des Valproats (Salz) im Magen resorbiert. Dies bewirkt die schnelle Absorption und Anflutzeit. Der Rest (fünf Sechstel) verbleibt weiter in der Matrix und wird erst im Duodenum resorbiert.

VPA wird als fettige Säure nicht im Magen, sondern ausschließlich im Duodenum langsam absorbiert. Aus diesem Grunde besteht bei Depakine (Ergenyl) chrono ein doppelter Retardeffekt, der zum einen durch die Matrix, zum anderen durch VPA, die als fettige Säure per se erst langsam im Dünndarm absorbiert wird.

Die pharmakogenetischen und pharmakodynamischen Eigenschaften wurden ausreichend durch die Arbeiten von Barre und Berger (1989) (S. 93) belegt, die an gesunden Freiwilligen multiple Dosis-Studien in Einmalgabe und im Steady-state Standard VPA versus retardiertes VPA untersucht haben.

Zusammenfassend zeigen die Daten sowohl eine schnelle Resorption als auch ein langsames Anfluten von VPA mit stabilen Plasmakonzentrationen über den gesamten Tag ohne wesentliche Plasmapeaks. Die area under the curve (AUC) ist bei gleicher Dosierung bei der Retardformulierung höher als im Standardpräparat, was möglicherweise für eine bessere Wirksamkeit verantwortlich sein kann.

Präklinische und klinische Daten

Nau konnte 1985 zeigen, dass ein einziger Plasmapeak über eine gewisse Konzentration hinaus bei der Maus in der sensiblen Periode z. B. des Neuralrohrschlusses zwischen dem 9. und 10. Tag eine Spina bifida auslösen kann (siehe auch S. 52). Ähnliche Untersuchungen wurden auch für die Exenzephalie durchgeführt. Er konnte damit eindeutig belegen, dass die Teratogenität keine Funktion der Gesamtkonzentration, sondern eine Funktion von Plasmaspitzenkonzentrationen ist. Vergleichbare Untersuchungen konnten aus ethischen Gründen bei Menschen natürlich nicht durchgeführt werden. Es gibt jedoch keinen plausiblen Grund, warum dies bei Primaten und nicht der Fall sein sollte. Die sensible Phase für die Entwicklung einer Spina bifida bei Menschen ist zwischen dem 24. und 25. Tag. Aus diesen Ergebnissen ist zu schließen, dass bereis einzelne Plasmaspitzenkonzentrationen, insbesondere bei Frauen im gebärfähigen Alter, unbedingt vermieden werden sollten.

Wieser konnte 1991 bei 13 Patienten, die einer epilepsiechirurgische Therapie zugeführt wurden, Studien zu Liquor- und Gewebekonzentrationen von VPA

Pharmakologische und klinische Vorteile retardierter Valproinsäure

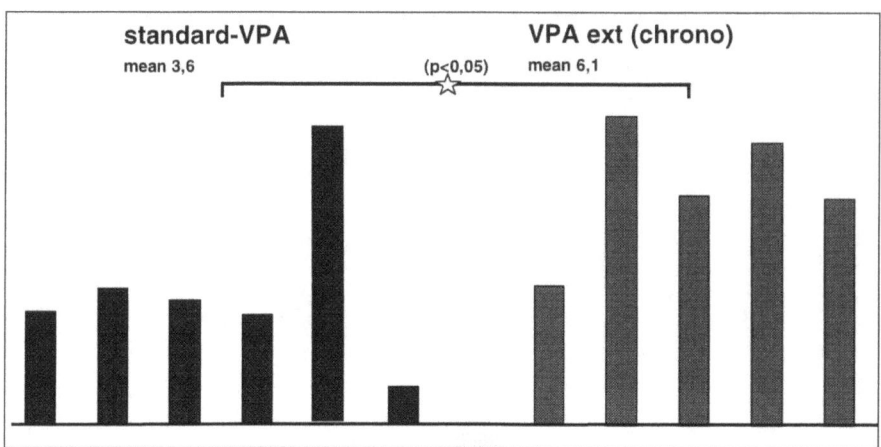

Abb. 1. VPA-concentrations CSF (μg/g). (Aus Wieser 1991)

durchführen (Abb. 1). Er verglich dabei 6 Patienten unter Standard-VPA mit 5 Patienten unter der Therapie mit Depakine chrono. Der Median des Plasamspiegels war bei allen Patienten 32,3 μg/g. In der Gruppe der Chrono-Patienten zeigten sich sowohl in der Liquorkonzentration als auch in der Gewebekonzentration im Hypokampus signifikant höhere Konzentrationen von VPA. Dies belegt, dass bei gleicher Dosierung die VPA-Konzentration im betroffenen Gewebe und Liquor höher ist als unter dem Standard-Präparat.

Ein weiterer praktischer klinischer Vorteil liegt in der valideren Beurteilung von Plasmaspiegel unter Valproat. Krämer u. Wad zeigten 1995 an 794 ambulanten Patienten und 457 stationären Patienten, bei denen sie bei gleicher Dosierung und zur gleichen Tageszeit zwei Serumkontrollen vornahm, einen Korrelationskoeffizenten für Standard-Valproat von 0,47 bei den ambulanten Patienten, bei den stationären Patienten von 0,54 (Abb. 2). Der ideale Wert wäre 1, was einen identischen Wert zu zwei verschiedenen Zeitpunkten darstellen würde. Unter der Chronoformulierung war ein Wert von 0,7 zu erreichen. Im Vergleich dazu: retardiertes Carbamazepin hat einen Wert von ungefähr 0,82. Aus dieser Untersuchung ergibt, dass man unter der Chronoformulierung validere Serumspiegel messen kann als mit Standard-VPA. Die Sinnhaftigkeit von Serumspiegel-Kontrollen soll hier nicht diskutiert werden – es gibt wenige eindeutig sinnvolle Indikationen. Bei diesen sollte man jedoch dann valide Werte erwarten können.

Royer-Morrot führte 1993 eine Untersuchung durch, in der geprüft wurde, ob die Einnahme von Depakine chrono nüchtern oder nicht nüchtern Unterschiede in der Resorption verursacht. An gesunden Freiwilligen mit 500 mg Einmaldosis zeigte sich kein Unterschied, also keine Abhängigkeit von der Nahrungseinnahme ist (Abb. 3).

Eine der häufigsten dosisabhängigen Nebenwirkungen von VPA ist der Tremor. Luef et al. (2002) konnten in einer Studie durch Umstellung von Standard-VPA auf retardiertes VPA diese Nebenwirkung positiv beeinflussen; die Beurteilung des Tremors erfolgte anhand einer klinischen Untersuchung, einer

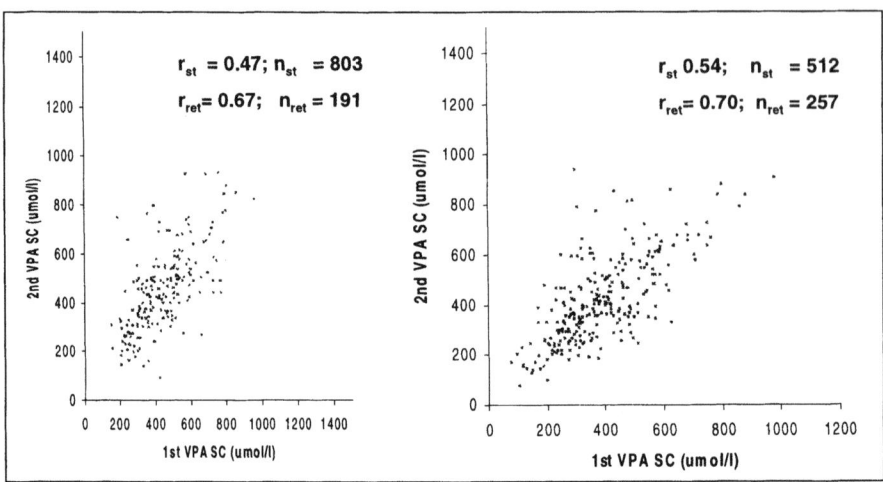

Abb. 2. Korrelation zwischen Dosis/Serumspiegel bei 794 ambulanten (links) und 457 stationären Patienten (rechts) unter konstanter Dosis von Standard-VPS (grau Pixel) und retardiertem VPA (dunkle Pixel). (Aus Krämer u. Wad 1995)

Videotremoranalyse und einer Schreibanalyse. Bei der Auswertung von bisher 12 Patienten zeigte sich, dass durch die Umstellung auf retardiertes VPA eine Verbesserung des Tremors erreicht werden konnte.

In einer Beobachtungsstudie mit 1.172 Patienten, wurden Patienten von Standard-VPA in Mono- oder Kombinationstherapie auf retardiertes VPA (Ergenyl chrono) umgestellt (Tabelle 1). Einige Patienten wurden auch in Initialtherapie mit retardiertem VPA behandelt (Bergmann et al. 1999). Die Studie wurde 1995 bis 1997 durchgeführt. Die Beobachtungsdauer war im Durchschnitt drei Monate. 684 Patienten wurden von Standard-VPA auf Ergenyl chrono umgestellt, 280 Patienten von anderen Antikonvulsiva auf Ergenyl chrono, 108 Patienten wurden mit einer Initialmonotherapie mit Ergenyl chrono behandelt, 100 Patienten in

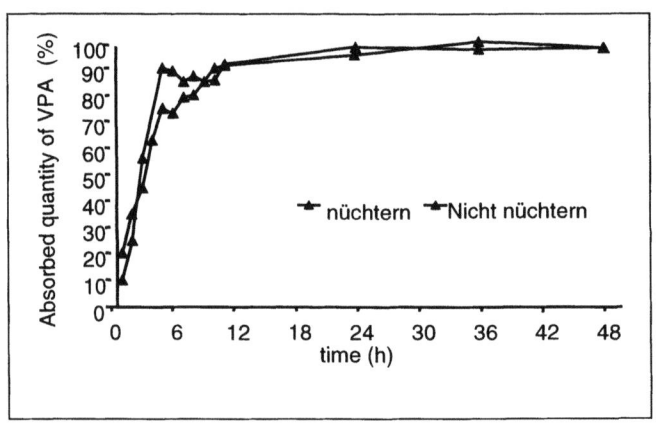

Abb. 3. Einfluss von Nahrungsmittelaufnahme. (Aus Royer-Morrot et al. 1993)

Tabelle 1. Dosisvergleich vor/nach Umstellung (mg). (Aus Bergmann et al. 1999)

Dosos VPA (mg)	Fokale Anfälle		Generalisierte Anfälle	
	Vor Umstellung	Nach Umstellung	Vor Umstellung	Nach Umstellung
n (Pat)	179	179	415	415
median	1200	1200	1000	1000
maximum	3000	3300	3600	5000
mean	1249,6	1285,5	1092,4	1084,9
mimimum	300	300	50	300

Kombinationstherapie. Ungefähr 2/3 hatten generalisierte Anfälle, 1/3 partielle Anfälle.

Betrachtet man die Dosis der von Standardvalproat auf Ergenyl chrono umgestellten Patienten bei fokalen Anfällen zeigt sich ein Mittelwert vor der Umstellung von 1.250 mg pro Tag, nach der Umstellung von 1285 mg pro Tag. Bei den generalisierten Anfällen vor der Umstellung 1092 mg, nach der Umstellung 1.085 mg. Bei den fokalen Anfällen war die Dosis vor und danach ca. 20% höher als bei den generalisierten Anfällen. Ähnliche Unterschiede in der Dosierung bei fokalen Anfällen zur Erreichung wirksamer Dosen wurden durch andere Studien z. B. Mattson et al. (1992) und Heller et al. (1996) bestätigt.

Vergleicht man die Anfallsfrequenz nach Umstellung von einem Standardvalproat auf Ergenyl chrono, zeigt sich dass durch diese Umstellung bei 44% der Patienten eine Verbesserung erreicht werden konnte, bei der Umstellung von einer Monocarbamazepintherapie 81%, bei der Umstellung einer Monophenytointherapie 71%, bei der Umstellung von anderen Antikonvulsiva in 74% eine Anfallsverbesserung erreicht werden konnte. Eine Anfallsverschlechterung zeigte sich lediglich in ein bis zwei Prozent der Patienten.

Die Verträglichkeit war in allen Subgruppen sehr gut bis exzellent. Eine Minderung der Verträglichkeit in ein bis drei Prozent.

Bei einer Subgruppenanalyse der Serumspiegel bei 1:1 Umstellung (z. B. 1 g Standardvalproat auf 1 g Ergenyl chono), zeigt sich in Bezug auf die Anfallsfrequenz folgendes Bild (Tabelle 2).

Tabelle 2. Korrelation Serumspiegel/Anfallsfrequenz nach einer 1:1-Umstellung von Standard-VPA auf retardiertes VPA. (Aus Bergmann et al. 1999)

Veränderung des Serumspiegels	↓		+/− 10%		↑	
	n	%	n	%	n	%
	223	100	9	100	323	100
Anfallsfrequenz ↓	64	28,7	5	55,6	168	52,0
↔	139	62,3	4	44,4	138	42,7
↑	6	2,7	0	0	2	0,6

Bei 223 Patienten kam es nach der 1:1 Umstellung zu einer über 10% hinausgehenden Verminderung des Serumspiegels. Trotz dieser Verminderung kam es bei 28,7% der Patienten zu einer Verbesserung der Anfallsfrequenz, nur 2,7% berichteten über eine Verschlechterung. Bei dem größeren Teil der Patienten (n = 323) kam es bei der 1:1 Umstellung zu einer über 10%igen Erhöhung des Serumspiegels und in dieser Gruppe bei 52% zu einer Verbesserung der Anfallsfrequenz, 0,6% berichteten über eine Verschlechterung.

Despland (1994) zeigte bei 113 erwachsenen Patienten mit generalisierten und fokalen Anfällen nach Umstellung von Standardvalproat, Phenytoin, Carbamazepin, Phenobarbital auf Depakine chrono Ergebnisse die o. g. Studie bestätigt. An Kindern konnte dies von Brouwer et al.1992 gezeigt werden.

In einer tierexperimentellen Arbeit von Löscher et al. (1995) konnte gezeigt werden, dass die Anfallskontrolle bei Simulation eines retardierten Valproats (konstantes Anfluten durch einen Jugulariskatheter) die Wirksamkeit mindestens ebenso gut ist wie bei Tieren die mit Standard-VPA behandelt wurden. Die Nebenwirkungen traten aber unter Standard-VPA signifikant häufiger auf.

Zusammenfassend ergeben sich aus der pharmakologischen, präklinischen und klinischen Datenlage folgende Pluspunkte für die retardierte Form der Valproinsäure:
- weniger serumspitzenkonzentrationsbedingte Nebenwirkungen wie Teratogenität und Tremor,
- wirksame VPA-Konzentrationen im Liquor und Hirngewebe,
- valide VPA-Serumspiegelbestimmung,
- bessere oder mindestens gleich gute Anfallskontrolle,
- bessere Kompliance durch die mögliche Einmal- oder Zweimalgabe.

Literatur

Barré JM, Berger Y (2002) Pharmakokinetik einer neu entwickelten Retardform von Valproinsäure. In: Krämer G, Walden J (Hrsg.) Valproinsäure, 2. Auflage, Springer, Berlin Heidelberg New York Tokyo, S 93-102

Bergmann A, Schmid D, Hutt HJ, Elger CE (1999) Epilepsietherapie mit retardierter Valproinsäure - Erfahrungen mit 1172 Patienten. Akt Neurol 26: 121-126

Despland PA (1994) A retrospective study of 113 epileptic patients treated with sustained-release valproate (abstract). Epilepsia 35 (Suppl): 99-100

Heller AJ, Chesterman P, Elwes RDC et al. (1996) Phenobarbitone, phenytoin, carbamazepine, or sodium valproate for newly diagnosed adult epilepsy: A randomised comparative monotherapy trial. J Neurol Neurosurg Psychiatry 58: 44-50

Krämer G, Wad N (1995) Konstanz der Serumkonzentration von Antiepileptika bei langfristigen Kontrollen. Epilepsie-Blätter 8, Suppl 1: 16

Löscher W, Hönak D (1995) Comparison of anticonvulsant efficacy of VPA during prolonged treatment with one and three daily doses or continuous („controlled release") administration, Epilepsia 36: 929-937

Luef et al. (2002) (in preparation)

Mattson RH, Cramer JA, Collins JF and the Department of Veterans Affairs Epilepsy Cooperative Study No. 264 Group (1992) A comparison of valproate and carbamazepine for the treatment of complex partial seizures and secondarily generalized tonic-clonic seizures in adults. N Engl J Med 327: 765-771

Nau H (1985) Teratogenic valproic acid comcentrations: Infusion ba implanted minipumps vs. conventional injection regimen in the mouse. Toxicol Appl Pharmacol 80: 243–250

Royer-Morrot MJ, Zhiri A, Jacob F et al. (1993) Influence of food intake on the pharmacolcinetics of a sustained release formulation of sodium valproate. Biopharm Drug Dis 14: 511–518

Wieser HG (1991) Comparison of valproate concentrations in human plasma, CSF and brain tissue after administration of different formulations of valproate or valpromide. Epilepsy Res 9: 154–159

9 Medikamentöse Interaktionen von und mit Valproinsäure

B. RAMBECK, G. KRÄMER

Zusammenfassung

Antiepileptika unterliegen einer großen Zahl von pharmakokinetischen und pharmakodynamischen Interaktionen. Einige davon sind von beträchtlicher klinischer Relevanz, andere treten nur selten auf oder sind zwar statistisch signifikant, aber nur von untergeordneter Bedeutung. Im folgenden Beitrag werden die Interaktionen von und mit Valproinsäure (valproic acid, VPA) betrachtet.

Die wichtigsten Wechselwirkungen von VPA betreffen die Antiepileptika Carbamazepin (CBZ), Phenytoin (PHT), Phenobarbital (PB), Lamotrigin (LTG) und Felbamat (FBM). Valproinsäure senkt die Konzentration von CBZ und hebt die Konzentration seines Metaboliten CBZ-Epoxid an; dadurch kann es zu Nebenwirkungen kommen. Weiter verdrängt VPA PHT aus der Proteinbindung, wobei die Gesamtkonzentration von PHT fällt, die freie Konzentration aber geringfügig ansteigt. Schließlich hebt VPA die Konzentration von PB deutlich an. Wichtig ist auch die beträchtliche Erhöhung der LTG-Konzentration durch VPA. Andererseits senken PHT, PB, CBZ und Ethosuximid (ESM) die Konzentration der VPA und können damit zu einer Wirkungsminderung führen. Im Gegensatz dazu hebt FBM die Valproinsäurekonzentration an, so dass oft eine Reduzierung der VPA-Dosis sinnvoll erscheint.

1 Wirkung von Valproinsäure auf andere Antiepileptika

1.1 Einfluss von Valproinsäure auf Carbamazepin

Über den pharmakokinetischen Einfluss von VPA auf CBZ selbst liegen widersprüchliche Befunde vor. Überwiegend wurden erniedrigte CBZ-Spiegel gefunden (Wilder et al. 1978; Levy et al. 1984). In Übereinstimmung mit diesen Untersuchungen fanden wir (Rambeck et al. 1987) in einer Studie mit insgesamt 609 Epilepsiepatienten, dass VPA den CBZ-Spiegel um durchschnittlich 17 % verringert, während andere Antiepileptika einen wesentlich stärkeren Einfluss auf CBZ ausüben. So wird die CBZ-Konzentration durch PHT im Schnitt um 41 % und durch PB um 34 % reduziert.

Einen bedeutsameren Einfluss übt VPA auf die Konzentration von CBZ-10,11-Epoxid aus. Bekanntlich wird CBZ zum Epoxid und dann zum Diol verstoffwechselt (Faigle u. Feldmann 1982). Abbildung 1 zeigt die Formeln und mögliche Interaktionen mit dem Metabolismus. Während das Diol physiologisch inaktiv zu sein scheint, wird dem Epoxid eine antikonvulsive Wirkung, aber auch eine

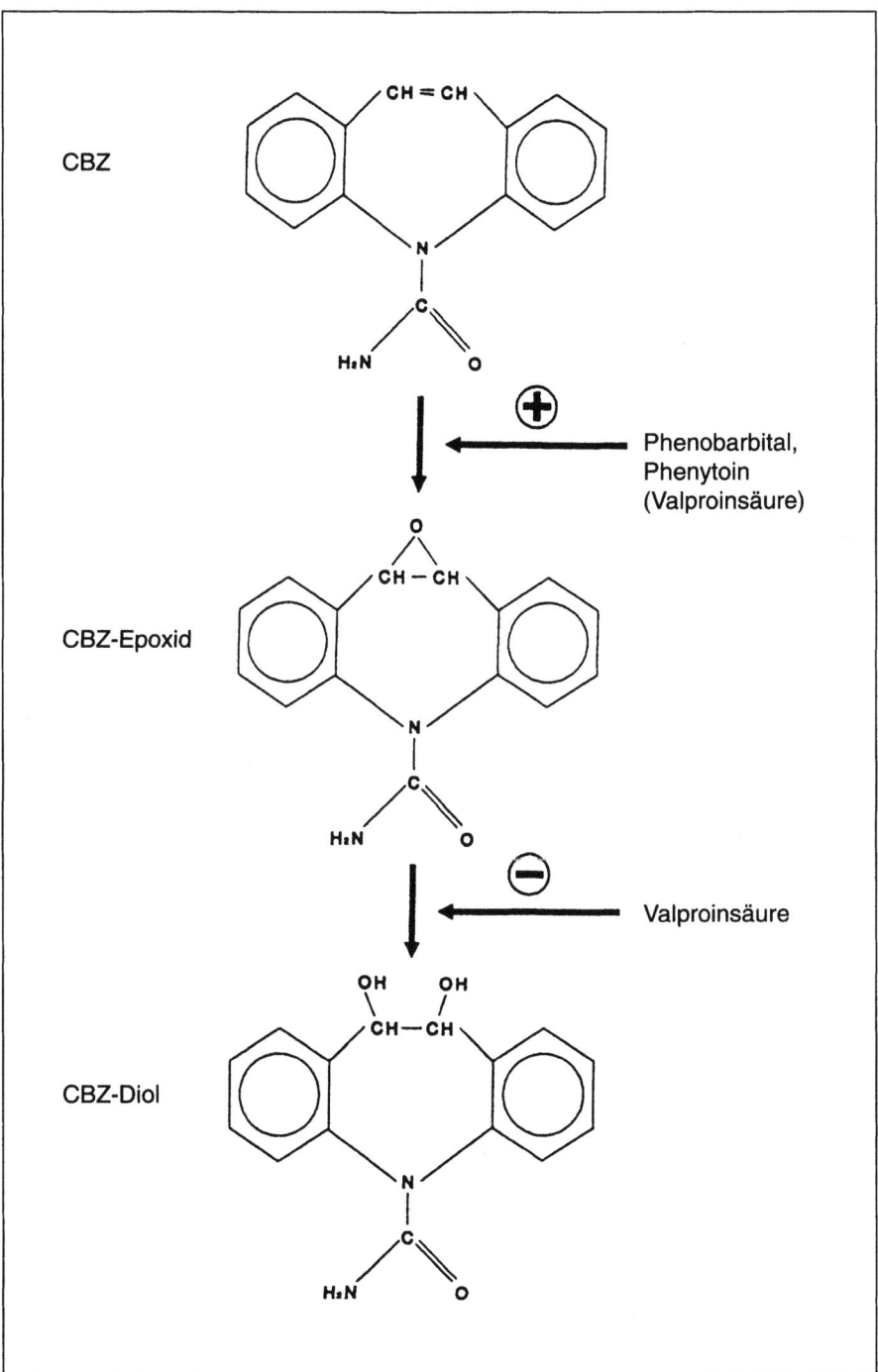

Abb. 1. Metabolismus von Carbamazepin

Beteiligung an den Nebenwirkungen der CBZ-Therapie zugesprochen. In der bereits erwähnten Studie (Rambeck et al. 1987) wurde in Übereinstimmung mit älteren Arbeiten (McKauge et al. 1981; Schoeman et al. 1984) festgestellt, dass VPA den Epoxidspiegel im Vergleich zu Patienten mit CBZ-Monotherapie um durchschnittlich 45% anhebt. Entsprechend sank das CBZ:Epoxid-Verhältnis, das unter Monotherapie bei 7:1 lag, in Gegenwart von VPA auf 4:1. Ursache des Anstiegs der Epoxidkonzentration dürfte eine Hemmung der Epoxidmetabolisierung sein, wie sie übrigens auch unter Gabe des VPA-Derivates Valpromid von Meijer et al. (1984) berichtet wurde.

In einer anderen Studie (Rambeck et al. 1990) konnte gezeigt werden, dass dieser Einfluss von VPA auf den CBZ-Stoffwechsel von hoher klinischer Relevanz sein kann. Bei insgesamt 14 Kindern und Jugendlichen, bei denen CBZ zusätzlich zu einer VPA-Basistherapie aufgebaut wurde, kam es zu unerwartet hohen Epoxidkonzentrationen mit Spitzen bis 13 µg/ml. Diese Konzentrationen waren mit massiven Nebenwirkungen, vor allem Erbrechen und Müdigkeit, verbunden. Die CBZ-Konzentrationen selbst lagen im therapeutischen Bereich. Diese sehr hohen Epoxidkonzentrationen können vermieden werden, wenn die in Kombination mit VPA gegebene CBZ-Dosis zu Beginn der CBZ-Therapie langsam gesteigert wird. Die Studie zeigte aber weiter, dass hohe Epoxidkonzentrationen von 4–8 µg/ml und entsprechende Nebenwirkungen auch unter Steady-State-Bedingungen einer CBZ-VPA-Kombinationstherapie auftreten können. Wegen der erhöhten Epoxidwerte unter VPA-Kombinationstherapie erscheint es wichtig, nicht nur die CBZ, sondern auch die Epoxidspiegel regelmäßig zu bestimmen.

VPA verdrängt übrigens sowohl CBZ als auch das Epoxid partiell aus der Proteinbindung, klinisch spielt dies jedoch kaum eine Rolle.

1.2 Einfluss von Valproinsäure auf Phenytoin

Der Einfluss von VPA auf PHT erscheint widersprüchlich (Rambeck et al. 1979). In Literaturstudien wird über unveränderte (Richens et al. 1975; Lehtovaara et al. 1978), dauernd erhöhte (Johannessen 1977), vorübergehend erhöhte (Windorfer u. Sauer 1977) oder erniedrigte (Gram et al. 1977; Wilder et al. 1978; Mattson et al. 1978) PHT-Spiegel berichtet. Der Grund liegt darin, dass VPA PHT aus der Eiweißbindung verdrägen kann. Während unter PHT-Monotherapie PHT zu etwa 10% frei, also nicht an Serumproteine gebunden, vorliegt, kann sich in Gegenwart von steigenden VPA-Konzentrationen der freie Anteil bis auf 20% erhöhen (Mattson et al. 1978). Damit stellt sich aber auch wieder ein neues Gleichgewicht ein, bei dem wegen vermehrter Metabolisierung die freie Konzentration wieder auf vorhergehende Werte zurückgeht, die Gesamtkonzentration jedoch niedriger als vor der VPA-Zusatztherapie liegt. Auf der Datenbasis von 120 PHT-Patienten mit und ohne VPA-Komedikation wurde von uns ein Nomogramm entwickelt, mit dem die freie PHT-Konzentration bei bekannter PHT-Gesamtkonzentration und bekannter VPA-Konzentration zuverlässig geschätzt werden kann (May et al. 1991).

In diesem Zusammenhang muss übrigens berücksichtigt werden, dass sich wegen der Möglichkeit stark schwankender VPA-Konzentrationen im Tagesver-

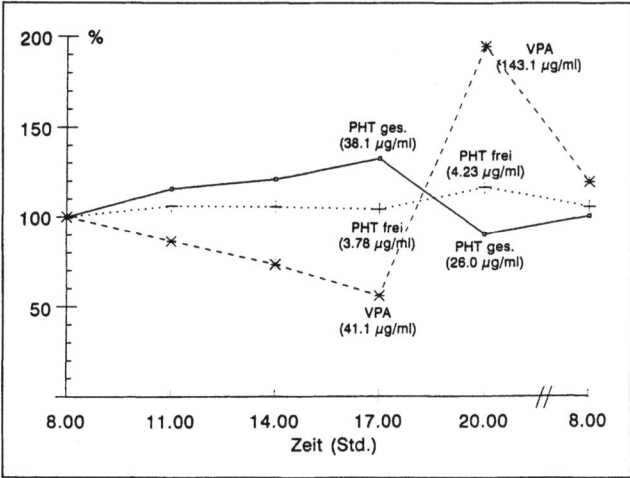

Abb. 2. Tagesprofile der gesamten und freien Phenytoinkonzentration sowie der Valproinsäurekonzentration des Patienten P.H. (Morgenkonzentration = 100 %). Valproinsäuredosis: 8 h 1.000 mg, 12 h 1.000 mg, 20 h 1.000 mg. Phenytoindosis: 8 h 125 mg, 20 h 200 mg

lauf auch die Gesamtkonzentration des PHT im Tagesverlauf beträchtlich ändern kann (May u. Rambeck 1990). Ein Beispiel zeigt Abbildung 2. Der starke Anstieg der VPA von 41 auf 143 µg/ml zwischen 17 und 20 Uhr hat einen Rückgang der Gesamt-PHT-Konzentration von 38 auf 26 µg/ml zur Folge, wobei sich die ungebundene PHT-Konzentration nur geringfügig von 3,8 auf 4,2 µg/ml erhöht.

1.3 Einfluss von Valproinsäure auf Phenobarbital

Die Serumkonzentration von PB steigt unter VPA-Komedikation im Schnitt um etwa die Hälfte an (Rambeck et al. 1979). Als Ursache dürfte eine Bindung von VPA an Lebermikrosomen in Frage kommen, wodurch PB nur mehr verlangsamt metabolisiert wird.

1.4 Einfluss von Valproinsäure auf Primidon

Es wird berichtet, dass die Konzentration von Primidon (PRM) unter einer VPA-Komedikation ansteigen können, wobei sich der innerhalb weniger Tage eintretende Effekt aber bei den meisten Patienten nach 1-3 Monaten wieder zurückbildet (Windorfer u. Sauer 1977). Wichtiger erscheint aber, dass VPA die Konzentration des als Metabolit von PRM auftretenden PB anhebt. Der Anstieg liegt mit 40% in der gleichen Größenordnung wie der Anstieg bei unmittelbarer PB-Therapie (Rambeck et al. 1979).

Was die weiteren klassischen Antiepileptika betrifft, so scheint VPA nur einen mäßigen und nicht einheitlichen Einfluss auf ESM zu haben, während es das zu 95% an Proteine gebundene Diazepam kompetitiv aus seiner Bindung verdrängen kann (Dhillon u. Richens 1981) und damit zu einer verstärkten klinischen Wirkung führt. In diesem Zusammenhang soll noch darauf hingewiesen werden, dass VPA auch verschiedene andere Benzodiazepine wie z. B. Midazolam (Calvo et al. 1988) aus ihrer Proteinbindung verdrängen und dadurch Nebenwirkungen bewirken kann.

1.5 Einfluss von Valproinsäure auf Lamotrigin

Während enzyminduzierende Antiepileptika wie PB, PRM und CBZ die Konzentration von LTG deutlich reduzieren, inhibiert VPA den LTG-Stoffwechsel. Die Halbwertzeit von LTG wird durch VPA von 24-36 h auf bis zu 60 h verlängt (s. Rambeck und Wolf 1993). Dies führt in der Regel zu einem beträchtlichen Anstieg der LTG-Konzentrationen (Yuen et al. 1992; May et al. 1996). Abbildung 3 zeigt den Einfluss verschiedener Komedikamente und ihrer Kombinationen auf das Spiegel-Dosis-Verhältnis von LTG. Obwohl die klinische Relevanz des Anstiegs der LTG-Konzentration unter VPA bislang nicht eindeutig geklärt ist, werden als Konsequenz dieser Interaktion für LTG in Gegenwart von VPA niedrigere Dosierungen empfohlen als in Monotherapie oder in Gegenwart von enzyminduzierenden Medikamenten.

Neben dem pharmakokinetischen Einfluss der VPA auf den LTG-Stoffwechsel werden auch pharmadynamische Interaktionen zwischen den beiden Substanzen diskutiert. So wurde über günstige Effekte bei Patienten mit therapieresi-

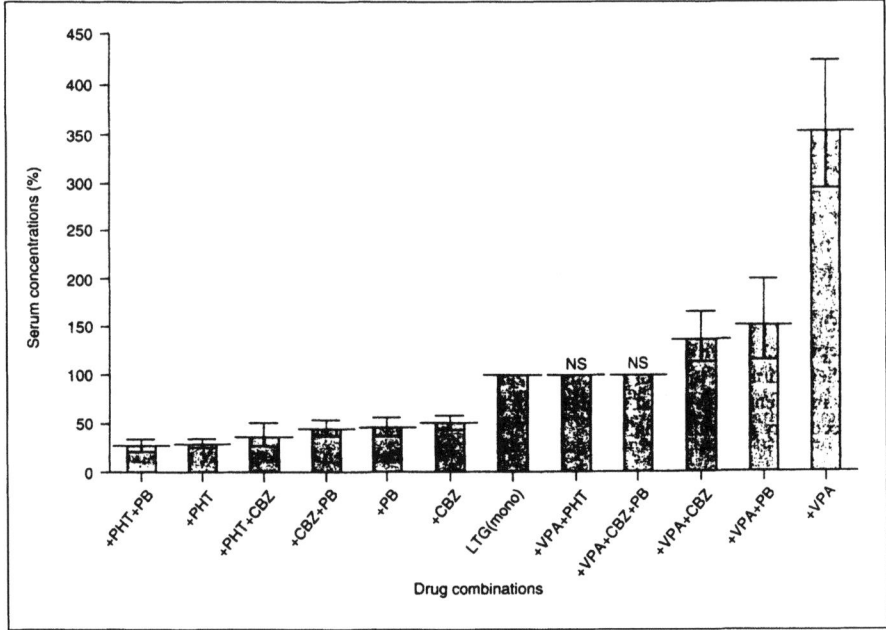

Abb. 3. Einfluss von Phenytoin (PHT), Phenobarbital (PB), Carbamazepin (CBZ), Valproinsäure (VPA) und ihrer Kombinationen auf das Verhältnis von Serumkonzentration zu Dosis von Lamotrigin (LTG), ausgedrückt als prozentualer Wert der LTG-Monotherapie (100%).

stenten Absencen bzw. mit fokalen Anfällen berichtet, die auf VPA oder LTG allein, auch bei höheren Dosierungen, nicht reagierten (Panayiotopoulos et al. 1993; Pisani et al. 1993). Andererseits kann die Kombination von VPA mit LTG zum Auftreten von sehr störendem Tremor führen (Reutens at al. 1993). Auch dies wird von den Autoren auf eine pharmakodynamische Interaktion zurückgeführt, da Nebenwirkungen dieser Art bei anderen Patienten mit vergleichbar hohen LTG- oder VPA-Konzentrationen von ihnen nicht gesehen wurden.

1.6 Einfluss von Valproinsäure auf sonstige neue Antiepileptika

Soweit bekannt beeinflusst VPA die Serumkonzentrationen der sonstigen in den letzten Jahren auf den Markt gekommenen neuen Antiepileptika wie Vigabatrin, Gabapentin, Oxcarbazepin, Felbamat, Topiramat und Tiagabin nicht.

2 Wirkung von anderen Antiepileptika auf Valproinsäure

2.1 Einfluss von Phenytoin auf Valproinsäure

Bei zusätzlicher PHT-Einnahme fallen die VPA-Serumspiegel deutlich ab (Sackellares et al.1981). In einer Studie mit insgesamt 259 Patienten (May u. Rambeck 1985) konnte gezeigt werden, dass Patienten mit PHT-VPA-Kombinationstherapie etwa 50% niedrigere VPA-Konzentrationen aufwiesen als Patienten unter VPA-Monotherapie. Der Grund liegt in einer Induktion der VPA-metabolisierenden Leberenzyme.

Eine Verdrängung von VPA aus seiner Serumeiweißbindung durch PHT dürfte dabei keine nennenswerte Rolle spielen, da die dazu nötigen PHT-Serumkonzentrationen im hochtoxischen Bereich liegen würden.

2.2 Einfluss von Phenobarbital auf Valproinsäure

Auch unter zusätzlicher PB-Gabe fallen die VPA-Serumspiegel deutlich ab. In der bereits erwähnten Studie (May u. Rambeck 1985) hatten Patienten mit PB-VPA-Kombination um 24% niedrigere VPA-Serumkonzentrationen als VPA-Monotherapie-Patienten. Enzyminduktion durch PB dürfte die Ursache dafür sein. Einen vergleichbaren Effekt hat auch eine PRM-Therapie, wobei unklar ist, wieweit PRM selbst und/oder sein Metabolit PB vorrangig beteiligt ist.

2.3 Einfluss von Carbamazepin auf Valproinsäure

In Übereinstimmung mit anderen Untersuchungen (Sackellares et al. 1981) reduzierte CBZ in unserer Studie (May u. Rambeck 1985) die mittlere VPA-Konzentration um 34%. Auch hier dürfte Enzyminduktion in der Leber als Ursache in Frage kommen. Unsere Untersuchung zeigte weiterhin, dass Kombinationen von VPA mit mehreren gleichzeitig gegebenen Antiepileptika die VPA-Konzentration noch weiter erniedrigen können. Unsere Erfahrungen haben gezeigt, dass es in Gegenwart von Komedikamenten wie PHT, PB oder CBZ auch mit relativ hohen VPA-Dosierungen praktisch nicht möglich ist, VPA-Konzentrationen über 100 µg/ml zu erreichen. Umgekehrt haben wir in einer Reihe von Fällen einen massiven Anstieg der VPA-Konzentration auf Morgenwerte über 150 µg/ml gesehen, wenn die Komedikation abgesetzt wurde.

Zum Schluss soll darauf hingewiesen werden, dass es sicher noch weitere seltenere Interaktionen mit VPA gibt. So scheint z. B. das Malariamittel Mefloquin den VPA-Abbau massiv zu induzieren, wodurch mindestens in einem dokumentierten Fall nach längerer Anfallsfreiheit erneut Anfälle auftraten (Besser u. Krämer 1991). Weiterhin kann Acetylsalicylsäure die VPA partiell aus der Proteinbindung verdrängen und bedingt durch eine erhöhte frei VPA-Konzentration zu Nebenwirkungen führen (Goulden et al. 1987).

2.4 Einfluss von Ethosuximid auf Valproinsäure

In einer neueren Studie wurde gezeigt, dass ESM bei Kindern die VPA-Konzentration im Serum um etwa ein Drittel erniedrigt (Sälke-Kellermann et al. 1997).

2.5 Einfluss von Felbamat auf Valproinsäure

Sowohl bei gesunden Freiwilligen (Hooper et al. 1996) als auch bei Epilepsiepatienten (Wagner et al. 1994) konnte nachgewiesen werden, dass FBM die VPA-Konzentration deutlich anhebt. Als Mechanismus wird eine Inhibierung der β-Oxidation des VPA-Stoffwechsels diskutiert. Weiter verdrängt FBM VPA aus der Eiweißbindung, dies dürfte jedoch im Vergleich zu der vorher genannten pharmakokinetischen Interaktion zu vernachlässigen sein (Dickinson et al. 1995).

2.6 Einfluss von sonstigen neuen AED auf Valproinsäure

Die sonstigen in den letzten Jahren zugelassenen Antiepileptika scheinen nur einen zu vernachlässigenden oder gar keinen Einfluss auf VPA zu haben. Auch das erst seit kurzer Zeit auf dem europäischen Markt zur Verfügung stehende Topiramat beeinträchtigt den VPA-Stoffwechsel nur geringfügig (Rosenfeld et al. 1997). Es muss aber berücksichtigt werden, dass z. B. die Umstellung von CBZ auf Oxcarbazepin wegen des Wegfalls der enzyminduzierenden Wirkung des CBZ zu einem deutlichen Anstieg der VPA-Konzentration, verbunden mit Nebenwirkungen, führt (Battino et al. 1992).

In der Übersicht werden summarisch alle relevanten Interaktionen von VPA zusammengefasst. Klinisch bedeutsam sind vor allem der Anstieg des Carbamazepinepoxids unter VPA, die Verdrängung von PHT aus der Proteinbindung durch VPA, der Anstieg der Konzentrationen von PB und LTG unter VPA sowie das Abfallen der VPA-Konzentration in Gegenwart von PHT, PB oder CBZ.

Übersicht der relevanten Interaktionen der Valproinsäure

- VPA senkt CBZ-Konzentration
- VPA hebt CBZ-Epoxid-Konzentration an
- VPA verdrängt PHT aus der Proteinbindung, wobei die Gesamt-PHT-Konzentration fällt und die freie PHT-Konzentration geringfügig ansteigt
- VPA hebt PB-Konzentration an
- VPA hebt LTG-Konzentration an
- PHT, PB, CBZ und Ethosuximid senken VPA-Konzentration
- Felbamat hebt VPA-Konzentration an

Literatur

Battino D, Croci D, Granata T, Bernardi G, Monza G (1992) Changes in unbound and total valproic acid concentrations after replacement of carbamazepine with oxcarbazepine. Ther Drug Monit 14: 376-379

Bernus I, Dickinson RG, Hooper WD, Franklin ME, Eadie MJ (1995) Effect of felbamate on the plasma protein binding of valproate. Clin Drug Invest 10: 288—295

Besser R, Krämer G (1991) Verdacht auf anfallsfördernde Wirkung von Mefloquin (Lariam(r)). Nervenarzt 62: 760-761

Calvo R, Suarez E, Rodriguez-Sasiain JM, Aguilera L (1988) Effect of sodium valproate on midazolam distribution. J Pharm Pharmacol 40: 150-152

Dhillon S, Richens A (1981) Serum protein binding of diazepam and its displacement by valproic acid in vitro. Br J Clin Pharmacol 12: 591-592

Faigle JW, Feldmann KF (1982) Carbamazepine: Biotransformation. In: Woodbury DM, Penry JK, Pippenger CE (eds) Antiepileptic drugs, 2nd edn. Raven, New York, pp 483-495

Goulden KJ, Dooley JM, Camfield PR, Fraser AD (1987) Clinical valproate toxicity induced by acetylsalicylic acid. Neurology 37: 1392-1394

Gram L, Wulff K, Rasmussen KE, Flachs H, Würtz-Jörgensen A, Sommerbeck KW, Löhren V (1977) Valproate sodium: A controlled clinical trial including monitoring of drug levels. Epilepsia 18: 141-146

Hooper WD, Franklin ME, Glue P et al. (1996) Effect of felbamate on valproic acid disposition in healthy volunteers: Inhibition of ß-oxidation. Epilepsia 37: 91-97

Johannessen SI (1977) Preliminary observations on valproic acid kinetics in patients with epilepsy. Arzneimittelforschung 27: 1083-1085

Lehtovaara R, Bardy A, Hari R, Majuri H (1978) Sodium valproate and clonazepam interactions with phenytoin and carbamazepine. In: Meinardi H, Rowan AJ (eds) Advances in epileptology – 1977. Swets & Zeitlinger, Amsterdam, pp 269-270

Levy RH, Moreland TA, Morselli PL, Guyot M, Brachet-Liermain A, Loiseau P (1984) Carbamazepine/Valproic acid interaction in man and rhesus monkey. Epilepsia 25: 338-345

Mattson RH, Cramer JA, Williamson PB, Novelly RA (1978) Valproic acid in epilepsy: Clinical and pharmacological effects. Ann Neurol 3: 20-25

May T, Rambeck B (1985) Serum concentrations of valproic acid: Influence of dose and comedication. Ther Drug Monit 7: 387-390

May T, Rambeck B (1990) Fluctuations of unbound and total phenytoin concentrations during the day in epileptic patients on valproic acid comedication. Ther Drug Monit 12: 124-128

May T, Rambeck B, Nothbaum N (1991) Nomogram for the prediction of unbound phenytoin concentrations in patients on a combined treatment of phenytoin and valproic acid. Eur Neurol 31: 57-60

May T, Rambeck B, Jürgens U (1996) Serum concentrations of lamotrigine in epileptic patients: The influence of dose and comedication. Ther Drug Monit 18: 523-531

McKauge L, Tyrer JH, Eadie MJ (1981) Factors influencing simultaneous concentrations of carbamazepine and its epoxide in plasma. Ther Drug Monit 3: 63–70

Meijer JWA, Binnie CD, Debets RMC, Van Parys JAP, De Beer-Pawlikowski NKB (1984) Possible hazard of valpromide-carbamazepine combination therapy in epilepsy. Lancet I: 802

Panayiotopoulos CP, Ferrie CD, Knott C, Robinson RO (1993) Interaction of lamotrigine with sodium valproate. Lancet 341: 445

Pisani F, Di Perri R, Perucca E, Richens A (1993) Interaction of lamotrigine with sodium valproate. Lancet 341: 1224

Rambeck B, Wolf P (1993) Lamotrigine clinical pharmacokinetics. Clin Pharmacokinet 25: 433–443

Rambeck B, Boenigk HE, May T (1979) Pharmakologische Beeinflussung der Phenobarbital- und Phenytoin-Serumkonzentration durch Valproat bei Epilepsie-Patienten. Nervenarzt 50: 743–746

Rambeck B, May T, Juergens U (1987) Serum concentrations of carbamazepine and its epoxide and diol metabolites in epileptic patients: The influence of dose and comedication. Ther Drug Monit 9: 298–303

Rambeck B, Sälke-Treumann A, May T, Boenigk HE (1990) Valproic acid-induced carbamazepine-10,11-epoxide toxicity in children and adolescents. Eur Neurol 30: 79–83

Reutens DC, Duncan JS, Patsalos PN (1993) Disabling tremor after lamotrigine with sodium valproate. Lancet 342: 185–186

Richens A, Ahmad S (1975) Controlled trial of sodium valproate in severe epilepsy. Br Med J IV: 255–256

Rosenfeld WE, Liao S, Kramer LD, Anderson G, Palmer M, Levy RH, Nayak RK (1997) Comparison of the steady-state pharmacokinetics of topiramate and valproate in patients with epilepsy during monotherapy and concomitant therapy. Epilepsia 38: 324–333

Sackellares JC, Sato S, Dreifuss FE, Penry JK (1981) Reduction of steady-state valproate levels by other antiepileptic drugs. Epilepsia 22: 437–441

Sälke-Kellermann RA, May T, Boenigk HE (1997) Influence of ethosuximide on valproic acid serum concentrations. Epilepsy Res 26: 345–349

Schoeman JF, Elyas AA, Brett EM, Lascelles PT (1984) Correlation between plasma carbamazepine-10,11-epoxide concentration and drug side-effects in children with epilepsy. Dev Med Child Neurol 26: 756–764

Wagner ML, Graves NM, Leppik IE, Remmel RP, Shumaker RC, Ward DL, Perhach J (1994) The effect of felbamate on valproic acid disposition. Clin Pharmacol Ther 56: 494–502

Wilder BJ, Willmore LJ, Bruni J, Villareal JH (1978) Valproic acid: Interaction with other anticonvulsant drugs. Neurology 28: 892–896

Windorfer Jr A, Sauer W (1977) Drug interactions during anticonvulsant therapy in childhood: Diphenylhydantoin, primidone, phenobarbitone, clonazepam, nitrazepam, carbamazepine and dipropylacetate. Neuropädiatrie 8: 29–41

Yuen AWC, Land G, Weatherley BC, Peck W (1992) Sodium valproate acutely inhibits lamotrigine metabolism. Br J Clin Pharmacol 33: 511–513

III. Klinische Neurophysiologie

10 EEG-Veränderungen unter Valproinsäure

R. BESSER

Zusammenfassung

Die auffälligsten EEG-Veränderungen durch Valproinsäure (valproic acid, VPA) bestehen in einer Reduktion krankheitstypischer generalisierter und fokaler Spikewave-Paroxysmen bei idiopathischen Epilepsien, wohingegen fokale Paroxysmen von symptomatischen und kryptogenen Epilepsien unbeeinflusst bleiben. Der Einfluss auf die Grundaktivität des EEG durch VPA ist nur diskret ausgeprägt. Zu Beginn einer Behandlung kann es zu einer Zunahme langsamer Aktivität kommen, die möglicherweise im Zusammenhang mit einer asymptomatischen Ammoniakerhöhung steht. Im übrigen scheint die β-Aktivität abzunehmen. Ausgeprägte EEG-Verlangsamungen finden sich bei klinisch manifesten metabolischen VPA-Enzephalopathien und bei VPA-Intoxikationen, ohne dass dies substanzspezifisch wäre. Eine generalisierte Amplitudendepression entwickelt sich bei einem begleitenden diffusen Hirnödem. Das Schlaf-EEG wird durch VPA weder bei Gesunden noch bei Epilepsiepatienten richtungsweisend verändert.

1 Einleitung

Antikonvulsiva können in therapeutischer Dosierung Veränderungen krankheitstypischer EEG-Merkmale, Veränderungen des Grundrhythmus, substanztypische EEG-Merkmale und Veränderungen des Schlaf-EEG hervorrufen. Darüber hinaus können bei Intoxikationen besondere EEG-Muster auftreten. Diese Faktoren führen für sich alleine schon zu einer ausgesprochenen Komplexität eines pharmakologischen EEG-Profils. Es existieren noch weitere Einflussgrößen, die die Beurteilung der Zielgröße „Wirkung des Pharmakons auf das EEG" beeinflussen (Adams et al. 1978). Hierzu rechnen differente krankheitstypische EEG-Merkmale, vorbestehende pathologische Grundrhythmusveränderungen, heterogene Grundrhythmustypen und altersbedingte Besonderheiten des EEG (Benninger et al. 1985). Es können sich auch Unterschiede in Abhängigkeit davon ergeben, ob Akuteffekte (Einmalgabe) oder Langzeiteffekte (chronische Gabe) untersucht werden. Im Falle einer chronischen Gabe haben dabei Unterschiede in der Beobachtungszeit einen Einfluss und es kann eine Dosis-Wirkungs-Beziehung bestehen. Bei Patientenuntersuchungen ist das Studiendesign von Bedeutung, ob es sich um Neueinstellungen in Monotherapie oder Add-on-Therapie handelt oder ob Änderungen des EEG bei Reduktion einer Polytherapie erfasst werden (Bigler 1985). Die Bewertung von EEG-Veränderungen hängt wesentlich von der Methode der EEG-Analyse ab. Hierzu rechnen die Dauer einer EEG-Ableitung, Wach- oder

Schlafregistrierungen, visuelle oder automatische Analyse und die Berücksichtigung topographischer Besonderheiten. Der Einfluss dieser vielfältigen Faktoren ist umso geringer, je ausgeprägter die pharmakologische Wirkung einer Substanz auf das EEG ist. Carbamazepin ist ein Beispiel für einen ausgeprägten pharmakologischen Effekt auf das EEG, bei dem die anderen Einflussgrößen nur eine untergeordnete Rolle spielen. Eine negative Beeinflussung des EEG (dosisunabhängige Verlangsamung des Grundrhythmus und Akzentuierung epilepsieassoziierter EEG-Merkmale) ist deshalb das übereinstimmende Ergebnis aller Untersuchungen. Weitaus schwieriger ist dagegen die Beurteilung der Wirkung der VPA auf das EEG, die nur gering ausgeprägt ist.

2 Einfluss von VPA auf verschiedene EEG-Parameter

2.1 Einfluss auf Epilepsie-assoziierte EEG-Merkmale

Der überragende klinische Effekt der VPA ist bei idiopathischen Epilepsien mit generalisierten Anfällen (Absencen, Myoklonien, Grand mal) nachgewiesen, wenngleich auch eine Wirkung auf symptomatische Epilepsien mit generalisierten Anfällen und fokale Epilepsien belegt ist. Die generalisierten Anfälle idiopathischer Epilepsien gehen mit bilateral synchronen Spike-wave- oder Polyspike-wave-Entladungen unterschiedlicher Morphologie einher. Die EEG-Veränderungen werden durch die Gesamtzahl der Paroxysmen, ihre Gesamtdauer innerhalb einer EEG-Ableitung und durch die Zahl von Paroxysmen mit einer Dauer über 3-4 s (Korrelate zu klinischen Anfällen) beschrieben. Bei den generalisierten Epilepsien besteht eine enge Korrelation zwischen Anfallshäufigkeit und Zahl und Dauer dieser EEG-Veränderungen. In nahezu allen Untersuchungen besteht eine enge Beziehung zwischen der klinischen Anfallskontrolle und der Reduktion, in vielen Fällen sogar einem völligen Verschwinden der epilepsieassoziierten Paroxysmen (Völzke u. Doose 1973). Der Effekt ist durch Kurzzeitableitungen (Adams et al. 1978) und im Langzeit-EEG (Bruni et al. 1980; Stefan et al. 1983; Braathen et al. 1988) belegt. Er findet sich bei Neueinstellungen hoch selektionierter Patienten (Absencenepilepsie mit 3/s-Muster) ebenso (Braathen et al. 1988), wie bei therapieresistenten Epilepsien mit heterogenen generalisierten Anfallsformen (Bruni et al. 1980). VPA reduziert die Gesamtdauer paroxysmaler Entladungen und verkürzt die Dauer der Einzelparoxysmen, so dass auch die Zahl der klinisch symptomatischen längerdauernden Paroxysmen (Braathen et al. 1988) abnimmt. Ein Effekt ist zu erwarten, wenn die VPA-Spiegel über 50-60 mg/l liegen (Adams et al. 1978, Villarreal et al. 1978). Ein überzeugender Beweis, dass der Effekt oberhalb dieses Wertes zusätzlich dosisabhängig ist, konnte dagegen nicht erbracht werden (Villarreat et al. 1978).

Die zeitliche Dynamik der VPA-Wirkung auf epilepsieassoziierte Paroxysmen lässt einen typischen Verlauf erkennen. In den ersten 2-5 Stunden nach Beginn einer VPA-Behandlung soll es zu einer Vermehrung vorbestehender generalisierter und fokaler Paroxysmen kommen, ohne dass dabei eine Zunahme von Anfällen beobachtet wurde (Sannita 1992). Im weiteren Verlauf bis zu 3 Monaten besteht nur eine schwache Korrelation zwischen Anfallsreduktion der Absencen und Abnahme der Zahl der Paroxysmen bzw. der Gesamtdauer (Villarreal et al. 1978). Nach mehreren Behandlungsmonaten nehmen die EEG-Veränderungen parallel zur günstigeren Anfallskontrolle dann deutlicher ab (Stefan et al. 1983), so dass der elektroenzephalographische und klinische Effekt bei etwa 90% korrelieren (Bruni et al. 1980). Einige Besonderheiten dieses EEG-Verlaufes erklären sich daraus, dass zunächst nur eine Verkürzung aller Paroxysmen eintritt, so dass ihre Gesamtzahl und ihre Gesamtdauer nur mäßig reduziert wird. Die Verkürzung von langen Paroxysmen kann jedoch schon zu diesem Zeitpunkt zu einer klinischen Anfallskontrolle führen. Erst nach längerer VPA-Wirkung verschwinden dann auch die verkürzten Paroxysmen, so dass eine Sanierung des EEG erfolgt. Im Verlaufe dieser Entwicklung kann sich auch die Morphologie generalisierter Paroxysmen ändern, so dass sie irregulärer werden und ihre Lateralisierungen zunehmen. Dies bedeutet jedoch nicht, dass sich etwa eine fokale Epileptogenese entwickelt.

VPA beeinflusst auch das genetische Merkmal der Photosensibilität. Mit einem Verschwinden oder einer Reduktion dieses Phänomens ist bei 80% zu rechnen (Harding et al. 1978). Dieser Effekt tritt ebenfalls verzögert ein (Bruni et al. 1980) und verschwindet beim Absetzen der Substanz wieder (Harding et al. 1978).

Bei den idiopathischen fokalen Epilepsien kann VPA zu einem Verschwinden des zentrotemporalen epileptogenen Herdes in Korrelation zur klinischen Anfallskontrolle führen. Die Aktivierung dieses Herdes mit zunehmender Generalisierungstendenz während des Schlafes wird dann ebenfalls unterdrückt. Gleiches gilt auch für die epileptiformen EEG-Veränderungen des CSWS als Extremvariante einer nächtlichen Aktivierung. Der Effekt auf das EEG ist bei diesen benignen fokalen Epilepsien unabhängig von der Existenz klinischer Anfälle. Bisweilen stehen kognitive Leistungseinbußen mit Lernproblemen in der Schule ganz im Vordergrund. Mit einem Verschwinden der EEG-Veränderungen unter VPA können sich dann auch wieder die kognitiven Leistungen bessern (Gordon et al. 1996; Bardenstein et al. 1998).

VPA hat keinen Einfluss auf fokale EEG-Veränderungen (Völzke u. Doose 1973), deren exakte Erfassung mit dem Oberflächen-EEG aus topographischen und zeitdynamischen Gründen bei den zahlenmäßig dominierenden Temporallappenepilepsien im Gegensatz zu den generalisierten Epilepsien ohnehin problematisch ist. So ist es auch nicht verwunderlich, dass bei Therapiestudien, die solche Anfallsformen einschließen, ein positiver Effekt von VPA auf das EEG nicht nachweisbar war (Gram et al. 1977).

2.2 Einfluss auf nichtepileptische pathologische EEG-Befunde

Überwiegend kasuistische Mitteilungen beschäftigen sich mit diversen neuropsychiatrischen Erkrankungen, bei denen VPA wirksam war. So soll beim Krankheitsbild des episodischen Kontrollverlustes die Substanz wirksam sein und begleitende EEG-Veränderungen beeinflussen (Isotani et al. 1996). Gleiches gilt auch für Kopfschmerzsyndrome mit EEG-Veränderungen (Viswanathan et al. 1991). Diese Mitteilungen sind jedoch zurückhaltend zu bewerten, da die EEG-Veränderungen unzureichend definiert sind, inkonstante Befunde bei dem jeweiligen Krankheitsbild darstellen und der Zusammenhang zwischen EEG und klinischem Bild keineswegs etabliert ist.

2.3 Einfluss auf den EEG-Grundrhythmus

Im Gegensatz zu den eindeutigen Effekten der VPA auf die epilepsieassoziierten generalisierten EEG-Veränderungen ist der Effekt auf den Grundrhythmus nicht geklärt, was vor allem auf methodische Schwierigkeiten zurückzuführen ist. Der überwiegende Teil der Untersucher konnte nach visuellen Analysekriterien keinen Effekt feststellen (Villarreal et al. 1978; Duncan et al. 1989). Beschleunigungen des Grundrhythmus bei Add-on-Therapien werden überwiegend auf das Absinken der Plasmaspiegel anderer Antikonvulsiva durch Interaktionen mit VPA zurückgeführt (Adams et al. 1978). Ein Verlangsamungseffekt auf das EEG von Kindern wird von Miribel und Marinier (1968) beschrieben. Dieses fand sich jedoch nur bei niedrigen Dosen und war bei höheren im späteren Verlauf der Therapie nicht mehr nachweisbar. Obgleich Benniger et al. (1985) eine systematische Veränderung bei langer Beobachtungsdauer verneinen, findet sich auch in dieser Publikation ein Verlauf abgebildet, bei dem in den ersten beiden Wochen eine eindeutige Linksverschiebung (langsamere dominierende Frequenz) der Peakfrequenz zu erkennen ist, die sich im weiteren Verlauf wieder beschleunigt. Diese Beobachtungen werden in frühen Studien von anderen Autoren bestätigt und teilweise als Intoxikationsfolge durch pharmakokinetische Interaktionen bei Kombinationstherapien mit VPA interpretiert (Völzke u. Doose 1973; Adams et al. 1978; Chadwick et al. 1978; Sackellares et al. 1979). Dafür spricht, dass bei diesen Patienten Bewusstseinstrübungen mit EEG-Verlangsamungen mit teilweise niedrigen VPA-Spiegeln assoziiert waren. Es handelt sich somit überwiegend um Befunde, die durch eine Erhöhung des Ammoniakspiegels oder durch eine Phenobarbitalinteraktion (Erhöhung des PB-Spiegels) erklärt werden müssen. Insofern sind diese EEG-Verlangsamungen einer metabolischen Enzephalopathie oder einer Barbituratwirkung, nicht aber einer Eigenwirkung von VPA zuzuschreiben (Marescaux et al. 1982, Zaccara et al. 1984). Auch in den Fällen, in denen weder eine Bewusstseinstrübung noch eine pharmakokinetische Interaktion nachgewiesen wurde, muss eine metabolische Enzephalopathie als Ursache der EEG-Verlangsamung angenommen werden. Systematische Untersuchungen haben gezeigt, dass Ammoniakerhöhungen unter VPA auch bei asymptomatischen Patienten (ohne Bewusstseinstrübungen) vorkommen und im weiteren Verlauf der Therapie verschwinden (Murphy u. Marquardt 1982). Die besondere Empfindlichkeit des Grundrhythmus gegenüber metabolischen Enzephalopathien erklärt dabei EEG-Veränderungen bei asymptomatischen Patienten, zumal bei den meisten EEG-Untersuchungen der Ammoniakspiegel nicht parallel bestimmt wurde. Diese Interpretation würde auch erklären, dass Langzeituntersuchungen und Untersuchungen beim Absetzen einer VPA-Therapie keinen Effekt auf das EEG fanden.

Inzwischen sind zahlreiche Untersuchungen mit automatisierter EEG-Auswertung (Frequenzanalyse) publiziert. Diese bietet zwar den Vorteil, dass objektiv quantifizierbare EEG-Parameter beurteilt werden, doch erschweren zusätzliche zu den eingangs erwähnten Variablen bei der Datenanalyse die ohnehin schon eingeschränkte Vergleichbarkeit der Ergebnisse. Am ehesten beschreiben die Veränderungen der Gesamtleistung (Power total) und der relativen Leistung (Power relativ) in den einzelnen Frequenzbändern die Wirkung eines Pharmakons auf das EEG. Diese Werte entsprechen bei visueller Auswertung einer generellen Änderung der EEG-Amplituden und einem deutlicheren Hervortreten bestimmter Frequenzanteile. Tabelle 1 gibt einen Überblick über die wichtigsten Untersuchungen und deren Ergebnis. Dabei lässt sich außer einer Verminderung der Betaanteile durch VPA kein systematischer Trend erkennen und die Ergebnisse sind teilweise widersprüchlich. Demzufolge sind auch die oft weitreichen-

Tabelle 1. Untersuchungen zum Einfluss von VPA auf den Grundrhythmus des EEG. Es wurden nur solche Untersuchungen berücksichtigt, deren Befunde mit einer automatisierten EEG-Auswertung (Frequenzanalyse) erhoben wurden

Autor	Kollektiv	Zielgröße	Zeitraum	Ergebnis	Besonderheiten
Sackellares et al. 1980	Epilepsien		6 Wo	Zunahme: rel. delta-, beta-Power Abnahme: rel. theta-, alpha-Power	Chronische Monotherapie
Benninger et al. 1985	Epilepsien n=16		3 J	Keine Veränderungen	Inter- und intraindividuelle Schwankungen der Befunde
Sannita et al. 1989	Epilepsien n=10		1 Wo	Abnahme: rel. beta-Power	
Sannita et al. 1993	Epilepsien n=12	Power total	1–7 h	Zunahme: Power total	Einmalgabe, keine Beziehung zum Ammoniakspiegel
		Power relativ		Abnahme: rel. beta-Power	
Wu et al. 1993	Epilepsien	Power total	8 h	Zunahme: dominante Frequenz	Einmalgabe, blutspiegelkontrolliert
	Gesunde	Okzipitale Frequenz			
Herkes et al. 1993	Epilepsien n=4	Power total		Ohne Effekt	Absetzstudie
Marciani et al. 1995	Epilepsien	Power	2 Mo	Zunahme: rel. beta2-Power	Relative delta-, theta-Power Epileptiker > Gesunde
	Gesunde n=39	Durchschnitt aller Hirnregionen			Blutspiegelkontrolliert

Tabelle 1. Fortsetzung

Autor	Kollektiv	Zielgröße	Zeitraum	Ergebnis	Besonderheiten
Hanano et al. 1996	Gesunde n=16	Power Okzipital	1,5 h	Zunahme: rel. alpha1-Power Abnahme: rel. beta2-Power	Einmalgabe
Matsuoka et al. 1996	Gesunde n=8	Power relativ Okzipital	1,5 h	Zunahme: rel. theta-Power Abnahme: rel- beta2-Power	Einmalgabe
Wu et al. 1997	Epilepsien n=10	Power relativ Alle Hirnregionen	24 h	Zunahme: rel. alpha2-Power Abnahme: rel. beta-Power Veränderungen nur okzipital	Einmalgabe, blutspiegelkontrolliert

den Interpretationen der VPA-Wirkung auf das ZNS mit großer Zurückhaltung zu werten. Die Tatsache, dass die Verminderung der Betaaktivität bei früheren Untersuchungen nicht beschrieben wurde, liegt sicher an den Schwierigkeiten, eine solche Veränderung bei visueller Analyse zu erkennen.

Die Untersuchungen mit automatisierter EEG-Analyse konnten jedoch keine Zunahme der Deltaaktivität als VPA-spezifische Wirkung auf den Grundrhythmus bestätigen, was als Beleg für die Möglichkeit subklinischer Enzephalopathien als Ursache gelten kann.

2.4 EEG-Veränderungen bei VPA-Intoxikationen

Die hierzu vorliegenden Befunde sind äußerst spärlich. Dies liegt einerseits daran, dass bei massiven VPA-Überdosierungen, meist in suizidaler Absicht, die metabolischen und intensivmedizinischen Aspekte der Intoxikation im Vordergrund stehen und die EEG-Veränderungen nicht besonders erwähnt sind. Andererseits wurde bis Anfang der 80er Jahre das Krankheitsbild der VPA-Intoxikation recht unterschiedlich aufgefasst. Stuporöse Zustände durch Ammoniak erhöhung mit schweren EEG-Verlangsamungen bei normalen VPA-Spiegeln wurden ebenfalls als Zeichen einer substratspezifischen Intoxikation angesehen (Chadwick et al. 1978).

Bei VPA-Intoxikationen mit hohen Blutspiegeln und klinisch komatösem Zustand ist eine generalisierte Verlangsamung als gemeinsames EEG-Merkmal beschrieben (Bigler 1985). Diesem Befund kommt noch keine spezifische Bedeutung zu, da er sich bei den verschiedensten Komaursachen findet. Er spiegelt eher die Bewusstseinslage wider als eine VPA-spezifische Veränderung. Weitaus bedeutsamer scheint die Entwicklung einer allgemeinen Amplitudendepression zu sein, die sich mit unterschiedlicher Latenz zum Intoxikationszeitpunkt entwickeln kann (Pedersen u. Juul-Jensen 1984; Hintze et al. 1987). Diesem Befund korreliert im Computertomogramm ein diffuses Hirnödem mit intrakranieller Drucksteigerung, welches auch Befunde des klinischen Verlaufes erklärt (Bigler 1985). Auch autoptisch ist ein Hirnödem nach einer VPA-Intoxikation nachgewiesen, ohne dass zu diesem Fall jedoch der EEG Befund bekannt ist (Schnabel et al. 1984).

2.5 Veränderungen des Schlaf-EEG und des Schlafprofiles unter VPA

Der Einfluss von Antikonvulsiva auf den Schlaf lässt sich am ausgeprägtesten für Phenobarbital demonstrieren, welches die Tiefschlafphasen verlängert und die REM-Phasen verkürzt (Wolf 1987). Untersuchungen zum Schlaf-EEG und zur Schlafstruktur unter VPA wurden sowohl bei gesunden Freiwilligen als auch bei Epilepsiepatienten durchgeführt. Eine Unterscheidung der Untersuchungskollektive ist deshalb von Bedeutung, weil bei Patienten mit generalisierten Epilepsien wahrscheinlich krankheitsbedingte Veränderungen ihres Schlafprofiles vorliegen, die durch die Therapie beeinflusst werden. Der VPA-Effekt würde somit je nach Kollektiv differieren. Ungeachtet dessen wurden jedoch nur diskrete Einflüsse aufgedeckt, die zudem in ihren Aussagen nicht einheitlich sind. Bei Gesunden fanden Harding et al. (1985) eine Abnahme des REM-Schlafes bei gleichzeitiger Zunahme der Tiefschlafzeiten. Dieser Befund war jedoch so diskret, dass er nur bei automatosierter Analyse, nicht aber bei visueller Analyse erkennbar war. Schneider et al. (1977) fanden dagegen einen unveränderten REMSchlaf, aber eine Abnahme der Tiefschlafzeiten. Diese Verkürzung war mit einer Zunahme der Dauer leichter Schlafstadien verbunden. Der Befund wird teilweise durch eine andere Untersuchung bestätigt, die bei Patienten ausschließlich eine Abnahme der Tiefschlafzeiten fand (Drake et al. 1990). Röder u. Wolf (1981) konnten bei Epilepsiepatienten jedoch keine richtungsweisenden Veränderungen der Tiefschlafphasen nachweisen. Auch der Anteil des REM-Schlafes blieb in dieser Studie unverändert, wenngleich die erste REM-Phase verlängert war. Die leichten Schlafphasen nahmen über die ganze Nacht verteilt zu, so dass der Schlaf oberflächlicher wurde.

Literatur

Adams DJ, Lüders H, Pippinger C (1978) Sodium valproate in the treatment of intractable seizure disorders: A clinical and electroencephalographic study. Neurology 28: 152–157

Bardenstein R, Chez MG, Helfand BT, Buchanan C, Zucker M (1998) Improvement in EEG and clinical function in pervasive developmental delay (PDD): Effect of valproic acid. Neurology 50: A86

Benninger C, Matthis P, Scheffner D (1985) Spectral analysis of the EEG in children during the introduction of antiepileptic therapy with valproic acid. Neuropsychobiology 13: 93–96

Bigler D (1985) Neurological sequelae after-intoxication with sodium valproate. Acta Neurol Scand 72: 351–352

Braathen G, Theorell K, Persson A, Rane A (1988) Valproate in the treatment of absence epilepsy in children: A study of dose-response relationship. Epilepsia 29: 548–552

Bruni J, Wilder BJ, Baumann AW, Willmofe LJ (1980) Clinical efficacy and longterm effects of valproic acid therapy on spike-and-wave discharges. Neurology 30: 42–46

Chadwick DW, Cumming WJK, Livingston I, Cartlidge NEF (1978) Acute intoxication with sodium valproate. Ann Neurol 6: 552–553

Drake ME, Pakalnis A, Bogner JE, Andrews JM (1990) Outpatient sleep recording during antiepileptic drug monotherapy. Clin Electroerncephal 21: 170–173

Duncan JS, Smith SJ, Forster A, Shorvon SD, Trimble MR (1989) Effects of the removal of phenytoin, carbarmazepine, and valproate on the electroencephalogram. Epilepsia 30: 590–596

Gram L, Wulff K, Rasmusen KE, Flachs H, Würtz-Jörgensen A, Sommerbeck KW, Löhren V (1977) Valproate sodium: A controlled clinical trial including monitoring of drug levels. Epilepsia 18: 141–148

Gordon K, Bawden H, Camfield P, Mann S, Orlik P (1996) Valproic acid treatment of learning disorder and severely epileptiform EEG without clinical seizures. J Child Neurol 11: 41–43

Hanano M, Matsuoka K, Tomotake M, Kihara S, Ikuta T (1996) The acute effects of diazepam and sodium valproate on the human SEP (Somatosensory Evoked Potential) and EEG. Shikoku Acta Medica 53: 1–12

Harding GFA, Herrick CE, Jeavons PM (1978) A controlled study of the effect of sodium valproate on photosensitive epilepsy and its prognosis. Epilepsia 19: 555–565

Harding GFA, Alford CA, Powell TE (1985) The effect of sodium valproate on sleep, reaction times, and visual evoked potentials in normal subjects. Epilepsia 26: 597–601

Herkes GK, Lagerlund TD, Sharbrough FW, Eadie MJ (1993) Effects of antiepileptic drug treatment on the background frequency of EEGs in epileptic patients. J Clin Neurophysiol 10: 210–216

Hintze G, Klein HH, Prange H, Kreuzer H (1987) A case of valproate intoxication with excessive brain edema. Klin Wochenschr 65: 424–427

Isotani T, Ohashi Y, Fukushima M et al.(1996) A case of obsessive-compulsive disorder accompanied by EEG abnormality and responsive to sodium valproate. J Brain Sci 22: 1–7

Marciani GM, Maschio MCE, Spanedda F, Gigli GL, Bassetti MA, Bernardi G (1995) Sodium valproate and mental processes in newly referred epileptic patients. Neuropsychobiology 31: 210–215

Marescaux C, Warter JM, Micheletti G, Rumbach L, Coquillat G, Kurtz D (1982) Stuporous episodes during treatment with sodium valproate: Report of seven cases. Epilepsia 23: 297–305

Matsuoka K, Tomotake M, Hanano M, Yoshimatsu M, Ikuta T (1997) The acute effects of mianserin hydrochloride and sodium valproate on the human VEP (Visual Evoked Potential) and EEG. Shikoku Acta Medica 53: 13–26

Miribel J, Marinier R (1968) Modifications électroencéphalographiques chez des enfants épileptiques traités par le Dépakène. Rev Neurol (Paris) 119: 313–320

Murphy JV, Marquardt K (1982) Symptomatic hyperainmonemia in patients receiving valproic acid. Arch Neurol 39: 591–592

Pedersen B, Juul-Jensen P (1984) Electroencephalographic alterations during intoxication with sodium valproate: A case report. Epilepsia 25: 121–124

Röder UU, Wolf P (1981) Effects of treatment with dipropylacetate and ethosuximide on sleep organization in epileptic patients. In: Dam M, Gram L, Penry JK (eds) Advances in epileptology. The XIIth Epilepsy International Symposium, Raven, New York, pp 145–157

Sackellares JC, Lee SI, Dreifuss FE (1979) Stupor following administration of valproic acid to patients receiving other antiepileptic drugs. Epilepsia 20: 697–703

Sackellares JC, Dreifuss FE, Penry JK (1980) The effect of valproic acid on the EEG background. In: Wada JA, Penry JK (eds) Advances in epileptology. The Xth Epilepsy International Symposium, Raven, New York, pp 132–138

Sannita WG (1992) Valproate acute administration, EEG epileptic abnormalities, and ammonemia. Neurology 42: 2003–2004

Sannita WG, Gervasio L, Zagnoni P (1989) Quantitative EEG effects and plasma concentrations of sodium valproate: Acute and long term administration to epileptic patients. Neuropsychobiology 22: 231–235

Sannita WG, Balestra V, DiBon G, Hassan KM, Rosadini G (1993) Ammonia-independent modifications of the background EEG signal and paradoxical enhancement of epileptic abnormalities in EEG after acute administration of valproate to epileptic patients. Neuropharmacology 32: 919–923

Schnabel R, Rambeck B, Janssen F (1984) Fatal intoxication with sodium valproate. Lancet I: 221–222

Schneider E, Ziegler B, Maxion H (1977) Gamma-aminobutyric acid (GABA) and sleep. The influence of di-n-propylacetic acid on sleep in man. Eur Neurol 15: 146–152

Stefan H, Hoffmann F, Fichsel H, Burr W, Bülau P, Fröscher W, Penin H (1983) Therapie generalisierter Epilepsien mit Langzeit-EEG-gesteuerter Einmalgabe von Natrium-Valproat. Nervenarzt 54: 430–434

Villarreal HJ, Wilder BJ, Willmore LJ, Baumann AW, Hammond EJ, Bruni J (1978) Effect of valproic acid on spike and wave discharges in patients with absence seizures. Neurology 28: 886–891

Viswanathan KN, Sundraram N, Rajendiran C, Manohar S, Balraman VT (1991) Sodium valproate in therapy of intractable headaches with EEG changes. Cephalgia 11: 282–283

Völzke E, Doose H (1973) Dipropylacetate (Depakine, Ergenyl) in the treatment of epilepsy. Epilepsia 14: 185–193

Wolf P, Dam M, Janz D, Dreifuss FE (1987) Influence of antiepileptic drugs on sleep. Epileptology 16: 733–737

Wu X, Ma JJ (1993) Sodium valproate: Quantitative EEG and serum levels in volunteers and epileptics. Clin Electroenceph 24: 93–99

Wu X, Xiao CH (1997) Quantitative pharmaco-EEG of sustained release valproate in epileptics. Clin Electroenceph 28: 117–120

Zaccara G, Paganini M, Campoostrini R, Arnetoli G, Zappoli R, Moroni F (1984) Hyperammonemia and valproate-induced alterations of the state of consciousness. Eur Neurol 23: 104–112

11 Einfluss von Valproinsäure auf evozierte Potentiale

B.J. STEINHOFF

Zusammenfassung

Eine Reihe von Studien beschäftigte sich mit dem Einfluss von Antikonvulsiva auf evozierte Potentiale. Die dabei vorwiegend durchgeführten Untersuchungen bei Patienten mit Epilepsien unter Langzeitmedikation sind allesamt schwierig zu interpretieren, da die Differenzierung in echte, mit dem Wirkmechanismus vergesellschaftete Medikationseffekte, toxische Langzeiteffekte und schließlich krankheitsimmanente Beeinflussungen der individuellen evozierten Potentiale große methodische Schwierigkeiten bereitet. Für Valproinsäure (valproic acid, VPA) lässt sich immerhin festhalten, dass fast alle Patientenstudien und erst recht die wenigen Studien an gesunden Probanden keine Hinweise auf eine relevante Beeinflussung evozierter Potentiale ergaben. Die Normalisierung zuvor pathologischer Amplituden evozierter Potentiale z. B. bei generalisierten Epilepsiesyndromen fassen wir in diesem Zusammenhang eher als mittelbaren antiepileptischen Therapieeffekt und nicht als direkte VPA-Wirkung auf, da letztere dann auch einen deutlichen Einfluss auf zuvor normale evozierte Potentiale hätten haben sollen. Das prinzipiell günstige neurotoxische Profil von VPA wird sicherlich durch die Negativergebnisse der Studien zu evozierten Potentialen bestätigt. Dies vor allem, wenn man bedenkt, dass einige andere Antiepileptika beinahe regelmäßig zu Latenzverzögerungen evozierter Potentiale führen und die valproattypische mäßige Beeinflussung evozierter Potentiale auch für ereigniskorrelierte Potentiale gilt.

1 Einleitung

Die Auswahl einer antiepileptischen Therapie im Einzelfall beruht nach wie vor in erster Linie auf klinischer Empirie, auch wenn in den letzten Jahren kontrollierte Studien als Entscheidungshilfe herangezogen werden konnten. Vollkommen außer Acht gelassen wird die Notwendigkeit einer individuelleren Therapieplanung, die dann möglich wäre, wenn man über Frühindikatoren der Wirksamkeit und Verträglichkeit einer antiepileptischen Therapie verfügte. So lässt sich nur lapidar festhalten, dass unklar ist, aus welchen Gründen statistisch vergleichbar wirksame und tolerable Antiepileptika bei Patienten mit identischen Epilepsiesyndromen unterschiedliche Effekte haben (Callaghan et al. 1985).

Unsere gegenwärtige Kenntnis der Wirkmechanismen von Antiepileptika beruht überwiegend auf tierexperimentellen Daten, während man verhältnismäßig wenig über die Effekt von Antiepileptika auf den menschlichen Kortex in vivo weiß. In-vivo-Tests, die entweder Wirkungen auf Ionenkanäle oder auf Transmittersysteme reflektierten, könnten uns in die Lage versetzen, unsere Kenntnis-

Tabelle 1. Kontrollierte Studien zum Einfluss von Valproinsäure auf evozierte Potentiale. Untersuchungen zur motorischen Schwelle und intrakortikalen Exzitabilität mittels transkranieller magnetischer Kortexstimulation sind mit berücksichtigt (*VEP* visuell evozierte Potentiale, *AEP* akustisch evozierte Potentiale, *SEP* somatosensorisch evozierte Potentiale, *ERP* ereigniskorrelierte Potentiale, *VPA* Valproinsäure, *CBZ* Carbarnazepin)

Autoren	Untersuchte Parameter	Ergebnisse
Faught u. Lee 1984	VEP	Bei positivem therapeutischem Effekt Normalisierung der zuvor abnorm hohen Amplitude und verkürzten Latenz der Komponente P100
Harding et al. 1985	VEP	Keine Änderung von Amplituden oder Latenzen bei gesunden Probanden
Mervaala et al. 1985	VEP	Kein Einfluss von VPA bei Patienten mit Epilepsie
Mervaala et al. 1987	AEP, SEP	Kein Einfluß von VPA bei Patienten mit Epilepsie
Ohishi et al. 1987	AEP	Kein Einfluss von VPA bei Patienten mit Epilepsie
Mervaala et al. 1987	AEP	Verlängerung der Interpeaklatenzen I-III und I-V bei Patienten
Wenzel 1992	VEP	Reduktion der Amplituden, unveränderte Latenzen; idiopathisch generalisierte Epilepsien
Reutens et al. 1993	Motorische Schwelle	Anstieg auf höheres Niveau als bei Gesunden nach zunächst niedriger Schwelle bei Patienten mit idiopathisch generalisierten Epilepsien
Urasaki et al. 1994	ERP	Keine Effekte von VPA bei gesunden Probanden
Yuksel et al. 1995a,b	VEP; AEP	Latenzverzögerung unter Monotherapie mit CBZ, keine Effekte von VPA
Chen et al. 1996	ERP	Keine Effekte von VPA
Enoki et al. 1996	ERP	Keine Effekte von VPA
Kanazawa u. Nagafuji 1997	VEP	Reduktion der Amplituden bei idiopathischen generalisierten Epilepsien
Henkel et al. 1997b	VEP, SEP, AEP	Kein Effekt von VPA auf Latenzen evozierter Potentiale bei gesunden Probanden und Patienten
Steinhoff 1997; Ziemann et al. 1998	Motorische Schwelle, intrakortikale Exzitabilität	Bei Probanden unverändert

se über die zu Grunde liegende Physiologie zu verbessern, Mechanismen bereits bekannter Antiepileptika am Menschen nichtinvasiv zu untersuchen und diese damit erheblich wirklichkeitsgetreuer als bisher möglich zu charakterisieren.

In den vergangenen Jahren hat unsere Gruppe in Göttingen diesen Ansatz verfolgt und die Effekte verschiedener Antiepileptika auf verschiedene neuropsychologische und neurophysiologische Parameter bei gesunden Probanden und Patienten mit Epilepsien untersucht (Paulus et al. 1996; Steinhoff et al. 1996; 1997 a,b; Ziemann et al. 1996; Henkel et al. 1996a,b). Unter anderen Methoden wurden dabei auch regelmäßig visuell, akustisch und somatosensorisch evozierte Potentiale (VEP, AEP, SEP) sowie magnetisch evozierte Potentiale (MEP) und andere, durch transkranielle magnetische Kortexstimulation (TMS) induzierte neurophysiologische Parameter untersucht. Nachfolgend werden die Ergebnisse zu VPA zusammengefasst dargestellt. Darüber hinaus wird ein Überblick über die ansonsten bekannte Literatur zum Einfluss von VPA auf evozierte Potentiale gegeben (Tabelle 1).

2 Methodische Problematik

Zahlreiche Untersucher beschäftigten sich mit dem Einfluss verschiedener Antiepileptika auf evozierte Potentiale. Allerdings wiesen fast alle diese Arbeiten den methodischen Nachteil auf, dass die Daten an Patienten mit Epilepsien unter medikamentöse Langzeittherapie erhoben wurden. Daher musste bei der Interpretation der Ergebnisse stets unklar bleiben, inwiefern epilepsieimmanente Einflüsse bedeutsam und ob Veränderungen evozierter Potentiale wirklich substanz- und wirkmechanismusabhängig waren. Ferner bestand häufig die Schwierigkeit, chronisch-neurotoxische Effekte und durch den Wirkmechanismus hervorgerufene Effekte zu differenzieren. Nur als Beispiele unter zahlreichen Studien seien die Ergebnisse von Rodin et al. (1980, 1982) zitiert, die im Vergleich zu gesunden Kontrollpersonen verlängerte Interpeaklatenzen der AEP-Komponenten I–III bzw. I–V beschrieben, deren medikamentöse oder krankheitsspezifische Ursache unklar bleiben musste. Dass Epilepsien an sich als modifizierende Komponente von evozierten Potentialen genügen, weiß man spätestens, seit sog. Riesenpotentiale bei progressiven Myoklonusepilepsien (Rosing et al. 1985; Shibasaki et al. 1985) oder Latenzverzögerungen evozierter Potentiale bei photosensitiven Epilepsien (Mervaala et al. 1985) beschrieben wurden. Effekte von Antiepileptika auf solche krankheitsimmanent veränderte evozierte Potentiale wie die Normalisierung zuvor erhöhter Amplituden (Wenzel 1992; Kanazawa u. Nagafuji 1997) ohne Nachweis auch einer Amplitudenreduktion zuvor normaler evozierter Potentiale sind dann eher als therapeutischer Effekt auf die Epilepsie und weniger als direkte Einflussnahme auf die evozierten Potentiale selbst interpretierbar.

Diese Überlegungen legen nahe, dass Studien an gesunden Probanden zur Differenzierung antiepileptikabedingter Effekte auf evozierte Potentiale zur Klärung des Einflusses bestimmter Antikonvulsiva auf das durch evozierte Potentiale reflektierte Leitungssystem notwendig sind.

3 Allgemeine Methodik

3.1 Visuell, akustisch, somatosensorisch und ereigniskorrelierte evozierte Potentiale

Das spontane Oberflächen-EEG erfasst von der Schädeloberfläche abgeleitete Feldpotentiale, die als Summation extrazellulärer synaptischer Potentiale aufzufassen sind (Speckmann et al. 1993) und Potentialschwankungen im Spannungsbereich von µV verursachen. Durch adäquate Reizung können neuronale Depolarisationen verursacht werden, deren korrespondierendes Feldpotential kleiner als die spontane EEG-Grundaktivität und daher in der Regel nicht erkennbar ist. Dieses Dilemma wird durch die Methode der evozierten Potentiale gelöst. Über die Ableitung, Verstärkung und digitale Speicherung der kontinuierlich aufgezeichneten EEG-Aktivität hinaus werden speziell die EEG-Abschnitte, die in definiertem zeitlichem Zusammenhang mit einem repetitiv dargebotenen Reiz aufgenommen werden, aufsummiert und gemittelt, wodurch die spontanen Potentialanteile (Rauschen) extrahiert und die reizkorrelierten Feldpotentiale (Signal) sichtbar werden. Evozierte Potentiale sind seit den 70er Jahren als neurophysiologische Methode etabliert, nachdem Latenzverzögerungen bei multipler Sklerose hatten nachgewiesen werden können (Halliday et al. 1972). Typische Reizarten sind Lichtreize zur Auslösung der VEP, Klickreize für AEP und elektrische Stimulation für SEP. Der Terminus „Evozierte Potentiale" ist nicht auf gemittelte EEG-Signale beschränkt. So können somatosensorische Potentiale zur besseren Beurteilung peripherer Leitungsstörungen z. B. über dem Erb'schen Punkt abgeleitet werden.

VEP können prinzipiell Störungen von den optischen Medien bis hin zur kortikalen visuellen Reizverarbeitung erfassen. Der bevorzugte Stimulus zur Auslösung der VEP ist ein schwarz-weißes Schachbrettmuster mit alternierender Musterdarbietung definierter Frequenz und Luminanz. Im Vergleich zu blitzlichtevozierten oder stroboskopisch dargebotenen visuellen Reizen bietet diese bevorzugt foveal stimulierende Methode den Vorteil geringerer intra- und interindividueller Messwertsstreuungen gegenüber dem Nachteil, dass die Sensitivität für Leitungsdefekte des visuellen Systems geringer ist (Chiappa 1990). Die EEG-Epochen werden digital aufsummiert, wobei in der Regel mehrere Hundert Epochen aufgezeichnet werden müssen. Einzelheiten sind entsprechenden Lehrbüchern zu entnehmen. In der Routinediagnostik hat die Latenz der Komponente P100 die größte Bedeutung (Chiappa 1990). Eine Latenzverzögerung geht dabei auf eine - oft genug noch subklinische - Demyelinisierung zurück.

Bei akustischer Reizung und der Methodik der VEP entsprechender EEG-Mittelung lassen sich 25-30 Potentiale erfassen, die ihrer Latenz entsprechend in frühe, mittlere und späte AEP einteilen lassen. Sieben frühe AEP lassen sich innerhalb von 10 ms nach akustischem Reiz aufzeichnen (Hielscher 1993). Sie entstehen im Hörnerv und Hirnstamm, mittlere und späte AEP dagegen im Kortex und auditiven Assoziationszentren (Maurer 1990). Die Wellen VI und VII haben dabei wegen ihres inkonstanten Auftretens keine klinisch relevante Bedeutung erlangt (Hielscher 1993). Die Interpeaklatenz I-III wird als periphere und die Latenz III-V als zentrale Überleitungszeit des akustischen Systems interpretiert

(Hielscher 1993). Ihnen kommt die größte Bedeutung zu, zumal das Auftreten insbesondere klar abgrenzbarer Potentiale II und IV auch beim Gesunden inkonstant ist und die Amplituden starken intra- und interindividuellen Variationen unterworfen sind (Chiappa 1990; Hielscher 1993). Nach Bestimmung der individuellen Hörschwelle sind meist über 1.000 repetitive überschwellige Klickreize notwendig, um durch EEG-Mittelung die charakteristischen frühen AEP zu erhalten. Zu Einzelheiten der Registriertechnik und Auswertung wird auf die Übersichtsliteratur verwiesen.

Nach elektrischer Stimulation eines peripheren Nerven können spinal und am Skalp SEP abgeleitet werden. Dies setzt die somatosensorische Reizleitung angefangen von Haut-, Muskel- und Gelenkafferenzen mit ihren Ursprungszellen im Spinalganglion bis zur primären sensiblen Rinde voraus. Üblicherweise werden als stimulierte Nerven der N. medianus und der N. tibialis bevorzugt. Die Wahl der Ableitestellen beim Medianus-SEP richtet sich nach der Fragestellung der Untersuchung, sollte aber zur topologisch ausreichenden Differenzierung ggf. diagnostizierbarer Leitungsverzögerungen den Erb'schen Punkt, die Dornfortsätze C7 und C2 sowie die über der primären sensiblen kortikalen kontralateralen Rinde miteinbeziehen. Zur Differenzierung zwischen peripheren und zentralen Leitungsstörungen kann eine Zweikanalableitung mit kortikalen und spinalen Ableiteelektroden genügen. Die topologische Zuordnung der über dem Dornfortsatz C2 ableitbaren Welle N13b entspricht einer Generierung im Nucleus cuneatus oder dessen unmittelbarer Umgebung im Anfangsteil des Lemniscus medialis (Stöhr 1990). Als kortikaler Primärkomplex werden ein negatives Potential nach 18-20 ms (N20) und eine positive Welle nach 25 ms (P25) zusammengefasst (Jörg 1993).

Das ereigniskorrelierte Potential P300 (Sutton et al. 1965) lässt sich nach visueller, akustischer oder somatosensorischer Stimulation ableiten, wenn die Stimulation mit einer Aufgabenstellung und einer diskriminanten Entscheidung des Probanden oder Patienten verbunden ist. Überwiegend werden akustische Stimuli eingesetzt, da diese maximale Amplituden zulassen (Squires et al.1975). Bevorzugt wird das sog. „Odd-ball"-Paradigma, dem die Präsentation eines höheren Zieltons und eines tieferen Standardreizes zu Grunde liegt. Die P300 wird gut reproduzierbar, wenn der Zielreiz seltener dargeboten wird (Sutton et al. 1965). Ereigniskorrelierte Potentiale werden vorwiegend in der kognitiven Psychologie eingesetzt, um das Kurzzeitgedächtnis oder Aufmerksamkeitsleistungen zu untersuchen. Bei einer reihe von zentralnervösen Erkrankungen finden sich auffällige Befunde, so bei Demenzen, bei Morbus Parkinson, Morbus Huntington, progressiver supranukleärer Paralyse, hepatischer Enzephalopathie, aber auch bei fokalen Epilepsien (Übersicht z. B. bei Sadowski 1993). Der Vollständigkeit gehen wir im Ergebnisteil kurz auf Ergebnisse zu P300-Messungen unter VPA ein. Eigene Erfahrungen hierzu haben wir nicht.

3.2 Magnetisch evozierte Potentiale

Während VEP, AEP und SEP EEG-Potentiale nach afferenter Stimulation sind, lassen sich MEP nach TMS als efferente Signale interpretieren. Die TMS wurde

1985 eingeführt (Barker et al. 1985) und hat sich rasch als wichtige diagnostische Methode insbesondere bei Erkrankungen etabliert, die mit einer Störung der zentralmotorischen Leitung assoziiert sind. Magnetstimulatoren bestehen aus zirkulären flachen Kupferspulen, die von einem starken Stromimpuls aus einer simultanen Kondensatorentladung durchflossen werden (Barker et al. 1985). Dadurch baut sich um die Spule ein intensives magnetisches Feld auf. Das Magnetfeld durchdringt die Schädelstrukturen und induziert kurze intrakortikale Ströme. Die standardisierte Reizmethodik sieht eine Stimulation des rechts- oder linkshemisphärischen Motorkortex durch entsprechende Reizspulenpositionierung auf dem Skalp vor. Theoretisch kann jedes Muskelareal transkraniell stimuliert werden. Man bevorzugt in der Regel die kleinen Handmuskeln, da diese eine besonders niedrige kortikale Reizschwelle aufweisen (Claus 1989). Die geringste – in Prozent der maximalen Feldstärke des Stimulators angegebene – Reizintensität, die zu reproduzierbaren Muskelantworten bei entspannter Muskulatur führt, wird als motorische Schwelle bezeichnet. Eine Anspannung des Zielmuskels führt zu Latenzverkürzungen, Potentialvergrößerungen und -verbreiterungen. TMS des motorischen Kortex mit einem Paradigma, das eine Doppelstimulation aus einem konditionierenden und einem Testreiz benutzt, erlaubt die noninvasive Untersuchung kortiko-kortikaler Exzitabilität. In diesem erstmals von Kujirai et al. beschriebenen Paradigma (Kujirai, et al. 1993) ist die Intensität des ersten, konditionierenden Reizes zu gering, um eine kortikospinale Antwort auszulösen. Die Inhibition des nachfolgenden überschwelligen Testreizes nach kurzen Interstimulusintervallen zwischen konditionierendem und Testreiz und die Fazilitation bei längeren Interstimulusintervallen beruht wahrscheinlich auf der Aktivierung lokaler inhibitorischer und exzitatorischer Regelkreise, die auf kortikospinale Neurone projizieren (Ziemann et al. 1996). Da die Technik nicht durch Effekte auf spinaler Ebene modifiziert wird, ist sie als wesentliche Erweiterung der konventionellen Einzelstimulationstechnik anzusehen.

4 Spezielle Methodik eigener Untersuchungen

4.1 Untersuchungen an gesunden Probanden

Fünf bis elf gesunde Freiwillige gaben ihr schriftliches Einverständnis zur Teilnahme an den Studien, die im Einzelnen vom Ethikkomitee der medizinischen Fakultät der Universität Göttingen geprüft und akzeptiert worden waren. Vor jedem Versuch wurden die Teilnehmer nach Verträglichkeitsproblemen nach Einnahme der Medikamente befragt und orientierend klinisch-neurologisch untersucht.

4.2 Medikamente

In den meisten eigenen Untersuchungen wurden sechs Antiepileptika eingesetzt: VPA, Carbamazepin (CBZ), Vigabatrin (VGB), Lamotrigin (LTG), Gabapentin (GBP) und Losigamon (LSG). Die Medikamente wurden im Sinne einer randomisierten, placebokontrollierten Einmaldosisstudie einem Cross-Over-Design entsprechend verabreicht. Jeder Teilnehmer wurde dem jeweiligen Test insgesamt siebenmal unterzogen, da jeder Teilnehmer jedes der sechs Medikamente und Placebo einnahm. Zwischen den Versuchen lag jeweils mindesten eine Woche, um interferierende Langzeiteffekte einzelner Medikamente auszuschließen. Die Untersuchungen mit TMS schlossen zusätzlich Baclofen ein (Ziemann et al. 1996, 1998; Steinhoff 1997).

4.3 VEP, AEP, SEP

VEP, AEP und Medianus-SEP wurden als weiterer Bestandteil der Testbatterie verwendet. VEP wurden dabei nach monokulärer Präsentation monochromatischer Schachbrettreize mit einer Frequenz von 1,8 und 4 Hz abgeleitet. Die Auswertung beschränkte sich auf die Bestimmung der Latenz der Komponente P100. AEP umfassten die frühen Komponenten I–V und die Interpeaklatenzen I–III, I–V und III–V. Die Registrierung der Medianus-SEP schloss die Komponenten N10, N13a, N13b, N20, P25 und N35 ein.

4.4 Transkranielle magnetische Kortexstimulation

Motorische Schwelle

Nach Bestimmung der optimalen Reizposition einer Magnetspule, die mit dem höchstmöglichen MEP im M. abductor digiti minimi assoziiert war, bestimmten wir die aktive und passive motorische Schwelle durch stufenweise Reduktion der Stimulusintensität, bis die Amplitude des MEP konsistent und reproduzierbar unter 50 µV lag.

Intrakortikale Exzitabilität

Doppelstimuli mit variierenden Interstimulusintervallen zwischen 1 und 30 ms wurden appliziert. Abhängig von diesem Intervall zwischen dem vorangeschalteten konditionierenden Reiz unterhalb der motorischen Schwelle und dem nachfolgenden überschwelligen Testreiz lässt sich eine Amplitudenvariation des letzteren erreichen. Dabei führen kurze Intervalle zu Inhibition und längere zu Fazilitation des MEP.

4.5 Patienten

Unsere Patientenstudie untersuchte VEP, AEP und SEP bei insgesamt 56 Patienten (34 ± 11,5 Jahre) mit fokalen Epilepsien. 16 Patienten standen unter einer Monotherapie mit CBZ, 8 Patienten unter VPA, 5 Patienten unter LTG, und die restlichen Patienten unter einer Kombination aus CBZ und einem weiteren neuen Antiepileptikum. Die Daten wurden statistisch mit einer Kontrollgruppe

Gesunder (n = 47; 37 ± 10,5 Jahre) verglichen (Henkel et al. 1997 b). Zur Registrierung der VEP verwendeten wir bei Patienten nur eine Schachbrettumkehrreizrate von 1,8 Hz, und bei den Medianus-SEP wurde lediglich eine Zweikanalableitung durchgeführt.

5 Ergebnisse

5.1 Visuell evozierte Potentiale

Gesunde Probanden

Bei gesunden Probanden hatten mehrtägige orale Dosen von 500 und 1.000 mg VPA keinen Einfluss auf die Latenz oder Amplitude der P100-Komponente der VEP (Harding, et al. 1985). Auch in unserer eigenen Studie, die Einmaldosen von 1.200 mg retardierten Valproats (Ergenyl Chrono) verwendete, die bei unseren 10 Probanden einer körpergewichtsbezogenen Dosis von 17,3 ± 2,95 mg/kg entsprach zeigten sich keine konsistenten oder gar signifikanten Latenzverzögerungem der VEP, während etwa Einmaldosen von CBZ, LTG und LSG signifikante Zunahmen der Latenz von Komponente P100 ergaben, wenn eine Schachbrettumkehrreizrate von 4 Hz eingesetzt wurde (Henkel et al. 1997b; Steinhoff 1997).

Patienten

Bei Patienten berücksichtigten wir in unserer eigenen Studie nur VEP, die nach Stimulation mittels einer Musterumkehrreizrate von 1,8 Hz registriert wurden. Hierbei zeigten sich keine signifikanten Verzögerungen der tendentiell im Vergleich zu gesunden Kontrollpersonen leicht verlängerten Latenzen von Komponente P100. Dies deckt sich mit den Ergebnissen von Mervaala et al. (1985). Auch Yuksel et al. (1995a) sahen unter einer Monotherapie mit VPA keinen Einfluss auf die VEP nach einem Jahr, während CBZ zu einer signifikanten Verzögerung der Komponente P100 führte. Dagegen beschrieben Faught u. Lee (1984) eine Normalisierung (also Verlängerung) der zuvor abnorm kurzen Latenz der P00-Komponente und ihrer erhöhten Amplitude bei Patienten mit photoparoxysmaler Reaktion. Wenzel beschrieb eine Reduktion der Amplituden von VEP bei unveränderter Latenz, als er 8 Kinder mit idiopathischer generalisierter Epilepsie untersuchte (Wenzel 1992). Kanazawa u. Nagafuji (1997) bestätigten diesen Befund.

5.2 Akustisch evozierte Potentiale

Gesunde Probanden

VPA hatte in unserer Studie nach Einmaldosis keinen Einfluss auf die AEP-Latenzen bei gesunden Probanden (Steinhoff 1997; Henkel et al. 1997b).

Patienten

VPA hatte auch bei unseren Patienten unter Langzeittherapie keinen Effekt auf die Latenzen der frühen AEP (Steinhoff 1997; Henkel et al. 1997b). Die Literatur hierzu ist allerdings kontrovers: (Rothmeier 1988). So existiert eine Studie bei Patienten unter Langzeitmonotherapie, die signifikant verlängerte IPL I-III und I-V beschrieb (Medaglini et al. 1988), was spätere Arbeiten nicht bestätigten (Mervaala et al. 1987; Ohishi et al. 1987). Mit unseren Daten übereinstimmend beschrieben Yuksel et al. (1995b) zwar verlängerte absolute Latenzen der Komponenten I, III und V sowie der entsprechenden Interpeaklatenzen im Verlaufe einer Therapie mit CBZ bei 18 Kindern, konnten derartige Veränderungen bei 10 Kindern unter VPA aber nicht feststellen.

5.3 Somatosensorisch evozierte Potentiale

Gesunde Probanden

Bei gesunden Probanden hatte eine Einmaldosis von 1.200 mg Natrium-VPA keinen Einfluss auf die peripheren und kortikalen SEP-Komponenten N_{10}, N_{13a}, N_{13b}, N_{20}, P_{25} und N_{35} (Steinhoff 1997; Henkel et al. 1997b).

Patienten

Bei Patienten unter Langzeittherapie mit VPA fanden wir keine Unterschiede zu unbehandelten gesunden Kontrollpersonen (Steinhoff 1997; Henkel et al. 1997b). Lediglich der statistische Vergleich mit Patienten unter Langzeittherapie mit CBZ offenbarte eine signifikante Verlängerung der Komponente P_{25} zu Ungunsten von CBZ. Dass VPA keinen wesentlichen Einfluss auf SEP-Komponenten hat, berichteten auch Mervaala et al. (1987).

5.4 Ereigniskorreliert evozierte Potentiale (P300-Komponente)

Gesunde Probanden

Nach Einmaldosen induzierte VPA keine Änderungen der Latenzen ereigniskorrelierter Potentiale (Urasaki et al. 1994).

Patienten

Es gibt aus Untersuchungen an Patienten mit Epilepsien Hinweise darauf, dass Verlängerungen der Latenzen ereigniskorrelierter Potentiale unter CBZ und Phenytoin bei etwa 60% der Patienten registriert werden können, während ähnliche Modifikationen unter VPA nicht beobachtet wurden (Enoki et al. 1996).

Chen et al. (1996) beschrieben Latenzverzögerungen der P300-Komponente unter Phenobarbital, nicht aber unter CBZ und VPA. Alle untersuchten Antiepileptika induzierten deutliche Abflachungen der P300-Welle.

5.5 Transkranielle magnetische Kortexstimulation

Gesunde Probanden

Bei gesunden Probanden induzierte VPA in unseren Studien keine konsistenten Änderungen der motorischen Schwelle und der intrakortikalen Exzitabilität (Steinhoff 1997; Ziemann et al. 1998).

Patienten

Reutens et al. (1993) beschrieben eine im Vergleich zu gesunden Kontrollen schließlich erhöhte motorische Schwelle nach initial eindeutiger Erniedrigung bei Patienten mit idiopathisch generalisierten Epilepsien nach viermonatiger Therapie mit VPA. Allerdings muss darauf hingewiesen werden, dass die syndromspezifische initale Erniedrigung in einer zweiten Studie nicht reproduziert werden konnte (Gianelli et al. 1994). Diese Autoren beschrieben ferner eine verminderte Amplitude des MEP bei idiopathisch generalisierten Epilepsien, deren Beeinflussung durch eine antiepileptische Medikation jedoch nicht ausreichend untersucht wurde, um hierzu Stellung beziehen zu können.

6 Diskussion

Im Unterschied zu anderen klassischen Antiepileptika wie CBZ oder Phenytoin (PHT) hat VPA vermutlich mehrere äquipotente Wirkmechanismen, die möglicherweise auch sein breites klinisches Wirkspektrum. VPA reduziert die repetitive neuronale Entladungsrate durch eine mit CBZ und PHT vergleichbare Wirkung auf die spannungsabhängigen Natriumkanäle (Macdonald u. McLean 1986). Es teilt mit Ethosuximid die Wirksamkeit gegen Kalziumströme vom T-Typ (Coulter et al. 1989). Es gilt schließlich mittlerweile als gesichert, dass VPA darüber hinaus die Wirkung der Gammaaminobuttersäure (GABA) über mehrere Mechanismen verstärkt (Vayer et al. 1988; Löscher 1989, 1992). Unter Dauerbehandlung mit VPA wurde eine GABA-Erhöhung im Plasma und Liquor cerebrospinalis des Menschen (Löscher und Schmidt 1980, Löscher und Siemes 1985) sowie kortikal durch Magnetresonanzspektroskopie (Ribeiro et al. 1995) nachgewiesen.

Insofern hätten wir in Analogie zur breiten klinischen Einsetzbarkeit auch eine weitreichende, mehrere Wirkmechanismen reflektierende Wirkung in den von uns untersuchten Paradigmen und somit auch in den Untersuchungen zu evozierten Potentialen erwartet. CBZ, LTG und LSG führten zu signifkanten Latenzverzögerungen der VEP-Komponente P100, wenn wir eine Stimulationsfrequenz von 4 Hz verwendeten (Steinhoff 1997; Henkel et al. 1997b). CBZ und LSG induzierten eine signifikante Verzögerung von AEP-Komponenten. Die peripheren und zentralen SEP wurden durch CBZ, LSG und GBP verzögert. Dieser Einfluss war auf die Verzögerung der Komponente P25 signifikant (p = 0.012, 0.006 und 0.04). Es ergab sich also in unseren Probandenstudien, dass Antiepileptika mit zumindest überwiegender Blockade spannungsabhängiger Ionenkanäle wie CBZ oder LTG offenbar konsistent und auch in Übereinstimmung mit zahlreichen Patientenstudien zu Latenzzunahmen der evozierten Potentiale führen und LSG ein hierzu ähnliches Profil aufwies. VPA dagegen unterschied sich nicht von Placebo. Die plausibelste Erklärung für das neutrale Profil, dass VPA nicht nur in dieser sondern in allen unseren Probandenstudien unter Einschluss der Studien zu motorischer Schwelle und intrakortikaler Exzitabilität aufwies (Steinhoff 1997; Ziemann et al. 1998), war eine zu niedrig gewählte Einmaldosis von 1.200 mg, die möglicherweise doch nicht ausreichte, um die im klinischen Alltag notwendige relativ hohe VPA-Dosis zu reflektieren, die man bei fokalen Epilepsien benötigt und die erforderlich sein mag, um die ionenkanalrelevante Wirkung von VPA nachweisen zu können. Umgekehrt konnten wir in unseren Untersuchungen, die sich als sensitiv für den Nachweis transmittervermittelter Effekte von Antiepileptika erwiesen, ebenfalls keine nennenswerten Effekte unter VPA nachweisen (Steinhoff 1997; Steinhoff et al. 1997 a,b; Ziemann et al. 1998). Dies führen wir am ehesten darauf zurück, dass präklinisch wie klinisch Hinweise dafür bestehen (Henriksen u. Johannessen 1982; Kerwin et al. 1980), dass der verzögerte Wirkungseintritt von VPA mit Beeinflussung von durch GABA vermittelten kortikalen Effekten durch die Applikation von Einmaldosen nicht nachweisbar war.

Einige Berichte sprechen dafür, dass durch VPA eher die Amplituden als die Latenzen evozierter Potentiale modifiziert werden können (Faught u. Lee 1984; Wenzel 1992; Kanazawa u. Nagafuji 1997). Wir verzichteten auf Messungen der Amplituden aufgrund der hohen schon intraindividuellen Variation bei Gesunden (Chiappa 1990). Ob somit Amplitudenänderungen als typisch für die Wirkungsweise von VPA gelten können, erscheint zumindest fraglich. Darüber hinaus könnte ein solcher Effekt auch im Zuge der Gesundung erfolgreich therapierter Patienten interpretierbar sein. Ein solcher Effekt wäre nur dann als gesichert anzunehmen, wenn sein Nachweis bei Gesunden gelänge. Aus oben detailliert dargestellten Überlegungen heraus müsste dann aber nicht nur auf die gewissenhafte Einhaltung intraindividuell vergleichbarer Messbedingungen geachtet werden, sondern zusätzlich eine Probandenstudie unter chronischen Therapiebedingungen durchgeführt werden, wie dies zum Nachweis neuropsychologisch relevanter Effekte von Meador et al. (1995) realisiert wurde. Der mögliche Erkenntniszugewinn einer solchen Studie würde ihre Durchführung allerdings ethisch kaum vertretbar erscheinen lassen.

Die eher wenig wegweisenden Ergebnisse zum Einfluss von VPA auf evozierte Potentiale lassen nun unabhängig von der Diskussion um die mangelnde Reproduzierbarkeit des Wirkmechanismus in diesen Untersuchungen den Schluss zu, dass interferierende neurotoxische Effekte, die die Beurteilung vor allem von Patientendaten unter anderen Antiepileptika erschweren, sich unter VPA nicht nachweisen ließen, und zwar unabhängig davon, ob VEP, AEP, SEP oder ereigniskorrelierte Potentiale gemessen wurden. Das klinisch – hier wird auf die entsprechenden Kapitel dieses Buches verwiesen – in aller Regel sehr günstige neurotoxische Profil von VPA schlägt sich in diesen „Negativergebnissen" vermutlich mit nieder.

Literatur

Barker AT, Freeston IL, Jalinous R, Merton PA, Morton HB (1985) Magnetic stimulation of the human brain [abstract]. J Physiol 369: 3P

Callaghan N, Kenny RA, O'Neill B, Croiwley M, Goggin T (1985) A prospective study between carbamazepine, phenytoin and sodium valproate as monotherapy in previously untreated and recently diagnosed patients with epilepsy. J Neurol Neurosurg Psychiatry 48: 639–644

Chen YJ, Kang WM, So WC (1996) Comparison of antiepileptic drugs on cognitive function in newly diagnosed epileptic children: A psychometric and neurophysiological study. Epilepsia 37:61–86

Chiappa KH (1990) Evoked potentials in clinical medicine, 2nd edn. Raven, New York

Claus D (1989) Die transkranielle motorische Stimulation. Fischer, Stuttgart New York

Coulter DA, Huguenard JR, Prince DA (1989) Specific petit mal anticonvulsants reduce calcium currents in thalamic neurons. Neurosci Lett 98: 74–78

Enoki H, Sanada S, Oka E, Ohtahara S (1996) Effects of high-dose antiepileptic drugs on event-related potentials in epileptic children. Epilepsy Res 25: 59–64

Faught E, Lee SI (1984) Pattern-reversal visual evoked potentials in photosensitive epilepsy. Electroenceph Clin Neurophysiol 59: 125–133

Gianelli M, Cantello R, Civardi C, Nalsi P, Bettucci D, Schiavella MP, Mutani, R (1994) Idiopathic generalized epilepsy: Magnetic stimulation of motor cortex time-locked and unlocked to 3-Hz spike-and-wave discharges. Epilepsia 35: 53–60

Halliday AM, McDonald W, Mushin J (1972) Delayed visual evoked responses in optic neuritis. Lancet 1: 982–985

Harding GFA, Alford CA, Powell TE (1985) The effect of sodium valproate on sleep, reaction times, and visual evoked potential in normal subjects. Epilepsia 26: 597–601

Henkel M, Freudenthaler N, Steinhoff BJ (1997a) Influence of established and new antiepileptic drugs on various neuropsychological tests [abstract]. Epilepsia 38: 383–384

Henkel M, Freudenthaler N, Steinhoff BJ (1997b) Influence of established and new antiepileptic drugs on the electroretinogram and evoked potentials [abstract]. Epilepsia 38: 384

Henriksen O, Johannessen SI (1982) Clincal and pharmacokinetic observations on sodium valproate: A 5 year follow-up study in 100 children with epilepsy. Acta Neurol Scand 65: 504–523

Hielscher H (1993) Akustisch evozierte Potentiale in der Diagnostik neurologischer Krankheitsbilder. In: Jörg J, Hielscher H (Hrsg) Evozierte Potentiale in Klinik und Praxis. Eine Einführung in VEP, SEP, AEP, MEP, P300 und PAP, 3. Aufl, Springer, Berlin Heidelberg New York Tokyo, S 81–126

Jörg J (1993) SEP in der neurologischen Diagnsotik und Therapie. In: In: Jörg J, Hielscher H (Hrsg) Evozierte Potentiale in Klinik und Praxis. Eine Einführung in VEP, SEP, AEP, MEP, P300 und PAP, 3. Aufl. Springer, Berlin Heidelberg New York Tokyo, S 144–244

Kanazawa O, Nagafuji H (1997) Valproate lowered the amplitude of visual and somatosensory evoked potentials in two cases of untreated juvenile myoclonic epilepsy. Psychiatry Clin Neurosci 51: 425–429

Kerwin RW, Olpe HR, Schmutz M (1980) The effect of sodium-n-dipropyl acetate on GABA dependent inhibition in rat cortex in vivo. Br J Clin Pharmacol 71: 545–551

Kujirai T, Caramia MD, Rothwell JC et al. (1993) Corticocortical inhibition in human motor cortex. J Physiol 471: 501–519

Löscher W (1989) Valproate enhances GABA turnover in the substantia nigra. Brain Res 501: 198–203

Löscher W (1992) Valproinsäure: Pharmakodynamische Wirkungen und biochemische Wirkungsmechanismen. In: Krämer G, Laub MC (Hrsg) Valproinsäure. Springer, Berlin Heidelberg New York Tokyo, S 3–23

Löscher W, Schmidt D (1980) Increase of human plasma GABA by sodium valproate. Epilepsia 21: 611–615

Löscher W, Siemes H (1985) Cerebrospinal fluid -aminobutyric acid levels in children with different types of epilepsy: Effect of anticonvulsant treatment. Epilepsia 26: 314–319

Macdonald RL, McLean MJ (1986) Anticonvulsant drugs: Mechanisms of action. In: Delgado-Escueta AV, Ward JR, Woodbury DM, Porter RJ (eds) Advances in neurology, vol 37 Raven, New York, pp 713-736

Maurer K (1990) Akustisch evozierte Potentiale. In: Maurer K, Lowitzsch K, Stöhr M (Hrsg) Evozierte Potentiale. AEP - VEP - SEP. Atlas mit Einführungen. Enke, Stuttgart, S 1-66

Meador KJ, Loring DW, Moore EE et al. (1995) Comparative cognitive effects of phenobarbital, phenytoin, and valproate in healthy adults. Neurology 45: 1494-1499

Medaglini S, Filippi M, Smirne S, Ferini-Strambi L, Giusti MC, Poggi A, Comi G (1988) Effects of long-lasting antiepileptic therapy on brainstem auditory evoked potentials. Neuropsychobiology 19: 104-107

Mervaala E, Keränen T, Penttilä M, Partanen JV, Riekkinen P (1985) Pattern-reversal VEP and cortical SEP latency prolongations in epilepsy. Epilepsia 26: 441-445

Mervaala E, Keränen T, Tiihonen P, Riekkinen P (1987) The effects of carbamazepine and sodium valproate on SEP's and BAEP's. Electroenceph Clin Neurophysiol 68: 475-478

Ohishi M, Sato J, Nonaka K, Inoue E, Nakagawa S, Nakayama K, Mori A (1987) Auditory brainstem response of epilepsy. Jpn J Psychiat Neurol 41: 510-513

Paulus W, Schwarz G, Steinhoff BJ (1996) The effect of anti-epileptic drugs on visual perception in patients with epilepsy. Brain 119: 539-549

Reutens DC, Puce A, Berkovic SF (1993) Magnetic stimulation of the brain in generalized e pilepsy: Reversal of cortical hyperexcitability by anticonvulsants. Ann Neurol 34: 351-355

Ribeiro J, Soares R, Pinto D, Pires I, Sousa G, Andrade F, Guimaraes ML (1995) GABA in [1H] magnetic resonance spectroscopy and valproate [Abstract]. Epilepsia 36 (Suppl 3): S145-S146

Rodin E, Mason K, Perliss R (1980) Investigations of the brainstem auditory evoked potentials in patients with severe epilepsy [Abstract]. Electroenceph Clin Neurophysiol 49: 26P

Rodin E, Chayasirisobhon S, Klutke G (1982) Brainstem auditory evoked potentials recording in patients with severe epilepsy [Abstract]. Electroenceph Clin Neurophysiol 53: 25P

Rosing HS, Hopkins LC, Wallace DC, Epstein CM, Weidenheim K (1985) Maternal inherited mitochondrial myopathy and myoclonic epilepsy. Ann Neurol 17: 228-237

Rothmeier J (1988) Beeinflussung evozierter Potentiale durch Antiepileptika. EEG-Labor 14: 15-24

Sadowski R (1993) Das ereigniskorrelierte Potential P300 in Neurologie und Psychiatrie. In: Jörg J, Hielscher H (Hrsg) Evozierte Potentiale in Klinik und Praxis. Eine Einführung in VEP, SEP, AEP, MEP, P300 und PAP, 3. Aufl. Springer, Berlin Heidelberg New York Tokyo, S 282-305

Shibasaki H, Yamashita Y, Neshige R, Tobimatsu S, Fukui R (1985) Pathogenesis of giant somatosensory evoked potentials in progressive myoclonic epilepsy. Brain 108: 225-240

Speckmann E-J, Elger CE, Altrup U (1993) Neurophysiologic basis of the EEG. In: Wyllie E (ed) The treatment of epilepsies. Lea & Febiger, Philadelphia, pp 185-201

Squires, NK, Squires, KC, Hillyard, STA (1975) Two varieties of long-latency positive waves evoked by unpredictable auditory stimuli in man. Electroenceph Clin Neurophysiol 38: 387-401

Steinhoff BJ (1997) Untersuchungen zum neurophysiologischen Profil etablierter und neuer Antiepileptika. Habilitationsschrift, Univ. Göttingen

Steinhoff BJ, Kunkel M, Freudenthaler N, Paulus W (1996) Influence of standard and new antiepileptic drugs on posture in healthy volunteers. A double-blind, placebo-controlled single-dose study [abstract]. Epilepsia 37 (Suppl 4): S84

Steinhoff BJ, Freudenthaler N, Paulus W (1997 a) The influence of established and new antiepileptic drugs on visual perception. 1. A placebo-controlled, double-blind, single-dose study in healthy volunteers. Epilepsy Res 29: 35-47

Steinhoff BJ, Freudenthaler N, Paulus W (1997b) The influence of established and new antiepileptic drugs on visual perception. II. A controlled study in patients with epilepsy under long-term antiepileptic medication. Epilepsy Res 29: 49-58

Stöhr M (1990) Somtaosensorisch evozierte Potentiale (SEP). In: Maurer K, Lowitzsch K, Stöhr M (Hrsg) Evozierte Potentiale. AEP - VEP - SEP. Atlas mit Einführungen. Enke, Stuttgart, S 130-178

Sutton S, Braren M, Zubin J (1965) Evoked potentials correlates of stimulus uncertainty. Science 150: 1187-1188

Urasaki M, Ogura C, Hirano K, Tomori K (1994) Effects of the GABAmimetic drug, sodium valproate, on event-related potentials and its relation to the law of initial value. Jpn J Psychiatry Neurol 48: 111–121

Vayer P, Cash CD, Maitre M (1988) Is the anticonvulsant mechanism of valproate linked to its interaction with the cerebral-hydroxybutyrate system? Trends Pharmacol Ther 9: 127–129

Wenzel D (1992) Veränderung visuell evozierter Potentiale durch Valproinsäure bei idiopathisch generalisierter Epilepsie. In: Krämer G, Laub MC (Hrsg) Valproinsäure. Springer, Berlin Heidelberg New York Tokyo, S 122–129

Yuksel A, Sarslan O, Devranoglu K, Dirican A, Hattat N, Cenani A, Yalcin E (1995a) Effect of valproate and carbamazepine on visual evoked potentials in epileptic children. Acta Paediatr Jpn 37: 358–361

Yuksel A, Senocak D, Sozuer D, Keskin G, Dirican A, Cenani A, Yalcin E (1995b) Effects of carbamazepine on barinstem auditory potentials in epilepstic children. Childs Nerv Syst 11: 474–477

Ziemann U, Lönnecker S, Steinhoff BJ, Paulus W (1996) Effects of antiepileptic drugs on motor cortex excitability in humans: A transcranial magnetic stimulation study. Ann Neurol 40: 367–378

Ziemann U, Steinhoff BJ, Tergau F, Paulus W (1998) Transcranial magnetic stimulation: Its current role in epilepsy research. Epilepsy Res 30: 11–30

IV. Klinische Anwendung in der Neurologie

12 Stellenwert von Valproinsäure in der Therapie idiopathischer Epilepsien mit generalisierten Anfällen im Kindes- und Jugendalter

G. GROSS-SELBECK

Zusammenfassung

Die idiopathischen Epilepsien mit generalisierten Anfällen gelten als Prototyp der genetisch determinierten Epilepsien. In Abhängigkeit vom Alter werden unterschieden:
frühkindliche Epilepsien
– mit myoklonischen Anfällen,
– mit myoklonisch-astatischen Anfällen,
– mit Absencen,
– mit tonisch-klonischen Anfällen;
Absenceepilepsie des Vorschul-/Schulalters (Pyknolepsie);
juvenile Epilepsien
– mit Absencen,
– mit myoklonischen Anfällen (Impulsiv-Petit mal),
– mit tonisch-klonischen Anfällen.

Bei allen Formen ist Valproinsäure (valproic acid, VPA) Mittel der ersten Wahl. Von insgesamt 149 Patienten wurden 121 (81,2%) anfallsfrei, 87 (58,4%) unter VPA-Monotherapie, 34 (22,8%) mit einer Kombinationsbehandlung. Die besten Ergebnisse wurden bei der im Vorschul-/Schulalter typischen Absenceepilepsie (100% Anfallsfreiheit) und bei den Patienten mit juvenilen Epilepsien (90% anfallsfrei) erzielt, während von den 83 Kindern mit frühkindlichen Epilepsien nur 71,1% anfallsfrei wurden. Analysiert man die Ergebnisse im einzelnen, so zeigt sich, dass die frühkindliche Grand-mal- und Absenceepilepsie sehr gut mit VPA behandelbar ist, hingegen die Resultate bei Patienten mit myoklonisch-astatischen Anfällen, vor allem in Kombination mit Grand mal und Absencen, ungünstiger sind. Die Prognose ist vor allem dann zurückhaltend zu stellen, wenn die Epilepsie sehr früh, d.h. im 1. Lebensjahr beginnt.

1 Einleitung

Die idiopathischen Epilepsien mit generalisierten Anfällen gelten als Prototyp der genetisch determinierten Epilepsien. In Abhängigkeit vom Alter werden verschiedene Formen von großen und kleinen Anfällen unterschieden, die sich zu unterschiedlichen epileptischen Syndromen kombinieren können, wie die folgende Übersicht zeigt:

Übersicht der idiopathischen Epilepsien mit generalisierten Anfällen des Kindes- und Jugendalters
Frühkindliche Epilepsien – mit myoklonischen Anfällen – mit myoklonisch-astatischen Anfällen – mit Absencen – mit tonisch-klonischen Anfällen
Absenceepilepsie des Vorschul-/Schulalters (Pyknolepsie)
Juvenile Epilepsien – mit Absencen – mit myoklonischen Anfällen (Impulsiv-Petit mal) – mit tonisch-klonischen Anfällen

Hirnorganische Faktoren im Sinne eines „Realisationsfaktors" sind nicht selten zusätzlich von Bedeutung. Im internationalen Schrifttum erfahren besonders die frühkindlichen Epilepsien nicht alle eine einheitliche Bewertung; sie werden in der Klassifikation der Epilepsien und epileptischen Syndrome der Internationalen Liga gegen Epilepsie (Commission on classification 1989) z.T. in unterschiedlichen Kategorien aufgeführt (Gross-Selbeck 1992).

VPA hat sich schon bald nach seiner Einführung in die Epilepsietherapie als ein sehr wirksames Antiepileptikum gerade bei Patienten mit generalisierten Epilepsien erwiesen; 75–88% werden unter VPA-Monotherapie anfallsfrei. Besonders gut sprechen Patienten mit Absencen, mit Impulsiv-Petit mal und Grand mal auf VPA an, etwas schlechter Patienten mit kombinierten Epilepsien (Tabelle 1). Bei genauerer Analyse der einzelnen Arbeiten zeigt sich allerdings, dass in den meisten Patientenkollektiven sehr wenige oder gar keine Kinder unter 4 Jahren enthalten sind. Dulac et al. (1986) konnten in dieser Altersgruppe nur bei 15 von 24 Kindern mit einer „benign myoclonic epilepsy" Anfallsfreiheit erreichen, was den Begriff „benign" recht fragwürdig erscheinen lässt. In einer Studie von

Tabelle 1. Epilepsien mit idiopathischen generalisierten Anfällen. Anfallsfreiheit unter VPA-Monotherapie

Anfallstyp	Dulac et al. (1982)	Covanis et al. (1982)	Feuerstein et al. (1983)
Grand mal	17/18	49/53	36/39
Impulsiv-Petit mal	3/ 4	43/50	14/16
Absencen (einfach u. komplex)	5/ 8	43/48	16/17
Absencen in Komb. mit Grand mal und Impulsiv-Petit mal	3/ 7		36/43
photosensible Anfälle		42/56	
Gesamt	28/37 (75,7%)	177/207 (88,5%)	102/115 (85,5%)

Covanis u. Skiadas (1991) wurde keines der Kinder mit sogenannter „severe myoclonic epilepsy", deren Epilepsie zwischen dem 5. und 7. Lebensmonat begann und in allen Fällen mit Grand mal einherging, anfallsfrei.

2 Eigene Ergebnisse

In den letzten 10 Jahren wurden insgesamt 149 Kinder und Jugendliche mit idiopathischen generalisierten Epilepsien mit VPA in Mono- oder Kombinationstherapie behandelt. Einbezogen in diese Untersuchung wurden nur Patienten, bei denen der Epilepsietyp eindeutig klassifizierbar war, zusätzliche hirnorganische Faktoren in der Pathogenese keine oder nur eine untergeordnete Rolle spielten. Differentialdiagnostisch erfolgte vor allem bei den frühkindlichen Formen eine klare Abgrenzung gegenüber Epilepsien mit fokalen/multifokalen Anfällen (atypische benigne Partialepilepsie bzw. Pseudo-Lennox-Syndrom sowie West-Syndrom und Lennox-Gastaut-Syndrom).

Wenn möglich, wurde immer mit einer VPA-Monotherapie begonnen. Bei Patienten, die vorher mit einem anderen Therapieregime behandelt und darunter nicht anfallsfrei wurden, erhielten VPA bei gleichzeitiger, wenn möglich rascher Reduktion der zuvor verabreichten Medikamente. Zwei Patienten wurden nicht mit in die Untersuchung einbezogen. In einem Fall wurde die VPA-Behandlung schon im Beginn wegen rezidivierender Durchfälle abgebrochen, im anderen – ein Kind mit myoklonisch-astatischen und Grand mal-Anfällen – musste VPA trotz guter Wirkung – Anfallsfreiheit in Kombination mit Mesuximid (MSM) – abrupt abgesetzt werden, da sich der Patient in seinem Allgemeinzustand stark verschlechterte, apathisch wurde, sich eine massive EEG-Verlangsamung fand, so dass die Sorge bestand, dass sich eine toxische Hepatopathie anbahnte. Das Kind hat sich nach dem Absetzen wieder erholt.

Insgesamt wurden 121 der 149 Patienten (81,2 %) anfallsfrei, 87 (58,4 %) unter VPA-Monotherapie, 34 (22,8 %) mit einer Kombinationsbehandlung (Tabelle 2). Vergleicht man die Ergebnisse mit der Literatur (Covanis et al. 1982; Dulac et al. 1982; Feuerstein et al. 1983), sind die unter Monotherapie erzielten Resultate eher ungünstig, die Zahlen bedürfen jedoch einer Analyse im einzelnen.

Unterteilt man das Kollektiv nach dem Alter bei Beginn der Epilepsie in frühkindliche Anfälle (bis zum 5. Lebensjahr), Anfälle im Vorschul- und Schulalter (5.-8. Lebensjahr) und in der Präpubertät/Pubertät (ab 9. Lebensjahr), so zeigt sich, dass die weitaus besten Ergebnisse bei Patienten jenseits des 5. Lebensjahres erzielt werden konnten. Alle Kinder mit der im Vorschul-/frühen Schulalter typischen Absenceepilepsie, nur selten einhergehend mit Grand mal, wurden anfallsfrei, allerdings ein großer Teil (42,3 %) erst mit der Kombination VPA/Ethosuximid [ESM](Tabelle 3).

Diese Ergebnisse stimmen sehr gut überein mit den erst kürzlich publizierten Resultaten von Bruch und Antoniuk (1991). Bei Epilepsiebeginn in der Präpubertät/Pubertät konnte bei 31 von 40 Patienten (77,5 %) mit einer VPA-Monotherapie Anfallsfreiheit erreicht werden, bei weiteren 5 (12,5 %) noch mit der Kombination VPA/ESM; d.h. insgesamt wurden 90% der Patienten anfallsfrei (Tabelle 4). Nur bei 2 Patienten (5 %) lag die Anfallsreduktion unter 75 %, wobei

Tabelle 2. VPA-Therapie bei idiopathischen Epilepsien mit generalisierten Anfällen im Kindes- und Jugendlichenalter

	N	anfallsfrei VPA-Mono	VPA +	Anfallsreduktion > 75 %	< 75 %
Grand mal	30	22	3	2	3
Absencen	46	33	13		
Grand mal + Absencen	26	13	6	4	3
myoklon.-astat. Petit mal + frühkindl. Absencen	10	5	2	1	2
myoklonisch-astatisches Petit mal + Grand mal	26	4	9	3	10
Impulsiv-Petit mal + Grand mal + Absencen	10	9	1		
photogene Anfälle	1	1			
	149	87 58,4 %	34 22,8 %	10 6,7 %	18 12,1 %
		81,2 %			

Tabelle 3. VPA-Therapie bei idiopathischen Epilepsien mit generalisierten Anfällen im Vorschul-/frühen Schulalter

	N	anfallsfrei VPA-Mono	VPA + ESM
blande Absencen	8	7	1
komplexe Absencen	15	6	9
Absencen + Grand mal	3	2	1
	26	15 57,7 %	11 42,3 %
		100 %	

zu bemerken ist, dass beide primär nicht die bei uns gebräuchliche Standardbehandlung mit VPA erhielten.

Insgesamt darf man aus den Ergebnissen schließen, dass Patienten mit im Vorschul-/Schulalter und in der Präpubertät/Pubertät beginnenden idiopathischen generalisierten Epilepsien eine gute bis sehr gute Prognose haben, sofern sie adäquat behandelt werden.

Nicht so günstig sind dagegen die Behandlungsergebnisse bei Kindern mit frühkindlichen Epilepsien. Von den 83 mit VPA behandelten Kindern wurden insgesamt 59 (71,1 %) anfallsfrei, 41 (49,4 %) unter VPA-Monotherapie, 18 (21,7 %) mit einer Kombinationsbehandlung (Tabelle 5). Analysiert man die Ergebnisse im einzelnen, so zeigt sich, dass die frühkindliche Absenceepilepsie ausgespro-

Tabelle 4. VPA-Therapie bei idiopathischen Epilepsien mit generalisierten Anfällen in der (Prä-)Pubertät

	N	anfallsfrei VPA-Mono	VPA + ESM	Anfallsreduktion > 75%	< 75%
Grand mal	10	9		1	
Absencen	11	9	2		
Grand mal + Absencen	8	3	2	1	2*
Impulsiv-Petit mal	4	4			
Impulsiv-Petit mal + Grand mal	5	4	1		
Impulsiv-Petit mal + Absencen	1	1			
photogene Anfälle	1	1			
	40	31 77,5%	5 12,5% 90%	2 5%	2 5%

* keine Standardbehandlung

Tabelle 5. VPA-Therapie bei idiopathischen Epilepsien mit generalisierten Anfällen im frühen Kindesalter

	N	VPA-Mono	VPA +	> 75%	< 75%
Grand mal	20	13	3	1	3
Absencen	12	11	1		
Grand mal + Absencen	15	8	3	3	1
myoklon.-astat. Anfälle	7	3	2		2
myoklonisch-astatische Anfälle + Absencen	3	2		1	
Grand mal + myoklonisch-astatische Anfälle	12	4	2	2	4
Grand mal + myoklonisch-astatische Anfälle + Absencen	14	–	7	1	6
	83	41 49,4%	18 21,7% 71,1%	8 89,6%	16 19,3%

chen gut behandelbar ist (11 von 12 Kindern anfallsfrei unter VPA-Monotherapie, 1 Kind unter der Kombination VPA/ESM). Von 20 Kindern mit Grand mal wurden 16 anfallsfrei (13 Monotherapie, 3 unter Kombinationstherapie). Hierbei ist bemerkenswert, dass 10 der 13 unter VPA-Monotherapie anfallsfrei gewordenen

Patienten vorher Phenobarbital (PB) oder Primidon (PRM) erhalten hatten und darunter nicht anfallsfrei wurden bzw. das Medikament wegen Unverträglichkeit abgesetzt werden musste.

Bei Kindern mit kombinierten Epilepsien mit Grand mal und Absencen wurde in 11 von 15 Fällen Anfallsfreiheit erreicht (8 unter VPA-Monotherapie, 3 mit der Kombination VPA/ESM), bei 3 Kindern lag die Anfallsreduktion über 75 %. Während von 7 Kindern mit myoklonisch-astatischen Anfällen ohne Grand mal 5 anfallsfrei wurden (3 unter VPA-Monotherapie, 2 unter der Kombination VPA/ESM), waren die Ergebnisse bei den Patienten mit myoklonisch-astatischen Anfällen in Kombination mit anderen Anfallsformen sehr viel ungünstiger. Nur 4 von 12 Kindern mit Grand mal und myoklonisch-astatischen Anfällen wurden unter VPA-Monotherapie anfallsfrei, weitere 2 mit der Kombination VPA/Ethosuximid. Von den 14 Kindern mit der Kombination Grand mal, myoklonisch-astatische Anfälle und Absencen wurde keines unter einer VPA-Monotherapie anfallsfrei, 7 (50 %) immerhin mit der Kombination VPA/ESM oder VPA/MSM. Bei 6 von den 14 Kindern lag die Anfallsreduktion unter 75 %, war somit unbefriedigend.

Betrachtet man die 16 Patienten mit ungünstigem Verlauf, so zeigt sich, dass bei 11 von ihnen die Epilepsie im 1. Lebensjahr begann und 13 vor Beginn einer VPA-Therapie mit verschiedenen anderen Medikamenten behandelt worden waren und/oder VPA unzureichend dosiert war. Nur in 2 Fällen, einem 8 Monate alten Säugling und einem 4 1/2 jährigen Kleinkind, gelang es weder mit einer primären VPA-Monotherapie noch mit einer Kombinationsbehandlung Anfallsfreiheit zu erreichen, wobei der letztgenannte Patient an den von Tassinari und Bureau (1985) beschriebenen myoklonischen Absencen litt.

3 Diskussion und Zusammenfassung

Fasst man alle Ergebnisse zusammen, wird deutlich, dass bei Kindern mit idiopathischen generalisierten Epilepsien die Prognose dann zurückhaltend zu stellen ist, wenn die Anfälle sehr früh, insbesondere im 1. Lebensjahr beginnen und wenn sie kombiniert auftreten. Besonders ungünstig ist die Kombination von Grand mal mit myoklonischen oder myoklonisch-astatischen Anfällen und Absencen. Dagegen ist die Therapieprognose bei Beginn der Epilepsie im Vorschul-/Schulalter und in der Präpubertät/Pubertät gut bis exzellent, sofern die Behandlung adäquat und konsequent durchgeführt wird.

Vielfach erfolgt die Therapie der Grand mal-Epilepsie im jungen Alter vorzugsweise immer noch mit PB oder PRM, bei kombinierten Epilepsien mit Grand mal- und Petit mal-Anfällen ergänzt durch ESM. Dieses Therapieregime kann zu Anfallsfreiheit führen, versagt aber nach eigener Erfahrung (Gross-Selbeck 1985) und Berichten zahlreicher Autoren (u.a. Covanis et al. 1982; Henriksen u. Johannessen 1984) in einer nicht unbeträchtlichen Zahl der Fälle und erfordert dann in der Regel die zusätzliche Gabe von VPA, was aufgrund der ungünstigen Interaktion zwischen VPA und PB zu nicht unerheblichen Nebenwirkungen führt, ganz abgesehen von dem deutlich höheren Risiko einer toxischen Hepatopathie bei Kombinationsbehandlung. Unter unseren Patienten ist keiner, der bei Versagen einer VPA-Behandlung anschließend auf PB oder PRM angesprochen hätte. Hinzu kommt, dass nicht absehbar ist, ob bei Kindern mit frühkindlichem Grand mal im weiteren Verlauf der Epilepsie zusätzlich kleine Anfälle, d.h. myoklonisch-astatische Anfälle und/oder Absencen auftreten, was in etwa 50 % der Fall ist. Daher ist für uns nicht nur bei den generalisierten Epilepsien im Vorschul-/Schulalter und in der Präpubertät/Pubertät, sondern auch bei den frühkindlichen Formen VPA Mittel der 1. Wahl. Es hat den großen Vorteil, dass es bei kleinen und bei großen Anfällen wirksam ist, ein Vorteil gerade bei kombiniert auftretenden Anfällen. Das bekannte Risiko der sehr seltenen toxischen Hepatopathie und Gerinnungsstörung gerade bei jungen Kindern muss vor Beginn der Therapie in jedem einzelnen Fall sehr sorgfältig geprüft werden. Einige Untersuchungen zeigen, dass bei entsprechender Risikoabwägung die Zahl der Zwischenfälle drastisch zurückgegangen ist (Gross-Selbeck 1988; Dreifuss et al. 1989). Zur Verminderung des Risikos ist eine sehr sorgfältige Anamneseerhebung und Untersuchung des Patienten vor Beginn der Therapie erforderlich (Gross-Selbeck u. Laub 1992).

Ist unter VPA-Monotherapie Anfallsfreiheit nicht zu erreichen, erfolgt bei großen Anfällen die Kombination zunächst mit Brom und erst dann – wenn diese Kombination erfolglos ist – mit PB, bei kleinen Anfällen die Kombination mit ESM oder MSM.

Literatur

Bruch I, Antoniuk S (1991) Typical absence epilepsy: Review of 31 children. 19th Int Epilepsy Congr, Rio de Janeiro

Commission on classification of terminology of the International League against Epilepsy (1989) Proposal for revised classification of epilepsy syndroms. Epilepsia 30:389-399

Covanis A, Gupta AK, Jeavons PM (1982) Sodium valproate: monotherapy and polytherapy. Epilepsia 23:693-720

Covanis A, Skiadas K (1991) Severe myoclonic epilepsy of infancy. 19th Int Epilepsy Congr, Rio de Janeiro

Dreifuss FE, Langer DH, Moline KA, Maxwell BA (1989) Valproic acid fatalities, II. US experience since 1984. Neurology 39:201-207

Dulac O, Stern D, Rey E, Arthuis M (1982) Monotherapy par le valproate de sodium dans les épilepsies d'enfant. Arch Fr Pediatr 39:347-352

Dulac O, Stern D, Rey E, Perret A, Arthuis M (1986) Sodium valproate monotherapy in childhood epilepsy. Brain Dev 8:7-52

Feuerstein J, Revol M, Roger J, Sallou C, Truelle JL, Vercelletto P, Weber M (1983) La monothérapie par le valproate de sodium dans les épilepsies généralisées primaires. Sem Hop Paris 59:1263-1274

Gross-Selbeck G (1985) Zur Behandlung frühkindlicher Epilepsien mit primär generalisierten myoklonisch-astatischen Anfällen in Kombination mit Grand mal-Anfällen. In: Kruse R (Hrsg) Epilepsie 84. Einhorn, Reinbek, S 115-118

Gross-Selbeck G (1988) Valproat - ein risikoreiches Medikament? Epilepsieblätter 1:7-13

Gross-Selbeck G (1992) Idiopathische Epilepsien mit generalisierten Anfällen des frühen Kindesalters. Epilepsieblätter 5:10-14

Gross-Selbeck G, Laub M (1992) Früherkennung von Komplikationen einer Valproat-Therapie. Epilepsieblätter 5: im Druck

Henriksen O, Johannessen SJ (1984) Valproate monotherapy. Epilepsia 25, Suppl 1: S 73-S77

Tassinari CA, Bureau M (1985) Epilepsy with myoclonic absences. In: Roger J, Dravet C, Bureau M, Dreifuss FE, Wolf P (eds) Epileptic syndromes in infancy, childhood and adolescence. John Libbey, London Paris, pp 121–129

13 Stellenwert von Valproinsäure in der Therapie von Kindern mit West-Syndrom

F. Kotlarek, G. Gross-Selbeck, K. Kellermann, R. Pothmann, U. Schauseil-Zipf

Zusammenfassung

74 Kinder, von denen 57 (77%) an einem symptomatischen und 17 (23%) an einem idiopathischen West-Syndrom litten, wurden primär mit Valproinsäure (valproic acid, VPA) behandelt. Die Behandlungsstrategie folgte einem vorher festgelegten Schema. Unter Einschluss der Patienten, bei denen die Therapie wegen Unverträglichkeit abgebrochen werden musste, wurden in der idiopathischen Gruppe 9 von 17 (52,9 %) der Kinder klinisch und elektroenzephalographisch initial anfallsfrei. Unter den symptomatischen Fällen betrug die Erfolgsquote 24 von 57 (42,1 %).

Rezidivquote und Übergang in Folgekrämpfe sind unter einer antikonvulsiven Langzeittherapie mit VPA gering. Nach einem Mittel von 4,6 Jahren sind von den initial anfallsfrei gewordenen Patienten (33 von 74) 23 noch anfallsfrei (31,1 %).

Durch eine bewusste und selektive Anwendung von VPA kann das Risiko der Hepatotoxizität minimiert werden. Eine fatale Hepatopathie trat in unserem Krankengut nicht auf. Nebenwirkungen, die zum Abbruch der VPA-Therapie zwangen, wurden bei 6 von 74 Patienten beobachtet (4 mal Erbrechen und Apathie, 2 mal Thrombopenie).

Nach Ausbleiben eines Behandlungserfolges unter VPA wurden durch eine sekundäre ACTH-Therapie noch weitere 16 von 42 Patienten langzeitig anfallsfrei, so dass die Erfolgsrate des gestaffelten Therapiekonzeptes nach einer durchschnittlichen Nachbeobachtungszeit von 4,6 Jahren 52,7 % beträgt.

1 Einleitung

Für das West-Syndrom gibt es verschiedene Behandlungsformen: ACTH, Kortikosteroide, Clonazepam und VPA. Statistisch belegte, verbindliche Therapieempfehlungen fehlen jedoch. Im folgenden soll über eine kontrollierte Studie mit hochdosiertem VPA berichtet werden, die seit 1984 als überregionale klinische Verbundstudie durchgeführt wurde.

2 Patienten und Methode

In die Studie wurden 74 Kinder mit West-Syndrom einbezogen (39 Jungen, 35 Mädchen). Über einen Teil der Patienten wurde bereits in einer früheren Arbeit berichtet (Kotlarek et al. 1989). Im Unterschied zu den damaligen Auswahlkriterien wurden jetzt Patienten, die mit Benzodiazepinen vorbehandelt waren, nicht berücksichtigt, da in Tierversuchen (Mäusen) eine einseitige Kreuztoleranz gegenüber VPA nachgewiesen werden konnte (Gent et al. 1986). Auch Kinder mit einer Steroid- bzw. ACTH-Vorbehandlung wurden ausgeschlossen, 8 Kinder mit einer Phenobarbital- oder Primidonvorbehandlung dagegen berücksichtigt; diese Medikamente wurden mit Beginn der VPA-Therapie abgesetzt.

Die Kinder erkrankten vorwiegend im 5. und 6. Lebensmonat. Die Behandlungsdauer mit VPA betrug 1,5-4,2 Jahre, durchschnittlich 3,2 Jahre, die Beobachtungszeit nach Beginn der VPA-Therapie 1,5-7,0 Jahre, im Mittel 4,6 Jahre (Tabelle 1).

Ausgehend von der vermutlichen Ätiologie wurden die Patienten in eine symptomatische Gruppe mit 3 Untergruppen je nach dem angenommenen Zeitpunkt der Hirnschädigung und eine idiopathische Gruppe unterteilt (Tabelle 2). Dabei beträgt der Anteil der idiopathischen Fälle 23 %. Sie sind wie folgt definiert: Schwangerschaft, Geburt und psychomotorische Entwicklung bis zum Auftreten von BNS-Krämpfen anamnestisch unauffällig, neurologischer Befund o.B., bildgebende Verfahren (Sonographie, Computertomographie, Kernspintomographie) ohne morphologische Veränderungen des Gehirns.

VPA wurde innerhalb von 3 Tagen bis auf 50 mg/kg/die in zwei Einzeldosen gesteigert. Bestanden die Anfälle fort, wurde nach 10 Tagen die Dosis innerhalb von 3 Tagen auf 100 mg/kg/die angehoben. Sprach der Patient klinisch und elektroenzephalographisch an, wurde die Behandlung mit VPA in der zur Anfallsfreiheit führenden Dosis fortgesetzt. War VPA nach insgesamt 26-tägiger Behandlung nicht wirksam, wurde eine initial niedrigdosierte ACTH-Behandlung eingeleitet (Acethropan-Depot, ab 1989 Synacthen-Depot).

Die Eltern wurden über die möglichen klinischen Symptome einer VPA-induzierten hepatischen Erkrankung informiert. Vor Beginn der Therapie, nach 1, 3, 6, 9, 12 Monaten und anschließend in 6-monatigen Intervallen wurden neben der klinischen Verlaufskontrolle folgende Laboruntersuchungen durchgeführt: Blutbild und Thrombozyten, Leberenzyme, alkalische Phosphatase, Amylase, Gerinnungsstatus (Quick, partielle Thromboplastinzeit, Fibrinogen).

Tabelle 1. Valproinsäuremonotherapie bei Kindern mit West-Syndrom. Klinische Daten

Patienten	n = 74 (männl. 39, weibl. 35)	
Manifestationsalter	5 1/2 Monate	(2-11 Monate)
Behandlungsdauer mit Valproinsäure	3,2 Jahre	(1,5-4,2 Jahre)
Beobachtungszeit	4,6 Jahre	(1,5-7,0 Jahre)

Tabelle 2. Vermutliche Ätiologie von 74 Kindern mit West-Syndrom

Symptomatisch	n = 57 (77 %)
Pränatale Schädigung	20
Perinatale Schädigung	31
Postnatale Schädigung	6
Idiopathisch	n = 17 (23 %)

3 Ergebnisse

1. 9 von 15 Kindern (60%) wurden in der idiopathischen Gruppe unter der VPA-Monotherapie anfallsfrei, davon 4 Patienten mit 50 mg/kg/die und 5 mit 100 mg/kg/die. In der symptomatischen Gruppe konnte bei 24 von 55 Kindern (43,6%) initiale Anfallsfreiheit erzielt werden, 15 Patienten mit 50 mg/kg/die und 9 mit 100 mg/kg/die (Tabelle 3). Bei klinischer Wirksamkeit verschwand auch die Hypsarrhythmie im EEG. In jeder der beiden Gruppen fielen je 2 Kinder heraus, da Erbrechen und Apathie schon in der ersten Behandlungswoche zum Abbruch der VPA-Therapie führten (Tabelle 3, Fußnote a).
2. Rezidive traten bei je 2 Kindern in der idiopathischen und in der symptomatischen Gruppe auf, darunter 3 Patienten mit einem Rezidiv unter einer Valproinsäuremedikation von 50 mg/kg/die wobei die VPA-Dosen nicht, wie in der Studie vorgesehen, auf 100 mg/kg/die gesteigert wurden (Tabelle 3, Fußnote c).
3. Folgekrämpfe im Sinne von myoklonisch-astatischen, tonischen, fokalen oder Grand mal-Anfällen wurden bei insgesamt 4 von 27 anfallsfrei gewordenen Kindern beobachtet (Tabelle 3: ein Patient der idiopathischen und 3 Patienten der symptomatischen Gruppe). Die Tabelle 4 fasst die unbereinigten Ergebnisse der initialen Anfallsfreiheit und die Erfolgsrate der Langzeitstudie zusammen, d.h. sie schließt die 4 Kinder mit ein, bei denen Erbrechen und Apathie schon in der ersten Behandlungswoche zum Abbruch der VPA-Therapie führten. Im Mittel sind nach 4,6 Jahren noch 23 von 74 Kinder mit West-Syndrom anfallsfrei (31,1%), 6 von 17 Patienten in der idiopathischen und 17 von 57 Patienten in der symptomatischen Gruppe.
4. Nebenwirkungen, die zum Abbruch der Therapie zwangen, wurden bei 6 von 74 Patienten beobachtet: 4 klinisch in der ersten Behandlungswoche aufgrund von Erbrechen und Apathie, 2 labordiagnostisch nach Monaten aufgrund einer Thrombopenie unter 30 Giga/l (Tabelle 3, Fußnoten a + b).

Tabelle 3. Wirksamkeit der Valproinsäuremonotherapie in Abhängigkeit von der vermuteten Ätiologie des West-Syndroms

	West-Syndrom Idiopathische Gruppe (n = 17[2a])	West-Syndrom Symptomatische Gruppe			Gesamt (n = 57[2a])
		pränatal (n = 20[1a])	perinatal (n = 31[1a])	postnatal (n = 6)	
Anfallsfreiheit unter – VPA 50 mg/kg/die	4[2c]	5[1c]	9	1	
– VPA 100 mg/kg/die	5	2	6[2b]	1	
Responder/total	9/15 (60%)	7/19 (36,9%)	15[2b]/30 (50,0%)	2/6 (33,3%)	24[2b]/55 (43,6%)
BNS-Rezidiv	2[2c]	1[1c]	1	0	2[1c]/22 (9,1%)
Folgekrämpfe	1/7 (14,3%)	1	1	1	3/20 (15,0%)

[a] frühzeitiger Abbruch wegen Erbrechen + Apathie
[b] späterer Abbruch wegen Thrombopenie
[c] ohne Steigerung auf 100 mg/kg

Tabelle 4. Unbereinigte Analyse der Valproinsäuremonotherapie: Initiale Anfallsfreiheit und Erfolgsrate einer durchschnittlichen Nachbeobachtungszeit von 4,6 Jahren

	Idiopathische Gruppe (n = 17)	West-Syndrom Symptomatische Gruppe (n = 57)	Total (n = 74)
Anfallsfreiheit unter Valproinsäure			
– initial	9/17 (52,9%)	24/57 (42,1%)	33/74 (44,6%)
Follow up ($\bar{x}$ = 4,6 J.)	6/17 (35,3%)	17/57 (29,8%)	23/74 (31,1%)

5. Nach Ausbleiben eines Behandlungserfolges unter VPA wurden durch die sekundäre ACTH-Therapie noch weitere 16 von 42 Patienten langzeitig anfallsfrei (Follow-up $\bar{x}$ = 4,6 Jahre). Zwei Patienten verstarben unter der protrahierten ACTH-Therapie in der Spätphase aufgrund von schwerwiegenden Nebenwirkungen (1 × Sepsis, 1 × Kardiomyopathie). Detailergebnisse zu initialer Anfallsfreiheit, Rezidivquote, Folgekrämpfen und Nebenwirkungen unter der sekundären ACTH-Therapie werden in einer gesonderten Arbeit mitgeteilt.
6. Durch dieses gestufte therapeutische Vorgehen konnte somit insgesamt bei 39 von 74 Kindern mit West-Syndrom eine anhaltende Anfallsfreiheit erzielt werden (52,7%).

4 Diskussion und Schlussfolgerungen

74 Kinder mit West-Syndrom wurden mit VPA behandelt und – bei unzureichendem Therapieerfolg – anschließend einer ACTH-Behandlung unterzogen.

Die Ergebnisse weisen VPA einen festen Platz in der Behandlung des West-Syndroms zu. Unter Einschluss der Patienten, bei denen die Therapie wegen Unverträglichkeit abgebrochen werden musste, wurden 33 von 74 Patienten (44,6%) initial anfallsfrei. Bei 19 der 33 Patienten, die auf VPA ansprachen, stellte sich der Therapieerfolg schon innerhalb von 13 Tagen unter 50 mg/kg/die ein. Die idiopathische Gruppe ist trotz der gestellten Eingangskriterien wahrscheinlich heterogen. Über die Problematik einer solchen idiopathischen Gruppe hat Hanefeld (1989) berichtet: 6 als idiopathisch eingeordnete und später verstorbene Kinder zeigten neuropathologische Befunde, die entweder auf eine embryonale Migrationsstörung oder auf eine postnatale Schädigung hinwiesen. Die Unterteilung der Patienten in eine idiopathische und eine symptomatische Gruppe ist dennoch gerechtfertigt, da der Zustand des Kindes vor Einleitung der Therapie grundsätzlich eine wichtige Determinante der psychomotorischen Entwicklungsprognose darstellt. In unserem Patientenkollektiv besteht in bezug auf die Ansprechrate allerdings kein statistisch signifikanter Unterschied zwischen den beiden Gruppen (exakter Fisher-Test auf dem Niveau (α = 5%). In der unbereinigten Statistik beträgt die initiale Anfallsfreiheit in der idiopathischen Gruppe 52,9% (9 von 17 Kindern) und in der symptomatischen Gruppe 42,1% (24 von 57 Kindern).

Offenbar ist auch der Zeitpunkt der Hirnschädigung nicht relevant für den Behandlungserfolg. In der symptomatischen Gruppe lässt sich keine sichere Abhängigkeit zwischen dem vermutlichen Zeitpunkt der Hirnschädigung und der Erfolgsrate erkennen. Der Unterschied, der besteht, ist statistisch nicht signifikant (exakter Fisher-Test zum Niveau ($\alpha = 5\%$).

Rezidivquote und Übergang in Folgekrämpfe sind unter einer antikonvulsiven Langzeittherapie mit VPA eher gering. Nach einem Mittel von 4,6 Jahren sind von den initial anfallsfrei gewordenen Patienten (33 von 74) 23 noch anfallsfrei (31,1 %).

Durch eine bewusste und selektive Anwendung von VPA kann das Risiko der Hepatotoxizität offenbar minimiert werden (Dreifuss u. Langer 1988). Eine fatale Hepatopathie trat in unserem Krankengut nicht auf. Die Nebenwirkungen, die in 6 Fällen zum Absetzen der VPA-Medikation führten, waren zum Teil dosisabhängig und ohne Folgesymptome reversibel.

Nach Ausbleiben eines Behandlungserfolges unter VPA wurden durch eine sekundäre ACTH-Therapie noch weitere 16 von 42 Patienten langzeitig anfallsfrei (Follow-up $\bar{x} = 4,6$ Jahre), so dass die Erfolgsrate des gestaffelten Therapiekonzeptes nach einer durchschnittlichen Nachbeobachtungszeit von 4,6 Jahren 52,7 % beträgt.

Die initiale Effektivität der ACTH-Therapie ist unbestritten. Eine neuere Studie, die 72 Kinder einschließt, weist nach, dass 69 % der Kinder anfallsfrei wurden und der Wirkungseintritt bei zwei Drittel der Patienten innerhalb der ersten drei Wochen beobachtet werden konnte (Nolte et al. 1990). Verlaufskontrollen über einen längeren Zeitraum stehen noch aus.

Das Risiko einer ACTH-Langzeittherapie ist allerdings beträchtlich. Schwer wiegt besonders, dass zwei unserer Patienten in der protrahierten Spätphase aufgrund von eingreifenden Nebenwirkungen verstarben. Auch in der Studie von Nolte et al. verstarb ein Kind in der Spätphase.

Die Analyse der Wirksamkeit und Verträglichkeit von VPA und ACTH führt zu folgender pragmatischer Therapieempfehlung:
- Behandlungsbeginn mit einer kombinierten ACTH-VPA-Therapie.
- Nach Wirkungseintritt kann die Behandlung dann als VPA-Monotherapie fortgeführt werden.

Hanefeld (1989) hat aufgrund seiner Erfahrungen ein gleiches Vorgehen zur Diskussion gestellt. Wir halten die Überprüfung dieser therapeutischen Empfehlung, auch aufgrund der vorliegenden Ergebnisse, in einer prospektiven überregionalen Studie für angebracht.

Literatur

Dreifuss FE, Santilli N (1986) Valproic acid hepatic fatalities: Analysis of United States cases. Neurology 26, Suppl 1:175–178

Dreifuss FE, Langer DH (1988) Decreased incidence of valproate-associated hepatic fatality with proper patient selection. Poster presented at the American Academy of Neurology Annual Meeting

Gent JP, Bentley M, Feely M, Haigh JRM (1986) Benzodiazepine cross-tolerance in mice extends to sodium valproate. Europ J Pharmacol 128:9–15

Hanefeld F (1989) In: Groß-Selbeck G (Hrsg) Das anfallskranke Kind, Fortschritte und Probleme in der Epilepsietherapie. Medizin + Pharmazie, Hamburg, pp 43–57

Kotlarek F, Rübenstrunk U, Raemakers V, Groß-Selbeck G, Kellermann K, Rheingas K, Mortier W, Pothmann R, von Bernuth H, Schauseil-Zipf U (1989) A study of valproate in infants with West syndrome. International Symposium on Sodium Valproate and Epilepsy. St. Helier, Jersey, pp 87–90

Nolte R, Schöntag K, Scheffner D (1990) Standardisierte ACTH-Therapie bei Säuglingen mit West-Syndrom. Ergebnisse einer prospektiven, multizentrischen Studie. In: Wolf P (Hrsg) Epilepsie 89. Einhorn, Reinbek, pp 409–414

14 Stellenwert von Valproinsäure in der Therapie des Lennox-Gastaut-Syndroms

H. E. Boenigk†, W. Koring

Zusammenfassung

Das Lennox-Gastaut-Syndrom gehört zu den am schwierigsten behandelbaren Epilepsien im Kindesalter. Bei sorgfältiger Therapieplanung und konsequenter -durchführung können dennoch bei einer Reihe von Kindern die Verläufe deutlich gemildert werden. Dabei gilt der Grundsatz „weniger ist oft mehr", das heißt, ein oder zwei Medikamente genügen, mehr als zwei sind eher schädlich. Valproinsäure (valproic acid, VPA) hat sich bei uns als wirksame Substanz in Monotherapie oder Zweierkombination erwiesen, es wird allerdings häufig zu niedrig dosiert.

1 Einleitung

Das Lennox-Gastaut-Syndrom (LGS) ist eine besonders schwer verlaufende Epilepsie des Kindesalters und stellt den behandelnden Arzt vor große Probleme in Therapie und Beratung.

Erfolgversprechende Therapiestrategien und -empfehlungen gibt es nicht (Brett 1987, Doose 1989). Verschiedene Anfallstypen erfordern häufig Kombinationstherapien, die unbefriedigenden Behandlungsresultate verführen zu Polypragmasie und damit verbundenen ungünstigen Additionseffekten unerwünschter Medikamentenwirkungen einschließlich anfallsfördernder Effekte.

1.1 Definition des Lennox-Gastaut-Syndroms

Kernphänomene des LGS sind in Anlehnung an die von Gastaut et al. (1966) gegebene Trias:
1. häufige tonische Anfälle und atypische Absencen,
2. ausgeprägte mentale Retardierung und
3. im EEG interiktal pseudorhythmische 1,5-2,5/s Slow-spike-Wave bzw. Spikewave-Variablen (swV).

Die Ätiologie des Syndroms ist uneinheitlich. Meist liegt eine mehr oder weniger schwere Hirnschädigung der betroffenen Kinder zugrunde (60 %, Beaumanoir 1985), d.h. die Ätiologie ist eindeutig symptomatisch. Ca. 20 % der Kinder mit einem West-Syndrom entwickeln ein LGS. Ein Teil der Kinder erkrankt ohne vorherige erkennbare zerebrale Läsion, d.h. die Ätiologie ist kryptogen. Einige Kinder mit einer generalisierten myoklonisch-astatischen Epilepsie (Doose 1985) zeigen einen Übergang in ein LGS; exakte Häufigkeitsdaten gibt es in der Literatur nicht.

Gemeinsam ist allen der schwere Verlauf, die schlechte Ansprechbarkeit der Anfälle auf die Therapie und die insgesamt ungünstige Prognose im Hinblick auf Anfallskontrolle und mentale Retardierung.

1.2 Zur Therapie des LGS mit Valproinsäure

In der Literatur existieren wenig harte Daten aus prospektiven Studien zur Therapie des LGS. Das liegt einerseits daran, dass die Diagnose eines LGS meist erst im Verlauf einer epileptischen Neuerkrankung gestellt werden kann, und die betroffenen Patienten deshalb in aller Regel vorbehandelt sind. Andererseits ist in der Vergangenheit der Begriff LGS unterschiedlich definiert bzw. verwendet worden, so dass die Daten untereinander nicht verglichen werden können. Vassella et al. (1978) belegen in einer prospektiven Add-on-Studie die bessere Wirkung von VPA gegenüber Phenobarbital (PB) an 17 Patienten, wobei allerdings nicht alle entsprechend der Definition von Gastaut et al. (1966) der Diagnose eines LGS zuzuordnen sind. Okuno et al. (1982) behandeln 25 Patienten mit LGS und erzielen bei 12 eine deutliche, bei 10 eine mäßige Senkung der Anfallsfrequenz durch Zugabe von VPA in einer Dosis von 20-50 mg/kg KG und Serumkonzentrationen nüchtern über 47 mg/l. Aicardi (1986) zitiert in seinem Lehrbuch O'Donohoe und Paes (1977), die die Nützlichkeit von VPA bei kryptogenem LGS betonen, und empfiehlt VPA bei LGS, begründet dies aber darüber hinaus nur mit seiner klinischen Erfahrung.

Siemes (1992) gibt in seiner kleinen Monographie über VPA in der Epilepsietherapie eine aktuelle Standortbestimmung. In Interviews befragt er auch einige internationale Experten zu ihrer Meinung über den Nutzen von VPA beim LGS: Shorvon (S. 32) hält VPA für das beste Medikament bei LGS, Schneble (S. 44) benutzt es „in der ersten Reihe" bei dieser Diagnose, Groß-Selbeck (S. 75-76) beginnt immer mit einem VPA-Monotherapieversuch, bevor er dann meist mit Carbamazepin (CBZ) kombiniert, Scheffner (S. 87-88) benutzt VPA als Mittel der zweiten Wahl beim LGS, Dreifuss (S. 53) glaubt nicht an die Effektivität dieser Substanz und hält positive Berichte der Literatur eher für falsch unter der Annahme von Fehldiagnosen, insbesondere einer generalisierten myoklonisch-astatischen Epilepsie, betont allerdings den Nutzen von VPA bei „LGS mit vorherrschender myoklonischer Komponente". (Alle letztgenannten Autoren siehe bei Siemes 1992.)

2 Eigene Untersuchungen

In unser Epilepsiezentrum werden insbesondere Kinder mit therapieschwierigen Epilepsien eingewiesen, unter ihnen haben etwa 15-20 % ein LGS. Alle sind auswärts mit verschiedenen Medikamentenkombinationen behandelt worden und gelten als therapieresistent. Wir haben retrospektiv die Verläufe und Therapieergebnisse unserer Behandlung von 100 Patienten aus den Jahren 1984-1989 analysiert und möchten hier über die Ergebnisse unter besonderer Berücksichtigung der Nützlichkeit von VPA berichten.

2.1 Patientendaten

Von den 100 Verläufen, bei denen wir ein LGS diagnostiziert hatten, konnte die Diagnose nur bei 94 nach sorgfältiger Überprüfung aufrechterhalten werden (entsprechend der Definition von Gastaut et al. 1966). 3 Kinder waren mehrfach stationär, so dass insgesamt die Kasuistiken von 89 Patienten ausgewertet werden konnten. Eine Übersicht über die Patientendaten gibt Tabelle 1.

Tabelle 1. Patientendaten (in Klammern Schwankungsbereich)

Anzahl/Geschlecht	n = 89, wbl 33, ml 56
Alter (Jahre; Monate)	$\bar{x}$ = 7;11 (1;11-17;0)
Epilepsie-Dauer	$\bar{x}$ = 6;9 (0;7-16;3)
Ätiologie	kryptogen 17, symptomatisch 72, BNS vorher 27
Behandlungsdauer	$\bar{x}$ = 153 Tage (33-319)
n Medikamente vorher	$\bar{x}$ = 5,7 (1-11) in variablen Kombinationen

2.2 Vorbehandlung

Zwischen 1 und 11 Medikamente in verschiedenen Kombinationen hatten die Patienten im Verlauf ihrer Erkrankung erhalten (x = 5,7). Zum Zeitpunkt der Aufnahme bei uns betrug die durchschnittliche Zahl der verordneten Substanzen 2,4 (Abb. 1). Monotherapien waren relativ selten (17 %), Zweifachkombinationen (46 %) und Dreifachkombinationen (28 %) waren am häufigsten vertreten (Abb. 1). Dabei waren die einzelnen Substanzen oft unterdosiert (Tabelle 2).

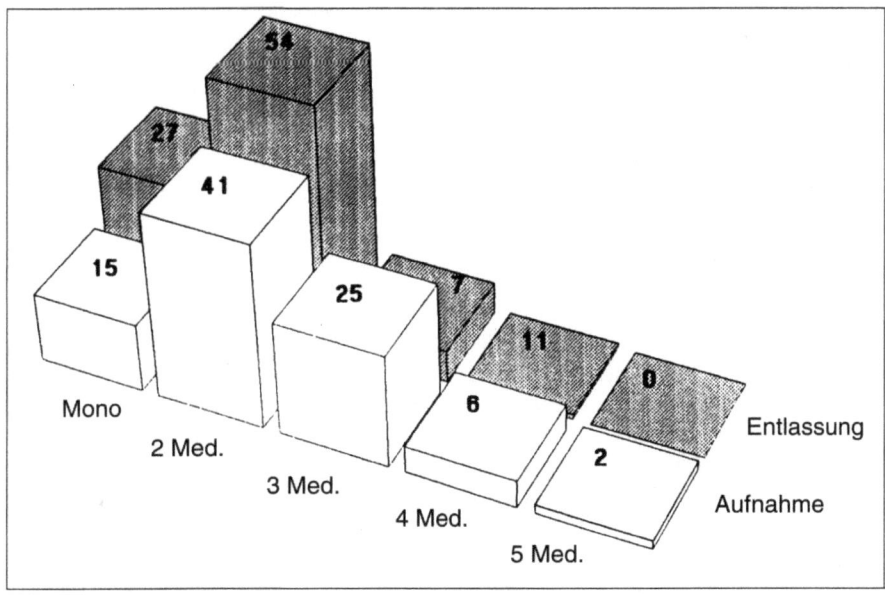

Abb. 1. Anzahl der verordneten Medikamente bei Aufnahme und Entlassung

Tabelle 2. Unterdosierungen bei Aufnahme

	1 Substanz	2 Subst.	3 Subst.	4 Subst.
Monotherapie:	7/15			
2-fach-Kombination	16/41	5/41		
3-fach-Kombination	8/25	5/25	3/25	
4-fach-Kombination		3/ 6		1/6
5-fach-Kombination			2/ 2	
Summe	31/81	13/72	5/27	1/6

Am häufigsten waren VPA (18×), CBZ (13×), Primidin (PRM) (10×), PB (9×), Phenytoin (PHT) (8×), und Clonazepam (CZP) (8×) beteiligt, seltener Suximimide (Ethosuximid [ESX] 6×, Mesuxinid [MSX] 6×).[1] Als unterdosiert galten Werte der Serumkonzentrationen (SK) von VPA < 40, PB < 15, PHT < 5, CBZ < 4, ESX < 40, MSX < 20 mg/l. Überdosierungen fanden sich am häufigsten bei PB (10×), PRM (5×), Benzodiazepinen (5×), MSX (5×), PHT (5×) und VPA (5×), seltener bei ESX (3×), CBZ (2×), Sultiam (SUL) und Bromiden (je 1×).

Überdosierungen wurden primär nach dem klinischen Befund beurteilt und durch SK-Bestimmungen belegt.

2.3 Ergebnisse

2.3.1 Veränderung der Medikamentenanzahl

Im Durchschnitt konnte die Zahl der verordneten Substanzen von 2,4 auf 1,8 reduziert werden (Abb. 1), im einzelnen um eine Substanz bei 31 Kindern, um 2 bei 10, um 3 und 4 bei je einem. Wenn auch nicht immer als Ergebnis eine Anfallsminderung zu verzeichnen war, profitierten doch die meisten Kinder durch Vereinfachung der Therapie hinsichtlich ihres Allgemeinzustandes und ihrer Aktivität und Lebensfreude.

Bei 10 Patienten musste die Behandlung um 1 Präparat ergänzt werden, meist von einer vorhergehenden Monotherapie.

2.3.2 Veränderung der Anfallsfrequenz

Trotz der auswärts bescheinigten Therapieresistenz konnten bei 38 Patienten (43%) deutliche Therapieerfolge verzeichnet werden (Abb. 2). Mit VPA wurden bei 6 von 13 Patienten positive Effekte lediglich durch Korrektur der vorher zu niedrigen Dosis erzielt, bei 8 von 18 Patienten durch Neueinführung (Tabelle 3).

Die besten Ergebnisse wurden dabei durch Monotherapien und Zweifachkombinationen erzielt. Besonders gute Resultate sahen wir bei VPA in Kombination mit CBZ, daneben auch mit MSX (Tabelle 4).

---

[1] CBZ = Carbamazepin, PB = Phenobarbital, PRM = Primidon, PHT = Phenytoin, CZP = Clonazepam, ESX = Ethosuximid, MSX = Mesuximid.

Stellenwert von Valproinsäure in der Therapie des Lennox-Gastaut-Syndroms

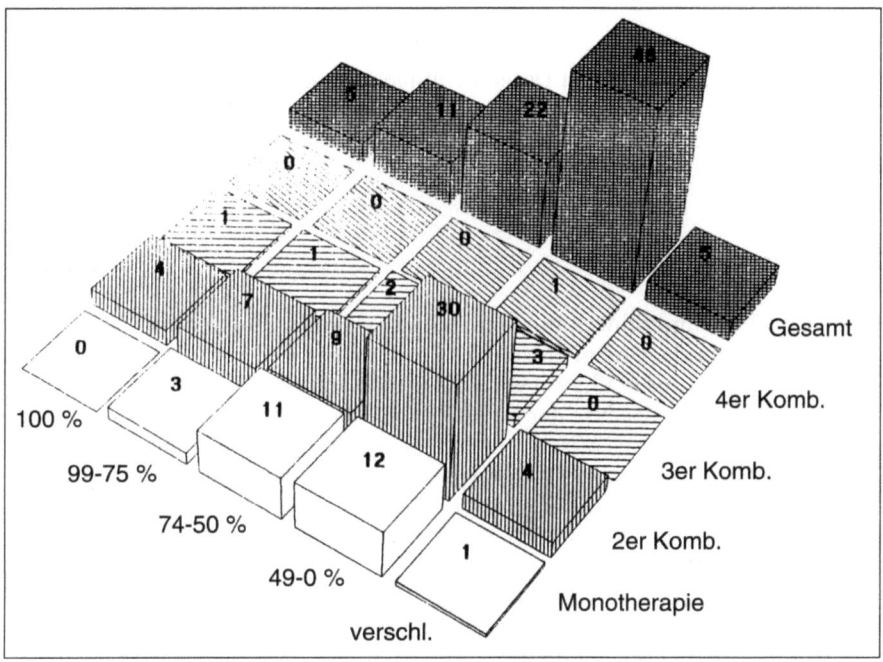

Abb. 2. Therapieergebnisse bei Entlassung

Tabelle 3. Ergebnisse von VPA bei LGS (n = 31)

anfallsfrei	Minderung der Anfälle um			verschl.
	99-75%	74-50%	49-0%	
(bei Aufnahme unterdosiert, bei Entlassung korrigiert, n = 13)				
0	1	5	6	1
(bei Aufnahme kein VPA, bei Entlassung eingeführt, n = 18)				
2	1	5	9	1

Tabelle 4. Ergebnisse mit VPA-Monotherapie und in 2er Komb. (n = 47)

	100%	99-75%	Minderung der Anfälle um 74-50%	49-0%	verschl.	Summe
VPA-Monoth.		1	5			6
Komb. mit						
CBZ	1	2	5	4	2	14
MSX		2	1	9	1	13
ESX				1		1
PB/PRM	1	1		5		7
PHT	1			3	1	5
SUL			1			1
Summe	3	6	12	22	4	47

2.3.3 EEG

Befunde der hirnelektrischen Untersuchungen wurden nicht berücksichtigt, da nur Langzeitregistrierungen exakte quantitative Vergleiche gestatten. Die qualitativen EEG-Veränderungen sind allerdings Voraussetzung für die exakte Diagnosestellung gewesen.

3 Diskussion

Kinder mit LGS sind schwer zu behandeln, besonders gute Kenntnisse in Diagnostik und Therapie von Epilepsien des Kindesalters sind Voraussetzung für das Ausschöpfen der (nur mäßigen) vorhandenen Behandlungsmöglichkeiten.

Die retrospektive Analyse der bei uns in 5 Jahren aufgenommenen Patienten zeigt die therapeutische „Misere" dieser Gruppe. Viele Kinder haben unnötige Kombinationstherapien, häufig mit einer oder mehreren unterdosierten Substanzen, ebenso aber auch Nebenerscheinungen der Pharmakotherapie durch Überdosierungen, die bei der problematischen Anfallssituation nur zu verständlich sind.

Unsere Daten zeigen, dass bei geduldiger (Klinikaufenthalte im Mittel 153 Tage!) Strategie doch oft noch Verbesserungen zu erzielen sind, wobei deutlich wird, dass in aller Regel Zweifachkombinationen genügen, in einigen Fällen auch ausdosierte Monotherapien beachtliche Effekte bewirken. Besonders VPA erweist sich als wirksam, wobei therapeutische Wirkspiegel in Kombinationstherapien schwer zu erreichen sind durch negative pharmakokinetische Interaktionen der anderen Substanzen. Hohe Dosen bis 100 mg/kg KG sind nicht selten erforderlich. Die allgemeinen Empfehlungen anderer Autoren werden durch diese retrospektive Analyse bestätigt. Zweifachkombinationen sind häufig nötig. Hierbei hat sich in unserer Klientel besonders CBZ als wirksam erwiesen, obwohl es in der Literatur sonst nicht zur Behandlung des LGS empfohlen oder sogar für unwirksam gehalten wird. Auch MSX ist besonders in Kombination mit VPA empfehlenswert, es wird unseres Erachtens insgesamt zu selten verwendet.

Prospektive kontrollierte Studien mit genügend hohen Fallzahlen fehlen im Schrifttum. Aufgrund unserer Daten scheinen systematische Untersuchungen zur Wirkung von VPA, besonders auch in Kombination mit CBZ oder MSX sinnvoll.

Literatur

Aicardi J (1986) Epilepsy in children. Raven, New York, pp 61–65
Beaumanoir A (1985) The Lennox-Gastaut syndrome. In: Roger J, Dravet C, Bureau M, Dreifuss FE, Wolf P (eds) Epileptic syndromes in infancy, childhood and adolescence. John Libbey, London Paris, pp 89–99
Brett EM (1987) The Lennox-Gastaut syndrome: Therapeutic aspects. In: Niedermeyer E, Degen R (eds) The Lennox-Gastaut syndrome. Alan R. Liss, New York, pp 329–339
Doose H (1985) Myoclonic astatic epilepsy of early childhood. In: Roger J, Dravet C, Bureau M, Dreifuss FE, Wolf P (eds) Epileptic syndromes in infancy, childhood and adolescence. John Libbey, London Paris, pp 78–88

Doose H (1989) Epilepsien im Kindes- und Jugendalter, 9. Aufl. Desitin, Hamburg, S 145–149

Gastaut H, Roger J, Soulayrol R, Tassinari CA, Regis H, Dravet C, Bernard R, Pinsard N, Saint-Jean M (1966) Childhood epileptic encephalopathy with diffuse slow spike-waves (otherwise known als „petit mal variant") or Lennox syndrome. Epilepsia 7:139–176

O'Donohoe N, Paes BA (1977) A trial of clonazepam in the treatment of severe epilepsy in infancy and childhood. In: Penry JK (ed) Epilepsy, The eighth international symposium. Raven, New York, pp 159–162

Okuno T, Takao T, Ito M, Konishi Y, Mikawa H (1982) Treatment of intractable Lennox-Gastaut syndrome with valproate sodium alone. Brain & Development 4:259

Siemes H (Hrsg) (1992) Valproat in der Epilepsietherapie. Zuckschwerdt, München

Vassella F, Rüdeberg A, Da Silva V, Pavlincova E (1978) Doppelblind-Untersuchung über die antikonvulsive Wirkung von Phenobarbital und Valproat beim Lennox-Syndrom. Schweiz Med Wschr 108:713–716

15 Valproinsäuretherapie bei Epilepsien mit fokalen Anfällen im Kindesalter

R. KORINTHENBERG

Zusammenfassung

Die Behandlungsergebnisse mit Valproinsäure (valproic acid, VPA) sind bei Kindern mit Epilepsien fokaler Genese schlechter als bei primär generalisierten Epilepsien. Dies beruht zum größten Teil auf der ungünstigeren Prognose der meisten fokalen Syndrome. Randomisierte, vergleichende Studien mit Carbamazepin, Phenytoin und Phenobarbital haben gezeigt, dass VPA bei Kindern mit fokalen Epilepsien ebenso wirksam ist wie die anderen Medikamente. Eine Stratifizierung nach der für das Kindesalter typischen Vielzahl aetiologisch und prognostisch sehr unterschiedlicher fokaler Epilepsiesyndrome ist in diesen großen randomisierten Studien aber nicht vorgenommen worden. Die differentielle Indikation bei den einzelnen fokalen Syndromen (idiopathisch – residual, benigne – maligne Verläufe) bedarf weiterer Untersuchungen. Schon heute ist aber die Aussage möglich, dass VPA auch bei den fokalen Epilepsien des Kindesalters zu den Antiepileptika der engeren Wahl gehört.

Wie bei Erwachsenen, so hat es auch im Kindesalter relativ lange gedauert, bis der therapeutische Wert von VPA bei Epilepsien mit fokalen Anfällen erkannt und akzeptiert wurde. Bis zur Veröffentlichung von zwei großen randomisierten, vergleichenden Studien zur Behandlung neu diagnostizierter Epilepsien mit generalisierten und fokalen Anfällen bei Kindern in den Jahren 1995 und 1996 (Verity et al. 1995; de Silva et al. 1996) lagen für diese Altersstufe nur unkontrollierte Beobachtungen unter Polytherapie oder Monotherapie vor. Einige der vergleichenden Studien bei Erwachsenen enthielten allerdings eine meist nicht genauer angegebene Anzahl kindlicher Patienten (Gram et al. 1977; Gram et al. 1979; Shakir et al. 1981).

Schon die frühesten Erfahrungen hatten gezeigt, dass die Wirkung von VPA bei primär-generalisierten Epilepsien überlegen ist. Noch 1980 kam Browne in einem Medical Intelligence-Artikel für das New England Journal of Medicine zu dem Schluss, dass eine Wirkung von VPA bei fokalen Anfällen nicht bewiesen sei. Wohl aus diesem Grunde umfasst die Literatur über die Erfolge der VPA-Therapie bei Kindern in erster Linie Patienten mit primär generalisierten Epilepsien. Auch in den größeren unkontrollierten Serien sind Kinder mit fokalen und sekundär generalisierten Anfällen nur in relativ kleiner Zahl enthalten. Alle diese zeigten ein wesentlich geringeres Ansprechen auf die Therapie als die primär generalisierten Anfälle. Dabei musste allerdings offen bleiben, ob dies durch eine mangelnde Wirksamkeit des Medikamentes, oder durch die generell schwierigere Therapierbarkeit der meisten fokalen Syndrome begründet war.

1 Studien mit Valproinsäure in Polytherapie bei therapieresistenten fokalen Epilepsien

Wohl bedingt durch die kleinen Fallzahlen und unterschiedliche Ausgangslagen sind die publizierten Behandlungsergebnisse sehr unterschiedlich. Bei Völzke u. Doose (1973), Groh u. Rosenmaye (1976) und Sillanpää u. Donner (1976) wurden ein Drittel bis die Hälfte der Patienten mit komplex-fokalen Anfällen anfallsfrei, während die Erfolgsrate bei einfach-fokalen und sekundär-generalisierten Anfällen etwas niedriger lag. Covanis et al.(1982), Sherard et al. (1980) und Henriksen u. Johannessen (1982) konnten diese relativ günstigen Ergebnisse nicht be-

Tabelle 1. Valproinsäuretherapie bei Epilepsien mit fokalen Anfällen im Kindesalter, offene Studien mit überwiegendem Add-on-Design

Autor, Jahr	Nges	Methode	Anfallstyp	N	100% Red.	>50% Red.
Völzke 1973	116	ther-res	komplex fokal	8	4	0
			sek-gen tkA	11	3	4
			andere fokale	4	2	2
Sillanpäa 1976	80	ther-res	komplex fokal	20	8	6
			sek-gen tkA	15	3	4
Groh 1976	148	ther-res und naiv	einfach fokal	13	5	5
			komplex fokal	14	7	4
Sherard et al. 1980	100	ther-res	fokal	38	11	15
Henriksen 1982	100	ther-res	einfach fokal	13	1	6
			komplex fokal	19	4	10
Covanis 1982	96	ther-res und naiv, Ki+Erw	einfach fokal	6	1	3
			komplex fokal	6	0	1
			sek-gen tkA	4	1	1
Dean 1988	100	CBZ-res, Ki+Erw	fokal	100	15	39

In diesen Studien können in geringer Zahl auch naive Patienten und Patienten mit Monotherapie erfasst sein.
Nges Gesamtpatientenzahl der Studie, inclusive generalisierte Syndrome; *N* Patientenzahl mit dem jeweiligen Anfallstyp; *tkA* tonisch-klonischer Anfall; *CBZ-res* therapieresistent unter Carbamazepin-Monotherapie.

stätigen. Hier wurden weniger als 25 % der Patienten mit fokalen Anfällen anfallsfrei, eine gering größere Rate zeigte eine Anfallsreduktion um mehr als die Hälfte. Dean u. Penry (1988) erreichten bei 100 Kindern und Erwachsenen mit fokalen Epilepsien, die unter einer Carbamazepin-Monotherapie nicht anfallsfrei geworden waren, durch Zugabe von VPA in 15 Fällen Anfallsfreiheit und in 39 Fällen eine Anfallsreduktion um mehr als 50 % für mindestens 14 Monate.

2 Studien mit Valproat in Monotherapie bei fokalen Epilepsien

Dulac et al. (1986) behandelten meist vorbehandelte Kinder mit einer VPA-Monotherapie. 8 von 14 Kindern mit benignen Partialepilepsien wurden anfallsfrei und weitere 2 zeigten eine Anfallsreduktion um mehr als 75 %. Mit nur je

Tabelle 2. Valproinsäuretherapie bei Epilepsien mit fokalen Anfällen im Kindesalter, offene Studien mit Monotherapie-Design

Autor, Jahr	Nges	Methode	Anfallstyp	N	100 % Red.	> 50 % Red.
Covanis 1982	240	ther-res und naiv, Ki+Erw	einfach fokal	3	2	1
			komplex fokal	5	5	0
			sek-gen tkA	14	9	5
Dulac 1986	154	vorbehandelt und naiv	benigne fokal[b]	14	8	2[a]
			läsionell fokal[b]	16	2	5[a]
			unklass. fokal[b]	11	2	2[a]
			sek-gen bc	46	11	16[a]
Spiel 1987	96	naiv	einfach fokal und sek-gen tkA	10	5	–
			komplex fokal	7	2	–
Ohtsuka 1992	46	ther-res	sympt. fokal[b]	14	3	3
		high-dose	sympt. general.[b]	12	5	3
			komplex fokal	16	3	4
			sek-gen tkA	9	3	4

[a] > 75 % Reduktion.
[b] Klassifizierung nach Epilepsiesyndrom, sonst nach Anfallstyp. *High-dose*-Serumspiegel >100 mg/dl.

2 anfallsfreien von 16 Kindern mit läsionell partialen und von 11 mit unklassifiziert partialen Epilepsien war das Behandlungsergebnis bei diesen Syndromen deutlich weniger gut. Von 46 Kindern mit therapieschwierigen sekundär generalisierten Syndromen (West, LGS) wurden allerdings 11 anfallsfrei und 16 erfuhren eine Besserung um mehr als 75%. Spiel u. Feucht (1987) berichteten über ihre Erfahrungen bei nicht vorbehandelten Kindern unter VPA-Monotherapie. 5 von 10 mit einfach fokalen und sekundär generalisierten, aber nur 2 von 7 mit komplex fokalen Anfällen wurden anfallsfrei. Besonders gute Ergebnisse erzielten Covanis et al. (1982) bei überwiegend neuerkrankten Kindern und Erwachsenen mit sekundär generalisierten tonisch-klonischen Anfällen, die zu zwei Dritteln unter Monotherapie anfallsfrei wurden. Ohtsuka et al. (1992) führten eine hochdosierte (Serumspiegel über 100 mg/dl) VPA-Therapie, meist in Monotherapie bei bislang therapieresistenten Kindern durch. 3 von 14 Patienten mit symptomatisch partialen und 5 von 12 mit symptomatisch generalisierten Epilepsien wurden anfallsfrei, die jeweils gleiche Anzahl besserte sich um mehr als 50%.

3 Vergleichende Studien

Therapiestudien, in denen die Wirkung von VPA mit der von Placebo oder der eines anderen Antiepileptikums verglichen wurde, wurden zunächst fast nur bei Erwachsenen durchgeführt. Soweit in diesen Studien Patienten mit fokalen und sekundär generalisierten Anfällen erfasst wurden, war die Wirkung der VPA der von Placebo überlegen, aber nahezu identisch mit der von Carbamazepin und Phenytoin. Generell war auch hier die Wirkung gegen primär generalisierte Anfälle besser als die gegen Anfälle fokalen Ursprungs. In einer geringen Zahl dieser Studien waren auch Kinder eingeschlossen worden, ohne dass deren Behandlungsergebnisse gesondert dargestellt wurden (Gram et al. 1977; Gram et al. 1979; Shakir et al. 1981; Loiseau et al. 1984; Callaghan et al. 1985; Turnbull et al. 1985).

4 Prospektive, randomisierte vergleichende Studien bei neu erkrankten Kindern

Eine weiterreichende Klärung erfuhr die Frage der Wirksamkeit der VPA-Therapie bei Epilepsien mit fokalen Anfällen im Kindesalter erst in jüngster Zeit durch die Publikation von zwei umfangreichen, multizentrischen Studien, in denen die Wirksamkeit verschiedener Antiepileptika bei neuerkrankten Kindern mit primär generalisierten Epilepsien oder Epilepsien fokaler Genese verglichen worden war. Diese Studien waren parallel zu vergleichbar konzipierten Erwachsenenstudien durchgeführt worden (siehe entsprechendes Kapitel dieses Buches).

Verity et al. (1995) verglichen im Rahmen der pädiatrischen EPITEG-Studie die Wirkung von VPA und Carbamazepin bei 260 Kindern im Alter von 5-16 Jahren, die neu erkrankt waren und in den zurückliegenden 6 Monaten mindestens 2 fokale Anfälle mit oder ohne Generalisierung oder primär generalisierte tonisch-klonische Anfälle erlitten hatten. Patienten mit myoklonischen Anfällen oder Absencen waren ausgeschlossen worden. Die Medikation wurde nach einer niedrigen Anfangsdosis bei weiterem Auftreten von Anfällen schrittweise gesteigert bis zum Auftreten von Nebenwirkungen oder bis zu einer empfohlenen Höchstdosis von 30 mg/kg VPA oder 20 mg/kg Carbamazepin. Serumspiegel wurden nur zur Kontrolle der Behandlungscompliance herangezogen. Bei 54 der für VPA randomisierten Kinder und bei 57 der für Carbamazepin randomisierten lagen fokale Anfälle mit oder ohne Generalisierung vor. Im Ergebnis ließ die Wirkung der beiden Medikamente, gemessen am Prozentsatz in den zurückliegenden 6, 12 und 24 Behandlungsmonaten anfallsfrei gebliebener Kinder keinen signifikanten Unterschied erkennen. Insgesamt lagen die Remissionsraten für die generalisierten Epilepsien um fast 30 % über denen für Epilepsien fokaler Genese. Nach drei Behandlungsjahren hatten fast 80 % der Kinder mit fokalen Epilepsien eine 6-monatige, aber nur etwa 60 % eine 12-monatige und nur 30 % eine 24-monatige Remission erreicht. Die Behandlungsergebnisse mit VPA lagen dabei stets leicht über denen mit Carbamazepin, aber nicht in einem statistisch signifikanten Ausmaß.

In einem sehr ähnlichen Studienansatz randomisierten de Silva et al. (1996) 167 neudiagnostizierte Kinder zwischen 3 und 16 Jahren für eine Behandlung mit Phenobarbital, Phenytoin, Carbamazepin oder VPA. Die Patienten mussten im zurückliegenden Jahr mindestens 2 fokale Anfälle mit oder ohne Generalisierung oder primär generalisierte Anfälle erlitten haben. Patienten mit myoklonischen Anfälle, Sturzanfällen, Absencen und Fieberkrämpfen oder progressiven neurologischen Erkrankungen wurden ausgeschlossen. Die Medikation wurde mit einer niedrigen Dosis begonnen und bei weiterem Auftreten von Anfällen gesteigert, bis die Blutspiegel in der oberen Hälfte der akzeptierten therapeutischen Serumspiegelbereiche lagen. 89 Kinder litten an Epilepsien fokaler Genese. Von diesen wurden 5 mit Phenobarbital, 30 mit Phenytoin, 29 mit Carbamazepin und 25 mit VPA behandelt. Der Therapiezweig mit Phenobarbital war nach Erreichen von 10 Patienten abgebrochen worden, da diese Medikament bei 6 Kindern wegen nicht akzeptabler Nebenwirkungen am Verhalten abgesetzt werden musste. Insgesamt erwiesen sich die vier Medikamente als gleich wirksam, die Rate seit einem Jahr anfallsfreier Kinder nach 12-, 24- und 36-monatiger Behandlungsdauer betrug 30, 63 und 73 %. Es ließ sich kein statistischer Einfluss des Anfallstyps auf die relative Wirksamkeit der Medikamente feststellen. Auch in dieser Studie waren aber die Behandlungsergebnisse bei Epilepsien mit Anfällen fokaler Genese schlechter als bei primär generalisierten Epilepsien.

Abgesehen von der bereits genannten hohen Abbruchrate unter Phenobarbital, waren Therapieabbrüche aufgrund von Nebenwirkungen in dieser Studie mit 4-9 % selten und zwischen den Medikamenten nicht signifikant unterschiedlich (de Silva et al. 1996). In der EPITEG-Studie war die Therapie bei 12 % der Patienten unter Carbamazepin und bei 15 % der Patienten unter VPA abgebrochen worden. Insgesamt waren in dieser Studie Nebenwirkungen bei jeweils etwa 50 % der Patienten berichtet worden. Carbamazepin hatte häufiger zu Müdigkeit, Schwindel, Ataxie und Doppelbildern, und VPA häufiger zu Appetitsteigerung und Gewichtszunahme geführt. Abdominelle Beschwerden und Verhaltensprobleme traten unter beiden Medikamenten bei etwa 5 % der Kinder auf. Ein Hautausschlag wurde bei 6 % der Carbamazepin- und 3 % der VPA-Patienten berichtet (Verity et al. 1995).

5 Schlussfolgerung

Sowohl die offenen als auch die kontrollierten Studien bestätigen die klinische Erfahrung, dass auch bei Kindern primär generalisierte Epilepsien als Gruppe erfolgreicher behandelbar sind als Epilepsien fokaler Genese. Dies gilt auch für die Behandlungsergebnisse mit VPA. Bei Kindern mit fokalen Epilepsien ist Valproinsäure aber mindestens ebenso wirksam wie andere Medikamente. Dies geht vor allem aus den randomisierten, vergleichenden Studien mit Carbamazepin, Phenytoin und Phenobarbital hervor. Anders als bei Erwachsenen ist im Kindesalter aber mit einer Vielzahl ätiologisch und prognostisch sehr unterschiedlicher fokaler Epilepsiesyndrome zu rechnen (benigne fokale Epilepsien – residuale Epilepsien – korticale Dysgenesien). Eine Stratifizierung nach unterschiedlichen fokalen Syndromen ist in den großen randomisierten Studien nicht vorgenommen worden. Die Aussage für das Erwachsenenalter, dass VPA besonders bei sekundär generalisierten Anfällen wirksam und bei komplex-fokalen Anfällen dem Carbamazepin unterlegen ist (Mattson et al. 1982), lässt sich für das Kindesalter aufgrund der spärlichen Datenlage kaum belegen. Eine einzige der offenen Studien berichtete über besonders gute Ergebnisse bei benignen Partialepilepsien (Dulac et al. 1986). Zweifellos muss dies aufgrund des Spontanverlaufes dieser Erkrankungen zunächst in kontrollierten Studien nachvollzogen werden. Schon heute ist aber die Aussage möglich, dass VPA auch bei den fokalen Epilepsien des Kindesalters in die Reihe der Antiepileptika der ersten Wahl gehört und dass die Präparatewahl sich in erster Linie an den potentiellen Nebenwirkungen orientieren sollte.

Literatur

Browne TR (1980) Valproic acid. N Engl J Med 301: 661–665
Callaghan N, Kenny RA, O'Neill B, Crowley M, Groggini T (1985) A prospective study between carbamazepine, phenytoin and sodium valproate as monotherapy in previously untreated and recently diagnosed patients with epilepsy. J Neurol Neurosurg Psychiatry 48: 639–644
Covanis A, Gupta AK, Jeavons PM (1982) Sodium valproate: Monotherapy and polytherapy. Epilepsia 23: 693–720
Dean JC, Penry JK (1988) Carbamazepine/valproate therapy in 100 patients with partial seizures failing carbamazepine monotherapy: Long-term follow-up. Epilepsia 29: 687
de Silva M, MacArdle B, McGowan M et al. (1996) Randomised comparative monotherapy trial of phenobarbitone, phenytoin, carbamazepine, or sodium valproate for newly diagnosed childhood epilepsy. Lancet 347: 709–713
Dulac O, Steru D, Rey E, Perret A, Arthuis M (1986) Sodium valproate monotherapy in childhood epilepsy. Brain Dev 8: 47–52
Gram L, Rasmussen KE, Flachs H, Würtz-Jorgensen A, Sommerbeck KW, Lohren V (1977) Valproate sodium: a controlled clinical trial including monitoring of serum levels. Epilepsia 18: 141–148
Gram L, Flachs H, Würtz-Jorgensen A, Parnas J, Andersen B (1979) Sodium valproate, serum levels and clinical effect. Epilepsia 20: 303–312
Groh C, Rosenmayr FW (1976) Österreichische Verbundstudie über Dipropylacetat – pädiatrische Erfahrungen. Pädiatr Pädol 11: 178–185
Henriksen O, Johannessen SI (1982) Clinical and pharmacokinetic observations on sodium valproate – a 5-year follow-up study in 100 children with epilepsy. Acta Neurol Scand 65: 504–523
Loiseau P, Cohadon S, Jogeix M, Legroux M, Artigues J (1984) Efficacité du valproate de sodium dans les épilepsies partielles. Rev Neurol (Paris) 140: 434–437

Mattson R, Cramer JA, Collins JF (1982) A comparison of valproate with carbamazepine for the treatment of complex partial seizures and secondarily generalized tonic-clonic seizures in adults. N Engl J Med 327: 765–771

Ohtsuka Y, Amano R, Mizukawa M, Oka E, Ohtahara S (1992) Treatment of intractable childhood epilepsy with high-dose valproate. Epilepsia 33: 158–164

Shakir RA, Johnson RH, Lambie DG, Melville ID, Nanda RN (1981) Comparison of sodium valproate and phenytoin as single drug treatment in epilepsy. Epilepsia 22: 27–33

Sherard ES, Steiman GS, Couri D (1980) Treatment of childhood epilepsy with valproic acid: results of the first 100 patients in a 6-month trial. Neurology 30: 31–35

Sillanpää M, Donner M (1976) Experiences on the use of dipropylacetate in the treatment of childhood epilepsy. Acta Paediatr Scand 65: 209–215

Spiel G, Feucht M (1987) Valproinsäure-Monotherapie bei Epilepsien im Kindes- und Jugendalter. Pädiatr Pädol 22: 267–278

Turnbull DM, Howel D, Rawlins MD, Chadwick DW (1985) Which drug for the adult epileptic patient: phenytoin or valproate? Br Med J 290: 815–819

Verity CM, Hosking G, Easter DJ (1995) A mulicentre comparative trial of sodium valproate and carbamazepine in paediatric epilepsy. Dev Med Child Neurol 37: 97–108

Völzke E, Doose H (1973) Dipropylacetate in the treatment of epilepsy. Epilepsia 14: 185–193

16 Stellenwert von Valproinsäure in der Therapie generalisierter Epilepsien bei Jugendlichen und Erwachsenen

W. CHRISTE, D. JANZ

Zusammenfassung

Die Monotherapie mit Valproinsäure (valproic acid, VPA) hat sich bei den generalisierten Epilepsien des Jugend- und Erwachsenenalters als außerordentlich wirksam erwiesen. In der Behandlung der idiopathischen Formen (juvenile Absencenepilepsie, juvenile myoklonische Epilepsie und Aufwach-Grand mal-Epilepsie) ist es als Mittel der ersten Wahl einzusetzen. Durchschnittlich 69% bis 93% der Patienten werden darunter anfallsfrei. In der Behandlung der reinen Grand-mal-Epilepsien mit Anfällen ohne tageszeitliche Bindung und ohne Zeichen eines fokalen Beginns stellt VPA eine gleichwertige Alternative zum Carbamazepin und Phenytoin dar. Bis zu einer mittleren Tagesdosis kann VPA als abendliche Einmalgabe verordnet werden. Bei Frauen im gebärfähigen Alter sollte die Einnahme im Hinblick auf potentiell teratogene Plasmakonzentrationsspitzen auf drei Einzeldosen verteilt und ein Retardpräparat verwendet werden.

1 Einleitung

Seit der Entdeckung seiner antikonvulsiven Eigenschaften (Meunier et al. 1963) und der ersten klinischen Anwendung (Carraz et al. 1964) hat VPA in der Epilepsietherapie zunehmend an Bedeutung gewonnen.

Zunächst als Zusatzmedikation bei therapierefraktären Epilepsien eingesetzt, erwies sich VPA als wirksam gegen unterschiedliche Anfallsformen (Matthes u. Schmutterer 1971; Pazzaglia u. Lugaresi 1972; Völzke u. Doose 1973). In einem Review der klinischen Studien aus den Jahren 1964 bis 1975 stellten Simon u. Penry (1975) ihre besondere Wirksamkeit bei Absencen, bei myoklonischen und bei tonisch-klonischen Anfällen heraus. Diese Beobachtungen an 1020 Patienten, darunter 261 Kinder, konnten in nachfolgenden Untersuchungen bestätigt werden (Barnes u. Bower 1975; Adams et al. 1978; Mattson et al. 1978; Sherard et al. 1980), insbesondere dann, wenn VPA in Monotherapie eingesetzt wurde (Jeavons et al. 1977; Henriksen u. Johannessen 1982).

In den 4 Studien mit den größten Patientenzahlen (Tabelle 1) wurden 70-86% der insgesamt 498 Patienten mit primär generalisierten Anfällen anfallsfrei. Da diese Studien anfallsbezogen angelegt waren, lassen sich die Ergebnisse nur mit Einschränkung auf die einzelnen Epilepsiesyndrome übertragen. In der 1985 von der Internationalen Liga gegen Epilepsie vorgeschlagenen, 1989 revidierten und

Tabelle 1. Valproinsäuremonotherapie bei primär generalisierten Anfällen

Autoren	Zahl der Patienten	anfallsfrei %
Covanis et al. (1982)	202	86
Feuerstein et al. (1983)	115	74
Dulac et al. (1986)	67	70
Bourgeois et al. (1987)	114	83

verabschiedeten Klassifikation der Epilepsien und epileptischen Syndrome sind drei generalisierte Syndrome aufgeführt, die sich vorwiegend im Jugend- und Erwachsenenalter manifestieren: die juvenile Absencen-Epilepsie, die juvenile myoklonische Epilepsie und die Aufwach-Grand-mal-Epilepsie.

2 Juvenile Absencen-Epilepsie

Die juvenile Absencen-Epilepsie (JAE) unterscheidet sich von der Absencen-Epilepsie des Kindesalters (Epilepsie mit pyknoleptischen Absencen, Pyknolepsie) durch das Erkrankungsalter und die Frequenz der Anfälle. Eine Kombination mit Grand mal ist häufig. Das Manifestationsalter liegt um die Pubertät, die Geschlechterverteilung ist ausgeglichen. Im EEG sind die Spike-waves häufig schneller als 3/s. Die Absencen treten nicht wie bei der Pyknolepsie täglich gehäuft, sondern sporadisch auf. Die Phänomenologie der Absencen selbst lässt keine Unterscheidung zu, auch wenn retroversive Bewegungen von Kopf und Augen seltener beobachtet werden (Wolf 1985).

Die Studien zur Wirksamkeit einer VPA-Monotherapie (Tabelle 2) bei Absencen differenzieren nicht nach Erkrankungsalter und Anfallsfrequenz. Covanis et al. (1982) stellten 202 meist vorbehandelte Kinder und Erwachsene mit generalisierten Anfällen auf eine VPA-Monotherapie ein. 54 der 78 (69%) Patienten mit Absencen wurden anfallsfrei, darunter alle 12 (100%) mit einfachen Absencen. Aus den Daten geht nicht hervor, wieviele der Patienten auch Grand mal hatten. Feuerstein et al. (1983) berichten über eine Multicenterstudie in Frankreich, in der 115 Patienten im Alter von 8 bis 47 Jahren (Median 18 Jahre) mit primär generalisierten Anfällen über einen Zeitraum von durchschnittlich 43 Monaten behandelt wurden. Zwei Drittel waren vorbehandelt. 41 der 51 (80%) Patienten mit Absencen wurden anfallsfrei. Das zusätzliche Vorliegen von Grand mal bei 34 der 51 Patienten verschlechterte die Prognose nicht. Vergleichbare Ergebnisse ergab eine offene Multicenterstudie in der Schweiz mit 114 ambulanten Patienten (Bourgeois et al. 1987). 20 der 21 (95%) Patienten mit Absencen als einziger Anfallsform und 24 der 27 (89%) Patienten mit zusätzlichen Grand mal wurden anfallsfrei. Dulac et al. (1986) behandelten 67 Kinder im Alter von 3 Monaten bis 19 Jahren (Durchschnittsalter 6,1 Jahre) mit primär generalisierten Anfällen. 27 der 36 (75%) Kinder mit Absencen wurden unter einer VPA-Monotherapie anfallsfrei, darunter 22 der 24 (92%) mit einer reinen Absencen-Epilepsie und nur 5 der 12 (42%) mit zusätzlichen Grand mal.

Tabelle 2. Valproinsäuremonotherapie bei Absencen-Epilepsien

Autor	Patienten	n	anfallsfrei n	%
Covanis et al. (1982)	12/78 einf. Absencen 52/78 kompl. Absencen z.T. vorbehandelt	78	54	69
Feuerstein et al. (1983)	17/51 nur Absencen 34/51 Absencen + GM z.T. vorbehandelt	51	41	80
Dulac et al. (1986)	24/36 nur Absencen 12/36 Absencen + GM z.T. vorbehandelt	36	27	75
Bourgeois et al. (1987)	21/62 nur Absencen 48/62 Absencen + GM z.T. vorbehandelt	62	46	88

In kontrollierten Studien konnte gezeigt werden, dass die Wirkung von VPA und Ethosuximid (ESM) bei typischen Absencen vergleichbar ist (Callaghan et al. 1982; Sato et al. 1982). Mit der Gabe von VPA kann man die bisher noch kontrovers diskutierte Frage, ob den Patienten, die nur Absencen haben, prophylaktisch ein gegen Grand mal wirksames Medikament verschrieben werden sollte oder nicht, umgehen.

3 Juvenile myoklonische Epilepsie

Die juvenile myoklonische Epilepsie (Epilepsie mit Impulsiv-Petit mal, JME) ist das spezifischste der generalisierten Epilepsie-Syndrome mit altersgebundenen Anfällen. Das Hauptmanifestationsalter liegt zwischen 12 und 18 Jahren, die Geschlechterverteilung ist ausgeglichen. Die Anfälle sind durch kurze, plötzlich einschießende symmetrische Zuckungen vorwiegend in Schultern und Armen, weniger in Kopf und Beinen charakterisiert. Sie kommen als isolierte Stöße oder in kurzen Salven unterschiedlicher Intensität und Häufigkeit vor. Das Bewusstsein bleibt erhalten. Die Anfälle treten ganz überwiegend morgens in den ersten beiden Stunden nach dem Erwachen auf (Janz 1985). Schlafentzug und vorzeitiges Gewecktwerden spielen als Auslöser eine entscheidende Rolle. Bei den meisten Patienten (90%) treten früher oder später (durchschnittlich nach 1 bis 3 Jahren) generalisierte tonisch-klonische Anfälle hinzu, denen nicht selten Myoklonien vorausgehen. Das EEG zeigt schnelle generalisierte Spike-waves und Polyspike-waves, 30% der Patienten sind photosensibel (Wolf 1985).

Die Anfälle sprechen auf eine geeignete Therapie sehr gut an. Verschiedene Autoren erzielten mit VPA, Primidon (PRM) und Phenobarbital (PB) in Mono- oder Kombinationstherapie bei 69 bis 97% der Patienten Anfallsfreiheit (Tabelle 3).

Aufgrund ihrer guten Wirksamkeit bei vergleichsweise geringer Nebenwirkungsrate wurde VPA in den letzten 10 Jahren immer häufiger als Mittel der ersten Wahl eingesetzt (Tabelle 4). 31 der 45 (69%) von Covanis et al. (1982) behan-

Tabelle 3. Medikamentöse Behandlung der juvenilen myoklonischen Epilepsie. Ergebnisse klinischer Studien

Autor	n	Medikation	anfallsfrei %
Janz (1969)	156	PRM, PB, andere	77
Jeavons (1980)	17	VPA	76
Covanis (1982)	45	VPA	69
Feuerstein (1983)	17	VPA	82
Delgado (1984)	40	VPA, andere	80
Franzen (1988)	29	VPA	97
Obeid (1988)	50	VPA, CNZ, andere	84

CNZ = Clonazepam, PB = Phenobarbital, PRM = Primidon, VPA = Valproinsäure

Tabelle 4. Valproinsäuremonotherapie bei juveniler myoklonischer Epilepsie

Autor	Patienten	n	anfallsfrei n	%
Covanis et al. (1982)	22/45 photosensibel, z.T. vorbehandelt	45	31	69
Feuerstein et al. (1983)	15/17 GM, z.T. vorbehandelt	17	14	82
Franzen (1988)	22/29 GM, z.T. vorbehandelt	29	28	97

GM = Grand mal

delten Patienten mit myoklonischen Anfällen wurden anfallsfrei. Photosensible Patienten sprachen am besten auf die Therapie an (77 % anfallsfrei). Nicht erwähnt wurde, wie häufig zusätzlich Grand mal vorlagen. In den Studien von Feuerstein et al. (1983) und Franzen (1988) wurden 82 bzw. 97 % der Patienten anfallsfrei. Die meisten hatten zusätzlich tonisch-klonische Anfälle. Kontrollierte Studien liegen jedoch nicht vor.

Wir selbst überblicken die Behandlungsdaten einer VPA-Monotherapie bei 27 neu diagnostizierten und zuvor unbehandelten Patienten mit juveniler myoklonischer Epilepsie. Das durchschnittliche Erkrankungsalter lag bei 15,3 Jahren, die medikamentöse Therapie wurde 4 Monate bis 35 Jahre nach dem ersten Anfall begonnen (Tabelle 5). Alle 27 Patienten hatten neben den Impulsiv-Petit mal auch Grand mal, 3 zusätzlich nicht-pyknoleptische Absencen, 7 waren photosensibel. Die mittlere VPA-Tagesdosis war 1700 mg (900-3500) entsprechend 25,2 mg/kg Körpergewicht (15,5-56,5), die mittlere Plasmakonzentration war 88,4 µg/ml (58,2-109,6). Die kürzeste Nachbeobachtungszeit war 2 Jahre, die längste fast 11 Jahre (im Mittel 5,3 Jahre).

25 der 27 (93 %) Patienten wurden anfallsfrei. Eine getrennte Auswertung der einzelnen Anfallsformen ergab, dass die myoklonischen Anfälle und die Absencen ausnahmslos kontrolliert waren, während bei 2 Patienten weiter tonisch-klonische Anfälle auftraten.

Tabelle 5. Valproinsäuremonotherapie bei juveniler myoklonischer Epilepsie

Patienten:	n = 27 (14 f, 13 m), zuvor unbehandelt
Alter:	21,2 Jahre (15,3-71,5)
Erkrankungsalter:	15,3 Jahre (12,1-36,8)
Anfallsformen:	24/27 IPM + GM
	3/22 IPM + GM + Absencen
	7/27 photosensibel
Anzahl der Grand mal:	1,9 (1-6)
Dosierung:	1700 mg (900-3500)
	25,2 mg/kg (15,5-56,5)
Plasmakonzentration:	88,4 µg/ml (58,2-109,6)
Follow-up:	5,2 Jahre (2,1-10,8)

Ganz im Gegensatz zu der ausgezeichneten Behandlungsprognose der JME steht die geringe Chance auf eine völlige Heilung. Werden, wie sonst üblich, die Medikamente nach mindestens zweijähriger Anfallsfreiheit reduziert bzw. abgesetzt, treten in mehr als 80 % der Fälle die Anfälle wieder auf (Janz et al. 1983; Baruzzi et al. 1988). Die juvenile myoklonische Epilepsie ist die einzige Epilepsieform, bei der selbst nach langjähriger Anfallsfreiheit nicht zum Absetzen der Antiepileptika geraten werden kann.

4 Aufwach-Grand mal-Epilepsie

Die Epilepsien mit generalisierten tonisch-klonischen Anfällen stellen kein einheitliches Syndrom dar. Grand mal können in fast allen epileptischen Syndromen, einschließlich der fokalen, vorkommen. Selbst ein von Beginn an generalisierter Anfall kann Ausdruck verschiedener Syndrome sein. Die Bindung der Anfälle an die verschiedenen Phasen des Schlaf-Wach-Rhythmus war die Grundlage für die Einteilung in Schlaf-, Aufwach- und diffuse Grand mal (Janz 1962).

In der internationalen Klassifikation wird die Aufwach-Grand mal-Epilepsie als einziges Syndrom generalisierter tonisch-klonischer Anfälle aufgeführt. Die Erkrankung manifestiert sich meist in der zweiten Lebensdekade. Die Anfälle kommen überwiegend kurz nach dem Aufwachen unabhängig von der Tageszeit vor oder in einem zweiten Häufigkeitsgipfel am Feierabend. Sie können durch Schlafentzug oder andere externe Faktoren ausgelöst werden. Das EEG zeigt eines der Muster der idiopathischen generalisierten Epilepsien. Es besteht eine signifikante Korrelation mit Photosensibilität (Wolf u. Goosses 1986).

Vor wenig mehr als 10 Jahren schien es noch kaum denkbar, dass VPA auch in der Behandlung großer Anfälle mit Erfolg eingesetzt werden könnte. Dulac et al. berichteten 1982, dass 17 von 18 (94 %) zuvor unbehandelten Kindern mit Aufwach-Grand-mal unter einer VPA-Monotherapie anfallsfrei wurden (Tabelle 6). In einem anderen, ebenfalls genau definierten Patientenkollektiv, wurden 51 von 60 (85 %) Patienten mit primär generalisierten tonisch-klonischen Anfällen als einziger Anfallsform anfallsfrei (Feuerstein et al. 1983). Während in dieser und in

Tabelle 6. Valproinsäuremonotherapie bei juveniler myoklonischer Epilepsie

Patienten	n	anfallsfrei	
		n	%
unbehandelt, IPM + GM	27	25	93

der Studie von Covanis et al. (1982) photosensible Patienten am besten auf die Therapie ansprachen, machten Dulac et al. (1982) gegenteilige Erfahrungen. In 3 prospektiven, randomisierten Vergleichsstudien bei Patienten mit generalisierten tonisch-klonischen Anfällen „ohne fokalen Beginn" erwies sich eine Monotherapie mit VPA als ebenso wirksam wie mit Phenytoin oder Carbamazepin. Zwischen 59 % (Callaghan et al. 1985) und 83 % der Patienten (Turnbull et al. 1982; Wilder et al. 1983) wurden anfallsfrei.

Bei allen idiopathischen generalisierten Epilepsien, die sich im Jugend- oder Erwachsenenalter manifestieren, beginnen wir die medikamentöse Therapie mit einer Monotherapie. Bis zu einer mittleren Tagesmenge kann VPA in einer abendlichen Einmaldosis eingenommen werden (Stefan 1984), Frauen im gebärfähigen Alter sollten die Einnahme auf drei Einzeldosen verteilen, um potentiell teratogene Spitzen der Plasmakonzentration (Nau 1987, siehe auch S. 52) zu vermeiden.

Literatur

Adams DJ, Lüders H, Pippenger CE (1978) Sodium valproate in the treatment of intractable seizure disorders: A clinical and electro-encephalographic study. Neurology 28:152-157

Barnes SE, Bower BD (1975) Sodium valproate in the treatment of intractable childhood epilepsy. Dev Med Child Neurol 17:175-181

Baruzzi A, Procaccianti G, Tinuper P, Lugaresi E (1988) Anti-epileptic drug withdrawal in childhood epilepsy: Preliminary results of a prospective study. In: Faenza C, Prati GL (eds) Diagnostic and therapeutic problems in pediatric epileptology. Elsevier Science, pp 117-123

Bourgeois B, Beaumanoir B, Blajev B, de la Cruz N, Despland PA, Egli M, Geudelin B, Kaspar U, Ketz E, Kronauer C, Meyer C, Scollo-Lavizzari G, Tosi C, Vassella F, Zagury S (1987) Monotherapy with valproate in primary generalized epilepsies. Epilepsia 28 (Suppl 2):8-11

Callaghan N, O'Hare J, O'Driscoll D, O'Neill B, Daly M (1982) Comparative study of ethosuximide and sodium valproate in the treatment of typical absence seizures (petit mal). Dev Med Child Neurol 24:830-836

Callaghan N, Kenny RA, O'Neill B, Crowley M, Goggin T (1985) A prospective study between carbamazepine, phenytoin and sodium valproate as monotherapy in previously untreated and recently diagnosed patients with epilepsy. J Neurol Neurosurg Psychiat 48:639-644

Carraz G, Fau R, Chateau R, Bonnin J (1964) Communication a propos des premiers essais sur l'activité anti-épileptique de l'acide n-propyl-acétique (sel de Na). Ann Med Psychol 122:577-585

Commission on classification and terminology of the International League against Epilepsy (1989) Proposal for revised classification of epilepsies and epileptic syndromes. Epilepsia 30:389-399

Covanis A, Gupta AK, Jeavons PM (1982) Sodium valproate: Monotherapy and polytherapy. Epilepsia 23:693-720

Delgado-Escueta AV, Enrile-Bascal F (1984) Juvenile myoclonic epilepsy of Janz. Neurology 34:285-294

Dulac O, Steru D, Rey E, Arthuis M (1982) Monothérapie par le valproate de sodium dans les épilepsies de l'enfant. Arch Fr Pediatr 39:347-352
Dulac O, Steru D, Rey E, Perret A, Arthuis M (1986) Sodium valproate monotherapy in childhood epilepsy. Brain Dev 8:47-52
Feuerstein J, Revol M, Roger J, Sallou C, Truelle JL, Vercelletto P, Weber M (1983) La monothérapie par le valproate de sodium dans les épilepsies généralisées primaires. Sem Hop Paris 59:1263-1274
Franzen S (1988) Die medikamentöse Behandlung der Epilepsien mit Impulsiv-Petit mal. Dissertation, Freie Universität Berlin
Henriksen O, Johannessen SI (1982) Clinical and pharmacokinetic observations on sodium valproate - A 5-year follow-up study in 100 children with epilepsy. Acta Neurol Scand 65:504-523
Janz D (1962) The grand mal epilepsies and the sleeping-waking cycle. Epilepsia 3:69-109
Janz D (1969) Die Epilepsien. Thieme, Stuttgart S 135-163
Janz D, Kern A, Mössinger HJ, Puhlmann U (1983) Rückfallprognose nach Reduktion der Medikamente bei Epilepsiebehandlung. Nervenarzt 54:525-529
Janz D (1985) Epilepsy with impulsive petit mal (juvenile myoclonic epilepsy). Acta Neurol Scand 72:449-459
Jeavons PM, Clark JE, Maheshwari MC (1977) Treatment of generalized epilepsies of childhood and adolescence with sodium valproate (Epilim). Dev Med Child Neurol 19:9-25
Jeavons PM, Conanis A, Gupta AK (1980) Monotherapy with sodium valproate. In: Canger R, Angeleri F, Penry JK (eds) Advances in epileptology. Raven, New York, pp 415-418
Matthes A, Schmutterer J (1971) Klinische Erfahrungen mit einem neuen Antiepileptikum: Dipropylessigsäure. Dtsch Med Wschr 96:63-66
Mattson RH, Cramer JA, Williamson PD, Novelly R (1978) Valproic acid in epilepsy: Clinical and pharmacological effects. Ann Neurol 3:20-25
Meunier G, Carraz G, Meunier Y, Eymard P, Aimard M (1963) Propriétés pharmacodynamiques de l'acide n-dipropylacétique. Thérapie 18:435-438
Nau H (1987) Valproinsäure - Serumkonzentrationen bei Monotherapie mit Einmal-, Zweimal- und Mehrfachgabe pro Tag. Nervenarzt 58:459
Obeid T, Panayiotopoulos CP (1988) Juvenile myoclonic epilepsy: A study in Saudi Arabia. Epilepsia 29:280-282
Pazzaglia P, Lugaresi E (1972) Il Depakin (dipropilacetato di sodio) nel trattamento delle epilessie ribelli agli altri farmaci. Studio EEG-clinico di 35 casi seguiti per 3-12 mesi. Riv Neurol 42:187-201
Sato RA, White BG, Penry JK, Dreifuss FE, Sackellares JC, Kupferberg HJ (1982) Valproic acid versus ethosuximide in treatment of absence seizures. Neurology 32:157-163
Sherard ES, Steiman GS, Couri D (1980) Treatment of childhood epilepsy with valproic acid: Results of the first 100 patients in a 6-month trial. Neurology 30:31-35
Simon D, Penry K (1975) Sodium Di-N-Propylacetate (DPA) in the treatment of epilepsy. A review. Epilepsia 16:549-573
Stefan H, Burr W, Fichsel H, Fröscher W, Penin H (1984) Intensive follow-up monitoring in patients with once daily evening administration of sodium valproate. Epilepsia 25:152-160
Turnbull DM, Rawlins MD, Weightman D, Chadwick DW (1982) A comparison of phenytoin and valproate in previously untreated adult epileptic patients. J Neurol Neurosurg Psychiat 45:55-59
Völzke E, Doose H (1973) Dipropylacetate (Depakin, Ergenyl) in the treatment of epilepsy. Epilepsia 14:185-193
Wilder BJ, Ramsay BE, Murphy JV, Kara BJ, Marquardt K, Hammond EJ (1983) Comparison of valproic acid and phenytoin in newly diagnosed tonic-clonic seizures. Neurology 33:1474-1476
Wolf P (1985) Juvenile absence epilepsy. In: Roger J, Dravet C, Bureau M, Dreifuss FE, Wolf P (eds) Epileptic syndromes in infancy, childhood and adolescence. John Libbey, London Paris, pp 242-246
Wolf P (1985) Juvenile myoclonic epilepsy. In: Roger J, Dravet C, Bureau M, Dreifuss FE, Wolf P

(eds) Epileptic syndromes in infancy, childhood and adolescence. John Libbey, London Paris, pp 247-258

Wolf P, Goosses R (1986) Relation of photosensitivity to epileptic syndromes. J Neurol Neurosurg Psychiat 49:1368-1391

17 Stellenwert von Valproinsäure in der Behandlung fokaler Epilepsien bei Jugendlichen und Erwachsenen

D. Schmidt

Zusammenfassung

1. Carbamazepin oder Valproinsäure (valproic acid, VPA) werden als Mittel der ersten Wahl zur Behandlung fokaler Anfälle empfohlen.
2. VPA ist weiterhin hervorragend geeignet zur Therapie erfolglos vorbehandelter fokaler Anfälle.
3. VPA ist insgesamt gut verträglich trotz Sedation, Tremor und Gewichtszunahme, um die häufigsten Nebenwirkungen zu nennen. Neben dem bekannten akuten Leberversagen, das aber bei Erwachsenen keine bedeutende Rolle spielt, ist außer der bekannten Teratogenität bei weiblichen Patienten mit deutlicher Gewichtszunahme in den letzten Jahren ein VPA-assoziiertes Insulinresistenz Syndrom mit polyzystischen Ovarien und Infertilität beobachtet worden.
4. Zur Optimierung der Nutzen-Risiko-Relation sollten empfängnisfähige Frauen zur Missbildungsprophylaxe bereits präkonzeptionell täglich bis zu 0,4 mg Folsäure sowie ein Vitamin-B-haltiges Kombinationspräparat einnehmen. Bestehen Hinweise auf polyzystische Ovarien, sollte VPA nur unter besonders sorgfältiger Nutzen-Risiko-Abwägung verordnet werden. Bei starker Gewichtszunahme oder Verdacht auf Infertilität, sollte ein Wechsel von VPA auf andere geeignete Antiepileptika, beispielsweise Lamotrigin, in Betracht gezogen werden. Die Empfehlungen zur Prävention und Früherkennung des akuten Leberversagens sind gesondert dargestellt.

1 Einleitung

Die Bestimmung des klinischen Stellenwertes von VPA erfordert einen Vergleich mit anderen Antiepileptika, die derzeit zur Behandlung fokaler Anfälle zur Verfügung stehen. Folgende, prinzipiell wünschenswerte klinische Eigenschaften eines Epilepsiemedikamentes bieten sich als Kriterien zur vergleichenden Beurteilung an:
- Rasche Titration möglich
- rasches Absetzen möglich
- Einmaldosis
- keine Interaktionen, beispielsweise mit oralen Kontrazeptiva
- wirksam gegen fokale Anfälle und generalisierte Absencen
- bei Zugabe weniger Therapieabbrüche wegen Nebenwirkungen als unter Placebo

- wirksam als Monotherapie (Zulassung)
- keine schweren Nebenwirkungen wie Stevens-Johnson Syndrom, aplastische Anämie, akutes Leberversagen, Teratogenität, symptomatische Gesichtsfelddefekte

2 Wirksamkeit von Valproinsäure

Es gibt keinen Zweifel, dass VPA in seiner Wirksamkeit der von Carbamazepin oder Phenytoin so ähnelt, dass selbst große Vergleichsstudien keinen Unterschied entdecken konnten (Tabelle 1).

Bemerkenswert ist weiterhin, dass in zwei kontrollierten Studien, einmal im Vergleich zu einer niedrigeren Dosis von VPA (Beydoun et al. 1997) und einmal im Vergleich zu Placebo (Willmore et al. 1996), 8 %, beziehungsweise 9 % der Patienten mit refraktären fokalen Anfällen nach Zugabe von VPA in Form von Divalproex anfallsfrei wurden. Die beiden letzten Studien zeigen eindrücklich, dass die Wirksamkeit von VPA auch für refraktäre Anfälle mit der neuerer Antiepileptika Schritt halten kann. Schließlich, und dies mag überraschen, ist die Wirksamkeit von VPA für fokale Anfälle besser untersucht als die gegen generalisierte Anfälle. Es gibt - mit Ausnahme der klassischen Vergleichsstudien mit Ethosuximid bei Absencen (Sato et al. 1982) - keine aussagekräftigen kontrollierten Untersuchungen generalisierter myoklonischer Anfälle (Schmidt 1999) oder mit Ausnahme der Studie von Ramsay et al. (1992) primär generalisierter tonisch-klonischer Anfälle beispielsweise bei Aufwach-Grand-mal-Epilepsien. Zusammenfassend ist durch die oben genannten und weitere Studien (Christe et al. 1997; Davidson 1989; Craig u. Tallis 1994; s. auch Davis et al. 1994) die gleichrangige Wirksamkeit der VPA auf fokale Anfälle hervorragend belegt.

Tabelle 1. Wirksamkeit und Verträglichkeit der Valproinsäure bei Patienten mit fokalen Anfällen: kontrollierte Studien (Abkürzungen s. Tabelle 2)

Medikamente	Studiendauer	Unterschiede (s.)
1. VPA vs. CBZ	36 Mo; 300 Pat.	Wirksamkeit
2. VPA vs. PHT, PB, CBZ	36 Mo; 243 Pat.	Therapieabbruch
3. VPA vs. CBZ	36 Mo; 260 Pat.	Nebenwirkungen
4. VPA vs. CBZ, PHT, PB	44 Mo; 167 Pat.	Nebenwirkungen
5. VPA vs. CBZ	Alle Studien	Kein Unterschied
6. VPA vs. VPA	2 Mo; 143 Pat.	9 % anfallsfrei
7. VPA vs. PLA	2 Mo; 137 Pat.	8 % anfallsfrei

1. Richens et al. 1994; 2. Heller et al. 1995; 3. Verity et al. 1995; 4. de Silva et al. 1996; 5. Marson et al. 1997; 6. Beydoun et al. 1997; 7. Willmore et al. 1996.

3 Verträglichkeit der Valproinsäure

Zunächst einmal ist gut belegt, dass die VPA im Vergleich zu anderen Standardmedikamenten wie Phenytoin oder Phenobarbital gegen fokale Anfälle besser verträglich ist, wenn man die Häufigkeit von Therapieabbrüchen wegen Nebenwirkungen vergleicht (Tabelle 2, 3). Im Vergleich zu Carbamazepin zeigte die klassische Studie der Veterans Administration in den USA, dass beide Medikamente bei der Behandlung fokaler Anfälle zwar teilweise unterschiedliche Nebenwirkungen verursachen, aber in etwa gleichrangig sind (Tabelle 3). Unter VPA sind Exantheme und Nystagmus seltener, während unter Carbamazepin Tremor, deutliche Gewichtszunahme und Haarprobleme seltener sind (Collins et al. 1997). Allerdings ist die individuelle Empfindlichkeit für Nebenwirkungen sehr variabel, selbst bei ähnlichen Plasmakonzentrationen.

Zieht man weiterhin qualitative Vergleiche zu anderen Antiepileptika der ersten und zweiten Generation (Tabelle 4), was zwar sehr seltenen, aber schwerwiegende Nebenwirkungen angeht, ist seit der ersten Auflage (Schmidt 1992) zu den bekannten Problemen der Teratogenität (s. z. B. Lindhout u. Schmidt 1986; Kaneko et al. 1999) und des akuten Leberversagens, das allerdings im Erwachsenenalter ungleich weniger Bedeutung hat als in der Pädiatrie, eine VPA-assoziierte Störung bei weiblichen Patienten in Skandinavien beobachtet worden. Es handelt sich um das metabolische Insulinresistenz Syndrom mit starker Gewichtszunahme, polyzystischen Ovarien, Infertilität, erhöhtem Testosteron, Cholesterin und Triglyzeriden (Isojärvi et al. 1993, 1996, 1997, 1998b). Nach Wechsel zu Lamotrigin sind die Veränderungen, zumindest teilweise, reversibel (Isojärvi et al. 1998a). Ob es unter VPA, die ja bei männlichen Patienten auch zur Gewichtszunahme führt, ebenfalls zu erhöhtem Cholesterin und Triglyzeriden kommt, ist nicht untersucht. Da es sich hierbei generell um Risikofaktoren für Schlaganfälle und Herzinfarkte handelt (Moller u. Flier 1991), ist die Frage von Bedeutung. Wenngleich die pathophysiologischen Zusammenhänge noch nicht völlig geklärt sind, besteht nach Auffassung der finnischen Autoren kein Zweifel, dass es sich um eine VPA-assoziierte Störung handelt, die beispielsweise unter Carbamazepin deutlich seltener auftritt.

Danach sehen die Stärken und Schwächen von VPA in der Behandlung fokaler Epilepsien des Jugendlichen- und Erwachsenenalters wie in der folgenden Übersicht aufgelistet aus:
- Gut wirksam: alle Arten epileptischer Anfälle, anti-manisch, anti-depressiv, Migräneprophylaxe
- gut untersucht, gut verträglich
- gut handzuhaben: dosislinear, einmal täglich, i.v., keine medikamentösen Wechselwirkungen (Asthma, Pille)

Aber:
- bei Kinderwunsch nicht zu empfehlen, da teratogen (Folsäure, Vitamin) und im Rahmen des Insulinresistenz-Syndroms möglicherweise zur Infertilität beitragend
- bei Vorerkrankung nicht zu empfehlen, da hepatotoxisch, Pankreatitis (einzelne Erwachsene)
- Gewichtszunahme, auch bei männlichen Patienten; Tremor, Alopezie, Sedation bei höheren Tagesdosen

Tabelle 2. Nebenwirkungen der Valproinsäure im Vergleich (erw. und mod. nach Loiseau 1996). Trotz der oben gemachten Einschränkungen, die sich vor allem aus der noch deutlich kleineren Exposition der neuen Medikamente ergeben, sind einige der neuen Antiepileptika insgesamt besser verträglich. Angegeben ist, ob eine Medikament mit dieser Nebenwirkung in Zusammenhang gebracht wurde, eine quantitative, vergleichende Risikobewertung ist nur eingeschränkt möglich. Liegt das Risiko höher als bei anderen Antiepileptika, liegt es moderat höher, und ist es nur gering erhöht, werden jeweils +++, ++, und + angegeben. Bei (+) ist das Risiko minimal erhöht, bei ? ist das Risiko unklar, weil im Tierversuch Teratogenität nachgewiesen wurde, aber noch keine Ausreichenden Erfahrungen bei Menschen vorliegen

	VPA	CBZ	CLB	ESM	FBM	GBP	LTG	OXC	PB	PHT	PRM	TGB	TPM	VGB	ZON
Frühe Nebenwirkungen															
Müdigkeit		+			+	+			++		++	++	++	+	+++
			+							+		+			
Schwindel		++	+		+	+	++		+	++		++	+		+++
									+	+		+			
Benommenheit	+														
Anfallsinduzierend		++	+		++				+		++		++		
			+						+						
Gastrointestinale Beschwerden	+	+		++	+	+		+			++				+
Leberversagen	++				+										
Überempfindlichkeitsreaktion	+		+		++	+	+	+	+		+				
Späte Nebenwirkungen															
Sedation		+	+						++		++		++		+
			+							+					
Enzephalopathie	+								+						
Visuelle Störungen	+	+			(+)				+		(+)	+	+		
Bewegungsstörung	++	+				+			+	+	+				
	+									+					
Verhaltensauffälligkeit	(+)						++	+	++		+	++	++	+	
								+		+		+			
Depression				+				+	+		+++		+		
Psychosen	(+)	(+)		++	(+)	+	+		(+)	(+)	(+)	(+)	(+)		++
Kleinhirn									+						
Neuropathie		+							+	+	+				
Leukopenie		++		+	+		+	+	+	+					
Aplastische Anämie		+		+	++				+	+					
					+										
Thrombozytopenie	++				+										
Megaloblastäre Anämie		(+)							+	+	+				
Pankreatitis	+				+										
Niere													+		+
Herz		(+)							(+)						
Bindegewebe	(+)								++	+	++				
									+						
Haut		+							+						
Osteomalazie									+	+	+				
Hyponatriämie		+						++							

Tabelle 2. Fortsetzung

	VPA	CBZ	CLB	ESM	FBM	GBP	LTG	OXC	PB	PHT	PRM	TGB	TPM	VGB	ZON
Gewichtsprobleme	++ +				++								+++		
Kognitive Störungen		+	+ +				++ +	+	++ +	+					+
Teratogenität	++	++		+			+		+	+			?		
Immunologische Störungen	+	+		++			+		+ +						
Stören andere AE (Interaktionen)	++	++ +			++ +		++	++	+ + +	++					+
Von anderen Antiepileptika gestört (Interaktionen)	++ +	++ +	+ +	+	++	++		+	++ + +	+	++				+

Abkürzungen: *CBZ* Carbamazepin, *CLB* Clobazam oder Clonazepam, *ESM* Ethosuximid, *FBM* Felbamat, *GBP* Gabapentin, *LTG* Lamotrigin, *OXC* Oxcarbazepin, *PB* Phenobarbital, *PHT* Phenytoin, *PRM* Primidon, *TGB* Tiagabin, *TPM* Topiramat, *VPA* Valproinsäure, *VGB* Vigabatrin, *ZON* Zonisamid.

Tabelle 3. Nebenwirkungen der Valproinsäure im Vergleich zu Carbamazepin (mod. nach Mattson et al. 1992). Es sind lediglich die Nebenwirkungen aufgeführt, die während der Studie unterschiedlich häufig aufgetreten sind. Bei der Untersuchung, die 12 Monate nach Beginn der Studie durchgeführt wurde, zeigte als einzige Nebenwirkung lediglich der Tremor eine unterschiedliche Häufigkeit zwischen beiden Behandlungsgruppen. Zu beachten ist ferner, dass damals unretardierte Formulierungen eingesetzt wurden. Retardierte Valproatformulierungen sind besser verträglich (Weber et al. 1993)

Nebenwirkung	Valproinsäure	Carbamazepin
Tremor	45%, nach 12 Mo. 32%	22%, nach 12 Mo. 5%
Starke Gewichtszunahme (>5,5 kg)	20%, nach 12 Mo. 13%	8%, nach 12 Mo. 3%
Exanthem	1%, nach 12 Mo. 0%	11%, nach 12 Mo. 1%

4 Behandlung fokaler Anfälle: aktueller Stellenwert der Valproinsäure

Carbamazepin oder VPA werden als Mittel der ersten Wahl zur Behandlung fokaler Anfälle empfohlen. Phenytoin und Phenobarbital sind zur Behandlung von generalisierten tonisch-klonischen Anfällen, die fokal oder unbestimmt beginnen, sowie von fokalen Anfällen ebenso wirksam wie Carbamazepin. Nach Abwägung von Stärken und Schwächen fallen die Barbiturate allerdings heraus wegen der sedativen Nebenwirkungen und der etwas geringeren Wirksamkeit gegen fokale Anfälle (Mattson et al. 1985). Bei gleicher Wirksamkeit fällt, zumindest in Europa, Phenytoin heraus vor allem wegen der Gingivahyperplasie und des exponentiellen Anstiegs der Plasmakonzentration ab mittleren Dosierungen.

Tabelle 4. Valproat im Vergleich zu anderen Antiepileptika der ersten und zweiten Generation (Abkürzungen der Medikamente s. Tabelle 2). Optimal sind 9 Ja-Punkte zu erreichen. Der Parameter schwere Nebenwirkungen mit Stevens-Johnson Syndrom (SJS), aplastischer Anämie (AA), Teratogenität (Ter.), Akutem Leberversagen (Al) und Gesichtsfelddefekten (GFD) wurde mit 2 Punkten bewertet, alle übrigen 7 Parameter wurden mit je einem Punkt bewertet. Valproat erreichte mit 5 Punkten unter den Medikamenten der ersten Generation den ersten Platz. Beim Vergleich mit den Antiepileptika der zweiten Generation belegte es mit anderen den zweiten Platz

	VPA	CBZ	FBM	GBP	LTG	OXC	PHT	PHB	TGB	TPM	VGB
Rasche Titration	nein	nein	nein	ja	nein	ja	ja	nein	nein	nein	ja
Rasches Absetzen	ja	ja	nein	ja	ja	ja	ja	nein	ja	ja	nein
Einmaldosis	ja	ja	nein	nein	nein	nein	ja	ja	nein	nein	ja
Keine enzyminduzierte Interaktionen	ja	nein	nein	ja	ja	nein	nein	nein	ja	ja	ja
Anti-Absence-Wirkung	ja	nein	ja	nein	ja	nein	nein	nein	nein	ja	nein
Abbruchquote < Placebo	nein	nein	nein	ja	ja	nein	nein	nein	nein	nein	nein
Kein SJS, AA, AL, Ter, GFD	nein	nein	nein	ja	nein	ja	nein	nein	ja	nein	nein
Monotherapie	ja	ja	nein	ja	ja	ja	ja	ja	nein	nein	nein
Summe	5	3	1	7	5	5	4	2	4	3	3

Es bleiben Carbamazepin und VPA. In einer Studie war Carbamazepin etwas vorteilhafter (Mattson et al. 1992), in anderen großen Untersuchungen nicht (Heller et al. 1995). VPA wird bevorzugt bei Patienten, die wegen anderer Erkrankungen zusätzlich Medikamente einnehmen müssen, weil es - im Unterschied zu Carbamazepin - nicht zu Interaktionen führt, welche die Wirksamkeit anderer Medikamente wie orale Kontrazeptiva oder Asthmamitttel herabsetzen. Beide Medikamente können bei schwangeren Frauen zum vermehrten Auftreten von Neuralrohrdefekten der Nachkommen führen, wobei das Risiko unter VPA mit 1,5-2 % vermutlich etwas höher liegt als unter Carbamazepin. Daher wird die präkonzeptionelle Folsäuregabe (0,4 mg/d) und Multivitamingabe mit Vitamin B-Komplex zur Herabsetzung des Risikos von Spaltbildungen und Neuralrohrdefekten dringend empfohlen. Unter den neuen Medikamenten sind in Deutschland Lamotrigin und Gabapentin zur Erstbehandlung fokaler Anfälle zugelassen wirksam. Sie sind allerdings teurer und werden daher nicht generell als Mittel der ersten Wahl zur Erstbehandlung genannt.

Treten unter Carbamazepin weiter Anfälle und/oder nicht akzeptable Nebenwirkungen auf, stehen neben VPA in alphabetischer Reihenfolge folgende Medikamente zur Verfügung: Clobazam, Gabapentin, Lamotrigin, Phenytoin, Tiagabin, Topiramat und Vigabatrin (Schmidt u. Elger 1999). Haben die Medikamente der ersten Wahl wegen Unwirksamkeit versagt, werden Clobazam, Vigabatrin und Topiramat, gefolgt von Gabapentin, Lamotrigin oder Tiagabin empfohlen, da letztere (zumindestens gegen Placebokontrollen) etwas weniger wirksam zu sein scheinen bei Patienten mit refraktären fokalen Anfällen. Allerdings fehlen aussagekräftige direkte Vergleichsstudien. Sind hingegen ausschließlich Nebenwirkungen unter Carbamzepin das Problem gewesen, werden neben VPA Clobazam, Gabapentin oder Lamotrigin empfohlen, da diese etwas weniger sedierende Nebenwirkungen und weniger Interaktionen aufweisen als andere Medikamente. Außerdem stehen u. a. noch Phenytoin, Phenobarbital, Primidon und Azetazolamid zur Verfügung. Bromid oder Mesuximid sind als Ultima ratio anzusehen. Eine Umstellung auf Medikamente der weiteren Wahl sollte allerdings Ärzten mit spezieller Erfahrung vorbehalten bleiben wegen der Schwierigkeit, die individuelle Nutzen-Risiko-Relation abzuschätzen und der höheren Rate an Komplikationen bei der Behandlung mit diesen Medikamenten. Zu betonen ist, dass die individuelle Entscheidung nach Abwägung von Schwächen und Stärken der einzelnen Substanzen unterschiedlich ausfallen kann. Zudem fehlen, wie oben besprochen, Vergleichsstudien der einzelnen Medikamente untereinander, da diese in der Regel nur jeweils gegen Placebo als Zusatztherapie geprüft wurden. Es gibt keine kontrollierten Studien, ob bestimmte Kombinationen von Medikamenten besser sind als andere. Bei einer Meta- analyse von plazebo-kontrollierten Zusatzmedikamenten gegen refraktäre fokale Anfälle ergab sich ein Trend zu einer besseren Wirksamkeit für Topiramat und Vigabatrin, Lamotrigin und Gabapentin zeigten einen Trend zu besserer Verträglichkeit. Die Unterschiede waren aber nicht statistisch signifikant (Marson et al. 1997).

5 Empfehlungen zum Umgang mit Valproinsäure

Zum Einsatz von VPA bei Patienten mit fokalen Epilesien lassen sich folgende Empfehlungen aussprechen:
- Erste Wahl bei allen Arten epileptischer Anfälle, insbesondere für alle, die noch andere Medikamente einnehmen (z. B. Pille, Asthma)
- falls andere Standard-Antiepileptika versagt haben
- Retardpräparate benutzen
- Folsäure- und Vitaminsubstitution nicht vergessen
- bei Kombinaton mit enzyminduzierenden Antiepileptika hohe Dosis, Valproat hemmt das Isozym CYP2C9 und erhöht so die Serumkonzentration von Phenobarbital (Hurst et al. 1997), als Inhibitor erhöht es weiterhin die Serumkonzentration von Lamotrigin (Yuen et al. 1992), daher bei Zugabe von Lamotrigin langsam eindosieren
- Empfehlungen zur Optimierung der Nutzen-Risiko-Relation beachten (s. Text)

Versagt Valproat
- bei fokalen Anfällen: Carbamazepin, Clobazam, Topiramat, Tiagabin, Gabapentin, Lamotrigin, Vigabatrin, Barbiturate
- bei anderen Anfällen: Clobazam, Lamotrigin, Topiramat, Zonisamid, Barbiturate

Zur Optimierung der Nutzen-Risiko-Relation der Behandlung mit VPA sind vier spezielle Gesichtspunkte hervorzuheben (Schmidt 1999a):
1. Empfehlungen zu Blutuntersuchungen und klinischer Überwachung zur Früherkennung des VPA-assoziierten akuten Leberversagens, s. Kap. 38, S. 402.
2. Empfehlungen zur Behandlung weiblicher Patienten mit VPA angesichts der Teratogenität
    - Empfängnisfähige Frauen sollten zur Missbildungsprophylaxe bereits präkonzeptionell täglich mindestens 0,4 mg Folsäure sowie ein Vitamin-B-haltiges Kombinationspräparat einnehmen, obwohl lediglich Belege für die Folsäuregabe bei Frauen ohne Epilepsie vorliegen (MRC Vitamin Study 1991). Angesichts der Ungefährlichkeit der Folsäuregabe ist die Empfehlung auch auf Frauen mit Epilepsie auszudehnen.
    - Während der ersten drei Monate der Schwangerschaft sollte keine Therapie mit VPA begonnen werden.
    - Statt unretardiertem VPA sollten Retardformulierungen verordnet werden, da diese Spitzenkonzentration verringert, deren Höhe tierexperimentell mit der Häufigkeit von Neuralrohrdefekten korreliert war.
    - VPA sollte bei gebärfähigen Patientinnen nur nach ausführlicher Beratung und bei strenger Indikation und alle Medikamente sollten nur in der geringst wirksamen Dosis verordnet werden (Omtzigt et al. 1992). Ein geringgradiger Abfall der Serumkonzentration während der Schwangerschaft rechtfertigt noch keine Dosiserhöhung.
    - Möglichst präkonzeptionell auf Monotherapie umstellen (Kaneko et al. 1999).
    - Vor der Schwangerschaft prüfen, ob überhaupt (noch) eine medikamentöse Behandlung notwendig ist. Langjährig anfallsfreie Patientinnen sollten abgesetzt werden. Sorgfältig nachschauen, ob es sich überhaupt um epileptische Anfälle handelt und bei nicht-epileptischen Anfällen die Medikamente absetzen.
    - Falls VPA (oder Carbamazepin) in der Frühschwangerschaft eingenommen wurde, sollte frühzeitig durch spezielle Untersuchungen nach einer Myelomeningozele gesucht werden. Zu diesen Untersuchungen gehört die Bestimmung von Serum-Alpha-Fetoprotein die Ultraschall-Sonographie und, falls nötig, die Amniozentese.
    - Nicht zu vergessen ist bei der Beratung, dass enzyminduzierende Antiepileptika wie Carbamazepin, Phenytoin, Phenobarbital oder Felbamat die Wirksamkeit oraler Kontrazeptiva verringern, während dies bei VPA, Lamotrigin, Vigabatrin oder Gabapentin in der Monotherapie nicht der Fall ist. Tiagabin ist bislang lediglich in der niedrigen Dosis von 8 mg täglich geprüft worden und zeigte keinen Einfluss auf orale Kontrazeptiva.
3. Empfehlungen zur Behandlung weiblicher Patienten angesichts des Risikos der Gewichtszunahme und eines Insulinresistenz Syndroms.
    - Bestehen Hinweise auf ein polyzystische Ovarien, sollte VPA nur unter besonders sorgfältiger Nutzen-Risiko-Abwägung verordnet werden.
    - Bei starker Gewichtszunahme oder Verdacht auf Infertilität, sollte ein Wechsel von VPA auf andere geeignete Antiepileptika in Betracht gezogen werden.

4. In Einzelfällen sind trotz sonst in der Regel geringer kognitiver Störungen unter VPA (s. z. B. Vining et al. 1987; Callandre et al. 1990; Forsythe et al. 1991) nach mehrjähriger Behandlung diskrete, leicht zu übersehende Symptome eines Parkinsonsyndroms mit nach Absetzen reversibler Pseudodemenz beobachtet worden (Armon et al. 1996).
   - Auf diskrete Zeichen eines Parkinson-Syndroms achten und an den möglichen Zusammenhang mit einer chronischen Behandlung mit VPA denken und gegebenfalls Valproat durch ein geeignetes anderes Antiepileptikum ersetzen.

Literatur

Armon C, Shin C, Miller P, Carwile S, Brown E, Edinger JD, Paul RG (1996) Reversible parkinsonism and cognitive impairment with chronic valproate use. Neurology 47: 626–635

Beydoun A, Sackellares JC, Shu V et al. (1997) Safety and efficacy of divalproex sodium monotherapy in partial epilepsy. A double-blind, concentration-response design clinical trial. Neurology 45: 182–188

Calandre EP, Dominguez-Granados R, Gomez-Rubio M et al. (1990) Cognitive effects of longterm treatment with phenobarbital and valproic acid in school children. Acta Neurol Scand 81: 504–506

Christe W, Krämer G, Vigonius U, Pohlmann H, Steinhoff B, Brodie M, Moore A (1997) A doubleblind controlled clinical trial: oxcarbazepine versus sodium valproate in adults with newly diagnosed epilepsy. Epilepsy Res 26: 451–460

Collins J, Cramer J, Mattson R, VA Epilepsy Cooperative Study Groups 118 and 264 (1997) z. Epilepsia 38 (Suppl 8): 88–89

Craig I, Tallis R (1994) Impact of valproate and phenytoin on cognitive function in elderly patients: Results of a single-blind randomized comparative study. Epilepsia 35: 381–390

Davidson DLW (1989) The adult EPITEG trial: A comparative multicentre clinical trial of sodium valproate and carbamzepine in adult onset epilepsy. Part 2: Adverse effects. In: Chadwick (ed) Proceedings of the Fourth International Symposium on Sodium Valproate and Epilepsy, International Congress and Symposium Series No. 152, Royal Society of Medicine Services, London, pp 114–121

Davis R, Peters DH, McTavish D (1994) Valproic acid. A reappraisal of its pharmacological properties and clinical efficacy in epilepsy. Drugs 47: 332–372

De Silva M, MacArdle B, McGowan N et al. (1996) Randomised comparative trial of phenobarbitone, phenytoin, carbamazepine, or sodium valproate for newly diagnosed childhood epilepsy. Lancet 347: 709–713

Forsythe I, Butler R, Berg I et al. (19 91) Cognitive impairment in new case of epilepsy randomly assigned to carbamazepine, phenytoin and sodium valproate. Dev Med Child Neurol 33: 524–534

Heller AJ, Chesterrman P, Elwes RDC et al. (1995) Phenobarbitone, phenytoin, carbamazepine, or sodium valproate for newly diagnosed adult epilepsy: A randomised comparative monotherapy trial. J Neurol Neurosurg Psychiatry 58: 44–50

Hurst SI, Hargreaves JA, Howald WN et al. (1997) Enzymatic mechanism for the phenobarbitalvalproate interaction. Epilepsia 38, Suppl 8: 111–112

Isojärvi JIT, Laatikainen TJ, Pakarinen AJ, Juntunen KT, Myllylae VV (1993) Polycystic ovaries and hyperandrogenism in woman taking valproate for epilepsy. N Engl J Med 329: 1383–1388

Isojärvi JIT, Laatikainen TJ, Knip M, Pakarinen AJ, Juntunen KT, Myllylae VV (1996) Obesity and endocrine disorders in women taking valproate for epilepsy. Ann Neurol 39: 579–584

Isojärvi JIT, Tauboll E, Dale PO et al. (1997) Polycystic ovaries in women taking valproate manotherapy for epilepsy: A two-center study. Epilepsia 38 (Suppl 8): 102

Isojärvi JIT, Rättyä J, Myllylä VV, Knip A, Koivunen R, Pakarinen AJ, Tekay A, Tapanainen (1998) Valproate, lamotrigine, and insulin mediated risk in women with epilepsy. Ann Neurol 43: 446–451

Kaneko S, Battino D, Andermann E et al. (1998) Congenital malformations due to antiepileptic drugs. Epilepsy Research z: z

König SA, Elger CE, Vassella F et al. (1998) Empfehlungen zu Blutuntersuchungen und klinischer Überwachung zur Früherkennung des Valproat-assoziierten Leberversagens. Schweizerische Ärztezeitung 79: 580–585

Lindhout D, Schmidt D (1986) In-utero exposure to valproate and neural tube defects. Lancet I: 1392–1393

Loiseau P (1996) Tolerability of newer and older antiepileptic drugs: A comparative review. CNS Drugs 6: 148–166

Marson AG, Kadir ZA, Hutton JL, Chadwick DW (1997) Progress in epilepsy research. The new antiepileptic drugs: A systematic review of their efficacy and tolerability. Epilepsia 38: 859–880

Mattson RH, Cramer JA, Collins JF and the Department of Veterans Affairs Epilepsy Cooperative Study No. 264 Group (1992) A comparison of valproate and carbamazepine for the treatment of complex partial seizures and secondarily generalized tonic-clonic seizures in adults. New Engl J Med 327: 765–771

Mattson RH, Cramer JA, Collins JF et al. (1985) Comparison of carbamazepine, phenobarbital, phenytoin and primidone in partial and secondary generalized tonic-clonic epileptic seizures. N Engl J Med 313: 145–151

Moller DE, Flier JS (1991) Insulin resistance – mechanisms, syndromes, and implications. N Engl J Med 325: 938–948

MRC Vitamin Study Research Group (1991) Prevention of neural tube defects: results of the MRC Vitamin Study. Lancet 338: 132–137

Omtzigt JGC, Grobbee DE, Pijpers L et al. (1992) The risk of spina bifida aperta after first-trimester exposure to valproate in a prenatal cohort. Neurology 42 Suppl 5: 119–125

Papzian O, Canizales E, Alfonso I, Archila R, Duchowny M, Aicardi J (1995) Reversible dementia and apparent brain atrophy during valproate therapy. Ann Neurol 38: 687–691

Ramsay RE, Wilder BJ, Murphy JV et al. (1992) Efficacy and safety of valproic acid versus phenytoin as sole therapy for newly diagnosed primary generalized tonic-clonic seizures. J Epilepsy 5: 55–60

Richens A, Davidson DLW, Cartlidge NEF, Easter DJ, The Adult EPITEG Collaborative Group (1994) A multicentre comparative trial of sodium valproate and carbamazepine in adult onset epilepsy. J Neurol Neurosurg Psychiatry 57: 682–687

Sato S, White BG, Penry JK, Dreifuss FE, Sackellares JC, Kupferberg HJ (1982) Valporic acid vs ethosuximide in the treatment of absence seizures. Neurology. 32: 157–163

Schmidt D (1992) Stellenwert von Valproinsäure in der Behandlung fokaler Epilepsien bei Jugendlichen und Erwachsenen. In: Krämer G, Laub M (Hrsg) Valproinsäure. Springer, Berlin Heidelberg New York Tokyo, S 171–176

Schmidt D (1999a) Adverse effects of valproate. In: Löscher W (ed) Valproate. Birkhäuser, Basel, pp 223–264

Schmidt D (1999b) Response to antiepileptic drugs and the rate of relapse after discontinuation of drug treatment in patients with Juvenile Myoclonic Epilepsy. In: Schmitz B, Sander T (eds) Juvenile myoclonic epilepsy. Blackwell, Berlin, pp 111–120

Verity CM, Hosking G, Easter DJ, The Peadiatric EPITEG Collaborative Group (1995) A multicentre comparative trial of sodium valproate and carbamazepine in pediatric epilepsy. Dev Med Child Neurol 37: 97–108

Vining EP, Mellitis ED, Dorsen MM et al. (1987) Psychologic and behavioral effects of antiepileptic drugs in children: A double-blind comparison between phenobarbital and valproic acid. Pediatrics 80: 165–174

Weber M, Loiseau P, Boon P et al. (1993) Comparative multicentre study of the efficacy and tolerability of controlled release form of sodium valproate (Depakine Chrono®) and carbamazepine (Tegretol LP®) in partial Epilepsy. 20th International Epilepsy Congress, Oslo (Norway)

Willmore LJ, Shu V, Wallin B, the M88-194 Study Group (1996) Efficacy and safety of add-on divalproex sodium in the treatment of complex partial seizures. Neurology 46: 49–53

Yuen AW, Land G, Weatherley BC, Peck AW (1992) Sodium valproate acutely inhibits lamotrigine metabolism. Br J Clin Pharm 33: 511–513

18 Einmalgabetherapie mit Valproinsäure

H. Stefan, A. Flierl

Zusammenfassung

Die Behandlung mit einer abendlichen Einmalgabe von Valproinsäure (valproic acid, VPA) bei erwachsenen Patienten mit Monotherapie stellt eine Vereinfachung der medikamentösen Therapie dar. Bei zuvor unbehandelten Patienten mit generalisierten Epilepsien kann die Dosis relativ niedrig gehalten werden. Bei Absenceepilepsien mit generalisierten 3/s-Spike-Paroxysmen können zur Therapieüberwachung mobile Langzeit-EEG-Ableitungen beitragen. Eine Einmalgabetherapie lässt sich effektiv mit Retard- und Chrono-Präparaten durchführen.

1 Einleitung

Erste klinische Beobachtungen (Covanis et al. 1980, Rovan et al. 1981, Stefan et al. 1981) zeigten, dass durch Reduktion der Verabreichungshäufigkeit die epileptische Aktivität hinreichend wirksam oder sogar besser unterdrückt werden kann.

VPA stellt ein hochwirksames Medikament gegen generalisierte Epilepsien, wie z.B. Absenceepilepsie mit 3-s-Spike-wave-Paroxysmen und bei Kombination von Absencen mit Grand mal dar. Aufgrund seiner Breitbandwirkung wird Valproat auch bei fokalen und sekundär generalisierenden Epilepsien eingesetzt. Bei Frauen im gebärfähigen Alter muss die Möglichkeit einer Schwangerschaft berücksichtigt werden.

VPA wird schnell und fast vollständig resorbiert. 80-95% sind an Plasmaeiweiß gebunden. Wenn die Plasmavalproinsäurekonzentration über 90 µ/ml steigt, nimmt der freie, nicht an Eiweiß gebundene VPA-Anteil zu. Die relativ schnelle Absorptionsverteilung und Biotransformation sowie die Ausscheidung von VPA führt zu einer kurzen Halbwertszeit zwischen 8 und 9 h bei Kombinationstherapie (Mattson u Cramer 1982). Die auf Grund der relativ kurzen Halbwertszeit früher häufig durchgeführte Dreimalgabe pro Tag von VPA ist meistens nicht erforderlich. Die Serumkonzentrationen von VPA weisen beträchtliche Schwankungen auf. Vergleichende Untersuchungen der VPA-Serumkonzentration über 24 h bei Monotherapie mit Einmal-, Zweimal- und Mehrfachgabe pro Tag (Stefan et al. 1986) zeigten bei allen genannten Applikationsmodi beträchtliche Serumspiegelschwankungen, welche unter Einmalgabe am größten war. Die höchsten Werte traten häufig um 12h nachts bis morgens auf. Die Serumkonzentrationen sanken dann im Tagesverlauf allmählich ab und erreichten ihre Minimalwerte überwiegend um 22 h (Abb. 1; Stefan et al. 1986). Zur besseren Erfassung der Serumspiegelfluktuationen sind mindestens zwei Messungen pro Tag (8-9 h

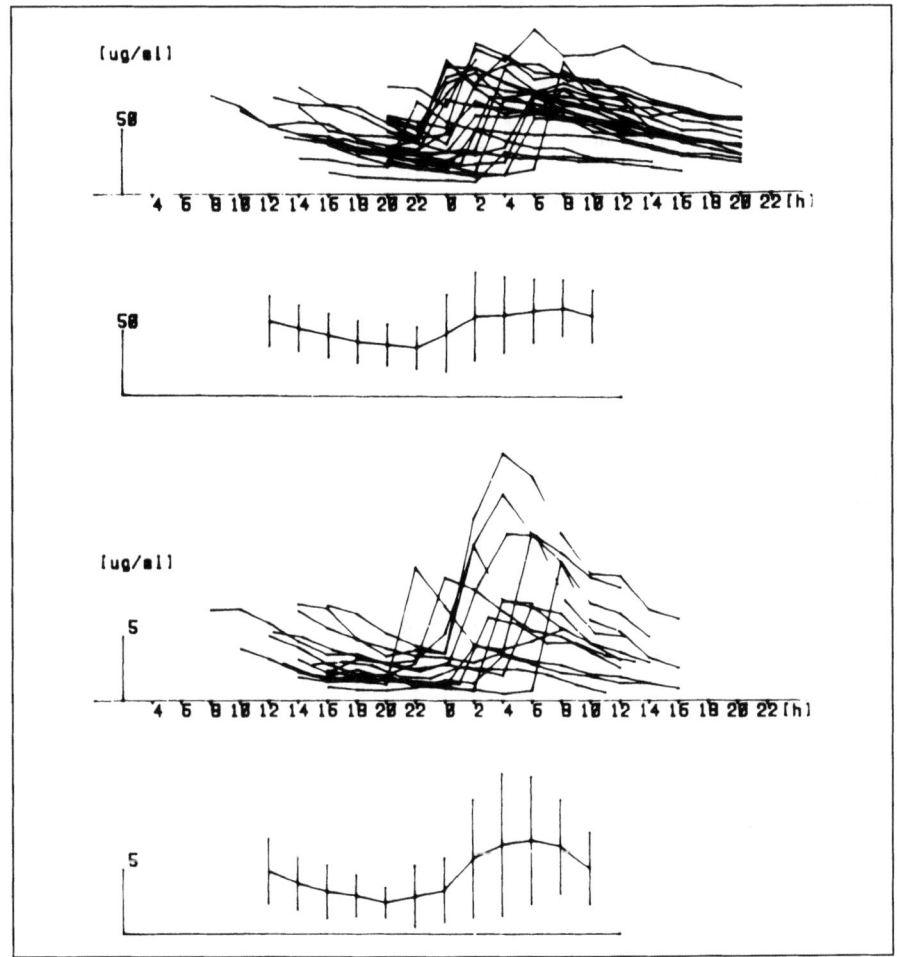

Abb. 1. Patientin mit fokaler Epilepsie. Erste Messung unter Standard-VPA-Präparaton in Dreimalgabe. Zweite Messung unter einem Chronopräparat in Dreimalgabe. Dritte Messung unter einem Chronopräparat in Einmalgabe. Durch die Umstellung von der Standardform auf die Chronoform kam es zu einer Verminderung der Müdigkeit. Die Anfallsfrequenz verblieb unverändert

oder 19-20 h) oder sogar Blutspiegelprofile über 24 h zu empfehlen. Die durchschnittliche Dosierung der abendlichen Einmalgabe von VPA betrug bei dieser Untersuchung 14 mg/kg Körpergewicht.

Hinsichtlich der Wirkung wird ein „Früh-" und „Späteffekt" diskutiert. Für die schnelle Wirkung wird ein extraneuraler Transport durch die Blut-Hirn-Schranke und für die späte Wirkung ein intraneuraler diskutiert. Nur die nichtionisierte Form kann durch die Zellmembran diffundieren. Da 99 % VPA ionisiert vorliegt, dauert der Diffusionsvorgang länger an. Für die frühe Wirkung ist nach diesem Modell ein schnelles Anfluten wünschenswert (Löscher et al. 1996).

2 Klinische Verlaufsuntersuchungen

Klinische Verlaufsuntersuchungen einschließlich serieller Langzeit-EEG-Ableitungen über 48 h bei Absenceepilepsien ermöglichen die exakte Erfassung eines Effektes der VPA-Therapie auf Absencen und Spike-wave-Aktivität innerhalb von einigen Wochen und Monaten. 80 % der Patienten mit Absenceepilepsien zeigten unter der abendlichen Einmalgabetherapie mit VPA eine Anfallsreduktion sowie eine Reduktion der Spike-wave-Aktivität um mehr als 90 % der Ausgangslage (Stefan et al. 1984). Der antiepileptische Effekt kann manchmal erst nach Wochen bis Monaten eintreten. Der Vergleich von 24 h-Langzeit-EEG-Analysen bei Spike-wave-Epilepsien mit Absencen und 24 h-Serumkonzentrationen unter VPA-Therapie zeigte keine enge Korrelation zwischen Serumkonzentration und Spike-wave-Häufigkeit im 24 h-Zeitraum (Burr et al. 1984). Im Falle einer Kombinationstherapie kann die Serumkonzentration von VPA absinken. Unerwünschte passagere Nebenwirkungen traten unter abendlicher Einmalgabetherapie nicht häufiger auf als unter Dreimalgabe. Da die höchsten Serumkonzentrationen nachts erreicht werden, werden Nebenwirkungen in Form von Schläfrigkeit weniger wahrgenommen als bei morgendlicher Dosierung. Unter Umständen führt die abendliche Einmalgabe zu einer Verbesserung des Schlafes. Zur Vermeidung unnötiger Nebenwirkungen wird die Dosierung in zwei- bis dreitägigen Schritten jeweils um 150 mg erhöht, bis die Ersteinstellungsdosis erreicht ist.

Für die Beurteilung des klinischen Effektes ist die Tatsache wichtig, dass die epileptische Aktivität erst Wochen bis Monate nach Erreichen der Serumkonzentration im sog. therapeutischen Bereich erzielt wird. Um eine unnötig hohe Dosierung zu vermeiden, ist daher eine sorgfältige Therapieüberwachung erforderlich. In Abbildung 2 sind die Ergebnisse einer klinischen Verlaufsanalyse bei abendlicher Einmalgabe von VPA bei Patienten mit generalisierten Epilepsien und Spike-wave-Paroxysmen dargestellt. T_0 ist der Langzeit-EEG-Ausgangswert vor Behandlung von VPA. S gibt die Dauer der Spike-wave- Paroxysmen innerhalb 24 h an. T_1 stellt die erste Langzeit-EEG-Kontrolle 1-2 Wochen nach Therapiebeginn dar, T_2 die zweite Kontrolle 2-12 Wochen nach Therapiebeginn, T_3 nach drei Monaten, T_4 nach einem Jahr und T_5 nach 2 Jahren. Die Untersuchung zeigt, dass die Anfallsaktivität und die Spike-wave-Paroxysmen unter abendlicher Einmalgabemonotherapie bei den meisten Patienten hinreichend unterdrückt wird und langfristig über einen mehrjährigen Zeitraum anhält. Diese an 18 Patienten gewonnenen Untersuchungsergebnisse konnten bisher an 50 Patienten klinisch bestätigt werden.

Chrono-Retard- und „Long-Präparate" sollen vor allem im Hinblick auf eine optimierte Verträglichkeit die deutlichen Blutspiegelschwankungen mildern. Wir führten Untersuchungen durch, bei denen Patienten mit VPA-Monotherapie von einem Standardpräparat auf ein Chronopräparat in gleicher Dosis umgestellt wurden; ein 24-h-Blutspiegelprofil wurde sowohl unter dem Standard- als auch unter dem Chronopräparat durchgeführt.

Es zeigte sich, dass bei 4 von 5 Patienten im Durchschnitt die Blutspiegelwerte unter dem Chronopräparat höher lagen als unter dem Standardpräparat; außerdem zeigten die Profile eine geringere Schwankung. In einem Fall lagen die Blut-

Einmalgabetherapie mit Valproinsäure

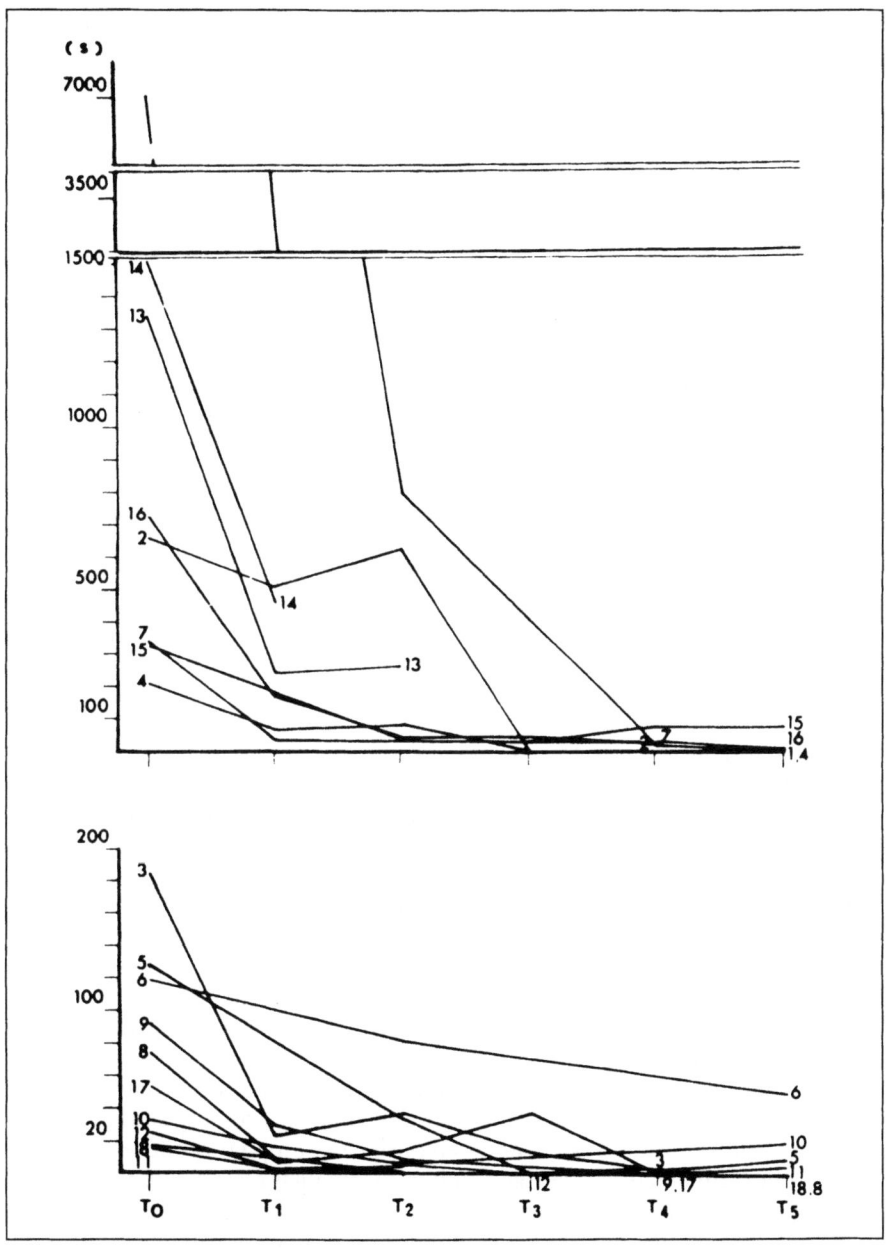

Abb. 2. Langzeitverlaufsuntersuchung epileptischer (generalisierter spike-wave-)Aktivität mittels 48h mobilem Langzeit-EEG.
T_0: vor Behandlung
T_1: 1-2 Wochen nach Behandlungsbeginn
T_2: 3 Monate nach Behandlungsbeginn
T_3: 6 Monate nach Behandlungsbeginn
T_4: 12 Monate nach Behandlungsbeginn

spiegelwerte des Standardpräparates allerdings im Durchschnitt über denen des Chronopräparates.

Drei der Patienten zeigten unter dem Chronopräparat eine Verbesserung der Nebenwirkung (Tremor); eine Patientin gab jedoch vermehrt Müdigkeit an.

3 Diskussion

Die relativ kurze Halbwertszeit von 9-16 h bei einmaliger Verabreichung von VPA (Gugler u. von Unruh 1980, Hoffmann et al. 1981) prägte lange Zeit Vorstellungen von der notwendigen Mehrfachgabe dieses Medikamentes. Wie mit Hilfe klinischer Verlaufsuntersuchungen, einschließlich des neurodiagnostischen Intensivmonitorings gezeigt werden konnte, kann aber bereits die einmalige Gabe von VPA bei generalisierten Epilepsien klinisch wie elektroenzephalographisch zu einer zufriedenstellenden Reduktion der epileptischen Aktivität führen und dies mit einem nachweisbar dauerhaften Effekt. Die mittlere Dosis, die zur medikamentösen Einstellung bei zuvor unbehandelten generalisierten Epilepsien benötigt wird, lag im Erwachsenenalter um 15 mg/kg Körpergewicht. Gastrointestinale Beschwerden, wie sie bei morgendlicher Einmalgabe (Schmidt 1977) beschrieben worden sind, wurden im eigenen Kollektiv mit abendlicher Verabreichung nicht beobachtet. Dieses mag zum einen auf die bei unserem Vorgehen niedrige Dosis zurückzuführen sein, zum anderen möglicherweise darauf, dass Patienten manche Beschwerden im Schlaf nicht registrieren. Einfache Handhabung und damit gute Motivation zur regelmäßigen Einnahme mit geringen Nebenwirkungen sprechen dafür, nicht nur solche Patienten mit Einmalgabe zu behandeln, die auf eine Mehrfachgabe nicht genügend ansprechen, sondern auch Patienten, bei denen mit der Behandlung begonnen wird, und zwar mit einer niedrig dosierten abendlichen Einmalgabe. Dabei sollte eine individuelle Minimaldosierung angestrebt werden. Das Langzeit-EEG ist hierbei ein besser geeignetes Hilfsmittel zur Therapieüberwachung als das Routine-EEG. Während der medikamentösen Einstellung ist zu berücksichtigen, dass die maximale Hemmung der epileptischen Aktivität zeitlich nicht schon mit Erreichen des „steady state" der VPA-Behandlung zusammenfallen muss. Die epileptische Aktivität kann deutlich verzögert reduziert werden. Dieser Langzeiteffekt sollte berücksichtigt werden, bevor der Therapieerfolg beurteilt wird. Untersuchungen zur Compliance mit Hilfe von Anamneseerhebung, Serumkonzentrationsbestimmung und mikroprozessorgestütztem „medication event" Monitor-System ergaben die beste Compliancerate von Antiepileptika bei Einmalgabe (87%) gegenüber Viermalgabe (39%) (Cramer et al. 1989). Diese Tatsache spricht für die einfache Antiepileptikatherapie, möglichst mit Einmalgaben. Hierbei ist neben der antikonvulsiven Substanz, ihrem Wirkprinzip und der Pharmakokinetik auch der chronobiologische Aspekt zu berücksichtigen (Dreifuss et al. 1990).

Im Hinblick auf mögliche teratogene Wirkungen von VPA, besonders bei hohen Serumkonzentrationen (Nau et al. 1981, siehe auch S. 52) sind Präparationen mit langsamer Freisetzung des Wirkstoffes bei Vermeidung von Serumkonzentrationsspitzen wünschenswert. Vergleichende Untersuchungen von Einmalgabetherapie weisen darauf hin, dass ein hinreichender Effekt der Einmalgabetherapie unter Standard- und Chronopraparaten zu erzielen ist. Bei zuvor unbehandelten Patienten mit idiopathischer generalisierter Epilepsie stellt eine abendliche Einmalgabetherapie den einfachsten Therapiemodus dar und sollte daher zu Beginn einer Epilepsiebehandlung eingesetzt werden.

Literatur

Burr W, Fröscher W, Hoffmann F, Stefan H (1984) Lack of significant correlation between circadian profiles of valproic acid serum levels and epileptiform electroencephalographic activity. Ther Drug Monit 6:179-181

Covanis A, Jeavons PM (1980) One daily sodium valproate in the treatment of epilepsy. Dev Med Child Neurol 22:202-204

Cramer JA, Mattson RH, Privy ML, Quiett VL (1989) How often is medication taken as prescribed? JAMA 261:3273-3277

Dreifuss PC, Meinardi H, Stefan H (1990) Chronotherapy of the epilepsies. In: Dreifuss FE, Meinardi H, Stefan H (eds) Chronopharmacology in therapy of the epilepsies. Raven, New York

Gugler R, von Unruh GE (1980) Clinical pharmacokinetis of valproic acid. Clin Pharmacokinet 5:67-83

Hoffmann F, Jancic BC, von Unruh GE (1981) Valproinsäurekinetik bei Mono- und Kombinationstherapie. Vortrag Jahrestagung der Deutschen Sektion der Internationalen Liga gegen Epilepsie, Marburg 8.-10. Okt. 1981

Löscher W, Hönack D (1995) Vergleich der antikonvulsiven Wirkung von Valproat in der Dauerbehandlung von generalisierten Anfällen im Ratten-Modell: Ein- und dreimal tägliche Gabe versus kontinuierlicher Gabe („kontrollierte Freisetzung"). Epilepsia 36:929-937

Mattson RH, Cramer JA (1982) Phenobarbital toxicity. In: Woodbury DM, Penry JK, Pippenger CE (eds) Antiepileptic drugs. 2nd edition. Raven, New York, 1982, pp 43-49

Nau H, Zira R, Spielmann H et al. (1981) A new model for embryotoxicity testing. Life Sci 29:2803-2814

Rovan AJ, Overweg J, Meijer JWA (1981) Monodose therapy with valproic acid: 24-hour telemetric EEG and serum level studies. In: Dam M, Gram L, Penry JK (eds) Advances of epileptology. UIII Epilepsy International Symposium. Raven, New York, pp 533-539

Schmidt D (1977) Fluctuation of dipropyl acetate plasma levels with 1 and 3 daily doses. Pharmaceutic Week 112:285-287

Stefan H, Hoffmann F, Burr W, Fröscher W, Penin H (1981) Wirksamkeit eine Valproinsäure-Monotherapie auf Spike-wave-Affinität bei primär generalisierten Epilepsien. Nervenarzt 52:707-714

Stefan H, Burr W, Fröscher W (1986) Valproinsäure-Serumkonzentration bei Monotherapie bei Einmal-, Zweimal- und Mehrfachgabe pro Tag. Nervenarzt 57:640-648, 1986

Stefan H, Burr W, Fichsel H, Fröscher W, Penin H (1984) Intensive follow-up monitoring in patients with once daily evening administration of sodium valproate. Epilepsia 25:152-160

Van Duyn, Meijer JWA, Segers JP (1977) To what extend is drug entry into brain. In: Gardner-Thorpe C, Janz D, Meinardi H, Pippenger CE (eds) Antiepileptic drug monitoring. Pitman, Tunebridge Wells, pp 138-146

19 Intravenöse Valproinsäuretherapie zur Statusbehandlung

F. ROSENOW, S. KNAKE

Zusammenfassung

Die peripher-venöse Gabe von Valproinsäure (valproic acid, VPA) ist nach den vorliegenden Publikationen und eigenen Erfahrungen lokal und systemisch gut verträglich. Die vorliegenden Fallserien sprechen auch dafür, dass die hochdosierte, intravenöse VPA-Therapie zur Statusbehandlung wirksam sein könnte. Kontrollierte doppelblinde Studien zur Wirksamkeit liegen nicht vor. Ihre Durchführung wäre sehr wünschenswert und ist die Voraussetzung für die Zulassung und den routinemäßigen Einsatz der intravenösen VPA-Therapie bei dieser Indikation.

1 Einleitung

Eine intravenös applizierbare Form der Valproinsäure (ivVPA) ist in Großbritannien seit Anfang der 80er Jahre, in den USA seit 1998 und in Deutschland seit 1996 erhältlich. Die Anwendungszulassung beschränkt sich auf Situationen, in denen eine orale Behandlung mit Valproat nicht möglich ist. Eine Zulassung für die Behandlung des Status epilepticus liegt derzeit nicht vor. Daher beschränken sich die Erfahrungen mit der Injektionslösung in Deutschland bisher im wesentlichen auf die perioperative, parenterale Therapiefortführung z. B. bei Eingriffen im Bereich des Magendarmtraktes. Zur Statusbehandlungen liegen bisher neben tierexperimentelle Daten (Hönack u. Löscher 1992) lediglich Mitteilungen über klinische Fallserien sowie einzelne Fallberichte vor (Czapinski u. Terczynski 1998; Giroud et al. 1993; Price 1989; Marlow u. Cooke 1989). Prospektive, doppelblinde Therapiestudien wurden noch nicht durchgeführt. Damit ist die Wirksamkeit von ivVPA in der Statustherapie nicht belegt. Das bedauernswerte Fehlen solcher Daten sollte bei der folgenden Darstellung im Auge behalten werden.

2 Literaturübersicht

2.1 Pharmakokinetik

Perucca et al. (1978 a) verabreichten sechs gesunden Probanden orale oder intravenöse Einmaldosen von 800 mg VPA und erreichten maximale Spiegel von 100 mg/l (i.v.) bzw. 58 mg/l (oral). Die Halbwertzeit lag bei 12,8 Stunden. Diese Autoren wandten das gleiche Studiendesign auch bei 6 Epilepsiepatienten mit enzyminduzierender Comedikation an (Perucca et al. 1978 b). Die maximalen Spiegel lagen hier bei 72 mg/l und die Halbwertzeit bei 9,0 Stunden. Mehta et al. berichteten 1980 über die Blutspiegelverläufe nach Bolusgabe von 400 mg ivVPA bei vier Epilepsiekranken. Sie erreichten eine Stunden nach Injektion Spiegel zwischen 13 und 37 mg/l und ermittelten eine Halbwertzeit von 8,2 Stunden. Giroud et al. (1993) erreichten nach ivVPA-Bolusgabe von 12 mg/kg KG bei 4 Epilepsiepatienten durchschnittlich Spiegel von 52 (+ 11) mg/l und nach Gabe von 15 mg/kg bei 19 Patienten Spiegel von durchschnittlich 69 (+ 34) mg/l. Unter einer nachfolgenden Dauerinfusion von 1 mg/kg/h sanken die Spiegl langsam ab.

2.2 Wirksamkeit und empfohlene Dosis

Giroud et al. (1993) behandelten 23 Patienten zwischen 17 und 83 Jahren im generalisierten oder fokalen Status epilepticus (SE) mit einer initialen Bolusgabe von 12 (n = 4) oder 15 mg/kgKG (n=19), welche nach 30 Minuten von einer Dauerinfusion mit 0,5 mg/kg/h (n = 4) bzw. 1 mg/kg/h gefolgt wurde. Fünf der Patienten hatten zuvor eine andere antikonvulsive Medikation erhalten (Clonazepam, Phenytoin, Carbamazepin oder Phenobabital, einzeln oder in Zweierkombination). Der Status sistierte bei 11 von 12 Patienten mit generalisiertem SE und bei 8 von 11 Patienten mit fokalem SE 20 Minuten nach Injektionsbeginn (insgesamt bei 83 % der Patienten). Czapinski u. Terczynski (1998) wendeten dasselbe Behandlungsprotokoll bei 20 Patienten mit einfach fokalem (EFSE) oder generalisiertem tonisch-klonischen Status epilepticus (GTCSE) an. Der Status sistierte in 80 % der Fälle innerhalb von 30 Minuten (GTCSE: 88 %, EFSE: 72,7 %).

Price berichtete 1989 über Erfahrungen mit ivVPA bei Patienten mit Diazepam-resistenten SE. 15 Patienten wurden retrospektiv und neun Patienten prospektiv eingeschlossen. Der SE sistierte bei 6 der 15 retrospektiv untersuchten Patienten innerhalb von 2 Stunden und bei 14/15 innerhalb von 4 Stunden. Die neun prospektiv untersuchten Patienen erhielten 15 mg/kg KG als Bolus gefolgt von 6 mg/kg/h (Tagesdosis bis zu 9,6 g). Darunter sistierte der Status bei 7/9 Patienten innerhalb einer Stunde, bei 2 Patienten auch nach 4 Stunden nicht. Marlow u. Cooke (1989) behandelten im Rahmen einer Pilotstudie jeweils 13 Neugeborene mit SE mit Phenobarbital (20 mg/kg) oder ivVPA (20 mg/kg). Nach 6 Stunden wurde eine weitere Dosis verabreicht, wenn der Status persistierte. Nach 24 Stunden sistierte der Status bei sieben Patienten in der Phenobarbital-Gruppe und bei 8 Patienten in der ivVPA-Gruppe. Die Autoren folgerten, dass beide Medikamente eine vergleichbare Wirksamkeit besitzen. Eine Nachfolgestudie dieser Pilotstudie wurde nicht veröffentlicht. Zusammenfassend erscheint eine initiale Bolusgabe von wenigstens 15 mg/kg gefolgt von einer Dauerinfusion von 1-6 mg/kg/h zur Statustherapie erforderlich.

2.3 Verträglichkeit

Wangemann et al. (1997) sahen bei 12 gesunden, männlichen Probanden nach initialer Gabe von 650 mg ivVPA als Kurzinfusion (über 15-20 min) keine Nebenwirkungen. Nach wiederholten Bolus-Injektionen von 300 mg klagten sieben der 12 Probanden über Nebenwirkungen, meist ein brennendes Gefühl an der Injektionsstelle, welches 3 Minuten nach Injektionsbeginn auftrat und 10 Minuten nach Injektionsende wieder nachließ. Zwei Probanden klagten über Parästhesien der Hand und jeweils einer über bitteren Geschmack oder Schwindel. Giroud et al. (1993) beobachteten nach Gabe von 12 bzw. 15 mg/kg KG ivVPA als Bolusinjektion bei 23 Patienten im Status keine Schmerzreaktion oder lokal entzündlichen Reaktionen. Bei Patienten im einfach-fokalen SE änderte sich die Bewusstseinslage nach der Injektion nicht. Sie beobachteten jedoch einen leichten Abfall der Herzfrequenz um durchschnittlich 8/min und des systolischen Blutdruckes um etwa 10 mmHg. Die Atmung blieb unverändert. Ramsay et al. (1995) fanden im Rahmen einer doppelblinden Studie mit 51 Epilepsiekranken bei geringen Infusionsraten zwischen 3,1 und 17,7 mg/min keine signifikanten systemischen Effekte im Vergleich zu Plazebo. Devinsky et al. berichteten 1995 über eine offene Multizenter-Studie zur Verträglichkeit von ivVPA. Es wurden durchschnittlich 375 mg langsam über eine Stunde infundiert. Häufigere (>1%) Nebenwirkungen wurden von 54 (17%) dieser Patienten berichtet und bestanden in Kopfschmerzen, Übelkeit, lokalen Reaktion am Injektionsort (je 2,2%), Schläfrigkeit (1,9%), Erbrechen (1,6%), Schwindel und Geschmacksveränderung (je 1,3%).

Wie in der klinischen Beobachtung so blieb auch im Tierversuch die intravenöse Injektion ohne schwere oder bleibende Nebenwirkungen, wogegen paravenöse und vor allem intramuskuläre und intraarterielle Injektionen zu schweren Gewebsreaktionen bis hin zur Nekrose führen können (Wolf 1997).

Die längerfristige intravenöse Gabe von Natrium-Valproat kann zu einer erheblichen Natrium-Last führen, weshalb in diesem Fall möglichst natriumfreie Lösungen verabreicht werden sollten und die Serum-Natriumkonzentration regelmäßig bestimmt werden sollte.

Riche et al. (1996) berichteten über 6 Patienten, die während der Narkose ivVPA erhielten und darunter eine Azidose entwickelten. Diese bildete sich nach Absetzten des ivVPA bei 5 Patienten innerhalb von 4 Stunden spontan zurück. In einem Fall war die Gabe von Bikarbonat erforderlich.

Steinhoff u. Stodieck berichteten 1993 über einen Patienten, bei dem ein komplex-fokaler SE durch orale VPA-Gabe induziert wurde. Eine Verschlechterung von Patienten mit SE erscheint somit auch bei der intravenösen Gabe möglich.

Bezüglich hepatotoxischer Nebenwirkungen verweisen Shorvon (1994) und Dreifuss (1995) darauf, dass eine Leberfunktionsstörung eine relativ häufige Komplikation des Status epilepticus ist. Zudem wird der SE häufig polytherapeutisch behandelt. Beide Faktoren erhöhen die Wahrscheinlichkeit einer idiosynkratischen Hepatotoxizität (Dreifuss 1995). Zudem ist zu berücksichtigen, dass Stoffwechseldefekte wie z. B. Mitochondriopathien mit einem SE symptomatisch werden können. So kann die Kombination von antiepileptikaresistentem SE und Leberversagen beim Morbus Alpers (infantile zerebrale Poliodystrophie) auftreten, welcher eine Kontraindikation für Gabe von VPA darstellt (Shorvon 1994). Bourgeois u. Aicardi teilten 1992 einen Fall mit einem zuvor nicht diagnostizierten familiärem Cytochrom-C-Oxidase-Mangel mit, welcher nach VPA-Gabe verstarb. Anamnestische, klinische oder laborchemische Hinweise auf Erkrankungen oder Stoffwechselstörungen der Leber sollten daher bei der intravenösen wie bei der oralen Gabe von VPA als Kontraindikation angesehen werden.

Schmitz berichtete 1998 über das Auftreten einer Pankreatitis bei 2 Patienten im SE nach ivVPA (persönliche Mitteilung). Eine regelmäßige Kontrolle der Pankreas-Enzyme während der Therapie empfiehlt sich.

2.4 Eigene Erfahrungen

Seit Juli 1997 wurden in der Neurologischen Klinik der Phillips-Universität Marburg 27 Patienten (20 weiblich, sieben männlich) mit der Diagnose Status epilepticus mit ivVPA behandelt:

Sechs der 27 Patienten erhielten eine VPA-Monotherapie, in 20 Fällen wurden zusätzlich Benzodiazepine verabreicht. In acht Fällen erfolgte der Einsatz von Benzodiazepinen nach Gabe von ivVPA, in 12 Fällen wurde ivVPA nach Benzodiazepinen eingesetzt und führte dann zum therapeutischen Erfolg. Am häufigsten (18 Patienten) wurden zusätzlich entweder Diazepam oder Lorazepam verabreicht, in 2 Fällen wurde Clonazepam eingesetzt.

Ein Patient erhielt zusätzlich Phenytoin, nachdem die Gabe von Benzodiazepinen und ivVPA keinen therapeutischen Erfolg hatte.

Das Durchschnittsalter aller Patienten betrug 62,1 Jahre (22-94 Jahre). In 12 Fällen war eine Epilepsie vorher nicht bekannt. Die durchschnittliche Dauer des SE betrug ca. 9,6 Stunden (0,5-55, Median 9,25).

In je 7 Fällen (26%) kam ein einfach fokaler bzw. ein komplex-fokaler Status vor, in 6 Fällen (23%) trat ein generalisierter tonisch-klonischer Status auf, 5mal (18%) wurde ein sekundär generalisierter tonisch-klonischer Status registriert, 2mal (7%) wurde ein Absencenstatus mit ivVPA behandelt (Abb. 1).

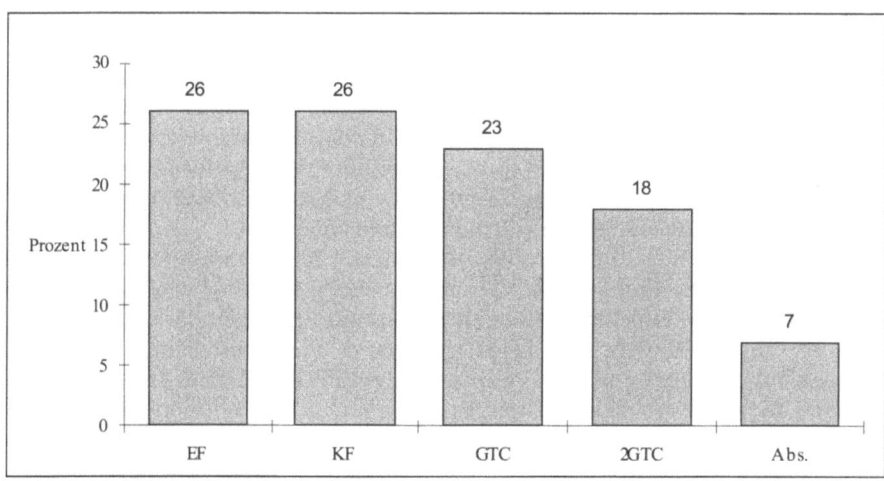

Abb. 1. Klassifikation der Status epileptici von 27 Patienten nach der ILAE-Klassifikation (EF einfach fokal, KF komplex fokal, GTC primär generalisiert tonisch-klonisch, 2GTC sekundär generalisiert tonisch-klonisch, Abs Absencen Status)

Tabelle 1. Die wesentlichen Ätiologien bei 27 Patienten mit Status epilepticus und intravenöser Natrium-Valproat-Therapie

Ätologie	Häufigkeit (absolut)	Häufigkeit (relativ)
Ischämischer Infarkt	10	37,0 %
Bekannte Epilepsie	5	18,5 %
Tumor	3	11,1 %
Intrakranieller Fremdkörper	2	7,5 %
Non-Compliance	1	3,7 %
Angiom	1	3,7 %
Rett-Syndrom	1	3,7 %
Hypoxischer Hirnschaden	1	3,7 %
Urämie	1	3,7 %
Schädel-Hirn-Trauma	1	3,7 %
Unklar	1	3,7 %
GESAMT	27	100 %

Die wesentlichen Ätiologien sind in Tabelle 1 gelistet.

Der Status sistierte bei allen Patienten mit der verabreichten Medikation.

Wurde VPA in Monotherapie gegeben, so wurde anfangs durchschnittlich ein Bolus 983 mg (300-1.800 mg) verabreicht. In 3 von 6 Fällen folgte anschließend eine Dauerinfusion mit durchschnittlich 1.200 mg ivVPA/24 h. Wurde VPA in Kombinationstherapie verabreicht, wurde durchschnittlich ein Bolus von 994 mg (300-1.800 mg) verabreicht, welcher bei fünf Patienten von einer Dauerinfusion (z. B. mit 1.800 mg über 24 h) gefolgt wurde.

Eine Betrachtung aller 14 Patienten, die initial mit VPA behandelt wurden, zeigt, dass in 43 % der Fälle keine weitere Therapie notwendig war. Sistierte der Status unter ivVPA nicht, so wurden durchschnittlich 17 mg Diazepam oder 1,8 mg Lorazepam gegeben.

12 Patienten wurden initial mit Benzodiazepinen behandelt, dann wurde die Behandlung mit ivVPA weitergeführt. In 50 % dieser Patienten endete der Status nach Einsatz von ivVPA, bei der anderen Hälfte der Patienten war die Gabe weiterer Antikonvulsiva (Benzodiazepine; Phenytoin) einmal erforderlich.

Insgesamt sistierte der Status bei zwölf der 27 Patienten (44 %) unter ivVPA-Monotherapie oder erst nach zusätzlicher Gabe von ivVPA.

12mal wurde unter EEG-Kontrolle therapiert. Hierbei konnte dreimal der effektive Einsatz der Therapie mit VPA nachgewiesen werden. Bei 2 Patienten mit einem Absencen-Status änderten sich Klinik und EEG nach der Gabe von 600 bzw. 900 mg ivVPA nicht signifikant, wogegen es nach zusätzlicher Applikation von 5-10 mg Diazepam rasch zur klinischen und EEG-Besserung kam.

Zwei der mit ivVPA behandelten Patienten verstarben während des Krankenhausaufenthaltes an Begleiterkrankungen. Einer der mit VPA behandelten Patienten empfand Übelkeit, bei einem anderen Patienten verschlechterte sich der Allgemeinzustand, der Patient erlitt kurz nach Beendigung des ersten Status ein Rezidiv. Diese ungünstigen Verläufe oder Komplikationen traten jeweils bei Patienten mit einer Kombinationsbehandlung auf.

2.5 Fazit

Nach Literatur und eigenen Erfahrungen war die intravenöse Gabe von VPA bisher beim Menschen nicht mit schweren, bleibenden lokalen oder systemischen Nebenwirkungen behaftet und insgesamt sehr gut verträglich. Auch hohe Dosen (15 mg/kg KG als Bolus), welche zur Behandlung des Status epilepticus erforderlich sind, führten bei den wenigen bisher publizierten Fällen lediglich zu einem geringen Abfall von Blutdruck und Herzfrequenz sowie zu gelegentlicher Übelkeit und Erbrechen. Die ermutigenden Ergebnisse der Studien von Giroud et al. (1993) und Czapinski et al. (1998) lassen die intravenöse hochdosierte Gabe von VPA als eine möglicherweise aussichtsreiche Alternative in der Therapie des Status epilepticus erscheinen. Prospektive, doppelblinde Studien, wie sie für den Nachweis der Wirksamkeit von ivVPA erforderlich sind (Treiman 1998), stehen aus.

Literatur

Bourgeois M, Aicardi J (1992) Progressive neuronal degeneration (PND) and liver failure: A familial case with demonstration of cytochrome c oxidase deficiency. J Neurol 293 (Suppl 2): S6

Czapinski P, Terczynski A (1998) Intravenous Valproic acid administration in status epilepticus. Neurol Neurochir Pol 32: 11–22

Devinsky O, Leppik I, Wiimore LJ, Pellock JM, Dean C, Gates J, Ramsay RE, Intravenous Valproate Study Team (199) Safety of intravenous valproate. Ann Neurol 38: 670–674

Giroud M, Gras D, Ecousse A, Dumas R, Venaud G (1993) Use of injectable vlproic acid in status epilepticus. Drug Invest 5: 154–159

Hönack D, Löscher W (1992) Intravenous valproate: onset and duration of anticonvulsant activity against a series of electroconvulsions in comparison with diazepam and phenytoin. Epilepsy Res 13: 215–221

Marlow N, Cooke RWI (1989) Intravenous sodium valproate in the neonatal intensive care unit. In: Chadwick D (ed) Fourth international symposium on sodium valproate and epilepsy. London, Royal Society of Medicine Services, London New York, pp 208–210

Mehta AC, Calvert RT, Rigby J, Price DJE (1980) Pharmakokinetics of sodium valproate in epileptic patients after intravenous bolus administration. J Clin Hosp Pharm 5: 329–331

Nitsche V, Mascher H (1982) The pharmacokinetics of valproic acid after oral and parenteral administration in healthy volunteers. Epilepsia 23: 153–162

Perucca E, Gatti G, Frigo GM, Crema A (1978 a) Pharmacokinetics of valproic acid after oral and intravenous administration. Br J Clin Pharmacol 5: 313–318

Perucca E, Gatti G, Frigo GM, Crema A, Calzetti S, Visintini D (1978 b) Disposition of sodium valproate in epileptic patients. Br J Clin Pharmacol 5: 495–499

Price DJ (1989) Intravenous valproate: experience in neurosurgery. In: Chadwick D (ed) Fourth international symposium on sodium valproate and epilepsy. Royal Society of Medicine Services, London New York, pp 197–203

Ramsay E (1995) Evaluation of the safety of intravenous valproate. Epilepsia 36 (Suppl 3): S67

Riche H, Salford F (1996) Acidose métabolique unduite par le valproate de sodium injectable. La Presse Medicale 25: 642

Shorvon S (1994) Status epilepticus – Its clinical features and treatment in children and adults. Cambridge University Press, Cambridge, p 61

Steinhoff BJ, Stodieck SR (1993) Temporary abolition of seizure activity in a case of valproate-induced non-convulsive status epilepticus. Seizure 2: 261–265

Treiman DM (1998) Clinical trials for status epilepticus. Adv Neurol 76: 173–178

Wangeman M, Wolf C, Retzow A (1997) Replacement of oral valproate with intravenous valproate. A study on dose finding and bioavailability. Eur J Clin Research 9: 209–215

Wolf C (1997) Persönliche Mitteilung über: Leuschner J (1995) Local tolerance of Orfiril®, a sodium valproate solution, in rabbits after a single intravenous, intraarterial, paravenous, intramuscular and subcutaneous administration. Internal Research report VPA 014/K. Desitin Arzneimittel GmbH, Hamburg

20 Valproinsäure in der Kopfschmerzbehandlung

V. LIMMROTH, H.-C. DIENER

Zusammenfassung

In den letzten Jahren konnten mehrere zum Teil umfangreiche Multicenter-Studien den therapeutischen Nutzen von Valproinsäure in der Behandlung von Kopfschmerzen belegen. Ein besonderer Anwendungsbereich entstand für die Valproinsäure in der prophylaktischen Behandlung der Migräne. Klinischer Haupteffekt ist dabei eine signifikante Reduktion der Attackenfrequenz, die etwa den Effekten der Betablocker entspricht. Im folgenden Beitrag werden die Ergebnisse der bisher durchgeführten klinischen Studien besprochen sowie die möglichen Wirkmechanismen in der Kopfschmerztherapie diskutiert.

1 Einleitung

Valproinsäure (valproic acid, VPA) wird seit vielen Jahren in der Behandlung von verschiedenen Anfallserkrankungen sowie in der Behandlung von bipolaren Störungen, insbesondere Manien erfolgreich eingesetzt. Bereits 1988 zeigte Sørensen in einer kleinen offenen Studie eine signifikante Wirkung in der prophylaktischen Behandlung von Migräneattacken. Den ersten offenen Studien mit kleiner Patientenzahl folgten randomisierte, doppelblinde Crossover-Studien mit unterschiedlichen Dosierungen. Mehrfach konnte hierbei gezeigt werden, dass in der prophylaktischen Behandlung der Migräne Dosierungen, die deutlich unter den für die Epilepsiebehandlung notwendigen Tagesdosierungen liegen, zu einer signifikanten Reduktion der Attackenfrequenz führen. Eine direkte Vergleichsstudie gegen Propranolol, einem Medikament der ersten Wahl in der prophylaktischen Behandlung der Migräne, zeigte ferner die Gleichwertigkeit der Substanzen. VPA wurde jedoch auch bei anderen Kopfschmerzformen, hier jedoch mit uneinheitlichen Ergebnissen, eingesetzt: beim Cluster-Kopfschmerz, beim chronischen Spannungskopfschmerz sowie in der Akutbehandlung der Migräne.

2 Phamakologie und Pharmakokinetik

VPA ist eine einfach verzweigte Fettsäure, die nicht direkt an GABA-Rezeptoren bindet, sondern die Konzentration von GABA im synaptischen Spalt durch mindestens zwei Mechanismen erhöht. Sie hemmt zum einen die GABA-Transaminase, das Enzym, das GABA metabolisiert (Godin et al. 1969), und aktiviert gleichzeitig die Glutamat-Transaminase, die GABA aus Glutamat synthetisiert (Löscher 1981). Durch die Erhöhung von GABA im synaptischen Spalt werden die zwei wichtigsten GABA-Rezeptoren des Zentralnervensystems, der $GABA_A$ sowie der $GABA_B$-Rezeptor, aktiviert. Der $GABA_A$-Rezeptor besteht dabei aus einer pentamären Struktur, die einen Chloridionen-Kanal bildet und Bindungsseiten zu Barbituraten, Benzodiazepinen, Neurosteroiden sowie Picrotoxin besitzt (McDonald u. Olsen 1994). Der $GABA_B$ -Rezeptor hingegen ist über GTP-Bindungsproteine an Calcium- oder Kaliumionen-Kanäle gebunden.

Darüber hinaus hat VPA weitere Effekte auf exzitatorische Aminosäuren des ZNS. So reduziert es die Freisetzung von Aspartat in vivo (Crowder u. Bradford 1987) und unterdrückt in vitro Glutamat-induzierte Depolarisationen in Pyramidenzellen durch eine Reduktion des intrazellulären Calciumeinstroms Weitere Effekte auf andere Aminosäuren, Serotonin, Dopamin, Enkephalin aber auch direkte Effekte an neuronalen Membranen werden diskutiert (Übersicht bei Cutrer et al. 1997).

VPA wird nach oraler Gabe schnell resorbiert und erreicht seinen Peak-Plasmaspiegel (t_{max}) nach ca. 2 Stunden (1-4 Stunden). Die Halbwertzeit beträgt 7-9 Stunden, ist jedoch durch die hepatische Metabolisierung und hohe Plasmaproteinbindung (90-95%) oder durch andere Begleitumstände wie Enzyminduktion beeinflussbar. Nach der hepatischen Metabolisierung wird VPA überwiegend über die Nieren, in geringem Maße auch über Faeces und Expirationsluft ausgeschieden.

3 Mögliche Wirkungsmechanismen bei Kopfschmerzen und der Migräne

GABA-Rezeptoren sind ubiquitär im Zentralnervensystem verteilt und gehören zu den häufigsten Rezeptoren des Nervensystems überhaupt. Immunhistochemisch konnten GABA-Rezeptoren auch in den nozizeptiven Strukturen des Rückenmarks nachgewiesen werden, dabei insbesondere im Ganglion der Hinterwurzel oder den Hinterhornneuronen, wo ein Großteil der Rezeptoren auf Capsaicin-sensiblen primären Afferenzen zu finden ist. Auch im Trigeminusganglion konnten GABA-Rezeptoren mit einer spezifischen Struktur gefunden werden (Kondo et al. 1994). Mehrere Mechanismen sind im Zusammenhang mit der Wirkung von VPA in der Migränebehandlung denkbar. Zum einen wäre die Aktivierung überwiegend kortikaler GABA-Rezeptoren und die damit verbundene Inhibition kortikaler Neurone denkbar, analog zum vermuteten antikonvulsiven Wirkmechanismus. Dieser Wirkmechanismus würde jedoch eine zentrale Funktion kortikaler Neurone bei Entstehung der Migräneattacke bzw. des Migränekopfschmerzes etwa im Sinne einer cortical spreading depression voraussetzen. Tierexperimentell zeigte sich jedoch, dass VPA die induzierte kortikale „spreading depression" nicht unterdrücken kann (Kaube et al. 1994). Darüber hinaus ist das Konzept einer spreading depression beim Primaten noch nicht klar belegt, so dass insgesamt die Wirkung von VPA in der Migränebehandlung wahrscheinlich nicht durch die Inhibition kortikaler Neurone verursacht wird.

In 2 anderen Tiermodellen konnte jedoch eine spezifische Wirkung von VPA nachgewiesen werden. In diesem Zusammenhang zeigte sich, dass VPA wahrscheinlich an der Kontrolle von Neuropeptidfreisetzungen bzw. Neuropeptideffekten an nozizeptiven Afferenzen beteiligt ist (Übersicht bei Limmroth et al. 1996a). Im Modell der neurogenen Entzündung (Markowitz et al. 1987) zeigte sich, dass VPA den induzierten Entzündungsvorgang komplett unterdrücken konnte. In diesem Modell wird durch die Stimulation des Trigeminus Ganglions ein Entzündungsprozess im Bereich der ipsilateralen Meningen erzeugt, der durch die Messung des perivaskuklär in die Meningen austretenden Plasmaproteins quantifizierbar ist. Hierbei zeigte sich, dass eine Dosis von 100 mg/kg zu einer völligen Blockade des Entzündungsprozesses führte. Dieser Effekt war durch die Gabe des $GABA_A$-Antagonisten Bicucullin, nicht jedoch durch die Gabe des $GABA_B$-Antagonisten Phaclofen unterdrückbar. Die gleichen Effekte konnten durch den $GABA_A$-Agonisten Muszimol hervorgerufen werden, so dass in diesem Modell die durch VPA erzeugten Effekte offensichtlich durch $GABA_A$-Rezeptoren vermittelt waren (Lee et al. 1995). Darüber hinaus ergaben sich Hinweise, dass $GABA_A$-Rezeptoren spezifischer Struktur, zumindest bei der Ratte, vaskulär exprimiert werden (Limmroth et al. 1996b).

In einem weiteren Tiermodell, das die Transmission nozizeptiver Impulse charakterisiert, zeigte VPA eine bemerkenswerte Potenz, nozizeptive Signale zu unterdrücken. In diesem Modell wird die Aktivierung nozizeptiver Hirnstammkerne durch immunhistochemische Darstellung des C-Fos-Onkogens (einem unspezifischen Marker neuronaler Aktivierung) im Nucleus caudalis trigeminalis dargestellt. Auch hier unterdrückte VPA die C-Fos-Ausprägung dosisabhängig, wobei die Effekte wiederum durch die Gabe von spezifischen $GABA_A$-Antagonisten, nicht jedoch durch $GABA_B$-Antagonisten reduziert werden konnten (Cutrer et al. 1995). Insgesamt sprechen die bisherigen tierexperimentellen Daten daher für eine spezifische Wirkung von VPA auf nozizeptiven Afferenzen des trigemino-vaskulären Systems.

4 Klinische Evaluierung der Valproinsäure in der prophylaktischen Behandlung der Migräne

Die bisher durchgeführten klinischen Studien sind in Tabelle 1 dargestellt. Die ersten, im wesentlichen offen durchgeführten Studien hatten zum Teil sehr unterschiedliche primäre Erfolgskriterien, schlossen vereinzelt nicht nur Patienten mit Migräne sondern auch anderen Kopfschmerzformen ein und sind daher nur bedingt miteinander vergleichbar. Tendenziell zeigte sich jedoch in allen Studien eine Reduktion der Attackenfrequenz. Erst Mitte der 90er Jahre wurden mehrere kontrollierte, doppelblinde Studien mit wesentlich einheitlicherem Studiendesign durchgeführt. Dabei lag die Reduktion der Attackenfrequenz jeweils zwischen 33 und 47 %. In 2 Studien war der Anteil von Patienten, die einen Rückgang der Attackenfrequenz von über 50 % beobachtete, das primäre Zielkriterium. So beobachteten Mathew et al. 1995 bei 48 % der Patienten eine Reduktion der Attackenfrequenz um 50 % (bei Placebo nur 14 % der Patienten). In einem randomisierten Cross-over-Design sah Kaniecki 1997 bei einem Ver-

Tabelle 1. Klinische Studien zum Einsatz der Valproinsäure in der prophylaktischen Behandlung der Migräne

Autoren	N	Studiendesign	Diagnose	Dosierung (mg/d)	Zieleffekt
Sörensen 1988	22	Offen	Migräne mit und ohne Aura	1.200 mg, dann nach Serumspiegel (> 100 mg/l)	Reduktion der Attackenanzahl während des Behandlungszeitraums bei 17/22 Patienten
Hering u. Kuritzky 1992	29	Doppelblind, cross-over	Migräne mit und ohne Aura	800 mg	Reduktion der Attackenfrequenz durchschnittlich 42 %, Intensität 42 %, Dauer 38 %, keine Korrelation zwischen Wirkung und Plasmaspiegel
Jensen et al. 1994	34	Dreifachblind, cross-over	Migräne ohne Aura	1.000-1.500 mg, nach Spiegel	Reduktion der Kopfschmerztage > 50 %: bei 43 % unter Valproat, 18 % unter Placebo. Intensität und Dauer unbeeinflusst
Coria et al. 1994	62	Doppelblind	Migräne mit und ohne Aura	400 mg	Verbesserung im „Migraine assessment scale" (15-Punkte-Skala, die neben Attackenfrequenz auch Schmerzintensität und Begleitsymptome beinhaltet) bei 59 % der Patienten. Keine Relation zw Spiegel und Effekt
Matthew et al. 1995	107	VPA vs. Placebo 2:1, doppelblind	Migräne mit und ohne Aura	250-1.500 mg nach Spiegel (70-120 mg/l)	Attackenfrequenz: Reduktion > 50 % bei 48 % unter Valproat, bei 14 % unter Placebo, Tendenz Dauer und Intensität zu beeinflussen, statistisch jedoch nicht signifikant
Klapper et al. 1997	171	VPA (129) vs. Placebo (42), doppelblind	Migräne mit und ohne Aura	500, 1.000, 1.500 mg fest	Reduktion Attackenfrequenz 33 % (500 u. 1.500 mg) 38 % (1.000 mg)
Lenaerts et al. 1996	56	Offen	Migräne mit/ohne Aura, Spannungskopfschmerz	300-1.000 mg	Kopfschmerztage: Reduktion >75 % bei 60 % der Migränepatienten, kein Effekt bei Spannungskopfschmerzen

Tabelle 1. Fortsetzung

Autoren	N	Studiendesign	Diagnose	Dosierung (mg/d)	Zieleffekt
Kaniecki 1997	32	VPA vs. Propanolol, randomisiert, einfachblind, cross-over	Migräne mit und ohne Aura	VPS: 1.500-2.000 mg, Pro: 180-240 mg	Frequenzrückgang 75% unter Valproat und 78% unter Propanolol
Kozubski u. Sokolowski 1994		Offen cross-over vs. Ergotamin-Tartrat	Akutbehandlung der Migräne	VPS: 500 mg, Ergot.: 2 mg	Keine eindeutige Schmerzskala, vergleichbare Wirkung beider Substanzen
Mathew u. Ali 1991	30	Offen	Chronic daily headache	1.000-2.000 mg	Bei 18/30 Patienten Reduktion von KS-Intensität und Kopfschmerztagen
Rothrock et al. 1994	75	Offen	1: intractable daily headache, 2: häufige Migräne, 3: „transformierte Migräne", 4: SPK	1.000 mg, dann nach Spiegel (>100 mg/l)	Reduktion der Kopfschmerztage >50% in 60% der Migränepatienten, 51% bei „intractable daily headache", 21% bei SK
Vijayan u. Spillane 1995	16	Offen	Chronich daily headache	Nach Spiegel (50-100 mg/l)	Reduktion der Kopfschmerztage signifikant nur bei 2/16 Patienten
Hering u. Kuritzky 1989	15	Offen	Clusterkopfschmerzen	600-2.000 mg	9 von 15 Patienten mit kompletter Reduktion ihrer Kopfschmerzattacken

gleich von Propranolol zu VPA bei 78% der Patienten unter Propranolol bzw. 75% der Patienten unter VPA-Therapie eine Reduktion der Attackenfrequenz von über 50%.

Weniger einheitlich hingegen war die Bewertung hinsichtlich der Beeinflussung von Attackenintensität und Attackendauer. Während die meisten Studien diese Parameter nicht evaluierten, sahen Hering u. Kuritzky 1992 eine ca. 42%ige Reduktion der Attackenintensität sowie eine 38%ige Reduktion der Attackendauer bei ihrer an 29 Patienten durchgeführten Studie. Mathew et al. 1995 hingegen konnten unter VPA weder im Hinblick auf die Intensität noch die Dauer der Attacken bei 90 untersuchten Patienten eine Veränderung beobachten.

Im Hinblick auf die optimale Dosierung zeigte die Studie von Klapper et al. 1997 in einem doppelblinden Design, in dem 500, 1.000 sowie 1.500 mg bei insgesamt 171 Patienten evaluiert worden waren, eine Reduktion der Attackenfrequenz um 33% (bei 500 und 1.500 mg) sowie 38% (bei 1.000 mg) und 19% bei Placebogabe. Ähnliche Ergebnisse hatten Coria et al. 1994 in einer offenen Studie in einer Dosierung von 400 mg zeigen können. Hier hatten 70% der Patienten über eine signifikante Reduktion der Attackenfrequenz berichten können. Eine Korrelation zwischen Serumspiegel und klinischer Wirksamkeit konnte hier, aber auch in den meisten anderen Studien, die begleitend Serumspiegel bestimmt hatten, nicht ermittelt werden.

Zur klinischen Wirksamkeit von VPA in der prophylaktischen Behandlung der Migräne kann daher festgestellt werden, dass alle bisher durchgeführten Studien eine Reduktion der Attackenfrequenz in einer Größenordnung zwischen 33 und 50 % bestätigen konnten. Demgegenüber kann nicht mit einer Reduktion von Attackenintensität bzw. Attackendauer gerechnet werden. Die bisherige Studienlage zeigt ferner, dass niedrige Dosierungen ab 400 mg/die eine ähnliche Wirksamkeit entfalten wie deutlich höhere Dosierungen, so dass niedrigeren Dosierungen der Vorzug zu geben ist, zumal Serumspiegelkontrollen entfallen und mit einer geringeren Nebenwirkungsquote gerechnet werden darf.

5 Valproinsäure bei anderen Kopfschmerzformen

Die Wirkung von VPA in der Behandlung anderer Kopfschmerzformen ist weit weniger gut untersucht, als die prophylaktische Wirkung zur Therapie der Migräne. So gab es vereinzelte Pilotstudien, die eine Wirksamkeit von VPA bei der prophylaktischen Behandlung von Clusterkopfschmerzen (Hering u. Kuritzky 1989) und bei der Akuttherapie der Migräne untersuchten (Kozubski u. Sokolowski 1994). Während bei der Behandlung des Clusterkopfschmerzes immerhin über eine komplette Reduktion der Attacken bei 9 von 21 Patienten berichtet worden war, war die Akutbehandlung von Migräneattacken nur begrenzt erfolgreich. Die Tatsache, dass zu diesen Indikationen nur diese vereinzelten Studien durchgeführt wurden, ist möglicherweise ein indirektes Zeichen der begrenzten oder fehlenden Wirksamkeit für diese Indikationen.

VPA wurde ferner in der Behandlung von Spannungskopfschmerzen im Sinne der IHS-Klassifikation eingesetzt, auch hier mit nur begrenztem Erfolg (Rothrock et al. 1994; Lenaerts et al. 1996). In amerikanischen Studien erfolgte jedoch mehrfach die Behandlung von Patienten mit „intractable headache", „transformed migraine" oder „chronic daily headache". Diese Kopfschmerzformen entsprechen nicht der allgemein anerkannten IHS-Klassifikation (Headache Classification Committee 1988). Beim „intractable headache" handelt es sich am ehesten um Patienten mit chronischem Spannungskopschmerz. Als „transformed migraine" werden vor allem Patienten mit fast täglichen migräneartigen Kopfschmerzen beschrieben und mit „chronic daily headache" Patienten, die jeden Tag durchgehend Kopfschmerzen haben. Möglicherweise handelt es sich bei diesen Patienten auch um Formen des chronischen Spannungskopfschmerzes oder teilweise um Patienten mit Medikamenten-induzierten Kopfschmerzen, bei denen tägliche migräneartige Kopfschmerzen, aber auch Kopfschmerzen im Sinne eines chronischen Spannungskopfschmerzes auftreten können. Die Beurteilung dieser Studien ist daher schwieriger, da neben den unterschiedlichen Definitionen auch unterschiedliche Zielkriterien Verwendung fanden. Mehrfach wird jedoch über Therapieerfolge in der Behandlung des „chronic daily headache" (Mathew u. Ali 1992; Rothrock 1994), wenn auch nicht bei allen Autoren (Vijayan u. Spillane 1995) berichtet (Details vgl. Tabelle 1). Auch über die erfolgreiche Behandlung der „transformed migraine" ist mehrfach berichtet worden. Denkbar ist in diesem Zusammenhang, dass Patienten hier einen erfolgreichen Medikamentenentzug unter VPA durchlaufen haben.

6 Nebenwirkungen und Kontraindikationen

Das Nebenwirkungsspektrum ist aus den umfangreichen Studien zur Behandlung von epileptischen Anfällen aber auch bei anderen Indikationen gut untersucht (Übersicht bei Dreifuss u. Langer 1988; Balfour u. Bryson 1994). Bei Ersteinnahme von VPA können gastrointestinale Störungen wie Übelkeit, in seltenen Fällen auch Erbrechen, abdominelle Krämpfe oder Durchfall auftreten, die jedoch transient sind oder selten zu einer Dosisreduktion zwingen. Als Nebenwirkungen im Bereich des Zentralnervensystems werden Benommenheit, leicht sedierende Effekte, Tremor aber auch ein gesteigerter Appetit beobachtet, der zu einer nicht unerheblichen Gewichtszunahme führen kann. Auch temporärer Haarausfall ist eine nicht selten beobachtete Nebenwirkung. Aufgrund des hepatischen Stoffwechsels sind vereinzelt schwere Leberschädigungen vor allem bei Kindern unter 3 Jahren beobachtet worden (Risiko ca. 1:500). Mit fortschreitendem Alter nimmt die Inzidenz hepatischer Schädigungen jedoch deutlich ab, doch sind toxische Leberversagen auch bei Erwachsenen in Einzelfällen beobachtet worden (Risiko 1:100.000, siehe Übersicht bei Bryant u. Dreyfuss 1995). Ein häufig unbeachtetes Phänomen unter VPA ist die Hemmung der zweiten Phase der Thrombozytenaggregation, was in einigen Fällen (vor allem bei Kindern) zu einer Verlängerung der Blutungszeit führen kann. Auch über hämatologische Nebenwirkungen wie Thrombozytopenien und – sehr selten – Anämien, Leukopenien oder Panzytopenien wurde berichtet. Während der Aspekt der verminderten Thrombozytenaggregation bei sonst gesunden Erwachsenen eine nur untergeordnete Rolle spielt, sollten bei Patienten, die bereits antikoaguliert sind oder mit einem Thrombozytenaggregationshemmer behandelt werden, regelmäßige Gerinnungskontrollen stattfinden. VPA wird ferner in geringen Mengen als Ketonkörper im Urin ausgeschieden, was bei Diabetespatienten zu falschpositiven Urintests führen kann.

Die in den Kopfschmerzstudien beobachteten Nebenwirkungen entsprachen im wesentlichen den bekannten Begleiterscheinungen. Da es sich bei den Patienten dieser Studien im wesentlichen um Personen mittleren Alters handelte, waren die am häufigsten geklagten Nebenwirkungen Übelkeit, Benommenheit, Schwindel, Gewichtszunahme, Tremor sowie Haarausfall. Ein Vergleich zwischen den Studien mit unterschiedlichen Dosierungen zeigte ferner, dass die Nebenwirkungsrate in den Studien von Coria et al. 1994 sowie Klapper 1997 in den Dosierungen von 400 bzw. 500 mg/d deutlich geringer ausfielen.

Kontraindiziert ist VPA bei akuter und chronischer Hepatitis, schweren Hepatitiden insbesondere medikamenteninduzierten Formen in der Vorgeschichte, Porphyrie und bekannter Hypersensibilität auf VPA.

7 Valproinsäure und Schwangerschaft

Im Verlauf des Lebens (vor allem ab der 5. Lebensdekade) darf, von wenigen Ausnahmen abgesehen, eine stetige Rückläufigkeit von primären Kopfschmerzleiden wie der Migräne erwartet werden. Ein großer Teil der Kopfschmerz- und insbesondere der Migränepatientinnen befindet sich daher im gebärfähigen Alter. Das Thema VPA in der Schwangerschaft ist daher von besonderer Bedeutung in der Kopfschmerzbehandlung. Aus Tierversuchen ist hinreichend bekannt, dass hohe Dosen zu teratogenen Effekten führen können. Beim Menschen wurden insbesondere Neuralrohrdefekte unter der Einnahme von VPA im ersten Treminon mit einem Risiko von ca. 1-3% beobachtet (Lindhout u. Omtzigt 1994). Vereinzelte Fallberichte über Gesichtsdeformitäten unter VPA-Behandlung in der Schwangerschaft sind ebenfalls in der Literatur zu finden. VPA wird ferner in geringen Mengen (1-10% der mütterlichen Serumkonzentration) auch in der Brustmilch ausgeschieden. Klinische Effekte bei Säuglingen sind bisher jedoch nicht berichtet worden. Frauen in gebärfähigem Alter sollten daher nur dann mit VPA behandelt werden, wenn ein ausreichender antikonzeptioneller Schutz besteht. Bei geplanter Schwangerschaft sollte auf die Gabe von VPA verzichtet werden.

8 Wechselwirkungen mit anderen häufig in der Neurologie verwendeten Medikamenten

Durch die hepatische Metabolisierung kann auch der Stoffwechsel anderer vorwiegend hepatisch metabolisierter Medikamente verändert werden. Die Wirkung der folgenden Substanzen kann durch die Gabe von VPA erhöht werden und zwingt u. U. zu einer Reduktion ihrer Dosierung: MAO-Hemmer, Phenobarbital, Primidon, Phenytoin und Lamotrigin. Andererseits beeinflussen andere Substanzen auch den Abbau von VPA mit dem Effekt, dass es je nach Substanzgruppe zu einer Erhöhung oder Verminderung des VPA-Spiegels kommen kann und damit eine Anpassung der Dosierung notwendig wird. So führen die sog. Enzyminduktoren (= Phenytoin, Phenobarbital oder Carbamazepin) zu einem beschleunigten Abbau, so dass die VPA-Dosis angehoben werden muss. Substanzen wie Cimetidin oder Erythromycin hingegen reduzieren den Abbau und verursachen damit eine Erhöhung der Serumkonzentration, so dass eine Reduktion der Dosierung notwendig werden kann. Auch Aspirin kann eine deutliche Konzentrationserhöhung durch die Verdrängung von VPA aus seiner Plasmaeiweißbindung bewirken. Aufgrund dieser komplexen Arzneimittelinteraktionen hat es sich als sinnvoll erwiesen, bei Patienten, die mit höheren Dosierungen von VPA behandelt werden (>600 mg) die Konzentration der VPA im Verlauf der Therapie im Serum zu bestimmen und diese Dosierung individuell anzupassen, wenn Patienten neben VPA andere, den hepatischen Stoffwechsel beeinflussende Substanzen erhalten.

9 Aktueller Stellenwert der Valproinsäure in der Kopfschmerzbehandlung

Trotz unterschiedlicher Studiendesigns und zum Teil nur kleinen Fallzahlen haben zahlreiche Studien in den letzten Jahren eindeutig den Nutzen von VPA in der prophylaktischen Behandlung der Migräne belegen können. Der erfolgreiche Einsatz bei anderen Kopfschmerzformen ist bisher nur unzulänglich dokumentiert. In der prophylaktischen Behandlung der Migräne konnte insbesondere die Reduktion der Attackenfrequenz nachgewiesen werden, wobei im Schnitt mit einer Reduktion von 30-50 % in den ersten 3 Monaten gerechnet werden darf. Weniger gut dokumentiert, allerdings auch in nur wenigen Studien systematisch evaluiert, ist die Beeinflussung von Attackenintensität sowie Attackendauer. Im Hinblick auf die bisher durchgeführten Studien bleibt jedoch festzustellen, dass größere multizentrische Vergleichsstudien gegen andere Migräneprophylaktika der ersten Wahl wie Beta-Blocker oder Kalziumantagonisten fehlen. Dennoch hat sich VPA in den letzten Jahren einen festen Platz in der prophylaktischen Behandlung der Migräne erobern können.

In den Therapieempfehlungen der nationalen und internationalen Kopfschmerzgesellschaften ist VPA jedoch aufgrund der fehlenden Vergleichsstudien mit den bisherigen Therapeutika der ersten Wahl sowie dem doch relativ breiten Nebenwirkungsspektrum eine Substanz der zweiten Wahl (Diener et al. 1997). Zwar konnten die jüngeren Studien, die eindeutig die Wirksamkeit von VPA in Dosierungen von 500 mg nachweisen konnten, zeigen, dass die Nebenwirkungsquote in diesem Dosisbereich geringer ausfällt, doch bleibt VPA eine Substanz, die dem behandelnden Arzt mehr Aufmerksamkeit abverlangt als andere in der prophylaktischen Behandlung der Migräne eingesetzte Substanzen. Neben der relativ umfangreichen Beeinflussung des hepatischen Stoffwechsels und den sich daraus ergebenden Interaktionen mit anderen hepatisch metabolisierten Substanzen ist an die Beeinflussung der Thrombozytenfunktion zu denken sowie an die potentiellen Effekte im ersten Trimenon einer Schwangerschaft. Dem mit VPA bereits aus der Epilepsietherapie vertrauten Neurologen werden die potentiellen Nebenwirkungen der Substanz sicher keine Probleme bereiten. Dem niedergelassenen Praktiker, der VPA in sein Repertoire der Migräneprophylaktika aufnehmen möchte, sei jedoch geraten, sich intensiv mit der Substanz auseinanderzusetzen. Zusammenfassend kann jedoch festgestellt werden, dass VPA für jeden Arzt, der Migränepatienten behandelt, eine deutliche Erweiterung seiner therapeutischen Möglichkeiten darstellt.

Literatur

Balfour JA, Bryson HM (1994) Valproic acid – a review of its pharmacology and therapeutic potential in indications other than epilepsy. CNS Drugs 2: 144–173
Bryant AE, Dreifuss FE (1995) Hepatotoxicity associated with antiepileptic drug therapy. Avoidance, identification and management. CNS Drugs 4: 99–113
Coria F, Sempere AP, Duarte J, Claveria LE, Cabezas C, Bayon C (1994) Low-dose sodium valproate in the prophylaxis of migraine. Clin Neuropharmacol 17: 569–573

Crowder JM, Bradfort HF (1987) Common anticonvulsants inhibit Ca+ uptake and amino acid neurotransmitter release in vitro. Epilepsia 28: 378-382
Cutrer FM, Limmroth V, Ayata G, Moskowitz MA (1995) Attenuation by valproate of c-fos immunoreactivity in trigeminal nucleus caudalis induced by intracisternal capsaicin. Br J Pharmacol 116: 3199-3204
Cutrer FM, Limmroth V, Moskowitz MA (1997) The mechanism of valproate in the treatment of migraine. Cephalalgia 17: 93-100
Diener HC, Brune K, Gerber WD, Göbel H, Pfaffenrath V (1997) Behandlung der Migräneattacke und Migräneprophylaxe. Dtsch Ärztebl 94: A-3092-A3102
Dreifuss FE, Langer DH (1988) Side effects of valproate. Am J Med 84 (Supl 1 A): 34-41
Godin Y, Heiner L, Mark J, Mandel P (1969) Effects of di-n-propylacetate, an anticonvulsive compound on GABA metabolism. J Neurochem 16: 869-873
Headache Classification Committee of the International Headache Society (1988) Classification and diagnostic criteria for headache disorders, cranial neuralgias and facial pain. Cephalalgia 8: 1-93
Hering R, Kuritzky A (1989) Sodium valproate in the treatment of cluster headache: an open clinical trial. Cephalalgia 9: 195-198
Hering R, Kuritzky A (1992) Sodium valproate in the prophylactic treatment of migraine: a double-blind study versus placebo. Cephalalgia 12: 81-84
Jensen R, Brinck T, Olesen J (1994) Sodim valproate has a prophylactic effect in migraine without aura: a triple-blind, placebo-controlled crossover study. Neurology 44: 647-651
Kaniecki RG (1997) A comparison of divalproex with propranolol and placebo for the prophylaxis of migraine without aura. Arch Neurol 54: 1141-1145
Kaube H, Goadsby PJ (1994) Anti-migraine compounds fail to modulate the propagation of cortical spreading depression in the cat. Eur Neurol 34: 30-35
Klapper J, on behalf of the Divalproex Sodium in Migraine Prophylaxis Study Group (1997) Divalproex sodium in migraine prophylaxis: A dose-controlled study. Cephalalgia 17: 103-108
Kondo E, Kiyama H, Araki T, Shida T, Ueda Y, Tohojama M (1994) Coexpression of GABA(A) receptor gamma 1 and gamma 2 subunits in the rat trigeminal ganglion. Mol Brain Res 21: 363-367
Kozubski W, Sokolowski P (1994) Sodium valproate vs ergot derivatives in acute treatment of migraine attacks. Abstracts of the 10th Migraine Trust International Symposium. London, September 5-8
Lee WS, Limmroth V, Ayata C, Cutrer FM, Waeber C, Yu X, Moskowitz MA (1995) Peripheral GABAA, receptors mediated effects of sodium valproate on dural plasma protein extravasation to substance P and trigeminal stimulation. Br J Pharmacol 116: 1661-1667
Lenaerts M, Bastings E, Sianard J, Schoenen J (1996) Sodium valproate in severe migraine and tension-type headache: An open study of long-term efficacy and correlation with blood levels. Acta Neurol Belg 96: 126-129
Limmroth V, Cutrer FM, Moskowitz MA (1996a) The role of neurotransmitters and neuropeptides in headache. Curr Opin Neurol 9: 206-210
Limmroth V, Lee WS, Moskowitz MA (1996b) GABAA-receptor mediated effects of progesterone, its ringA-reduced metabolites and synthetic neuroactive steroids on neurogenic edema in the rat meninges. Br J Pharmacol 117: 99-104
Lindhout D, Omtzigt JGC (1994) Teratogenic effects on antiepileptic drugs: Implications for the management of epilepsy in women of childbearing age. Epilepsia 35, Suppl 4: S19-S28
Löscher W (1981) Valproate induced changes in GABA metabolism at the subcellular level. Biochem Pharmacol 30: 1364-1366
Markowitz S, Saito K, Moskowitz MA (1987) Neurogenically mediated leakage of plasma protein occurs from blood vessels in dura mater but not brain. J Neuroscience 7: 4129-4136
Mathew NT, Ali S (1991) Valproate in the treatment of persistent chronic daily headache. An open label study. Headache 31: 71-74
Mathew NT, Saper JR, Silberstein SD et al. (1995) Migraine prophylaxis with divalproex. Arch Neurol 52: 281-286
MacDonald LR, Olsen RW (1994) GABAA receptor channels. Annu Rev Neurosci 17: 569-602

Rothrock JF, Kelly NM, Brody ML, Golbeck A (1994) A differential response to treatment with divalproex sodium in patients with intractable headache. Cephalalgia 14: 241–244

Sørensen KV (1988) Valproate: A new drug in migraine prophylaxis. Acta Neurol Scand 78: 346–348

Vijayan N, Spillane T (1995) Valproic acid treatment of chronic daily headache. Headache 35: 540–543

21 Valproinsäure bei Trigeminusneuralgie und anderen Schmerzsyndromen

G. Krämer, T. Dorn

Zusammenfassung

Valproinsäure ist in der Therapie der Epilepsie, Migräne und bipolar affektiver Störungen ein wirksames Medikament und durch Studien gut belegt. Die Studienlage bei anderen Schmerzformen wird im Folgenden aufgezeigt.

Valproinsäure wurde in offenen Studien bei verschiedenen Schmerztypen untersucht. So z. B. bei refraktären Schmerzsyndromen, einschließlich der Trigeminusneuralgie, dem lanzierenden Schmerz, dem neuropathischen Schmerz und dem Schmerz bei fortgeschrittenen Krebserkrankungen. Ein valider Vergleich der Untersuchungsergebnisse ist schwierig, da die Resultate auf unterschiedlichen Studiendesigns beruhen und nicht ohne weiteres vergleichbar sind (Tabelle 1). Darüber hinaus erhielten einige Patienten auch andere Schmerzmittel, zum Teil wurden auch unterschiedliche Schmerzskalen zur Objektivierung der Schmerzintensität verwandt. Dennoch sind diese Daten von Interesse und werden im Folgenden kurz dargestellt.

In einer randomisierten Doppelblindstudie (vorgestellt als Abstract), die Valproinsäure mit anderen Antiepileptika bei der Schmerztherapie von Carbamazepin-resistentern Trigeminusneuralgien vergleicht, berichteten 8 von 10 Patienten, die Valproinsäure erhielten (800-1.600 mg/Tag) über eine Verringerung der Schmerzattacken um mehr als 50% gegenüber 7 von 10 Patienten, die Baclofen (25-75 mg/Tag) erhalten hatten. Eine Carbamazepinmonotherapie in einer Dosierung von 600-900 mg/Tag zeigte nur eine schwache Wirkung. Nur 2 Patienten sprachen auf die Behandlung an, wohingegen sich eine Kombinationstherapie mit allen 3 Medikamenten als sehr effektiv erwiesen hat und bei 10 von 10 Patienten ein gutes Ergebnis in Bezug auf eine Schmerzreduktion zeigte.

Peiris et al. (1990) berichteten, dass 70% der Patienten mit Trigeminusneuralgie in einer offenen Studie auf Valproinsäure ansprachen, in Monotherapie oder in Kombination mit anderen schmerzwirksamen Medikamenten.

In einer Serie von Kasuistiken (Raftery 1979) war die Therapie mit Antikonvulsiva (Valproinsäure, Carbamazepin, Clonazepam oder Phenytoin) bei 75% der 170 Patienten mit lanzierenden Schmerzen wirksam. Allerdings sprachen einige Patienten nicht auf das erste Medikament an, sondern mussten auf ein alternatives antikonvulsives Medikament umgestellt werden.

In der Studie von Swerdlow u. Cundill (1981) sprachen nur 2 von 25 Patienten, die wegen Post-Herpes-Schmerzen behandelt wurden, nicht auf eine Kombination

Valproinsäure bei Trigeminusneuralgie und anderen Schmerzsyndromen

Tabelle 1. Zusammengefasste Daten von klinischen Studien und Fallberichten zur Wirksamkeit von VPA bei Schmerzen

Literatur (Studiendesign)	Indikation (Anzahl der teilnehmenden Patienten)	Behandlung mg/Tag (Anzahl der Patienten) [Dauer]	Begleitmedikation	Response Anzahl der Patienten	Bemerkungen
Desai et al. 1991 (r, db)	CBZ-resistente Trigeminusneuralgie (40)	VPA 800-1600 (10) CBZ 600-900 (10) BAC 25-70 (10) [10 Tage]	nb	100%↓; 3/10 vs 0/10 vs 2/10 vs 8/10; 79-99%↓; 1 vs 0 vs 3 vs 2; 50-75%↓; 4 vs 2 vs 2 vs 0; <50%↓; 2 vs 8 vs 3 vs 0 [Anzahl der Schmerzattacken pro Tag]	
Peiris et al. (nk)	Trigeminusneuralgie (20)	VPA 200-1200 [1-2 Jahre]	Andere Medikamente wurden abgesetzt	6 (30%) keine Anfälle über mehr als 3 Monate + 3 (15%) über 50% Rückgang in Häufigkeit und Schwere der Anfälle	Die meisten Patienten waren resistent auf CBZ oder ähnliche Medikamente. 3 zeigten eine anfängliche Response, die weniger als 6 Monate dauerte. 4 weitere Patienten (25%), die VPA zusammen mit anderen Medikamenten erhielten, hatten keine Anfälle für über 6 Monate oder eine über 50%ige Reduzierung in Häufigkeit und Schwere der Anfälle
Raftery (Falldarstellungen)	Postherpetische Schmerzen (25)	VPA 200-600+AMI 10 oder 25 [3-18 Monate]	Andere Analgetika wurden vor Studienbeginn abgesetzt	17 (68%) grad 3 4 (16%) grad 2, 2 (8%) grad 1 Verbesserung[a]	
Swerdlow & Cundill (retrospektive Falldarstellungen)	Stechender Schmerz (170)	VPA (51) CBZ (37) CLZ (35) PHE (47) [NR]	Gleichzeitige Gaben von Tranquilizern, Sedativa und/oder Analgetika	20 (39%); 11 (30%) 23 (66%); 22 (47%) [signifikanter Rückgang von Häufigkeit und Intensivität]	Schloss Patienten mit postlaminectomie, post Herpes und posttraumatischem Schmerz ein; Postoperative Neuralgie etc.

[a] nicht definiert
[b] wenn als erstes Medikament verwendet. Patienten, die nicht auf das erste Medikament reagierten wurden auf ein anderes umgestellt.
Abkürzungen: AMI = Amitryptilin; BAC = Baclofen; CBZ = Carbamazepin; CLZ = Clonazepam; Co = crossover; db = doppelblind; nk = nicht komparativ; nb = nicht berichtet; PHE = Phenytoin; r = randomisiert

von Valproinsäure (200-600 mg/Tag) und Amitryptilin (10-25 mg/Tag) an. Das Nachlassen des Schmerzes wurde bei 17 Patienten (68 %) beschrieben.

Eine retrospektive Auswertung von 43 Patienten mit Karzinomen (Snare et al. 1993) zeigte, dass eine zusätzliche Behandlung mit Valproinsäure (200-2.000 mg/Tag, im Mittel 400 mg/Tag) zu der zuvor bestehenden Schmerzbehandlung den neuropathischen Schmerz bei fortgeschrittenem Krebsleiden lindern kann.

In einer Kasuistik legten Skelton u. Skelton (1993) dar, dass schwerste Schmerzzustände bei Polyneuropathie sich nach einer zweimal täglichen Behandlung mit jeweils 500 mg Valproinsäure gebessert haben.

Literatur

Desai N, Shah K, Gandhi I (1991) Baclofen sodium valproate combination in carbamazepin restistant trigeminal neuralgia. A double blind clinical trial. 5th International Headache Congress: 1991 Jun 30 – Jul 3. Washington DC

Peiris JB, Perera GLS, Devendra SV et al. (1990) Sodium valproate in trigeminal neuralgia. Med J Aug 2: 278

Raftery H (1979) The management of post herpetic pain using sodium valproate and amitriptyline. J Ir Med Assoc 72: 399–401

Swerdlow M, Cundill JG (1981) Anticonvulsant drugs used in the treatment of lancinating pain. A comparison. Anaesthesia 36: 1129–1132

Snare AJ, Tett SE, Kaye K et al. (1993) Sodium valproate. Retrospective analysis of neuropathic pain control in patients with advanced cancer. J Pharm Technol 9: 114–117

Skelton WP, Skelton NR (1993) Nutritional depletion polyneuropathy and valproic acid. Arch Intern Med 153: 902–903

22 Die Behandlung hyperkinetischer Bewegungsstörungen und einiger anderer neurologischer Symptome mit Valproinsäure

J.C. Aschoff

Zusammenfassung

Valproinsäure wird seit etwa 20 Jahren mit unterschiedlichem Erfolg bei einer Vielzahl auch ätiologisch unterschiedlicher, in ihrem Bewegungsmuster qualitativ und quantitativ sehr verschiedenartiger extrapyramidaler hyperkinetischer Bewegungsstörungen therapeutisch eingesetzt. Dies wird mit Ausnahme der Chorea minor (gut dokumentierte größere Fallzahlen) in zahlreichen Einzelmitteilungen dokumentiert, meist an wenigen Patienten, jedoch mit jährlich immer neuen erfolgreichen Berichten. Bei der bekanntermaßen schwierigen und insgesamt noch immer wenig erfolgversprechenden Therapie von „Hyperkinesen" stellt Valproinsäure unübersehbar eine als Alternative zu anderen therapeutisch sinnvollen Substanzen (z. B. Tiapride; Clozapin) bzw. eine wertvolle Möglichkeit der Kombination zu diesen Substanzen dar. Ohne umfangreichere Doppelblindstudien an größeren Patientenzahlen mit definierten Krankheitsbildern (für viele Krankheitsbilder ist dies aber nicht realisierbar) lässt sich der wahre Wert von Valproinsäure aber abschließend noch nicht sicher beurteilen.

1 Einleitung

Hyperkinetische Bewegungsstörungen, aber auch ätiologisch uneinheitliche Störungen der Motorik wie Singultus oder das Stiff-man-Syndrom, stellen bis heute nicht überzeugend gelöste therapeutische Probleme dar (Aschoff 1984). Neben physikalischen Maßnahmen, speziell krankengymnastischen Behandlungen, kommt nur die medikamentöse Therapie (einschließlich der Botulinum-Toxin-Injektion in einzelne Muskelgruppen) in Frage, da periphere wie am Zentralnervensystem angreifende operative Verfahren einerseits oder Psychotherapie (außer im Sinne einer Hilfe bei der Krankheitsbewältigung) andererseits nicht erfolgversprechend sind. Um so erfreulicher ist es, dass in den letzten 20 Jahren die das GABAerge System unterstützende Valproinsäure (valproic acid, VPA), die zusätzlich eine ganze Reihe weiterer zerebraler Aktivitäten entfaltet (Bichard u. Little 1982; Closse et al. 1984; Gram u Bentsen 1985; Sandyk 1986; Volpi et al. 1997), in einer größeren Anzahl von Beobachtungen und Studien einen auch wissenschaftlich gut begründbaren Platz – als eines unter mehreren Medikamenten – in der Behandlung hyperkinetischer extrapyramidaler Bewegungsstörungen gefunden hat (schöne Übersicht in der Beilage „ains", Workshop 8. November 1997 in Hamburg). Sehr verständlich und aus dem Neurotransmitter-Wechselspiel heraus fast zu fordern sind dabei auch Berichte über die Entwicklung parkinsonistischer Bilder unter VPA-Gabe (del Real Francia et al. 1995; Wils et al. 1997; Armon et al.1996).

2 Beschreibung der Bewegungsstörungen

Bewegungsauffälligkeiten, die aus morphologischen und/oder biochemisch-funktionellen Störungen im Bereich supratentorieller Kerngebiete, vor allem der Stammganglien, aber teilweise auch des Kleinhirns resultieren, werden in hypokinetische und hyperkinetische aufgetrennt. Hypokinetische Bewegungsstörungen gehören im weitesten Sinne alle in den Formenkreis des Morbus Parkinson. Hyperkinetische Bewegungsmuster hingegen lassen sich sowohl nach den betroffenen Körperpartien (etwa Dyskinesien im Mund/Gesichtsbereich, Blepharospasmus im Augenbereich, ausfahrende Schleuderbewegungen der Extremitäten bei der Chorea und beim Hemiballismus, Tremor im Bereich der Hände) aufgliedern, als auch phänomenologisch nach dem Bewegungsablauf als Tremor, Tic, Torsionsdystonie, als Schleuderbewegung oder Grimassieren beschreiben. Die dazu benutzten Begriffe wie hyperkinetisch, dyston, dyskinetisch, athetoid, choreatisch oder ballistisch zeigen fließende Übergänge zueinander. Für jedes Krankheitsbild ist daher unabhängig von der „Diagnose" vorrangig eine nach Lokalisation, Qualität und Quantität der Bewegungsstörung möglichst genaue Beschreibung erforderlich.

Unabhängig von ihrer Ätiologie sind diese hyperkinetischen, dyskinetischen, dystonen und athetoiden Phänomene einschließlich des organischen Tics einheitlich als Stammganglienphänomene zusammenzufassen, wobei auch die häufige Chorea minor am wahrscheinlichsten eine zeitlich limitierte toxische Schädigung im Stammganglienbereich darstellt. Hingegen ist bei motorischen Störungen wie Singultus oder Stiff-man-Syndrom der Ort der zerebralen Störung weit weniger einheitlich zu lokalisieren.

Die medikamentöse Therapie hyperkinetischer Bewegungsstörungen – letztlich hervorgerufen durch ein funktionelles Überwiegen des dopaminergen Systems – lässt sich nun so zusammenfassen, dass eine günstige Wirkung theoretisch sinnvoll und klinisch möglich, durch Studien an allerdings meist nur sehr kleinen Patientenzahlen auch mit positivem Erfolg erprobt ist
- durch die Stärkung des Acetylcholinzügels (am schwächsten wirksam, nur adjuvant sinnvoll) und/oder
- Stärkung des GABAergen Zügels durch VPA.
- Der direkte Eingriff am dopaminergen Zügel im Sinn einer Hemmung postsynaptischer Dopaminrezeptoren ist zusätzlich aber oft nicht zu umgehen. Hierfür ist das aus den Benzamiden entwickelte Tiapridex als optimale Substanz hinsichtlich positiver gewünschter Wirkung auf die Hyperkinesen beim Fehlen einer Suchtgefahr und bei nur geringen Nebenwirkungen (Müdigkeit am Anfang, Hyperprolaktinämie) anzusehen. Aber auch strukturandere Neuroleptika werden eingesetzt. Eine Kombination mit Acetylcholin-fördernden und/oder GABA-fördernden Substanzen ist möglich. Dennoch wird man trotz unserer bereits sehr differenzierten Kenntnisse und Einsatz aller medikamentösen Möglichkeiten häufig nur unbefriedigende oder nur kurzdauernde, jedoch im Einzelfall auch immer wieder frappante Therapieerfolge erzielen.

Hinsichtlich einer Stärkung des stets inhibitorisch agierenden GABAergen Zügels (Djorup et al. 1981; Closse et al. 1984), der dann eine Bremsung des nachgeschalteten dopaminergen Systems zur Folge hat (s. schematisch hierzu Abb. 1), ist mit dem Einsatz von VPA im Verlauf von 20 Jahren zwar ebensowenig wie mit irgendeiner anderen Substanz ein bahnbrechender Durchbruch gelungen, jedoch hat sich VPA als sinnvoll, bei manchen Krankheitsbildern sogar recht wirkungsvoll und gelegentlich mit einer weiteren GABAergen Substanz, dem Baclofen, als kombinierte Therapie der Wahl etabliert (Tabelle 1, teilweise Tabelle 2).

Wie die Tabelle 1 zeigt, liegen für die Mehrzahl der mit VPA behandelten Krankheitsbilder nur Einzelpublikationen und oft auch nur an wenigen Patienten vor. Die therapeutisch wirksame Dosis wird recht hoch mit 1.500-2.000 mg/d angegeben.

1. Die meisten Erfahrungen liegen bei der Behandlung von Chorea minor vor (McLachlan 1981; Sandyk 1983 a; Alvarez u. Novak 1985; Dhanaraj et al. 1985; Appleton u. James 1988; Azhar et al. 1990; Daoud et al.1990). Hier kommt es innerhalb von wenigen Tagen zu einer deutlichen Besserung, so dass – sofern eine Chorea minor medikamentös behandlungsbedürftg ist – VPA als Mittel der ersten Wahl anzusehen ist (Kulkarni et al. 1996). Auch ein „Altersfall" wurde erfolgreich behandelt (Black et al. 1997).

2. Bei der Huntington-Chorea sind in mehreren Studien (Lenmann et al. 1976; Symington et al. 1978; Gram et al. 1985; Hernandez et al. 1988) auf Dauer keine überzeugenden Erfolge gesehen worden, wobei gerade bei der Huntington-Chorea VPA dennoch als Alternative zu oder in Kombination mit Neuroleptika oder Tiapridex eine wertvolle Bereicherung darstellen (Pearce et al. 1977) kann, auch wenn nur vorübergehend eine Besserung der Symptomatik erzielt wird.

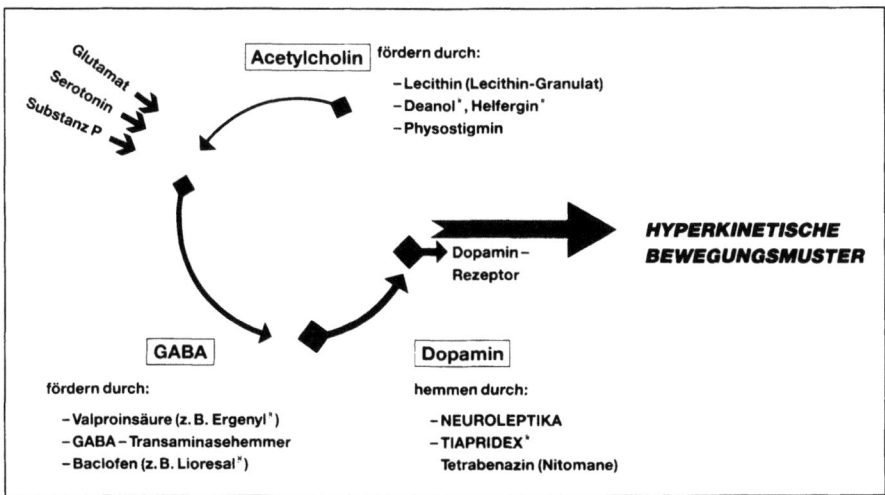

Abb. 1. Vereinfachter Regelkreis im Striatum mit Darstellung möglicher Eingriffe in das Neurotransmittersystem zur Abschwächung hyperkinetischer Bewegungsmuster

Tabelle 1. Übersicht über die Publikationen, die über den Einsatz von Valproinsäure bei hyperkinetischen extrapyramidalen Krankheitsbildern berichten (ohne Anspruch auf Vollständigkeit)

Diagnose	Berichtsjahr(e)	Zahl der Publikationen	Patienten (n)	Ergebnis
Chorea minor	1981-1996	10	105 (!)	+ innerhalb von Tagen
Chorea Huntington	1976/1994	5	6	Negativ über 2 Jahre
Senile Chorea	1990/1997	2	2	+
Chorea-Athetose (perinatale Schädigung)	1986		10	(Blind geprüft) +
Hemichorea/ Hemiballismus	1980-1994	6	Zirka 30	- (+)
Torticollis	1984	1	1	(Mit Baclofen)
Blepharosnasmus	1984	1	1	(Mit Baclofen)
Tardive Dyskinesie	1976	1	32	(Blind geprüft) Akathisie +, orale Dyskinesie +
Morbus Whipple	1994/1997	2		(+)

3. Frühkindliche Schädigungen mit choreo-athetotischen Bewegungsstörungen (Chandra et al. 1983; Giroud u. Dumas 1986) zeigen bei immerhin 10 Patienten in einer Doppelblindprüfung einen positiven Erfolg.
4. Schwierig behandelbare Krankheitsbilder [wie etwa eine Alterschorea (Hoffmann u. Feinberg 1990), axiale Dystonie (Narayan et al. 1991), Myoklonien bei subakut sklerosierender Panenzephalitis (Mortier u. Michaelis 1975), postanoxischer Aktionsmyoklonus (Rollinson u. Gillingan 1979; ains-Beilage Hamburg 1997), Hemiballismus (Lenton et al. 1981; Sethi et al. 1990), der erworbene Torticollis (Sandyk 1984) als sehr langsame Bewegungsstörung oder der Blepharospasmus (Sandyk 1983b; Auff et al. 1985) als sehr rasche Bewegungsstörung] haben bei einer Behandlung mit VPA oder in Kombination mit Baclofen einen nachvollziehbaren positiven Erfolg gezeigt, jedoch nur bei jeweils einem oder wenigen Patienten. Manchmal kommt der Therapieerfolg aber tatsächlich ausschließlich erst auf die zusätzliche VPA-Gabe zustande (über längere Zeiträume beschrieben für einen Fall von Myorhythmien bei cerebralem Morbus Whipple, D.A. Simpson et al. 1996, oder auch nur vorübergehend wie beschrieben für Myorhythmien bei Morbus Wipple, Rajput et al. 1997).
5. Beim häufigen Krankheitsbild der tardiven Dyskinesie und speziell unter dem Aspekt einer „GABAergen Hypothese" (Fibiger u. Lloyd 1984, i. e. Spätfolgen einer längerfristigen Neuroleptikabehandlung im Sinne der auch nach Absetzen der Neuroleptika überdauernden Hyperkinesen) hat eine VPA-Behandlung (Linnoila et al. 1976; auch tierexperimentell Gunne et al. 1983) einen deutlich positiven Erfolg bei 32 Patienten (doppelblind geprüft) ergeben, allerdings

auch wieder nur im Rahmen einer einzigen Publikation. Günstige Ergebnisse wurden in der Behandlung L-Dopa induzierter Dyskinesien bei 12 Parkinsonpatienten beschrieben (Price et al. 1978), ohne dass bei 1.200 mg/d VPA negative Auswirkungen auf den Parkinson auftraten.

Neurologische Krankheitsbilder außerhalb des extrapyramidalen Systems (Tabelle 2) weisen u. a. auf eine schmerzunterdrückende Komponente von GABAergen Substanzen, u. a. der VPA (zahlreiche Arbeiten, als Auswahl Yaksh u. Reddy 1981; DeFeudis 1982; Auff et al. 1985; Drapas et al. 1985; Terrence et al. 1985; Sandyk 1986; Zieglgänsberger 1986; Aschoff 1987) hin, allerdings auch auf eindeutig negative Ergebnisse bei Doppelblind-Prüfungen für akuten Schmerz (McQuay et al. 1995) bzw. chronischen zentralen Schmerz (Drewes et al. 1995). Geradezu als Mittel der ersten Wahl kann man heute aber VPA bei vielen Patienten in der Migäneprophylaxe mit 600-900 (sogar 1.500) mg/d (jüngste Arbeiten siehe Shelton u Connelly 1996; Lenaerts et al. 1996; Kaniecki 1997) einsetzen - auch dreifachblind geprüft mit bestem Erfolg gegenüber sowohl Placebo wie gegen Propranolol -, wobei Migräne (ähnlich den endogenen Depressionen oder den zerebralen Anfallsleiden) als rhythmisch-zerebrales Geschehen im Sinne von unregelmäßig auftretenden anfallsartigen Geschehen mit eindeutigem Beginn und eindeutigem Ende angesehen wird, organischen Ursprungs und nicht psychoreaktiv oder erlernt.

Wie Tabelle 2 auch zeigt, können GABAerge Substanzen sowohl auf zerebraler wie auf spinaler Ebene durch ihren inhibitorischen Charakter auf Schmerzbah-

Tabelle 2. Übersicht über Publikationen, die bei anderen neurologischen Syndromen eine Therapie mit Valproinsäure durchgeführt haben

Diagnose	Berichtsjahr	Zahl der Publikationen	Patienten (n)	Ergebnis
Migräne (Prophylaxe)	1988-1997	Zirka 50	Mehrere 100	+ (!), auch blind geprüft
Trigeminusneuralgie	1980	1	10	(+)
Zerebelläre Ataxie bei MS	1979	1	?	Negativ
Alkoholentzugssyndrom	1980	1	61	(10 g/6 Tage) +
Spinale Spastik/ Dystonie (bei Querschnitt)	1991	1	1	(Intrathekal) +
Stiff-man-Syndrom	1981/1996	2	2	+ (mit Baclofen/ Diazepam/Clonazepam)
Unstillbarer Singultus	1981/1997	3	10	+ (z. T. mit Baclofen)
Lance-Adams-Syndrom	1998	1	2	+

nen hemmend einwirken (s. schematisch hierzu Abb. 2) und dabei zerebrale wie spinale Spastik mit günstig beeinflussen (Gerstenbrand et al. 1976; Finke 1978).

Ein eindeutig negativer Bericht liegt über den Versuch vor, die zerebelläre Ataxie im Rahmen einer multiplen Sklerose mit VPA günstig zu beeinflussen (Neophytides et al. 1979). Allerdings gibt es auch keine andere bekannte pharmakologische Substanz, die sich hier überzeugend und dauerhaft in der Behandlung einer zerebellären Ataxie bei der multiplen Sklerose etabliert hat.

Neben zwei überzeugenden Berichten über die Behandlungserfolge mit VPA beim Stiff-man-Syndrom (Spehlmann et al. 1981; Oe et al. 1996; dabei bei einem Patienten in Kombination mit Baclofen, Diazepam und Clonazepam) und ebenso positive Erfolge bei 10 Patienten mit unstillbarem Singultus (Jacobson et al. 1981; zuletzt Heick 1997) muss noch auf das positive Ergebnis einer VPA-Behandlung von Alkoholentzugssyndromen (Tress 1977; von Boeckh 1980) hingewiesen werden. Wenn es für die Behandlung der Alkoholentzugssyndrome auch bewährte Substanzen wie Clomethiazol oder Carbamazepin gibt, stellt VPA mit seinen geringen Nebenwirkungen doch eine interessante Ergänzung unserer Therapiemöglichkeiten dar.

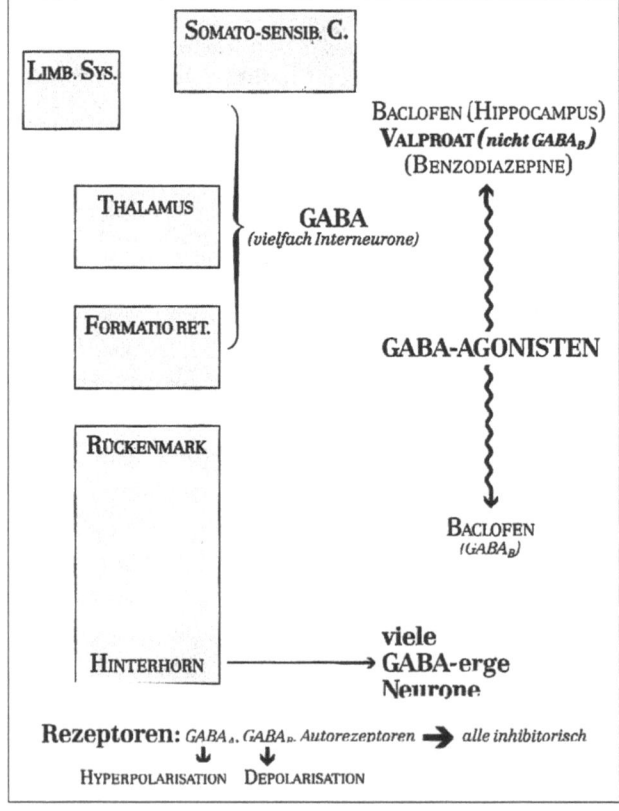

Abb. 2. Zerebrale und spinale mögliche Angriffspunkte für GABAerge Substanzen

Literatur

ains (1998) Injizierbares Valproat: Erfahrungen aus Neurologie, Pädiatrie und Psychiatrie. Workshop am 8. November 1927 in Hamburg. Beilage ains = Anästhesiologie-Intensivmedizin-Notfallmedizin-Schmerztherapie 33 (2. Suppl. Anästhes): 1–6

Alvares LA, Novak G (1985) Valproic acid in the treatment of Sydenham chorea. Pediatr Neurol 1: 317–319

Armon C, C Shin, P Miller, S Carwile, E Brown, JD Edinger, RG Paul (1996) Reversible Parkinsonism and cognitive impairment with chronic valproate use. Neurology 47: 626–635

Appleton RA, James EJ (1988) Efficacy of valprioc acid in the treatment of Sydenham's chorea. J Child Neurol 3: 147

Aschoff JC (1984) Die medikamentöse Behandlung hyperkinetischer Bewegungsstörungen. Nervenheilkunde 3: 65–72

Aschoff JC (1987) Neurotransmitter und Schmerz. In: Ciba-Geigy, Geigy Pharma (Hrsg) Psychopharmaka bei chronischem Schmerz. Basel, pp 28–40

Auff E, Holzner F, Wessely P (1985) Weitere Therapiemöglichkeiten mit Valproinsäure (Convulex). Wien Med Wochenschr 135: 421–423

Azhar SD, Zaki M, Shakir R, Al-Saleh Q (1990) Effectiveness of sodium valproate in the treatment of Sydenham's chorea. Neurology 40: 1140–1141

Bichard A, Little HJ (1982) Drugs that increase t-aminobutyric acid transmission protect against the high pressure neurological syndrome. Br J Pharmac 76: 447–452

Black KJ, JS Perlmutter (1997) Septuagenarian Sydenham's with secondary nypomania. Neuropsych Neuropsychol Beh Neur 10: 147–150

von Boeck E (1980) Das Alkohol-Entzugssyndrom und seine Therapie. Fortschr Med 98: 444–450

Chandra V, Spunt AL, Rusinowitz MS (1983) Treatment of post-traumatic choreoathetosis with sodium valproate. J Neurol Neurosurg Psychiatry 46: 963–965

Closse A, Frick W, Dravid A, Bollinger G, Hauser D, Sauter A, Tobler H-J (1984) Classification of drugs according to receptor binding profiles. Arch Pharmacol 327: 95–101

Daoud AS, M Zaki, R Shakir, Q Al-Saleh (1990) Effectiveness of Sodium Valproate in the treatment of Sydenham's Chorea. Neurology 40: 1140–41

Dhanaraj M, Radhakrishnan AR, Srinivas K, Sayeed ZA (1985) Sodium valproate in Sydenham's chorea. Neurology 35: 114–115

Djorup A, Johansen H, Laursen AM (1981) The dendritic response to GABA in CAI of the hippocampal slice. Brain Res 219: 196–201

Drapas F, Harmann SF, Martinez L, Northrup BE, Nussdorf RT, Silbermann HM, Gross H (1985) Baclofen for the treatment of acute low back syndrome. A double-blind comparison with placebo. Spine 10: 345–349

Drewes AM, Andreasen, A, Poulsen, LH (1994): Valproate for treatment of chronic central pain after spinal cord injury. A double-blind cross-over study. Paraplegia 32: 565–569

DeFeudis FV (1982) Gamma-amino butyric acid and analgesia. Trends Pharmacol Sci 3: 444–446

Fibiger HC, Lloyd KG (1984) Neurobiological substrates of tardive dyskinesia: The GABA hypotheses. TINS z: 462–464

Finke J (1978) Therapie der Spastik mit Natriumvalproinat. Med Welt 29: 1579–1581

Gerstenbrand F, Harrer-Kuhnert G, Mamoli B (1976) Zur Therapie mit Convulex in weiteren Indikationsgebieten. Wien Klin Wochenschr 88: 760–762

Giroud M, Dumas R (1986) Valproate sodium in postanoxic choreoathetosis. J Child Neurol 1: 80

Gram L, Bentsen KD (1985) Valproate: An updated review. Acta Neurol Scand 72: 129–139

Gunne LM, Häggstrom JE (1983) Reduction of nigral glutamic acid decarboxylase in rats with neuroleptic induced oral dyskinesia. Psychopharmacol 191: 191–194

Heick A (1997) Diabolisk hikke. Ugeskr Laeger 159: 4986–4988

Hernandez MA, Valencia ME, Castillo R. Anciones B (1988) Valproato sodico en el tratamiento de la coreoatetosis. Ded Clin 90: 516

Hoffmann AS, Feinberg TE (1990) Succesful treatment of age-related chorea with sodium valproate. J Am Geriatr Soc 38: 56–58

Jakobson PL, Messenheimer JA, Framer TW (1981) Treatment of intractable hiccups with valproic acid, Neurology 31: 1458–1460
Kaniecki, RG (1997) A comparison of divalproex with propranolol and placebo for the prophylaxis of migraine without aura. Arch Neurol 54: 1141–1145
Kulkarni ML, Syed Anees (1996) Sydenham's Chorea. Indian Pediatrics 33: 112–115
McLachlan RS (1981) Valproic acid in Sydenham's chorea. Br Med J 283: 274–275
McQuay, H, Carroll, D, Jadad, AR, Wiffen, P, Moore, A (1995) Anticonvulsant drugs for management of pain: a systematic review. Br Med J 311: 1047–1052
Lenaerts M, Bastings E, Sianard J, Schoenen J (1996) Sodium Valproate in severe migraine and tension-type headache: An open study of long-term efficacy and correlation with blood levels. Acta Neurol Belg 96: 126–129
Lenman JAR, Ferguson IT, Fleming AM, Herzberg L, Robb JE (1976) Sodium valproate in chorea. Br Med J 133: 1107–1108
Lenton FJ, Copti M, Srnith RG (1981) Hemibalism treated with sodium valproate. Br Med J 283: 17–18
Linnoila M, Viukari M, Hietala O (1976) Effect of sodium valproate on tardive dyskinesia. Br J Psychiatry 239: 114–119
Mortier W, Michaelis E (1975) Beeinflussbarkeit von Myoklonien durch Dipropyl-Azetat (Ergenyl). ZEEG-EMG 6: 130–132
Narayan RK, Loubser PG, Jankovic J, Donovan WH, Bontke CF (1991) Intrathecal baclofen for intractable axial dystonia. Neurology 41: 1141–1142
Neophytides AN, Teychenne PF, Pfeiffer RF, Calne DB (1979) Sodium valproate in the treatment of cerebellar disorders. Can J Neurol Sci 6: 455–457
Oe H, Miyashita K, Tanaka K, Naritomi H, Kinugawa H, Sawada T (1996) A case of progressive aontinuous muscular rigidity. Rinsho-Shinkeigaku 36: 1166–1171
Pearce L, Heathfield KWG, Pearce JMS (1977) Valproate sodium in Huntington chorea. Arch Neurol 34: 308–309
Price PA, Parkes JD, Marsden CD (1978) Sodium valproate in the treatment of levodopainduced dyskinesia. J Neurol Neurosurg Psychiatry 41: 702–706
Rajput AH, McHattie JD (1997) Ophthalmoplegia and leg myorhythmia in Whipple's Disease: Report of a case. Movement Disorders 12: 111–114
Ramirez FC, DY Graham (1992) Treatment of intractable hiccup with Baclofen: Results of a double-blind randomized, controlled, cross-over study. Am J Gastroenterol 87: 1789–1791
del Real Francia MA, J Sanz Martinez et al. (1995) Síndrome parkinsoniano inducido por valproato sódico. Neurologia (Barcelona) 10: 381–383
Rollinson RD, Gillingan BS (1979) Postanoxic action myoclonus (Lance-Adams syndrome) responding to valproate. Arch Neurol 36: 44–45
Sandyk R (1983) Sodium valproate and baclofen for Sydenham's chorea. S Afr Med J 64: 6
Sandyk R (1983) Blepharospasm – succesful treatment with baclofen and sodium valproate. S Afr Med J 64: 955–956
Sandyk R (1984) Beneficial effect of sodium valproate and baclofen in spasmodic torticollis. S Afr Med J 65: 62–63
Sandyk R (1986) Sodium valproate-induced analgesia possible role of the GABA-ergic system in pain mechanism. J Clin Psychopharmacol 6: 388–389
Sethi KD, Bipin PP (1990) Inconsistent response to divalproex sodium in hemichorea/hemiballism, Nreurology 40: 1630–1631
Shelton CE, Connelly JF (1996) Valproic acid: A migraine prophylaxis alternative. Ann Pharmacother 30: 865–866
Simpson DA, Wishnow R, Gargulinski RB, Pawlak AM (1995) Oculofacial-skeletal myorhythmia in central nervous system Whipple's Disease: Additional case and review of the literature. Mov Disord 10: 195–200
Spehlmann R, Stephen KN, Rasmus C, Schlageter NL (1981) Improvement of stiff-man syndrome with sodium valproate. Neurology 31: 1162–1163
Symington GR, Leonard DP, Shannon PJ, Vajda JE (1978) Sodium valproate in Huntington's disease. Am J Psychiatry 135: 352

Terrence CF, Fromm GH, Tenicela R (1985) Baclofen as an analgesic in chronic peripheral nerve disease. Eur Neurol 24: 380–385

Tress W (1977) Ein neuartiges Therapieverfahren des alkoholischen Entzugssyndromes. Therapiewoche 27: 9304

Volpi R, P Chiodera, P Caffarra, A Scaglioni, A Saccani, V Corio (1997) Different control mechanisms of growth hormone (GH) secretion between γ-amino-and γ-hydroxy-butyric acid: Neuroendocrine evidence in Parkinson's Disease. Psychoneuroendocrinology 22: 531–538

Wils V, Golüke-Willemse G (1997) Extrapyramidal syndrome due to Valproate administration as an adjunct to Lithium in an elderly manic patient. Int J Geriatr Psychiatry 12: 272

Yaksh TL, Reddy SVR (1981) Studies on the analgetic effects of intrathecal opiates, aadrenergic agonists and baclofen: Their pharmacology in the primate. Anesthesiology 54: 451–467

Zieglgänsberger W (1986) Central control of nociception. In: Mountcastle VB (ed) The nervous system, handbook of physiology section 1. z, Bethesda/ML, pp 581–645

23 Verhalten und Leistungsfähigkeit unter Valproinsäure

R. BLANK

Zusammenfassung

Unter Berücksichtigung der vielfältigen Einflussfaktoren auf psychische Funktionen und z.T. aufgrund dessen methodisch häufig unzureichender Studien kann subsumiert werden, dass Valproinsäure (valproic acid, VPA) langfristig kaum ungünstige, z.T. sogar relativ günstige Wirkungen hat. Im einzelnen zeigt sich hinsichtlich der Wirkungen auf Leistungsfunktionen, dass kurzfristig mit einer leichten Beeinträchtigung von kognitiven und psychomotorischen Funktionen zu rechnen ist. Im Vergleich zu anderen Antiepileptika schneidet VPA aber günstig ab. So finden sich ähnlich geringe, z.T. sogar positive Wirkungen wie bei Carbamazepin auf Leistungsfunktionen; VPA erscheint eindeutig günstiger im Vergleich zu den Barbituraten und partiell günstiger im Vergleich zu Phenytoin.

Zur Auswirkung von VPA auf die klinische Psychopathologie und das Sozialverhalten sind bisher kaum systematische Studien unternommen worden. Eher kasuistisch wird eine Verbesserung der Affektlabilität und der sozialen Anpassung, vor allem im Vergleich zu den Barbituraten, beschrieben.

1 Einleitung und Systematik

Die antiepileptische Wirkung von VPA ist vom Kindes- bis zum Erwachsenenalter unbestritten. Neben der antikonvulsiven Wirkung erlangt die Frage der Auswirkung auf geistig-seelische Funktionen in den letzten Jahren zunehmende Bedeutung. In der vorliegenden Arbeit geht es weniger um den Einsatz von VPA bei primär psychiatrischen Erkrankungen; hierzu sei auf den Beitrag von Emrich im gleichen Band verwiesen (S. 243-247). Vielmehr geht es um die sekundären Folgen des VPA-Einsatzes bei prämorbid psychiatrisch unauffälligen Patienten bzw. bei psychiatrisch-sekundär im Rahmen der zerebralen Grunderkrankung auffälligen Patienten.

Psychische Einflüsse antikonvulsiver Therapie können hinsichtlich ihrer Quantität und Qualität eingeteilt werden in:
1. Wirkungen auf quantitativ messbare psychische Funktionen, z.B. Leistungsparameter im kognitiven und psychomotorischen Bereich. Messinstrumente hierfür wären z.B. manuell oder computergestützte psychometrische Testbatterien.
2. Wirkungen auf vorwiegend qualitativ beschreibbare, allenfalls quantitativ einschätzbare psychische Vorgänge, wie sie sich im klinisch-psychopathologischen Befund in Form von Befindlichkeit, Sozialverhalten etc. niederschlagen.

Als Messinstrumente hierfür dienen eigen- und fremdanamnestische Angaben in Fragebogenverfahren.

Das Verhalten und die Leistungsfähigkeit können bei Epilepsiekranken im Rahmen der antikonvulsiven Therapie von 3 Richtungen her beeinflußt werden:

Durch pharmakologische Variablen, Krankheitsvariablen und patientenabhängige Persönlichkeitsvariablen. Die Zusammensetzung der einzelnen Variablen wird in Abbildung 1 schematisch dargestellt.

Als besonders wichtige Einflussgröße ist die Komedikation hervorzuheben. Ferner muss hinsichtlich der Wirkung auf psychische Funktionen der zeitliche Verlauf, insbesondere im Rahmen von Adaptationsmechanismen, berücksichtigt werden.

Aufgrund der komplex ineinandergreifenden und vielfältigen Faktoren, die die klinische Psychopathologie sowie die Leistungsfähigkeit beeinflussen, sind methodisch befriedigende Studien kaum möglich bzw. sehr aufwendig. Von ca. 30 Studien zu VPA und deren psychischen Wirkungen – Arbeiten an psychotischen Patienten sind hier nicht mitgerechnet – sind kaum welche miteinander methodisch vergleichbar; nur wenige erfüllen übliche methodische Standards. Eine detaillierte tabellarische Übersicht über die kontrolliert durchgeführten Studien findet sich in Tabelle 1.

2 Inhaltliche Übersicht

2.1 Wirkungen auf Leistungsparameter

2.1.1 Studien an gesunden Erwachsenen

Bei 3 von insgesamt 5 Doppelblindstudien ergab sich, dass bei einer niedrigen Tagesdosis die kognitiven Leistungen sich verbesserten. Die Patienten wurden als „schlagfertig" und psychomotorisch koordinierter geschrieben (Caille 1971; Betts et al. 1982). Bei höherer Dosis fanden sich keine Effekte mehr (Caille 1971). Allerdings konnten von Boxer et al. (1976) und Thompson u. Trimble (1981) unter Anwendung von umfangreichen kognitiven und psychomotorischen Testbatterien keine signifikanten Unterschiede gegenüber Placebo gefunden werden.

2.1.2 Studien an epileptischen Kindern und Kindern mit Fieberkrämpfen

Wenn man die insgesamt 13 Studien an ca. 600 Kindern und Jugendlichen im Sinne einer Metaanalyse subsummiert, so ergeben sich günstige Ergebnisse für VPA vor allem bei Studien, in denen VPA länger als 2 Monate, im wesentlichen zwischen 2 und 12 Monaten, angewandt wurde: Patienten mit resistenter Epilepsie scheinen besonders davon zu profitieren. In kognitiven und psychomotorischen Leistungstests stellen Jeavons u. Clark (1974) und Timpany (1975) eine größere Wachheit, eine verbesserte Konzentration und in der Folge eine Verbesserung von Schulleistungen fest. Dem stehen die Ergebnisse aus kurzfristig durchge-

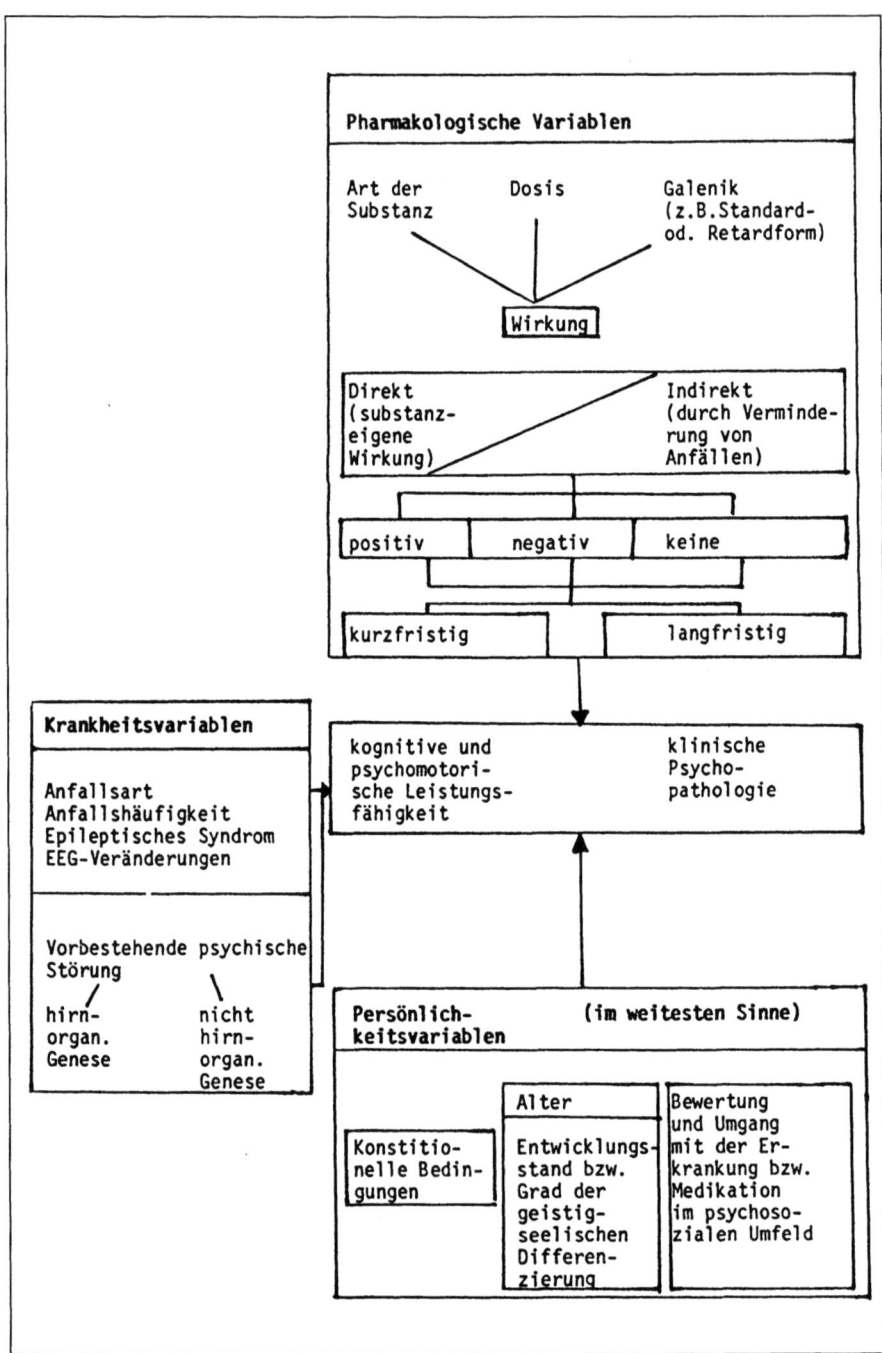

Abb. 1. Beziehungsgefüge zwischen Persönlichkeits- und Krankheitsvariablen sowie pharmakologischen Einflüssen auf die psychischen Veränderungen bei epilepsiekranken Kindern und Jugendlichen

Tabelle 1. Doppelblindstudien und andere kontrollierte Studien mit Valproinsäure (VPA). Ausprägungsgrad psychischer Wirkungen: + (günstige Wirkung), – (ungünstige Wirkung), = (keine Wirkung)
Abkürzungen: Carbamazepin (CBZ), Primidon (PRM), Phenobarbital (PB), Phenytoin (PHT)

Autor Jahr	Patientenstichprobe	a) Studiendesign b) Auswertungsverfahren	a) Dosis b) Spiegel	psychische Wirkungen kognitive u. psychomotorische Leistungen	Antrieb u. Affektivität
Caille et al. 1971	1. 12 gesunde Erwachsene 2. 4 gesunde Erwachsen	1.a) Doppelblindstudie, Cross-over, VPA – Placebo 2 x 10 Tage 2.a) Doppelblindstudien, Cross-over, VPA – Placebo 2 x 21 Tage b) Leistungstests (Intelligenz, psychomotor. Funktionen, Vigilanz)	1.a) 500 mg/Tag 2.a) 900 mg/Tag b) –	VPA im Vergleich zu Placebo: 1. + (kognitive Leistungen, Vigilanz) 2. = (kognitive Funktionen allgemein)	nicht untersucht
Sonnen et al. 1975	27 epileptische Kinder u. Erwachsene (psychisch auffällig)	a) Doppelblindstudie, Cross-over, VPA – Placebo, 2 x 3 Wochen b) Klinische Selbst- u. Fremdbeurteilungsskalen	a) VPA 900 mg/Tag b) –	= (keine signifikanten Unterschiede)	= (keine signifikanten Unterschiede)
Boxer et al. 1976	8 gesunde Männer	a) Doppelblindstudien VPA – Placebo und PB Einzeldosis b) Leistungstests, Selbstbeurteilungsskalen	a) VPA 800 mg/Tag PB 60 mg b) –	VPA im Vergleich zu Placebo: = (nicht signifikant) Im Vergleich zu PB bzw. in Kombination mit PB: – durch PB Sedierung	nicht untersucht
Sommer-Beck et al. 1977	20 geistig behinderte, epileptische Jugendliche u. Erwachsene	a) Doppelblindstudie, Cross-over, VPA – Placebo (als add-on Therapie), 2 x 8 Wochen b) Psychomotorische Tests	a) VPA 30 mg/kg b) ja (?), Spiegel der Begleitmedikamente konstant gehalten	VPA im Vergleich zu Placebo add-on: = bzw. leicht – (psychomotor. Funktionen, visuell räumliche Wahrnehmung)	nicht berichtet
Harding et al. 1977	Gesunde Erwachsene	a) Doppelblindstudie, Cross-over, VPA – Placebo, Einzeldosis b) Reaktionszeitmessung bis 10 Stunden nach Gabe	a) VPA 600 mg b) ja	VPA im Vergleich zu Placebo: – (kürzere Reaktionszeiten)	nicht untersucht
Harding et al. 1980	1. 25 Kinder u. Jugendliche mit Fotosensibilität 2. 7 Kinder u. Jugendliche mit Fotosensibilität	a) Kontrollierte Studie, verschiedene Beobachtungszeiträume b) Reaktionszeitmessung	a) unterschiedliche Dosen b) ja	VPA im Vergleich zu Placebo und PB: + (signifikant kürzere Reaktionszeiten) VPA im Vergleich zu ESM: = (Reaktionszeit)	nicht untersucht

Tabelle 1. Fortsetzung

Autor Jahr	Patienten-stichprobe	a) Studiendesign b) Auswertungs-verfahren	a) Dosis b) Spiegel	psychische Wirkungen kognitive u. psychomotorische Leistungen	Antrieb u. Affektivität
	3. 7 Kinder u. Jugendliche mit verschiede-nen Anfallsarten 4. Kinder u. Jugendliche mit Absencen	1. unter VPA 2. vor und nach Reduktion von VPA 3. Umstellung PB zu VPA 4. Umstellung ESM zu VPA			
Thompson et al. 1981	10 gesunde Erwachsene	a) Doppelblindstudie, Cross-over, VPA - Placebo, 14 Tage b) Leistungstests (kogni-tive u. psychomoto-rische Funktionen)	a) 1000 mg/Tag b) m = 425,3 mmol/l	VPA im Vergleich zu Placebo: im wesentlichen gleich (nur in einem Untertest -)	nicht untersucht
Betts et al. 1982	Gesunde Erwachsene	a) Doppelblindstudie, VPA - Placebo 13 Tage b) Leistungstests (kogni-tive u. psychomoto-rische Funktionen)	a) VPA 1000 mg/Tag b) -	VPA im Vergleich zu Placebo: zum Teil + (Wachheit, Koordination, „schlagfertiger")	nicht untersucht
Vining et al. 1983	21 epileptische Kinder u. Jugendliche (6-15 Jahre)	a) Doppelblindstudie, Cross-over, VPA - PB, 2 x 6 Monate b) Leistungstests (Ver-haltensbeobachtung, Elternfragebogen)	a) unterschiedlich b) ja (im therapeu-tischen Bereich)	VPA im Vergleich zu PB: + (Intelligenz Aufmerksamkeit)	VPA im Vergleich zu PB: + (weniger Verhaltens-auffällig-keiten)
Trimble et al. 1984	8 epileptische Erwachsene	a) Kontrollierte Studie mit Blindauswertung VPA mit hohen gegen niedrigen Spiegel vor bzw. nach 3 Monaten b) Leistungstests (kogni-tive Funktionen)	a) unterschiedlich b) Gruppe mit hohem Spiegel: m = 488 mmol/l Gruppe mit nied-rigem Spiegel: m = 184 mmol/l	VPA (hoher Spiegel) im Vergleich mit VPA (niedriger Spiegel): - (in einigen Tests: Merkfähigkeit, visu-elle u. akustische Wahrnehmung, Geschwindigkeit)	nicht untersucht
Stores et al. 1987	36 unbehan-delte, Doppel-blindstudie, normal entwickelt - randomisierte epileptische Kinder (7-12 Jahre), 15 (CBZ), 21 (VPA), 23 (Kontrollen)	CBZ - VPA und Placebo, 12 Monate, psychomoto-rische Tests und Fremd-beurteilungsfragebogen	-	Kognitive Funk-tionen = (Aufmerk-samkeit, Gedächtnis, Schulleistungen, visuomotorische Koordination)	= (Verhal-ten)

führten Studien gegenüber. So konnten in Einzelgaben bis täglichen Gaben über 8 Wochen in Doppelblindstudien keine Veränderungen bzw. sogar eine leichte Abnahme der psychomotorischen Geschwindigkeit und der visuell-räumlichen Leistungen festgestellt werden (Sonnen et al. 1975; Sommerbeck 1977; Ghose et al. 1983).

Bei epileptischen Erwachsenen wurden kognitive und psychomotorische Wirkungen nur sehr selten untersucht. Vor der Tendenz her gilt ähnliches wie bei Kindern und Jugendlichen (Jeavons et al. 1974 und 1977; Sonnen et al. 1975; Sommerbeck 1977).

Da bei Patienten mit Epilepsie die Krankheitsvariablen, insbesondere der Schweregrad, der Typ und die Häufigkeit der Anfälle psychische Funktionen wesentlich beeinflussen, ferner auch aus ethischen Gründen placebo-kontrollierte Studien bei diesen Patienten problematisch sind, finden sich bei Epilepsiekranken nur Vergleichsstudien mit anderen Antiepileptika. Kritisch muss hier die unterschiedliche Wirksamkeit auf verschiedene Anfallsformen berücksichtigt werden; so kann ein Jugendlicher mit Grand mal-Anfällen mit sehr unterschiedlichem Erfolg mit VPA und einem anderen Vergleichsantiepileptikum, z.B. Carbamazepin, behandelt werden, so dass hier nicht die Wirkung des Medikaments auf psychische Funktionen, sondern vielmehr die Wirkung möglicherweise noch bestehender Anfälle psychische Auswirkungen hat.

So sind die Ergebnisse der Studien von Butlin et al. (1984), Vining et al. (1983), Harding et al. (1980) und Wallace (1981) vorsichtig zu bewerten. Im Vergleich zu Carbamazepin fand Butlin et al. (1984) bei VPA keine Einschränkung der Intelligenzfunktionen sowie des Gedächtnisses. Verglichen mit Phenobarbital zeigten Patienten unter VPA einen Leistungsanstieg in verschiedenen HAWIK-Untertests sowie im Gesamt-IQ; ferner fielen kürzere Reaktionszeiten auf (Vining et al. 1983; Harding et al. 1980). Wallace fand bei Kindern mit Fieberkrämpfen hinsichtlich eines Entwicklungsquotienten keine Unterschiede zwischen VPA und Phenobarbital, auch nicht im Vergleich zu Placebo. Möglicherweise war auch die eingesetzte Messmethodik zu wenig sensibel. Nach Butlin et al. (1984) zeigte Phenytoin eindeutig ungünstigere Effekte auf Gedächtnisfunktionen als VPA.

2.1.3 Dosisabhängigkeit

Für eine gewisse Dosisabhängigkeit der VPA-Wirkungen auf Leistungsfunktionen sprechen die Studien von Caille (1971) und Aman et al. (1987), in denen sich bei VPA-Dosen unter 20 mg/kg in einigen Wahrnehmungsaufgaben günstigere Ergebnisse als bei höherer Dosis fanden. Trimble u. Thompson (1984) fanden mit dem Anstieg der Dosis ebenfalls eine tendenzielle Verschlechterung der Merkfähigkeit sowie bei Aufgaben, in denen Entscheidungen zu treffen sind. Insgesamt fällt die Dosisabhängigkeit bei weitem geringer aus als bei anderen Antiepileptika, z.B. bei Phenytoin und Phenobarbital.

2.2 Wirkung auf das Sozialverhalten und die klinische Psychopathologie

2.2.1 Studien an Patienten mit Epilepsie

Bei Patienten mit Epilepsie fanden mehrere Autoren signifikant günstige Beeinflussungen der variablen Klebrigkeit, Anpassungsfähigkeit, emotionale Labilität, Aggressivität und Hyperaktivität im Vergleich mit anderen Antiepileptika wie Phenobarbital, Primidon und Phenytoin (Jeavons et al. 1977; Hebenstreit 1981; Vining et al. 1983; Aman et al. 1987). Klinische Beobachtungen und Fallbeschreibungen bestätigen dies (Jeavons u. Clark 1974; Timpany 1975; Deisenhammer 1977).

Gegenteilige Effekte, d.h. durch VPA induzierte Verhaltensauffälligkeiten, subsummierten Noronha u. Bevan (1976) in einer großen Querschnittsstudie bei 0,9% von 3229 Erwachsenen und bei 2,4% von 251 Kindern. Ebenfalls in einer Querschnittsstudie fanden Herranz et al. (1984) bei 95 Kindern mit Fieberkrämpfen einen Anteil irritabler bzw. hyperaktiver Kinder von 8,2% bzw. 4,2% gegenüber Phenobarbital mit 26,7% bzw. 13,3%. Dies sagt jedoch nichts über eine günstige Beeinflussung von Hyperaktivität oder Irritabilität aus, sondern wäre ebenso vor dem Hintergrund der ungünstigen Phenobarbitalwirkung zu interpretieren.

2.2.2 Studien an psychotischen Patienten ohne Hirnschädigungszeichen

Summarisch sei hier nur kurz auf die dem Carbamazepin vergleichbare günstige Akutwirkung bei affektiven Psychosen, besonders Manien, hingewiesen (u.a. Lambert 1984; Emrich et al. 1984 u. Brennan et al. 1984). Auch soll ein prophylaktischer Effekt bei affektiven Psychosen bestehen (Vencovsky et al. 1984; Puzynski u. Kosiewicz 1984). Die genannten antipsychotischen Effekte sind wesentlich weniger untersucht als bei Carbamazepin.

2.2.3 Dosisabhängigkeit

Die Frage der Dosisabhängigkeit wurde bisher hinsichtlich der Wirkung auf die klinische Psychopathologie und das Sozialverhalten wenig untersucht. Außer im toxischen Spiegelbereich wird das Verhalten kaum dosisabhängig beeinflusst.

2.3 Idiosynkratische psychische Nebenwirkungen

Als seltene medikamentenspezifische psychische Nebenwirkungen unter VPA sind vor allem Enzephalopathien bzw. -stuporöse Bilder), insbesondere in Kombination mit anderen Antiepileptika wie Phenobarbital zu erwähnen (Davidson 1983; Sackellares et al. 1979).

3 Schlussfolgerung

Unter Berücksichtigung der genannten vielfältigen Einflussfaktoren auf psychische Funktionen kann subsumiert werden, dass VPA zumindest langfristig kaum ungünstige, z.T. sogar relativ günstige Wirkungen hat.

Die Wirkungen auf Leistungsfunktionen sind insgesamt relativ gründlich untersucht. Hier zeigt sich, dass kurzfristig durchaus mit einer leichten Beeinträchtigung von kognitiven und psychomotorischen Funktionen zu rechnen ist. Im Vergleich zu anderen Antiepileptika schneidet VPA günstig ab. Es zeigt ähnlich geringe, z.T. sogar positive Wirkungen wie Carbamazepin auf Leistungsfunktionen; VPA erscheint eindeutig günstiger im Vergleich zu den Barbituraten und partiell günstiger im Vergleich zu Phenytoin. Zur Auswirkung von VPA auf die klinische Psychopathologie und das Sozialverhalten sind bisher kaum systematische Studien unternommen worden. Eher kasuistisch wird eine Verbesserung der Affektlabilität und der sozialen Anpassung, vor allem im Vergleich zu den Barbituraten, beschrieben.

4 Ausblick

Auch wenn eingeräumt werden muss, dass eine Kontrolle der eingangs genannten vielfältigen Einflussfaktoren bei der Untersuchung psychischer Parameter praktisch nicht möglich ist, so wurden in den vorliegenden Studien selbst gut kontrollierbare Faktoren nicht beachtet. Doppelblinddesigns sind eher selten, die psychologische Messmethodik ist nicht selten veraltet oder unsensibel. Untersuchervariablen und Lerneffekte wurden völlig außer acht gelassen. Bei der Anwendung von Fragebogen verfahren wurde die Diskrepanz von eigen- gegenüber fremdanamnestischen Angaben nicht berücksichtigt. Die wichtigsten interferierenden Variablen wie Anfallsart und Häufigkeit wurden selten beachtet und kaum diskutiert. Eine positive Ausnahme ist die Studie von Vining et al. (1987), in der allerdings zu viele psychologische Variablen auf einmal untersucht wurden, wodurch die einzelnen signifikant unterschiedlichen Ergebnisse auch als zufällig bewertet werden müssen.

Neben kontrollierten Einzelfalluntersuchungen erscheinen vor allem multizentrische Studien notwendig. Nur hier können aufgrund der hohen Ausgangspopulation homogene Patientengruppen zusammengestellt werden, d.h. Patienten, die jeweils über ähnliche Merkmale verfügen und unter ähnlichen Bedingungen stehen und die damit kontrolliert miteinander verglichen werden können. Vor allem müssen die Krankheitsvariablen möglichst genau definiert und bei der Auswertung mittels einer subtilen Interferenzstatistik berücksichtigt werden. Dabei erscheinen eher Untersuchungen an kleinen, gut definierten Stichproben mit wenigen aber methodisch gut abgesicherten Untersuchungsinstrumenten sinnvoll. Hinsichtlich der psychologischen Messmethodik wäre auch an eine Erprobung von neueren, z.B. dynamisch, d.h. an die individuelle Leistungsfähigkeit angepassten, computergestützten Testverfahren zu denken. Derart gewonnene Testergebnisse können unabhängig von Lerneffekten betrachtet werden. Ferner kann dabei beobachtet werden, wie sich kognitive Funktionen wie Aufmerksamkeit und Vigilanz bei individuell definiertem Leistungsniveau unter dem Medikament verändern. Außerdem könnten entsprechend dem individuell definierten Leistungsniveau Verläufe von Leistungskurven unter Antiepileptika eruiert und verglichen werden.

Schließlich wäre noch weiter abzuklären, in welcher Weise Placeboeffekte mit tatsächlichen psychischen Effekten interferieren.

Grundsätzlich wäre jedoch zunächst zu klären, welche psychischen Funktionen für den Patienten von zentraler Bedeutung sind. Hier käme nach Ansicht des Autors der Untersuchung von Vigilanzparametern und Wahrnehmungsfunktionen eine besondere Priorität zu.

Der bisher größte Mangel besteht jedoch an Studien, die die subjektive Befindlichkeit, den Antrieb und die Affektivität sowie das Sozialverhalten unter VPA untersuchen; dies gilt vor allem für Patienten, die keine psychiatrisch relevanten Vorerkrankungen haben.

Im Vergleich zur Erforschung somatischer Variablen unter VPA ist die Untersuchung psychischer Funktionen in den letzten Jahren eher weniger vorangekommen. Nur durch eine Änderung der Untersuchungsstrategie erscheint es möglich, einen differenzierteren Einblick in dieses komplizierte, vielschichtige Geschehen zu erhalten.

Literatur

Aman MG, Werry JS, Paxton JW, Turbott SH (1987) Effect of sodium valproate on psychomotor performance in children as a function of dose. Fluctuations in concentration and diagnosis. Epilepsia 28:115-124

Betts TA, Crow A, Alford C (1982) Psychotropic effects of sodium valproate. Brit J Clin Pract 18 (Symp Suppl):145-146

Boxer CM, Herzberg JL, Scott DF (1976) Has sodium valproate hypnotic effects? Epilepsia 17:367-370

Brennan MJW, Sandyk R, Borsook D (1984) Use of sodium valproate in the management of affective disorders: Basic and clinical aspects. In: Emrich HM, Okuma T, Müller AA (eds) Anticonvulsants in affective disorders. Elsevier Science, Amsterdam, pp 56-65

Butlin JA, Danta G, Cook ML (1984) Anticonvulsant effects on the memory performance of epileptics. Clin Exp Neurol 20:27-35

Caille EJ (1971) Effects du traitement par le dipropylacetamide sur la vigilance, la perception, les capacitÈes du dÈcision et le sommeil de jeunes adultes normaux. Psychol Med 6:791-796

Corbett JA, Trimble M, Nichol TC (1985) Behavioural and cognitive impairments in children with epilepsy. The longterm effects of anticonvulsant therapy. J Am Acad Child Adolesc Psychiatry 24:17-23

Davidson DLW (1983) A review of the side-effects of sodium valproate. Brit J Clin Pract 27 (Suppl):79-85

Deisenhammer E (1977) Beeinflussung der Wesensänderung Anfallskranker durch Dipropylazetat. Vorläufige Mitteilung. Wien Med Wochenschr 127:370-373

Emrich HM, Dose M, Zerssen D (1984) Action of sodium-valproate and of oxcarbazepine in patients with affective disorders. In: Emrich HM, Okuma T, Müller AA (eds) Anticonvulsants in affective disorders. Elsevier Science, Amsterdam, pp 45-55

Ghose K, Wilkie S, Fry D, Cristofides J (1983) Dosage time, performance and plasma drug levels during once daily medication in epileptics receiving monotherapy. Paper presented at the 1983 meeting of the British Branch of the International League against Epilepsy. Guernsey, UK

Haigh D, Forsythe W (1975) The treatment of children epilepsy with sodium valproate. Del Child Neurol 17:743-748

Harding GFA, Pullan JJ (1977) The effect of sodium valproate on the EEG, the photosensitive range, the CNV and reaction time. J Electroencephalogr Clin Neurophysiol 43:465

Harding GFA, Pullan JJ, Drasdo N (1980) The effect of sodium valproate and other anticonvulsants on performance of children and adolescents. In: Parsonage MJ, Parsonage ADS, Caldwell (eds) The place of sodium valproate in the treatment of epilepsy. London, Academic Press:61-71

Hassan M, Lajee H, Parsonage M (1976) Sodium valproate in the treatment of resistent epilepsy. Acta Neurol Scand 54:209-218

Hebenstreit G (1981) Psychotropie verschiedener Antikonvulsiva. Therapiewoche 31:3729-3730

Henriksen O, Johannessen S (1980) Clinical observations of sodium valproate in children: an evaluation of therapeutic serum levels. In: Johannessen S, Morselli P, Pippenger C, Richens A, Schmidt D, Meinardi H (eds) Antiepileptic therapy: Advances in drug monitoring. Raven, New York, pp 253-261

Herranz JL, Armijo JA, Arteaga R (1984) Effectiveness and toxicity of phenobarbital, primidone and sodium valproate in the prevention of fevrile convulsions, controlled by plasma levels. Epilepsia 25:89-95

Jeavons PM, Clark JE (1974) Sodium valproate in treatment of epilepsy. Brit Med 2:584-586

Jeavons PM, Clark JE, Maheshwari MC (1977) The treatment of generalized epileptics of childhood and adolescence with sodium valproate. Dev Med Child Neurol 19:9-25

Lambert PA (1984) Acute and prophylactic therapies of patients with affective disorders using valpromide (dipropylacetamide). In: Emrich HM, Okuma T, Müller AA (eds) Anticonvulsants in affective disorders. Elsevier Science, Amsterdam, pp 33-44

Noronha MJ, Bevan PIT (1976) A literature review of unwanted effects with Epilim. In: Legg NJ (ed) Clinical and pharmacological aspects of sodium valproate (Epilim in the treatment of epilepsy). MCS Consultants Tunbridge Wells, pp 61-65

Puzynski S, Kosiewicz L (1984) Valproic acid amide as a prophylactic agent in affective and schizoaffective disorders. In: Emrich HM, Okuma T, Müller AA (eds) Anticonvulsants in affective disorders. Elsevier Science, Amsterdam, pp 68-75

Sackellares JC, Lee SI, Dreifuss FE (1979) Stupor following administration of valproic acid to patients receiving other anticonvulsant drugs. Epilepsia 20:697-703

Sherard E, Steinman G, Couri D (1980) Treatment of childhood epilepsy with valproic acid: Results of the first 100 patients in a 6-month trial. Neurology 30:31-55

Sommerbeck KW (1977) Valproate sodium: evaluation of so-called psychotropic effect. A controlled study. Epilepsia 18:159-167

Sonnen AEH, Zelvelder WH, Bruens JH (1975) A double-blind study of the influence of dipropylacetate on behavior. Acta Neurol Scand 60 (Suppl):43-47

Stores G, Williams PA (1987) Controlled study of the behavioral effects of carbamazepine and valproate used as single treatment in children with epilepsy. Presented paper at the 17. Int. Epilepsy Congress, Jerusalem

Thompson PJ, Trimble MR (1981) Sodium valproate and cognitive functioning in normal volunteers. Br J Clin Pharm 12:819-824

Timpany MM (1975) The use of epilim at school. In: Legg NJ (ed) Clinical and pharmacological aspects of sodium valproate (epilim) in the treatment of epilepsy. TKS Consultants England, pp 153-154

Trimble MR, Thompson PJ (1984) Sodium valproate and cognitive function. Epilepsia 25:60-64

Venkovsky E, Soucek K, Kabes J (1984) Prophylactic effect of dipropylacetamide in patients with bipolar affective disorder - Short communication. In: Emrich HM, Okuma T, Müller AA (eds) Anticonvulsants in affective disorders. Elsevier Science, Amsterdam, pp 66-67

Vining EPG, Mellits ED, Cataldo MF (1983) Effects of phenobarbital and sodium valproate on neuropsychological function and behavior. Ann Neurol 14:360

Vining EPG, Mellits ED, Dorsen MM, Cataldo MF, Quaskey SA, Spielberg SP, Freeman JM (1987) Psychologic and behavioral effects of antiepileptic drugs in children: A doubleblind comparison between phenobarbital and valproic acid. Pediatrics 80:165-174

Wallace SJ (1981) Treatment of febrile convulsions. In: Gram L, Pedersen B, Orun H (eds) Valproate in the treatment of seizures. The Danish Epilepsy Society, pp 51-60

V. Klinische Anwendung in der Psychiatrie

24 Geschichtliche Entwicklung des Einsatzes von Valproinsäure in der Psychiatrie

H.M. EMRICH, D.E. DIETRICH

Zusammenfassung

In der psychiatrischen Therapie wird Valproinsäure (valproic acid, VPA) in den letzten Jahren in zunehmendem Maße eingesetzt. Vor dem Hintergrund früherer Erfahrungen mit anderen Antikonvulsiva wie Phenytoin (PHT), Dipropylacetamid (DPA, das Säureamid des Valproats) und im Vergleich zu Carbamazepin (CBZ) spielt Valproinsäure einerseits auf dem Gebiet der Phasenprophylaxe affektiver und schizoaffektiver Psychosen – wobei auch Kombinationsbehandlungen mit Lithium als wirksam beschrieben wurden – andererseits als Akuttherapeutikum bei Manie ein wichtige Rolle. Inzwischen liegen auch Ergebnisse zum Einsatz von VPA in der Behandlung des Benzodiazepin-Entzugs sowie bei der Behandlung von Panikstörungen, von Verhaltensstörungen bei Demenzsyndromen und zur antidepressiven Wirksamkeit vor.

Eine Erweiterung psychiatrischer Indikationen von VPA ist auch in Zukunft wahrscheinlich.

Eine der erfolgreichsten Entdeckungen in der Pharmakopsychiatrie war der prophylaktische Effekt von Lithium bei Patienten mit einer affektiven und schizoaffektiven Erkrankung. Inzwischen ist der therapeutische Nutzen der Lithiumprophylaxe nachhaltig erwiesen, und Lithiumpräparate sind nach wie vor Mittel der 1. Wahl zur phasenprophylaktischen Behandlung affektiver Störungen. Dennoch gab es eine Reihe von Gründen, nach Ergänzungen bzw. nach Alternativen zu dieser Behandlung zu suchen. So können unter Lithium charakteristische Nebenwirkungen auftreten, Kontraindikationen vorliegen oder die Behandlung kann seitens der Patienten abgelehnt werden. Außerdem kann trotz konsequenter Durchführung der Therapie bei einem gewissen Prozentsatz von Patienten der therapeutische Erfolg ausbleiben („non response") oder nur unzureichend sein („partial response"). Bei einer „partial"- oder „non-response"-Rate von 30% der Patienten mit einer affektiven Psychose und etwa 50 % der Patienten mit einer schizoaffektiven Psychose schien eine Suche nach Alternativen zu Lithium oder nach Möglichkeiten zur Verstärkung des Lithiumeffekts notwendig. Die Einführung der Antikonvulsiva in die Behandlung affektiver und schizoaffektiver Psychosen war hier ein Meilenstein in der Psychopharmakologie.

Historisch betrachtet ist das PHT das erste Antikonvulsivum, das therapeutisch bei endogenen Psychosen eingesetzt wurde. Die psychotropen, insbesondere stimmungsaufhellenden Wirkungen von PHT wurden bereits in den 30er Jahren von verschiedenen Autoren beobachtet. In ersten klinischen Untersuchungen von Kalinowsky u. Putnam (1943) zeigte sich bei Patienten mit einer manischen Symptomatik eine deutliche klinische Besserung im Vergleich zu Patienten mit schizophrenen Psychosen (meist katatonen Erregungszuständen). Während das Interesse an antipsychotischen Effekten dieser Substanz in der Folgezeit gering war – vermutlich aufgrund der Einführung der Neuroleptika (Post u. Uhde 1983) –, wurde psychotropen Effekten anderer Antikonvulsiva eine zunehmende Aufmerksamkeit geschenkt.

Dipropylacetamid (DPA, d. h. das Säureamid des Valproats) ist das zweitälteste Antikonvulsivum, das bei affektiven Psychosen therapeutisch eingesetzt wurde. Bereits 1966 wurde von einer Arbeitsgruppe um Lambert (Lambert et al. 1966, 1975) gezeigt, dass Dipropylacetamid bei akuten Manien therapeutisch wirksam ist und die therapeutische Wirkung von Neuroleptika verstärkt. Neben den sogar geringen antidepressiven Effekten wurde eine deutliche phasenprophylaktische Wirkung von DPA beobachtet. Diese prophylaktische Wirkung, die insbesondere bei der Kombination mit Lithium vorhanden war, wurde von anderen Arbeitsgruppen bestätigt (z. B. Puzyński u. Klosiewicz 1984; Venkonvský et al. 1984).

Völlig unabhängig von Lamberts Befunden zur Wirksamkeit von DPA beobachteten Takezaki und Hanaoka (1971), dass auch das Antikonvulsivum CBZ bei Patienten mit organisch bedingten maniformen Erregungszuständen therapeutisch wirksam ist und dass Patienten mit einer endogenen Manie auf diese Therapie günstig ansprachen. Eine größere Anzahl von Patienten mit bipolaren affektiven Psychosen wurden daraufhin von Okuma et al. (1973) behandelt und eine günstige Wirkung sowohl hinsichtlich der akuten manischen Symptomatik als auch in phasenprophylaktischer Hinsicht beschrieben. Dabei war die antimanische und phasenprophylaktische Wirksamkeit wesentlich deutlicher ausgeprägt als die antidepressive (Okuma et al. 1979).

Erst als die Arbeitsgruppe um Post (Ballenger u. Post 1980) unter Placebo-kontrollierten Bedingungen die Befunde über die akute antimanische Wirkung von CBZ replizieren konnte, fanden allerdings diese Ergebnisse internationale Beachtung. Hierauf folgte eine stürmische Entwicklung von CBZ als Therapeutikum und Phasenprophylaktikum bei affektiven und schizoaffektiven Psychosen. Darüber hinaus konnte später auch gezeigt werden, dass das Ketoderivat von CBZ, das Oxcarbazepin, neben der bekannten antikonvulsiven Wirkung eine antimanische und phasenprophylaktische Wirksamkeit besitzt (Emrich et al. 1984; Emrich 1990).

Die mögliche Wirkung von VPA bei Patienten mit einer Manie untersuchten Emrich et al. (1980) unter Doppelblindbedingungen und konnten zunächst eine akut antimanische Wirkung nachweisen. Es zeigte sich aber auch, dass Patienten, die auf die Lithiumprophylaxe nur unzureichend oder gar nicht ansprachen, bei einer zusätzlichen Langzeittherapie mit VPA nunmehr wirksam prophylaktisch therapiert werden konnten. Dies galt zudem bei gleichzeitiger Senkung der Lithiumdosierung, so dass die Nebenwirkungsrate noch geringer ausgeprägt war. Aber auch Patienten mit einer schizoaffektiven Psychose wurden signifikant gebessert (Emrich et al. 1984), die prophylaktische Wirkung war jedoch bei den rein affektiv Erkrankten deutlicher ausgeprägt als bei den Patienten mit einer schizoaffektiven Psychose.

Fasst man die inzwischen zahlreichen klinischen Studien zur phasenprophylaktischen Wirksamkeit von VPA – auch im Vergleich zu Lithium und CBZ – zusammen, so konnte beim Vergleich zwischen CBZ und Lithium eine prophylaktische Wirksamkeit bei rezidivierenden affektiven Psychosen von etwa 60-90% für beide Substanzen gefunden werden. Zwar fand sich hinsichtlich der Verringerung der Suizidrate eine Überlegenheit von Lithium, für CBZ jedoch eine bessere Wirksamkeit bei schizoaffektiven Verläufen.

Für VPA bestätigte sich in weiteren Studien die bessere Wirksamkeit in der Prophylaxe rein affektiver Psychosen sowie bei der antimanischen Behandlung. Besonders Patienten mit einer hohen Phasenfrequenz (> 4 Phasen pro Jahr), dem sog. „rapid cycling", (Emrich et al. 1985; Mc Elroy et al. 1988) als auch Patienten mit länger dauernden Phasen und Phasenintervallen profitieren offenbar von der Valproat-Therapie. Die bisherigen Erfahrungen zeigen, dass VPA sowohl als Adjuvans einer Lithiumbehandlung als auch als Monotherapeutikum verwendet werden kann. Eine solche Indikation ergibt sich insbesondere dann, wenn Lithium und CBZ sich als unwirksam erwiesen haben oder aus Gründen der Unverträglichkeit nicht eingesetzt werden können (s. Kap. 25 und 26).

Darüber hinaus konnte hinsichtlich affektiver Erkrankungen inzwischen gezeigt werden, dass VPA nicht nur eine antimanische und prophylaktische, sondern offenbar auch eine gewisse antidepressive Wirksamkeit besitzt (Davis et al. 1996): Im Rahmen einer offenen Studie wiesen 66% der monotherapeutisch mit VPA behandelten depressiven Patienten (bipolare Patienten waren ausgeschlossen) nach 8 Wochen eine signifikante Besserung auf. Zusätzlich wurde auf den Nutzen einer VPA-Augmentation zur herkömmlichen Antidepressivabehandlung sowie deren Niedrig-Dosis-Kombinationsbehandlung hingewiesen (Dietrich u. Emrich 1998). Eine weitere Indikation scheint sich daraus abzuleiten, dass VPA adjuvant zu Neuroleptika bei manischen Syndromen eingesetzt, den Neuroleptikaverbrauch deutlich senken kann (Müller-Oerlinghausen et al. 1998).

Der therapeutische Wirkungsmechanismus von VPA bei psychiatrischen Erkrankungen ist noch Gegenstand intensiver Forschung, er beruht wahrscheinlich einerseits auf direkten Membraneffekten, andererseits auf einer Verstärkung der GABA-ergen Hemmung, die am wahrscheinlichsten durch eine präsynaptische Wirkung von VPA zu erklären ist (Löscher 1987; Emrich et al. 1993).

Diese vielfältigen Wirkungen scheinen der Grund dafür zu sein, dass VPA im Laufe der letzten Jahre Erweiterungen möglicher psychiatrischer Indikationen erfahren hat.

So erwies sich – ähnlich der Wirkung von CBZ (Ritola u. Malinen 1981; Litten u. Allen 1994) – Valproat bei der Behandlung von Benzodiazepinentzugserscheinungen therapeutisch wirksam (Apelt u. Emrich 1990). Auch findet VPA bereits bei der Behandlung von Panikstörungen Anwendung: es scheint die Intensität und Dauer von Panikattacken zu reduzieren (Lum et al. 1990; Primeau et al. 1990; Keck et al. 1993a,b), und es scheint sich in der Behandlung von Verhaltensstörungen ein möglicher Indikationsbereich von VPA zu offenbaren: Kastner et al. (1993) fanden eine Wirksamkeit von VPA auf affektive Symptome wie aggressives oder selbstverletzendes Verhalten sowie Schlafstörungen bei Menschen mit geistiger Behinderung. Eine gute Wirksamkeit hinsichtlich derartiger Symptome wurde auch von Mellow (1993) bei älteren Patienten mit Demenzsyndrom, insbesondere bei der Alzheimerschen Erkrankung, gefunden.

Vor dem Hintergrund dieser Befunde scheint eine auch darüber hinausgehende Erweiterung psychiatrischer Indikationen für VPA und andere Antikonvulsiva in den kommenden Jahren wahrscheinlich.

Literatur

Apelt S, Emrich HM (1990) Sodium valproate in benzodiazepine withdrawal. Am J Psychiatry 147: 950–951

Ballenger JC, Post RM (1980) Carbamazepine in manic-depressive illness: A new treatment. Am J Psychiatry 137: 782–790

Davis LL, Kabel D, Patel D et al. (1996) Valproate as an antidepressant in major depressive disorder. Psychopharmacol Bull 32: 647–652

Dietrich E, Emrich HM (1998) The use of anticonvulsants to augment antidepressant medication. J Clin Psychiatry 59 (Suppl 5): 51–58

Emrich HM (1990) Studies with oxcarbazepine (Trileptal) in acute mania. Int Clin Psychopharmacol 5 (Suppl. 1): 83–88

Emrich HM (1993) The action of mood-stabilizers in affective disorders: An integrative view as a challenge. Neuropsychobiology 27: 158–162

Emrich HM, von Zerssen D, Kissling W, Möller HJ, Windorfer A (1980) Effect of sodium valproate on mania. The GABA-hypothesis of affective disorders. Arch Psychiatr Nervenkr 229: 1–16

Emrich HM, Dose M, von Zerssen D (1984) Action of sodium-valproate and of oxcarbazepine in patients with affective disorders. In: Emrich HM, T Okuma, AA Müller (eds) Anticonvulsants in affective disorders. Excerpta Medica, Amsterdam, pp 45–55

Emrich HM, Dose M, von Zerssen D (1985) The use of sodium valproate, carbamazepine and oxcarbazepine in patients with affective disorders. J Affect Dis 8: 243–250

Kalinowsky LB, Putnam TJ (1943) Attempts at treatment of schizophrenia and other nonepileptic psychoses with dilantin. Arch Neurol Psychiatry 49: 414–20

Kastner T, Finesmith R, Walsh K (1993) Long-term administration of valproic acid in the treatment of affective symptoms in people with mental retardation. J Clin Psychophamacol 13: 448–451

Keck PE, Taylor VE, Tugrol HC, McElroy SL, Bennett JA (1993a) Valproate treatment of panic disorder and lactate-induced panic attacks. Biol Psychiatry 33: 542–546

Keck PE, McElroy SL, Tugrul KC, Bennett JA, Smith JMR (1993b) Antiepileptic drugs for the treatment of panic disorder. Neuropsychobiology 27: 150–153

Lambert PA, Carraz G, Borselli S, Carrel S (1966) Action neuropsychotrope d´un nouvel antiépileptique: Le Dépamide. Ann Med Psychol 1: 707–710

Lambert PA, Carraz G, Borselli S, Bouchardy M (1975) Le dipropyl-acetamide dans le traitement de la psychose maniaco-depressive. L´Encephale z: 125–131

Litten RZ, Allen JP (1994) Pharmacological therapies of alcohol addiction. In: Miller NS, Gold MS (eds) Pharmacological therapies in drug and alcohol disorders. Marcel Dekker, New York, pp 127–141

Löscher W (1987) Neurophysiologische und neurochemische Grundlagen der Wirkung von Antiepileptika. Fortschr Neurol Psychiatr 55: 145–157

Lum M, Fontaine R, Elie R, Ontiveros A (1990) Divalproex sodium´s effect in panic disorder: A placebo-controlled study. Biol Psychiatry 27: 41A–179A

McElroy S, Keck PE Jr, Pope HG, Hudson JI (1988) Valproate in the treatment of rapid-cycling bipolar disorder. J Clin Psychopharmacol 8: 275–279

Mellow AM (1993) Sodium valproate in the treatment of behavioral disturbances in dementia. J Geriatric Psych Neurol 6: 205–209

Müller-Oerlinghausen B, Retzow A (1998) Treatment af acute manic episodes as an adjunct to neuroleptic medication. Eur Psychiatry 13 (Suppl 4): 204S

Okuma T, Kishimoto A, Inoue K et al. (1973) Anti-manic and prophylactic effects of carbamazepine (Tegretol) on manic depressive psychosis: A preliminary report. Folia Psychiatr Neurol Jpn 27: 617–630

Okuma T, Inanaga K, Otsuki S et al. (1979) Comparison of the antimanic efficacy of carbamazepine and chlorpromazine: A double-blind controlled study. Psychopharmacology 66: 211–217

Post RM, Uhde TW (1983) Treatment of mood disorders with antiepileptic medications: Clinical and theoretical implications. Epilepsia 24 (Suppl 2): 97–108

Puzyński S, Klosiewicz L (1984) Valproic acid amide in the treatment of affective and schizoaffective disorders. J Affect Disord 6: 116–121

Primeau F, Fontaine R, Beauclair L (1990) Valproic acid and panic disorder. Can J Psychiatr 35: 248–250

Ritola E, Malinen L (1981) A double blind comparison of carbamazepine and clomethiazole in the treatment of alcohol withdrawal syndrome. Acta Psychiatr Scand 64: 254–259

Takezaki II, Hanaoka M (1971) The use of carbamazepine in the control of manic depressive states. J Clin Psychiatr 13: 173–82

Vencovský E, Soucek K, Kabes J (1984) Prophylactic effect of dipropylacetamide in patients with bipolar affective disorders. In: Emrich HM, Okuma T, Müller AA (eds) Anticonvulsants in affective disorders. Amsterdam, Exerpta Medica, pp 66–67

25 Valproinsäure in der Behandlung des manischen Syndroms und in der Prophylaxe bipolarer affektiver Störungen

J. WALDEN, C. NORMANN, J. LANGOSCH, A. ERFURTH, H. GRUNZE

Zusammenfassung

In der Behandlung manischer Syndrome und in der Prophylaxe bipolarer affektiver Störungen wird seit den 50er Jahren Lithium eingesetzt. Da Lithiumionen jedoch erhebliche Nebenwirkungen aufweisen (u. a. Tremor, Gewichtszunahme, Gedächtnisstörungen), ein Teil der Patienten (insbesondere mit „rapid cycling" und dysphorischer Manie) schlecht auf eine Lithiumgabe respondieren, und in einigen Fällen ein diskontinuitätsbedingter Wirkverlust auftreten kann, wurden seit den 70er Jahren Carbamazepin (CBZ) und seit den 80er Jahren Valproinsäure (valproic acid, VPA) als Alternative zu Lithium eingesetzt. Durch klinische Studien gut belegt ist die Wirksamkeit von VPA beim akuten manischen Syndrom. In der Prophylaxe bipolarer Erkrankungen scheint VPA auch wirksam zu sein, obwohl hierzu kontrollierte Studien noch fehlen. Gegenüber CBZ hat VPA den Vorteil geringerer Nebenwirkungen und dem Fehlen einer Enzyminduktion. Insgesamt stellt VPA eine wertvolle Alternative in der Therapie bipolarer affektiver Erkrankungen dar.

1 Einleitung

Seit den 50er Jahren steht mit der Einführung von Lithiumionen eine effektive medikamentöse Behandlungsmöglichkeit des manischen Syndroms und auch eine Phasenprophylaxe bipolarer affektiver Störungen zur Verfügung (vgl. Prien et al. 1984). In den letzten Jahren zeigte sich jedoch, dass in der Behandlung manischer Syndrome mit *Lithium* (mit oder ohne einer Neuroleptika-Komedikation) 20-40% der Patienten nicht adäquat respondieren, und dass bei der Prophylaxe bipolarer Erkrankungen sogar eine Rückfallquote von bis zu 80% auftreten kann (Maj et al. 1998; Prien et al. 1984; vgl. Walden u. Heßlinger 1995; Walden et al. 1997). Dies ist u. a. auch damit zu begründen, dass Subgruppen von Patienten mit bipolaren Störungen wie dem Rapid cycling und der dysphorischen Manie (vgl. Kap. 26; Calabrese et al. 1993; Walden et al. 1998; Walden u. Grunze 1998) sehr schlecht auf Lithium ansprechen.

Eine weitere Schwierigkeit bei einer Lithiumtherapie besteht in den Nebenwirkungen und dem engen therapeutischen Fenster mit der Notwendigkeit von häufigen Blutbildkontrollen. In einer Übersicht von Goodwin u. Jamison (1990) weist eine Auswertung von 10 Studien darauf hin, dass nur 25-50% der Patienten mit einer Lithiumtherapie compliant waren. Die Hauptgründe für die mangelnde Compliance rührt aus den Nebenwirkungen einer Gewichtszunahme, eines Tremors oder einer Gedächtnisstörung her. Darüber hinaus wurde in neueren Untersuchungen auf einen diskontinuitätsbedingten Wirkverlust hingewiesen (Post et al. 1993). Damit ist ein Unwirksamkeit einer erneuten Lithiumtherapie nach einem Absetzversuch gemeint.

Aus den in der folgenden Übersicht genannten Gründen sind Alternativen für eine Lithiumtherapie in der Behandlung von Patienten mit bipolaren Erkrankungen notwendig. In den 70er Jahren wurde insbesondere als Alternative das Antiepileptikum CBZ untersucht. Inzwischen zeigen viele kontrollierte und offene klinische Studien eine Wirksamkeit von CBZ sowohl bei der akuten Manie und als auch in der Prophylaxe bipolarer Erkrankungen (Post et al. 1990; vgl. Walden u. Heßlinger 1995).

Probleme mit einer Lithiumtherapie bei bipolaren affektiven Störungen

- Nebenwirkungen mit der Folge einer mangelhaften Compliance (z. B. Gewichtszunahme, Gedächtnisstörungen, Tremor, Psoriasis)
- enges therapeutisches Fenster
- schlechtes Ansprechen in 20-40% der Fälle in der Akutbehandlung des manischen Syndroms und hohe Rückfallquote in der Prophylaxe
- Subgruppen von Patienten sprechen schlecht an (Rapid cycling und dysphorische Manie)
- möglicher diskontinuitätsbedingter Wirkverlust

Dennoch bleiben auch mit der Behandlung mit CBZ ein Teil der Patienten nonresponder. Ein weiterer erheblicher Nachteil einer Therapie mit CBZ besteht in der Enzym-Auto- und -Hetero-Induktion (s. nachfolgende Übersicht). Dadurch kann der Plasmaspiegel vieler anderer Medikamente reduziert und eine verminderte Wirksamkeit dieser Substanzen induziert werden. So konnte in einer neueren Untersuchung gezeigt werden, dass bei einer Ko-Medikation von CBZ mit Haloperidol der Plasmaspiegel des Haloperidol signifikant gesenkt wird und gleichzeitig die erwünschte antipsychotische Wirkung reduziert wird (Heßlinger et al. 1998; Normann et al. 1998).

Probleme mit einer Carbamazepintherapie bei bipolaren affektiven Störungen

- Nebenwirkungen: allergische Hautveränderungen; funktionelle Erhöhung der Leberwerte; Hyponatriämie
- Enzyminduktion mit möglichem Wirkverlust anderer (Psycho-)Pharmaka

---

In den letzten Jahren kristallisiert sich aufgrund der genannten Nachteile von Lithium und CBZ zunehmend eine Behandlung mit VPA als Alternative heraus.

Seit der ersten Berichte von Lambert et al. (1966) über die Wirksamkeit von VPA in der Behandlung manisch-depressiver Erkrankungen gibt es eine Reihe von unkontrollierten und kontrollierten Studien über die Wirksamkeit von VPA bei affektiven Störungen.

2 Manisches Syndrom

In einer Metaanalyse unkontrollierter Studien zeigt sich, dass etwa zweidrittel akut manisch erkrankter Patienten mit bipolarer oder schizoaffektiver Störung gut auf eine VPA-Therapie ansprachen (Emrich et al. 1981; vgl. McElroy et al. 1987). Dabei war die Symptomverbesserung häufig 1-2 Wochen nach der VPA-Gabe bei Serumkonzentrationen von mehr als 50 µg/ml zu verzeichnen. Viele dieser Patienten sprachen dabei vorher schlecht auf eine andere Medikation (Lithium, Neuroleptika, CBZ) an oder zeigten massive Nebenwirkungen, so dass als Alternative die VPA-Therapie gewählt wurde. Bei diesen offenen Studien wurde in vielen Fällen auch von einer langanhaltenden Prophylaxe berichtet. In neuerer Zeit wurden auch einige kontrollierte Studien durchgeführt, bei denen operationalisierte diagnostische Kriterien benutzt wurden. VPA ist in allen Studien zur akuten Wirksamkeit bei einer Mehrheit der untersuchten Patienten wirksam. Eine Zusammenfassung ergibt trotz des unterschiedlichen Prüfdesigns ein Ansprechen bei insgesamt etwa zwei Dritteln der Patienten (Tabelle 1). Eine kürzlich abgeschlossene Studie der „European Valproate Acute Mania Study Group" (Müller-Oerlinghausen u. Retzow 1997) bestätigte nochmals klar eine antimanische Wirkung von VPA. Das Ziel dieser Studie bestand darin zu überprüfen, ob mit VPA behandelte manische Patienten weniger Neuroleptika benötigen als mit Placebo behandelte Patienten. Als Ergebnis dieser doppelblinden, randomisierten Multizenterstudie zeigte sich, dass der Gebrauch von Haloperidol in der VPA-Gruppe von anfangs 14,3 mg täglich auf 8,1 mg täglich am Ende der Studie nach 3 Wochen zurück ging. Im Gegensatz dazu benötigten die Patienten der Placebo Gruppe anfangs 12,0 mg und am Ende immer noch 10,8 mg Haloperidol täglich.

Bezüglich des Ansprechens der VPA-Therapie gibt es Hinweise darauf, dass Patienten mit schizoaffektiver Störung schlechter als manische Patienten mit bipolarer affektiver Störung auf VPA ansprechen. Einige Studien sprechen dafür, daß Patienten mit einem Rapid cycling (4 oder mehr Episoden im Jahr), Patienten mit einer dysphorischen Manie und Patienten mit EEG-Veränderungen eher auf VPA als auf Lithium ansprechen (vgl. Kap. 26).

Zur Behandlung des manischen Syndroms kann VPA anfangs in einer Dosis von mindestens 300-900 mg/Tag verabreicht werden (sog. „dose loading": 20 mg/kg KG). Stark agitierte Patienten können jedoch zu Anfang direkt mit 1.500 mg/Tag behandelt werden. Unter 2- bis 4-tägiger Serumspiegelkontrolle kann dann weiter aufdosiert werden, bis eine klinische Verbesserung eintritt oder Nebenwirkungen vorhanden sind. Bezüglich einer Korrelation von VPA-Plasmaspiegeln und antimanischer Wirkung ist eine lineare Korrelation nicht gegeben. Allgemein wird jedoch von einem therapeutischen Fenster von 50-125 µg/ml ausgegangen. Eine Schwellenkonzentration liegt jedoch bei etwa 50 µg/ml (VanValkenburg et al. 1990; Tabelle 2).

Tabelle 1. Kontrollierte Studien mit Valproat bei Patienten mit einer akuten Manie

Autor	Diagnose	Design	Dosierung	Ergebnis (gutes Ansprechen)
Emrich et al. 1980	Manie; bipolar oder schizoaffektiv	Doppelblind, placebo-kontrolliert	1.800–3.800 mg/Tag; 50–102 µg/ml	4/5 (80%)
Brennan et al. 1984	Akute Manie	Doppelblind, placebo-kontrolliert	900–3.600 mg/Tag	6/8 (75%)
Freeman et al. 1992	Akute Manie	Doppelblind, 3 Wochen vgl. mit Lithium	1.500 mg/Tag (1. Woche) 2.250 mg/Tag (2. Woche) 3.000 mg/Tag (3. Woche)	9/14 (64%); 12/13 auf Lithium
Pope et al. 1991	Akute Manie	Doppelblind, placebo-kontrolliert (1–3 Wochen)	50–100 µg/ml	9/17 (53%)
Bowden et al. 1994	Akute Manie	Doppelblind, Gruppenvgl. mit Lithium und Placebo	Bis 150 µg/ml	33/68 (48%)
European Valproate Acute Mania Group; Müller-Oerlinghausen u. Retzow 1997	Akute Manie	Doppelblind, randomisiert, placebo-kontrolliert	Einsparung des Neuroleptika-Gebrauchs	Verminderung des Haloperidol-Gebrauchs: in der Valproat-Gruppe von 14,3 mg auf 8,1 mg in der Placebo-Gruppe von 12,0 mg auf 10,8 mg

Tabelle 2. Mögliches Dosierungsschema für Valproat bei affektiven Störungen

Manisches Syndrom	Prophylaxe bipolarer affektiver Störungen
Initial 300–900 mg/Tag (20 mg/kg KG)	900–1.800 mg/Tag (oder mehr) in Anlehnung an einen Spiegel über 50 µg/ml
In drei Tagen aufsteigend bis zu einem Spiegel von 50–125 µg/ml	

3 Depressives Syndrom

Im Gegensatz zur mittlerweile gut belegten Wirksamkeit von VPA beim manischen Syndrom gibt es bisher keine kontrollierten Studien, die die Wirksamkeit von VPA bei der akuten Depression untersuchen. In den meisten durchgeführten offenen Studien zeigte VPA jedoch beim depressiven Syndrom im Gegensatz zum akuten manischen Syndrom eher eine schlechte Wirkung. Andererseits belegt eine nicht-kontrollierte Studie von Davis et al. (1996) bei 33 Patienten mit major depression, dass 54% der Patienten eine deutliche (mehr als 50% Reduktion auf der Hamilton Depressionsskala) Verbesserung der depressiven Symptomatik nach einer VPA-Therapie hatten. Nach 8 Wochen zeigte die „Intent-to-treat Analyse" dieser Studie sogar, dass 66% der Patienten Responder waren.

In einer neueren doppelblinden Studie mit 179 Patienten konnte weiterhin gezeigt werden, dass depressive Syndrome während einer manischen Episode besser mit VPA behandelt werden können (Swann et al. 1997). Die Autoren kommen zum Schluss, dass nur geringste Anzeichen einer depressiven Symptomatik während der manischen Phase eine gute Wirksamkeit von VPA vorhersagen.

Zusammenfassend belegen diese Studien bisher jedoch, dass VPA wahrscheinlich einen besseren antimanischen als antidepressiven Effekt besitzt.

4 Phasenprophylaxe bipolarer Störungen

Einige offene Studien und eine kontrollierte Studie belegen, dass VPA die Frequenz und die Intensität depressiver und manischer Phasen abzuschwächen vermag (vgl. Bowden et al. 1997). Wie erwähnt gilt offensichtlich der prophylaktische Effekt mehr für manische als für depressive Phasen. Ob eine Wirkverstärkung von VPA bei Ko-Medikation mit Lithium oder CBZ auftritt ist bisher nicht eindeutig belegt (Tabelle 3).

Tabelle 3. Studien zur Phasenprophylaxe affektiver Störungen mit Valproat

Autor	Diagnose	Design	Ergebnis
Brown 1989	Bipolare affektive Störung	Offen	64% gutes Ansprechen
Lambert u. Venaud 1984	Monopolare und bipolare affektive Störung	1 Jahr ohne und 1 Jahr mit Valproat	Abnahme der Hospitalisationen von 0,76 auf 0,18 pro Jahr
Puzynski u. Klosiewicz 1984	Bipolare affektive Störung	Offen	Reduktion der Frequenz und Intensität der Phasen
Calabrese et al. 1991	Bipolare affektive Störung; Rapid cycler	Prospektiv, 15,8 Monate	94% gute phasenprophylaktische Wirkung
Brennan et al. 1984	Bipolare affektive Störung	Offen; 32 Monate	3 von 4 Patienten vollständige Besserung

5 Kombinationstherapien mit Phasenprophylaktika

In der klinischen Routinebehandlung hat sich bei therapierefraktären Patienten eine Kombinationstherapie mit mehreren Phasenprophylaktika oder die Kombinationsbehandlung von Phasenprophylaktika mit einem Neuroleptikum bzw. Benzodiazepin etabliert (Freeman u. Stoll 1998; Solomon et al. 1998). In Tabelle 4 sind einige Möglichkeiten zusammengefasst. Die Kombination von VPA mit Lithium scheint dabei eine häufige, sichere und effektive Maßnahme zu sein. Insbesondere gibt es zwischen beiden Substanzen keine signifikanten pharmakokinetischen Interaktionen. Die Kombination von VPA und CBZ wirkt offensichtlich in einigen Fällen synergistisch (vgl. Ketter et al. 1992). Dabei ist jedoch zu berücksichtigen, dass in dieser Kombination der CBZ-Epoxidspiegel ansteigt, mit der Folge einer erhöhten Neurotoxizität.

Zusammenfassend ergibt sich, dass VPA als Alternative zur Lithium oder Carbamazepin-Therapie insbesondere wegen des geringeren Nebenwirkungsspektrums empfohlen werden kann. Es sind jedoch noch mehr kontrollierte klinische Studien notwendig, um den Therapieerfolg insbesondere in der Prophylaxe bipolarer affektiver Störungen beurteilen zu können.

Tabelle 4. Kombinationsmöglichkeiten bei der Behandlung bipolarer Erkrankungen. (Nach Freeman u. Stoll 1998)

Kombination	Vorteile	Nebenwirkungen (NW)	Sicherheit[a]	Wirksamkeit[b]
Lithium + Valproat	Wahrscheinlich synergistisch	Additive NW (Tremor, Gewichtszunahme)	3	4
Lithium + Carbamazepin	Wahrscheinlich synergistisch	Evtl. erhöhte Neurotoxizität	2	4
Lithium + Neuroleptika	Vor allem bei psychotischen Symptomen	Erhöhte Neurotoxizität	3	4
Lithium + Clozapin	Weniger Spätdyskinesien	Berichte über Myokloni und epileptische Anfälle	2	4
Lithium + Risperidon	Weniger Spätdyskinesien	Berichte über Delirien	4	3
Lithium + Benzodiazepine	Gute Sedierung		5	3
Lithium + Lamotrigin	Bes. bei bipolarer Depression		5	4
Valproat + Carbamazepin	Evtl. synergistisch	Epoxid-Spiegel steigt	2	4

[a] 5 = sicher; 1 = nicht sicher.
[b] 5 = wirksam; 1 = nicht wirksam.

Literatur

Bowden C (1994) Efficacy of divalproex sodium vs. lithium and placebo in the treatment of mania. JAMA 271: 918—924

Bowden CL, Swann A, Calabrese J et al. (1997) Maintenance clinical trials in bipolar disorder: design implications of the divalproex-lithium-placebo study. Psychopharmacol Bull 33: 693-699

Brennan NJW, Sandyk R, Borsook D (1984) Use of sodium valproate in the management of affective disorders: Basic and clinical aspects. In: Emrich HM, Okuma T, Müller AA (eds) Anticonvulsants in affective disorders. Excerpta medica, Amsterdam, pp 56-65

Brown R (1989) U.S. experience with valproate in manic depressive illness: A multicenter trial. J Clin Psychiatry 50: 13-16

Calabrese JR, Markovitz P, Wagner S (1991) Predictors of valproate response in rapid cycling bipolar disorder. Biol Psychiatry 29: 166A-167A

Davis LL, Kabel D, Patel D et al. (1996) Valproate as an antidepressant in major depressive disorder. Psychopharmacol Bull 32: 647-652

Emrich HM, von Zerssen D, Kissling W, Möller H-J, Windorfer A (1980) Effects of sodium valproate on mania: GABA hypothesis of affective disorders. Arch Psychiatr Nervenkr 229: 1-16

Emrich HM, von Zerssen D, Kissling W, Möller H-J (1981) Therapeutic effect of valproate in mania. Am J Psychiatry 138: 256

Freeman MP, Stoll AL (1998) Mood stabilizer combinations: A review of safety and efficacy. Am J Psychiatry 155: 12-21

Freeman WT, Clothier JL, Pazzaglia P, Lesem MD, Swann AC (1992) A double blind comparison of valproate and lithium in the treatment of acute mania. Am J Psychiatry 149: 108-111

Goodwin FK, Jamison KR (1990) Manic-depressive illness. Oxford University Press. New York

Heßlinger B, Normann C, Langosch J, Klose P, Berger M, Walden J (1999) Effects of carbamazepine and valproate on haloperidol plasma levels and psychopathological outcome in schizophrenic patients. J Clin Psychopharmacol 19: 310-315

Ketter TA, Pazzaglia P, Post RM (1992) Synergy of carbamazepine and valproic acid in affective illness: Case report and review of literature. J Clin Psychopharmacol 12: 276-281

Lambert PA, Venaud G (1987) Utilisation de valpromide en therapeutique psychiatrique. L'encephalé 8: 367-373

Lambert PA, Carraz G, Borselli S, Carrel MS (1966) Action neuropsychotrope d'un nouvel antiepileptique: Le Depamide. Ann Med Psychol 1: 707-710

Maj M, Pirozzi R, Magliano L, Bartoli L (1998) Longterm outcome of lithium prophylaxis in bipolar disorder: A 5 year prospective study on 402 patients attending a lithium clinic. Am J Psychiatry 155: 30-35

McElroy SL, Keck PE, Pope HG (1987) Sodium valproate: Its use in primary psychiatric disorders. J Clin Psychopharmacol. 7: 16-24

Müller-Oerlinghausen B, Retzow A (1997) Valproate as adjunct to neuroleptic medication in the treatment of acute episodes of mania. Pharmacopsychiatry 30: 202

Normann C, Heßlinger B, Bauer J, Berger M, Walden J (1998) Die Bedeutung des hepatischen Cytochrom P450-Systems für die Psychopharmakologie. Nervenarzt 69: 944-955

Pope HG, McElroy S, Keck PE, Hudson JI (1991) Valproate in the treatment of acute mania. Arch Gen Psychiatry 48: 62-68

Post RM, Leverich GS, Rosoff AS, Altshuler LL (1990) Carbamazepine prophylaxis in refractory affective disorders: A focus on long-term follow-up. J Clin Psychopharmacol 10: 318-327

Post RM, Ketter TA, Pazzaglia PJ, George MS, Marangell L, Denicoff K (1993) New developments in the use of anticonvulsants as mood stabilizers. Neuropsychobiology 27: 132-137

Prien RF, Kupfer DJ, Mansky PA, Small JG, Tuson VB, Voss CB, Johnson WE (1984) Drug therapy in the prevention of recurrences in unipolar and bipolar affective disorders: Report of the NIMH collaborative study group comparing lithium carbonate, imipramine and a lithium carbonate imipramine combination. Arch Gen Psychiatry 41: 1096-1104

Pudzynsky S, Klosiewicz L (1984) Valproid acid amide as a prophylactic agent in affective and schizoaffective disorders. Psychopharmacol Bull 20: 151-159

Solomon DA, Keitner GI, Ryan C, Miller IW (1998) Lithium plus valproate as maintenance polypharmacy for patients with bipolar I disorder: Re review. J Clin Psychopharmacol 18: 38–49

Swann AC, Bowden CL, Morris D et al. (1997) Depression during mania. Treatment response to lithium or divalproex. Arch Gen Psychiatry 54: 37–42

VanValkenburg C, Kluznik J, Merill R, Erickson W (1990) Therapeutic levels of valproate for psychosis. Psychopharmacol Bull 26: 254–255

Walden J, Grunze H (1998) Bipolare affektive Störungen. Ursachen und Behandlung. Thieme, Stuttgart

Walden J, Heßlinger B (1995) Bedeutung alter und neuer Antiepileptika in der Behandlung psychischer Erkrankungen. Fortschr Neurol Psychiatr 63: 320–335

Walden J, Heßlinger B, Grunze H, Berger M (1997) Behandlung psychischer Erkrankungen mit dem Antiepileptikum Valproat. Nervenheilkunde 16: 12–18

Walden J, Normann C, Langosch J, Berger M, Grunze H (1998) Differential treatment of bipolar disorder with old and new antiepileptic drugs. Neuropsychobiology 38: 181–184

26 Valproinsäure zur Behandlung von „rapid cycling" und dysphorischer Manie

A. ERFURTH, H. GRUNZE, J. WALDEN

Zusammenfassung

Zahlreiche Untersuchungen haben in den vergangenen Jahren gezeigt, dass Valproat in der Behandlung von einigen Subgruppen von Patienten mit bipolaren Störungen der Therapie mit Lithium überlegen ist. Hierzu gehören vor allem Patienten mit dysphorischer Manie oder mit „Rapid-cycling-Verlauf". Das folgende Kapitel stellt die aktuelle Datenlage zu diesem Thema vor.

1 Einleitung

Valproinsäure (valproic acid, VPA) ist – neben den Lithiumsalzen und Carbamazepin – das derzeit wichtigste Präparat in der Behandlung des manischen Syndroms und in der Prophylaxe bipolarer affektiver Störungen (vgl. Kap. 25; Walden u. Heßlinger 1995; Retzow u. Emrich 1998). In den letzten Jahren wurde zunehmend darauf hingewiesen, dass eine Monotherapie mit Lithium in der Behandlung gewisser Subgruppen von Patienten wenig Erfolg verspricht (Chou 1991; Calabrese u. Woyshville 1995a). Dazu gehören neben den Manien mit psychotischen Symptomen (Goodman u. Jamison 1990), den Manien, die unmittelbar auf eine Depression folgen (Faedda et al. 1991) und den bipolaren Störungen, die von sekundärem Substanzmissbrauch – z. B. von Alkohol oder Kokain – (Brady u. Sonne 1995; Bowden 1995; Post et al. 1996) begleitet werden, vor allem Patienten mit dysphorischer Manie (Dilsaver et al. 1993; Post et al. 1996; Swann et al. 1997) oder mit Rapid-cycling-Verlauf (Dunner u. Fieve 1974; Kukopulos et al. 1980; Calabrese et al. 1996). Das vorliegende Kapitel zeigt auf, dass eine VPA-Therapie bei dysphorischer Manie und Rapid cycling eine wichtige und wohl dem Lithium überlegene Behandlungsstrategie darstellt.

2 Valproinsäure in der Behandlung von Rapid-cycling-Verläufen

Rapid-cycling-Verläufe stellen eine besonders schwer zu beeinflussende Subgruppe bipolarer Erkrankungen dar, die mit häufigen Klinikeinweisungen – und hohen volkswirtschaftlichen Kosten (Keck et al. 1996a) – einhergehen.
    Nach der in den meisten Studien verwendeten Definition von Dunner u. Fieve (1974) müssen wenigstens vier affektive Episoden pro Jahr auftreten; zur Definition des Rapid cyclings s. auch Calabrese et al. (1993), Maj et al. (1994) sowie in Bezug auf DSM-IV Krüger et al. (1996).

Etwa 13-20% der Patienten mit einer bipolaren affektiven Störung zeigen einen Rapid-cycling-Verlauf (Calabrese u. Woyshville 1995b). Lithiumionen sind in bis zu 82% der Fälle ineffektiv (Dunner u. Fieve 1974; Krüger et al. 1996; Sechter 1996). Frauen mit einer bipolaren Störung haben ein höheres Risiko ein Rapid cycling zu entwickeln als Männer mit einer bipolaren Störung (Pariser 1993, Leibenluft 1997). Rapid-cycling-Verläufe sind ähnlich wie affektive Mischzustände häufig bei Patienten mit früh, oft schon im Kindes- und Jugendalter sich erstmals manifestierenden bipolaren Störungen zu finden (Steele u. Fisman 1997) und stellen sich somit oft mit zunehmendem Alter und Erkrankungsdauer ein (Angst 1985). Kontrovers diskutiert wird (Wehr u. Goodwin 1987), inwiefern Beschleunigungen des zyklischen Geschehens bei der bipolaren affektiven Störung auch iatrogen bedingt sein können, etwa durch eine antidepressive Zusatzmedikation (Calabrese u. Delucchi 1989; Post et al. 1996; Krüger et al. 1996; Wehr et al. 1998), durch Lithium (Kukopulos et al. 1980) oder EKT (Kukopulos et al. 1983). Die einzelnen Zyklen können so rasch aufeinander folgen, dass keine gesunden Intervalle mehr erkennbar sind (Bräunig 1990).

Akiskal (1994) beschreibt, dass Patienten mit einer „cyclothymic depression" besonders anfällig dafür sind, auf Trizyklika ein Rapid cycling zu entwickeln. Eine „cyclothymic depression" ist nach Akiskal eine „major depression" bei cyclothymem Temperament: Dieses Krankheitsmuster stellt sich in der „Bipolar-II-"Störung bzw. den hiermit verwandten „Soft-bipolar-Störungen" dar.

Mitte der 80er Jahre wurden erstmals Studien veröffentlicht, die auf die Wirksamkeit von VPA beim Rapid cycling hinwiesen (Puzynski u. Klosiewicz 1984; Emrich et al. 1985). Die erste offene, große prospektive Studie, die die Wirksamkeit von VPA in der akuten wie prophylaktischen Behandlung des Rapid cycling aufzeigen konnte, wurde von Calabrese und seinen Mitarbeitern Anfang der 90er Jahre vorgestellt (Calabrese u. Delucchi 1990; Calabrese et al. 1992; Calabrese et al. 1993): Von 101 Patienten mit einem Rapid-cycling-Verlauf (ohne iatrogene Induktion durch Antidepressiva) erhielten 43 eine VPA-Monotherapie sowie 58 eine Kombinationstherapie mit VPA (VPA plus Lithium, n = 30; VPA plus Antidepressiva, n = 7; VPA plus Carbamazepin, n = 6; andere Kombinationen, n = 15). Tabelle 1 zeigt die Wirksamkeit von VPA in der Akutbehandlung und der Phasenprophylaxe bei diesen Rapid-cycling-Patienten.

Schaff et al. (1993) publizierten eine Studie, in der sie retrospektiv über die additive Behandlung mit VPA bei 63 Patienten mit einer bipolaren Störung berichten, die sich unter einer Behandlung mit Lithium oder/und Carbamazepin nicht gebessert hatten. 26 Patienten hatten einen Rapid-cycling-Verlauf, 21 (also 81%) hiervon zeigten eine Response auf Valproat.

Bowden et al. veröffentlichten 1994 eine randomisierte, doppel-blinde Studie, die die Wirksamkeit von VPA (n = 69) gegen Lithium (n = 36) bzw. Placebo (n = 74) prüfte. Bezüglich des Rapid cyclings ist interessant, dass sämtliche acht Patienten, die an 4 oder mehr manischen Episoden pro Jahr in den vergangenen zwei Jahren erkrankt waren (also Rapid-cycling-Kriterien erfüllten), in der Valproat-Gruppe behandelt wurden. 4 dieser 8 Patienten (50%) zeigten mindestens 50% Besserung in der Subskala „manisches Syndrom" der Schedule for Affective Disorders and Schizophrenia-Change Version (SADS-C; Spitzer et al. 1975). In der Gesamtgruppe aller VPA -Patienten erfüllte eine vergleichbare Anzahl von Pati-

Tabelle 1. Wirksamkeit von Valproat bei Rapid cycling. (Nach Calabrese et al. 1993)

		Wirksamkeit in der Akutbehandlung (vollständiger Rückgang der Akutsymptome innerhalb von 6 Wochen) in %	Wirksamkeit in der Phasenprophylaxe (keine erneute Phase gleicher Polarität; durchschnittliche Beobachtungszeit 17,2 Monate) in %
Valproat-Monotherapie (n = 43)	Manie	64	77
	Mischzustand	87	89
	Depression	21	38
Valproat in Kombination (n = 101)	Manie	74	80
	Mischzustand	80	80
	Depression	42	45

enten (48%) das 50%-Besserungs-Kriterium, was darauf hinweist, dass VPA möglicherweise bei Rapid-cycling-Patienten genauso effektiv ist wie bei Nicht-Rapid-cycling-Patienten.

In der Regel werden in der Behandlung der bipolaren Störung – einschließlich des Rapid cycling – VPA-Konzentrationen von 50-100 mg/l angestrebt; eine interessante Arbeit stellte Jacobsen 1993 vor: über 3 Jahre wurden Patienten mit einer DSM-III-R-Diagnose Cyclothymia oder Rapid-cycling-bipolar-II-Störung mit im Durchschnitt 351 mg VPA behandelt, die konsekutiv gemessenen Blutwerte lagen im Durchschnitt bei 32,5 mg/l, also niedriger als üblicherweise empfohlen. 26 (15 Cyclothyme, 11 Bipolar-II-Patienten) der 33 Patienten (79%) sprachen auf diese Behandlung an; 5 bipolare „rapid cycler", die sich auf die Niedrigdosierung nicht oder nicht ausreichend gebessert hatten, respondierten unter einer herkömmlichen Dosierung. Die Arbeit zeigt, dass bei leichteren Störungen mit raschem Phasenwechsel auch eine Niedrigdosierung ausreichend effektiv sein kann.

Eine kleinere, offene Studie an neun Patienten mit Rapid-cycling-Verlauf bestätigte ebenfalls die positive Wirkung von VPA (Sharma et al. 1993).

Des weiteren wurden einige Einzelfallkasuistiken veröffentlicht, die die Wirksamkeit von VPA bei Rapid cycling unterstreichen: Herridge u. Pope (1985) setzten VPA erfolgreich ein bei der Therapie einer Patientin mit einer bipolaren affektiven Störung vom Rapid-cycling-Typ und mit einer Bulimie als Zweitdiagnose. Sharma u. Persad (1992) berichteten von der erfolgreichen Behandlung eines Patienten mit Rapid cycling mittels VPA plus Lithium. Interessant ist die Kasuistik von Ketter et al. (1992), in der ein Patient mit Rapid cycling vorgestellt wird, der – jeweils doppelblind – auf VPA- bzw. Carbamazepin-Monotherapie keine Besserung zeigte, jedoch auf die Kombination der beiden Substanzen, was die Autoren auf pharmakodynamische, nicht jedoch pharmakokinetische Effekte zurückführen.

Dass Rapid cycling auch bei sehr alten Patienten zu beobachten ist, und dass VPA – hier in Kombination mit L-Thyroxin bzw. niedrigdosiertem Lithium –

auch bei diesen geriatrischen Patienten hilfreich sein kann, zeigen Berichte von Gnam u. Flint (1993) sowie von Schneider u. Wilcox (1998) über eine bzw. 4 erfolgreiche Behandlungen. Ein Rapid cycling bei einem Patienten mit bipolarer Störung und einem Down-Syndrom behandelte Sovner (1991) erfolgreich mit Valproat.

Lepkifker et al. (1995) berichten über einen Fall von „Ultra-Rapid-cycling" mit 48-Stunden-Zyklus, der auf Lithium-Monotherapie nicht respondierte, aber sich auf die zusätzliche Gabe von VPA besserte.

Auch wenn eine große randomisierte, doppelt-maskierte Untersuchung zur VPA-Gabe bei Rapid cycling noch fehlt und einige Fragen noch offen sind – so ist z. B. deutlich, dass Lithium in der Behandlung der Gesamtgruppe bipolarer Störungen das Suizidrisiko senkt (Coppen et al. 1991); eine Untersuchung, die zeigt, dass die Gabe von VPA beim bekanntlich (Fawcett et el. 1987) mit besonders hohem Suizidrisiko einhergehenden Rapid cycling ebenfalls die Selbstmordrate senkt, liegt bisher nicht vor (Bourgeois und Verdoux 1997) –, stellt VPA zusammenfassend – auch im Vergleich der Behandlungskosten (Keck et al. 1996b) – derzeit das Mittel der ersten Wahl bei Rapid-cycling-Verläufen dar; VPA sollte hierbei nicht primär in Kombination mit Lithium gegeben werden, sondern durchaus als Monotherapie (Calabrese u. Woyshville 1995b; Kusumakar et al. 1997). Darüber hinaus sind begleitende psychosoziale (Hopkins u. Gelenberg 1994; Solomon et al. 1995) und psychoedukative (Akiskal 1994) Therapiemaßnahmen – wie bei bipolaren Störungen allgemein – sinnvoll.

Zukünftige Untersuchungen werden zeigen, ob andere Antiepileptika, wie Carbamazepin [hier finden sich widersprüchliche Ergebnisse: stellvertretend für einige Studien mit positivem Ergebnis sei die Untersuchung von Joyce (1988) genannt, keinen Effekt fanden Okuma et al. 1993] oder Lamotrigin (positive Einzelfallstudien von Fatemi et al. 1997; Kusumakar u. Yatham 1997 sowie Erfurth et al. 1998), das Schilddrüsenhormon T4 (Bauer u. Whybrow 1990), der Kalzium-Kanal-Blocker Nimodipin (Manna 1991; bei Ultra-Rapid-cycling Pazzaglia et al. 1993) oder auch der Carboanhydrase-Hemmer Acetazolamid (Hayes 1994) bei dieser Subgruppe von Patienten eine Alternative zu VPA darstellen.

3 Valproinsäure in der Behandlung der dysphorischen Manie

Affektive Mischzustände sowie depressive und dysphorische Symptome im Rahmen einer manischen Episode können bei bipolaren Störungen oft beobachtet werden (McElroy et al. schätzten 1992 die Prävalenz auf 31%, eine breite epidemiologische Erhebung im Rahmen der EPIMAN- und EPIDEP-Studie von Bourgeois et al. 1997 ermittelte eine Inzidenz von 38%) und wurden in der deutschen Psychiatrie seit der Jahrhundertwende, u. a. von Kraepelin und seinen Schülern (Weygandt 1899), untersucht und beschrieben: „Man darf sagen, dass diese Art Durchflechtung manischer und melancholischer Züge in Andeutungen bei genauer Beobachtung nahezu immer zutage tritt, und vielleicht ist gerade das der beste Beweis, dass beide Syndrome zusammengehören" (Bumke 1936). Diese „Durchflechtung" wurde in der internationalen Literatur erst in den letzten zwei Jahrzehnten zureichend rezipiert und weiterführend untersucht (Akiskal u.

Puzantian 1979; Post et al. 1989; McElroy et al. 1992; Bourgeois et al. 1995; Akiskal 1996; Cassidy et al. 1998). Die komplette „Durchflechtung" depressiver und manischer Symptome – wie von DSM-III-R und DSM-IV gefordert mit Erfüllung der vollen Kriterien für sowohl manische als auch depressive Episode – finden Perugi et al. (1997) nur bei 54% ihrer Patienten mit affektivem Mischzustand; Akiskal sowie die Arbeitsgruppe um Cassano halten einzelne depressive Symptome im Rahmen einer vordringlich manischen Erkrankung für repräsentativer und plädieren deswegen dafür, die Kriterien für DSM-III-R- bzw. DSM-IV- „mixed states" (die sich in das Konzept der „dysphoric mixed mania" fügen) zu erweitern (Akiskal 1996; Perugi et al. 1997).

Einen ersten Hinweis auf die Wirksamkeit von VPA bei dysphorischen Manien ergab sich in einer Studie von Clothier et al. (1992): Sie behandelten 27 Patienten mit Manie bei bipolarer Störung doppelblind maskiert mit Lithium vs. VPA und fanden, dass die Depressionswerte bei den VPA-Respondern höher als bei den Non-Respondern waren, ein Ergebnis, das zuvor von McElroy et al. (1991) nicht gefunden wurde.

Den deutlichsten Hinweis auf die mögliche Überlegenheit von VPA gegenüber Lithium in der Behandlung der dysphorischen Manie findet sich in einer Post-hoc-Analyse (Swann et al. 1997) der Daten der oben bereits diskutierten randomisierten Studie von Bowden et al. (1994): auch wenn leider Daten zum Verlauf der depressiven Symptome während der Behandlung fehlen, war die globale Überlegenheit von VPA vs. Lithium in der Behandlung der dysphorischen Manie hoch signifikant; Lithium war in diesem Patientenkollektiv der Placebobehandlung nicht überlegen. Die Autoren der Arbeit schlagen angesichts dieser psychopathologischen Unterschiede zwischen VPA-Respondern und Lithium-Respondern vor, dass manische Syndrome biologisch heterogen sein müssen (Swann et al. 1992).

Keine Überlegenheit von VPA gegenüber Lithium oder Carbamazepin fand dagegen eine Studie von Goldberg et al. (1998): 120 Patienten mit bipolarer Störung wurden retrospektiv in „mixed mania" (n = 70) und „pure mania" (n = 50) unterteilt; unter naturalistischen Bedingungen remittierten Patienten mit „mixed mania" unter VPA, Lithium oder Carbamazepin in vergleichbarer Weise.

Über die erfolgreiche VPA-Behandlung einer dysphorischen Manie bei einem geistig behinderten Jugendlichen berichteten Whittier et al. (1995); ein Bericht von Wroblewski et al. (1997) über 5 Patienten mit dysphorischem, manischem, destruktiven und aggressiven Verhalten bei Zustand nach Schädel-Hirn-Trauma unterstrich, dass VPA solche Syndrome auch unabhängig vom Vorhandensein einer bipolaren Störung positiv beeinflussen kann.

Zusammenfassend empfehlen die meisten Autoren VPA als Mittel der ersten Wahl bei der dysphorischen Manie (Bourgeois et al. 1995; Kusumakar et al. 1997; Licht 1998) und gehen von einer Überlegenheit gegenüber Lithium oder Carbamazepin aus; Alternativen in der Behandlung der dysphorischen Manie wurden bisher wenige aufgezeigt, interessant ist der Bericht über die mögliche Wirksamkeit des Antidepressivums Nefazodon (Worthington u. Pollack 1996).

Auch eine Therapie mit Lamotrigin (Erfurth u. Grunze 1998) oder eine Elektrokrampftherapie-Behandlung kann bei therapieresistenten Patienten mit dysphorischer Manie versucht werden (Small et al. 1988; Bourgeois et al. 1995).

Literatur

Akiskal HS (1994) Dysthymic and cyclothymic depressions: Therapeutic considerations. J Clin Psychiatry 55 Suppl: 46–52
Akiskal HS (1996) The prevalent clinical spectrum of bipolar disorders: beyond DSM-IV. J Clin Psychopharmacol 16 Suppl 1: 4S–14S
Akiskal HS, Puzantian VR (1979) Psychotic forms of depression and mania. Psychiatr Clin North Am 2: 419–439
Angst J (1985) Switch from depression to mania. A record study over the decades 1920–1982. Psychopathology 18: 140–154
Bauer MS, Whybrow PC (1990) Rapid cycling affective disorder. Treatment of refractory rapid cycling with high dose levothyroxine: a preliminary study. Arch Gen Psychiatry 47: 435–440
Bourgeois ML, Hantouche EG, Akiskal HS (1997) The EPIMAN and EPIDEP French studies on bipolarity. J Bipolar Disorder 1: 13–19
Bourgeois ML, Verdoux H (1997) Le risque suicidaire dans les troubles bipolaires. Encephale 23 Spec No 1: 35–41
Bourgeois ML, Verdoux H, Mainard CH (1995) Dysphoric mania and mixed states. Encephale 21 Spec No 6: 21–32
Bowden CL (1995) Predictors of response to divalproex and lithium. J Clin Psychiatry 56 Suppl 3: 25–30
Bowden CL, Brugger AM, Swann AC et al. for the Depakote Mania Study Group (1994) Efficacy of divalproex vs lithium and placebo in the treatment of mania. JAMA 271: 918–924
Brady KT, Sonne SC (1995) The relationship between substance abuse and bipolar disorder. J Clin Psychiatry 56 Suppl 3: 19–24
Bräunig P (1990) Switch processes and rapid cycling in bipolar affective disorders, cycloid psychoses and non-systematic schizophrenia. Psychopathology 23: 291–302
Bumke O (1936) Lehrbuch der Geisteskrankheiten. Bergmann, München
Calabrese JR, Delucchi GA (1989) Phenomenology of rapid cycling manic depression and its treatment with valproate. J Clin Psychiatry 50 Suppl: 30–34
Calabrese JR, Delucchi GA (1990) Spectrum of efficacy of valproate in 55 patients with rapid cycling bipolar disorder. Am J Psychiatry 147: 431–434
Calabrese JR, Woyshville MJ (1995a) Lithium therapy: Limitations and alternatives in the treatment of bipolar disorders. Ann Clin Psychiatry 7: 103–112
Calabrese JR, Woyshville MJ (1995b) A medication algorithm for treatment of bipolar rapid cycling? J Clin Psychiatry 56 Suppl 3: 11–18
Calabrese JR, Fatemi SH, Kujawa M, Woyshville MJ (1996) Predictors of response to mood stabilizers. J Clin Psychopharmacol 16 (2 Suppl 1): 24S–31S
Calabrese JR, Markovitz PJ, Kimmel SE, Wagner SC (1992) Spectrum of efficacy of valproate in 78 rapid-cycling bipolar patients. J Clin Psychopharmacol 12 (1 Suppl): 53S–56S
Calabrese JR, Rapport DJ, Kimmel SE, Reece B, Woyshville MJ (1993) Rapid cycling bipolar disorder and its treatment with valproate. Can J Psychiatry 38 Suppl 2: 57–61
Cassidy F, Forest K, Murry E, Carroll BJ (1998) A factor analysis of the signs and symptoms of mania. Arch Gen Psychiatry 55: 27–32
Chou JC (1991) Recent advances in the treatment of acute mania. J Clin Psychopharmacol 11: 3–21
Clothier J, Swann AC, Freeman T (1992) Dysphoric mania. J Clin Psychopharmacol 12(1 Suppl): 13S–16S
Coppen A, Standish-Barry H, Bailey J, Houston G, Silcocks P, Hermon C (1991) Does lithium reduce the mortality of recurrent mood disorders? J Affective Disord 23: 1–7
Dilsaver SC, Swann AC, Shoaib AM, Bowers TC (1993) The manic syndrome: Factors which may predict a patient´s response to lithium, carbamazepine and valproate. J Psychiatry Neurosci 18: 61–66
Dunner DL, Fieve RR (1974) Clinical factors in lithium carbonate prophylaxis failure. Arch Gen Psychiatry 30: 229–233
Emrich HM, Dose M, von Zerssen D (1985) The use of sodium valproate, carbamazepine and oxcarbamazepine in patients with affective disorders. J Affective Disord 8: 243–250

Erfurth A, Grunze H (1998) New perspectives in the treatment of acute mania: A single case report. Prog Neuropsychopharmacol Biol Psychiatry 22: 1053-1059
Erfurth A, Walden J, Grunze H (1998) Lamotrigine in the treatment of schizoaffective disorder. Neuropsychobiology 38: 204-205
Faedda GL, Baldessarini RJ, Tohen M, Strakowski SM, Waternaux C (1991) Episode sequence in bipolar disorder and response to lithium treatment. Am J Psychiatry 148: 1237-1239
Fatemi SH, Rapport DJ, Calabrese JR, Thuras P (1997) Lamotrigine in rapid-cycling bipolar disorder. J Clin Psychiatry 58: 522-527
Gnam W, Flint AJ (1993) New onset rapid cycling bipolar disorder in an 87 year old woman. Can J Psychiatry 38: 324-326
Goldberg JF, Garno JL, Leon AC, Kocsis JH, Portera L (1998) Rapid titration of mood stabilizers predicts remission from mixed or pure mania in bipolar patients. J Clin Psychiatry 59: 151-158
Goodman FK, Jamison KR (1990) Manic-depressive illness. Oxford University Press, New York
Hayes SG (1994) Acetazolamide in bipolar affective disorders. Ann Clin Psychiatry 6: 91-98
Herridge PL, Pope HG Jr (1985) Treatment of bulimia and rapid-cycling bipolar disorder with sodium valproate: a case report. J Clin Psychopharmacol 5: 229-230
Hopkins HS, Gelenberg AJ (1994) Treatment of bipolar disorder: How far have we come? Psychopharmacol Bull 30: 27-38
Jacobsen FM (1993) Low-dose valproate: a new treatment for cyclothymia, mild rapid cycling disorders, and premenstrual syndrome. J Clin Psychiatry 54: 229-234
Joyce PR (1988) Carbamazepine in rapid cycling bipolar affective disorder. Int Clin Psychopharmacol 3: 123-129
Keck PE Jr, McElroy SL, Bennett JA (1996a) Health-economic implications of the onset of action of antimanic agents. J Clin Psychiatry 57 Suppl 13: 13-18
Keck PE Jr, Nabulsi AA, Taylor JL, Henke CJ, Chmiel JJ, Stanton SP, Bennett JA (1996b) A pharmacoeconomic model of divalproex vs. lithium in the acute and prophylactic treatment of bipolar I disorder. J Clin Psychiatry 57: 213-222
Ketter TA, Pazzaglia PJ, Post RM (1992) Synergy of carbamazepine and valproic acid in affective illness: Case report and review of the literature. J Clin Psychopharmacol 12: 276-281
Krüger S, Bräunig P, Young LT (1996) Biological treatment of rapid-cycling bipolar disorder. Pharmacopsychiatry 29: 167-175
Kukopulos A, Caliari B, Tundo A, Minnai G, Floris G, Reginaldi D, Tondo L (1983) Rapid cyclers, temperament and antidepressants. Compr Psychiatry 24: 249-258
Kukopulos A, Reginaldi D, Laddomada P, Floris G, Serra G, Tondo L (1980) Course of the manic-depressive cycle and changes caused by treatment. Pharmacopsychiatr Neuropharmacol 13: 156-167
Kusumakar V, Yatham LN (1997) Lamotrigine treatment of rapid cycling bipolar disorder. Am J Psychiatry 154: 1171-1172
Kusumakar V, Yatham LN, Haslam DRS, Parikh SV, Matte R, Silverstone PH, Sharma V (1997) Treatment of mania, mixed state, and rapid cycling. Can J Psychiatry 42 Suppl 2: 79S-86S
Leibenluft E (1997) Issues in the treatment of women with bipolar illness. J Clin Psychiatry 58 Suppl 15: 5-11
Lepkifker E, Iancu I, Dannon P, Ziv R, Kotler M (1995) Valproic acid in ultra-rapid cycling: A case report. Clin Neuropharmacol 18: 72-75
Licht RW (1998) Drug treatment of mania: A critical review. Acta Psychiatr Scand 97: 387-397
Manna V (1991) Therapeutic effects of the treatment with lithium salts and/or calcium antagonists in patients with rapid polar inversion. Minerva Medica 82: 757-763
Maj M, Magliano L, Pirozzi R (1994) Validity of rapid cycling as a course specifier for bipolar disorder. Am J Psychiatry 151: 1015-1019
McElroy SL, Keck PE Jr, Pope HG Jr, Hudson JI, Faedda GL, Swann AC (1992) Clinical and research implications of the diagnosis of dysphoric or mixed mania or hypomania. Am J Psychiatry 149: 1633-1644
McElroy SL, Keck PE Jr, Pope HG Jr, Hudson JI, Morris D (1991) Correlates of antimanic response to valproate. Psychopharmacol Bull 27: 127-133
Okuma T (1993) Effects of carbamazepine and lithium on affective disorders. Neuropsychobiology 27: 138-145

Pariser SF (1993) Women and mood disorders. Menarche to menopause. Ann Clin Psychiatry 5: 249–254
Pazzaglia PJ, Post RM, Ketter TA, George MS, Marangell LB (1993) Preliminary controlled trial of nimodipine in ultra-rapid cycling affective dysregulation. Psychiatry Res 49: 257–272
Perugi G, Akiskal HS, Micheli C et al. (1997) Clinical subtypes of bipolar mixed states: validating a broader European definition in 143 cases. J Affect Disord 43: 169–180
Post RM, Ketter TA, Pazzaglia PJ et al. (1996) Rational polypharmacy in the bipolar affective disorders. Epilepsy Res Suppl 11: 153–180
Post RM, Rubinow DR, Uhde TW, Roy-Byrne PP, Linnoila M, Rosoff A, Cowdry R (1989) Dysphoric mania. Clinical and biological correlates. Arch Gen Psychiatry 46: 353–358
Puzynski S, Klosiewicz L (1984) Valproic acid amide in the treatment of affective and schizoaffective disorders. J Affect Disord 6: 115–121
Retzow A, Emrich HM (1998) Therapie bipolarer affektiver Erkrankungen mit Valproat. Psychiatr Praxis 25: 163–171
Schaff MR, Fawcett J, Zajecka JM (1993) Divalproex sodium in the treatment of refractory affective disorders. J Clin Psychiatry 54: 380–384
Schneider AL, Wilcox CS (1998) Divalproate augmentation in lithium-resistant rapid cycling mania in four geriatric patients. J Affect Disord 47: 201–205
Sechter D (1996) Place des thymoregulateurs dans le traitement des troubles bipolaires. Encephale 22: 65–68
Sharma V, Persad E (1992) Augmentation of valproate with lithium in a case of rapid cycling affective disorder. Can J Psychiatry 37: 584–585
Sharma V, Persad E, Mazmanian D, Karunaratne K (1993) Treatment of rapid cycling bipolar disorder with combination therapy of valproate and lithium. Can J Psychiatry 38: 137–139
Small JG, Klapper MH, Kellams JJ, Miller MJ, Milstein V, Sharpley PH, Small IF (1988) ECT compared with lithium in the management of manic states. Arch Gen Psychiatry 45: 727–732
Spitzer RL, Endicott J, Robbins E (1975) Research Diagnostic Criteria (RDC) for a selected group of functional disorders. 2nd edn. New York State Psychiatric Institute, New York/NY
Solomon DA, Keitner GI, Miller IW, Shea MT, Keller MB (1995) Course of illness and maintenance treatments for patients with bipolar disorder. J Clin Psychiatry 56: 5–13
Sovner R (1991) Divalproex-responsive rapid cycling bipolar disorder in a patient with Down's syndrome: implications for the Down's syndrome-mania hypothesis. J Ment Defic Res 35: 171–173
Steele M, Fisman S (1997) Bipolar disorder in children and adolescents: Current challenges. Can J Psychiatry 42: 632–636
Swann AC, Stokes PE, Casper R et al. (1992) Hypothalamic-pituitary-adrenocortical function in mixed and pure mania. Acta Psychiatr Scand 85: 270–274
Swann AC, Bowden CL, Morris D et al. (1997) Depression during mania. Treatment response to lithium or divalproex. Arch Gen Psychiatry 54: 37–42
Walden J, Heßlinger B (1995) Bedeutung alter und neuer Antiepileptika in der Behandlung psychischer Erkrankungen. Fortschr Neurol Psychiatr 63: 320–335
Wehr TA, Goodwin FK (1987) Can antidepressants cause mania and worsen the course of affective illness? Am J Psychiatry 144: 1403–1411
Wehr TA, Sack DA, Rosenthal NE, Cowdry RW (1998) Rapid cycling affective disorder: Contributing factors and treatment responses in 51 patients. Am J Psychiatry 145: 179–184
Weygandt W (1899) Über die Mischzustände des manisch-depressiven Irreseins. München
Whittier MC, West SA, Galli VB, Raute NJ (1995) Valproic acid for dysphoric mania in a mentally retarded adolescent. J Clin Psychiatry 56: 590–591
Worthington JJ 3rd, Pollack MH (1996) Treatment of dysphoric mania with nefazodone. Am J Psychiatry 153: 732–733
Wroblewski BA, Joseph AB, Kupfer J, Kalliel K (1997) Effectiveness of valproic acid on destructive and aggressive behaviours in patients with acquired brain injury. Brain Inj 11: 37–47

27 Intravenöse Valproinsäure-Behandlung bei bipolaren Störungen

H. GRUNZE, A. ERFURTH, B. AMANN, J. WALDEN

Zusammenfassung

Erfahrungen aus einer offenen Untersuchung an stationären Patienten mit bipolarer affektiver Erkrankung zeigen, dass der Einsatz von Valproinsäure (valproin acid, VPA) als intravenöse Therapie bei der akuten Manie eine sichere und ähnlich erfolgsversprechende Behandlung wie die orale Therapie darstellt, möglicherweise mit dem Vorteil eines etwas schnelleren Wirkeintrittes und, aufgrund etwas stärkerer Sedierung, der Möglichkeit des Einsparens von Begleitmedikation. Aufgrund der unterschiedlichen Pharmakokinetik ist diese Therapieform möglicherweise auch bei Patienten erfolgversprechend, die unter oraler VPA-Therapie kein hinreichendes Ansprechen zeigten. Bei bipolar depressiven Patienten hingegen ließ sich im Rahmen der zahlenmäßig sehr kleinen Untersuchung kein positiver Effekt von VPA i. v. feststellen. Ähnlich sind jedoch auch die Erfolgsausichten für die orale VPA-Therapie bei bipolarer Depression als eher gering und den klassischen Antidepressiva als unterlegen einzustufen.

1 Einleitung

Ziel der Maniebehandlung ist es, einen schnellen Wirkeintritt bei gleichzeitiger relativer Nebenwirkungsfreiheit zu erreichen. Die sog. VPA-Loading-Therapie mit Tabletten oder VPA-Suspension hat sich dabei vor allem in den USA durchgesetzt, da sie in 50-60% der Patienten diesen gewünschten Erfolg bringt (Keck et al. 1992; Bowden et al. 1994). Aufgrund der großen therapeutischen Breite von VPA gestaltet sich eine solche Behandlung zudem relativ risikofrei.

Dennoch stellt sich ähnlich wie bei Lithium, Carbamazepin oder Neuroleptika das Problem, dass noch immer etwa 40-50% der Patienten Non-Responder sind. In der Tat konnten Untersuchungen von Denicoff et al. (1997) zeigen, dass selbst in einer etablierten Spezialklinik wie dem NIMH nach einjähriger Therapie noch immer etwa 30% Patienten übrig bleiben, die trotz einer Dreifach-Kombination von Mood stabilizern noch immer keine hinreichende Besserung erfahren haben. Zumeist leiden diese Patienten an einer dysphorischen Manie, auch als Mischzustand bezeichnet, mit besonderer Therapieresistenz insbesondere depressiver Symptome.

Bedenkt man jedoch, dass auf pharmakologischer Ebene VPA aufgrund seiner vielfältigen Wirkmechanismen die meisten in der Ätiologie sowohl von Manien, als auch Depressionen diskutierten biochemischen Veränderungen beeinflussen kann (Grunze et al. 1997), erscheint es sinnvoll, zunächst die Möglichkeiten der VPA-Therapie voll auszureizen, bevor man weitere Medikamente hinzu gibt.

Eine Möglichkeit ist eine Veränderung in der Pharmakokinetik, nämlich die Erhöhung der Spitzenkonzentration im Blut (und damit auch im Liquor), sowie die Vermeidung eines schnellen Abbaues durch die Leberpassage. Trotz der schon bei oraler Gabe hohen Bioverfügbarkeit von 98 % könnte bei Patienten, die Rapid metabolizer sind und möglicherweise einen Teil der schwer behandelbaren Patienten ausmachen, sich hier etwas erreichen lassen. Da VPA von der intrazellulären Seite der Membran her Ionenkanäle blockiert (Altrup et al. 1992) kann zudem eine hohe lokale Spitzenkonzentration den Konzentrationsgradienten über die Membran deutlich erhöhen und so die intrazelluläre Anreicherung von VPA (und damit den Wirkeintritt) beschleunigen.

Eine solche Änderung der Kinetik lässt sich durch die Verabreichung von VPA als Kurzzeitinfusion erreichen. In der Epileptologie werden bis zu 1.200 mg Valproat pro Stunde zur Behandlung eines Status epilepticus verabreicht, wobei diese Behandlung trotz der hohen Dosen sicher erscheint und nur bei 25 % der Patienten gering ausgeprägte Nebenwirkungen, wie Kopfschmerzen oder Übelkeit, auftreten läßt (Devinsky et al. 1995). Eine kürzlich für die Behandlung epileptischer Patienten durchgeführte Langzeitanwendungsbeobachtung belegte ebenfalls die gute Verträglichkeit, insgesamt hatten nur 9 von 149 Patienten leichte Nebenwirkungen (Wolf 1998; Tabelle 1).

Gemäß den Erfahrungen in der Epileptologie ist VPA in wässriger Lösung mit einem pH von 7,4 lokal gut verträglich und kann sowohl über etwa 5-10 min als Bolus gegeben werden, oder auch verdünnt mit NaCl oder Glucose als Kurz- oder Dauerinfusion. Die auch für die Maniebehandlung als effizient angesehenen Plasma-Spiegel :50 mg/l können durch die i.v.-Verabreichung von 900 mg Natrium-VPA direkt aufgebaut werden, wobei die Plasmaspitzenkonzentrationen bei i.v.-Gabe im Vergleich 22 % höher sind als bei einer dosisäquivalenten oralen Medikation (Wangemann et al.1997).

Somit ist die i.v.-Gabe von VPA auch in der Psychiatrie eine mögliche Bereicherung, insbesondere bei Patienten mit atypischen Manien und Therapieresistenz gegenüber anderen Behandlungsansätzen, möglicherweise einschließlich der oralen Gabe von VPA. Praktisch einsetzbar ist die Behandlung dabei allerdings nur bei den Patienten, die selber behandlungswillig sind, was jedoch

Tabelle 1. Nebenwirkungen der Valproat-i.v.-Therapie. (Nach Wolf 1998)

Nebenwirkung	n
Rötung an der Injektionsstelle	2
Kopfschmerzen	1
Übelkeit	1
Müdigkeit	1
Tremor	1
Wärmegefühl	1
Hypotension	1
Schwindel	1
Gesamt	9 (von 149 Patienten, 6 %)

bei Patienten mit dysphorischer Manie und dementsprechend vorhandenen quälenden depressiven Symptomen zumeist gegeben ist.

Bei Patienten mit bipolaren Störungen führten wir die im folgenden beschriebene offene Untersuchungen durch, um weitere Aufschlüsse über die Wirksamkeit und das Nebenwirkungsprofil von VPA i.v. in der Maniebehandlung zu gewinnen.

2 Methodik

Insgesamt 7 stationäre Patienten der Psychiatrischen Universitätskliniken München und Freiburg nahmen an dieser offenen Untersuchung teil.

5 Patienten litten an einer akuten Manie, 2 an einer akuten bipolaren Depression. Sie erfüllten somit das Einschlusskriterium einer bipolaren Störung gemäß ICD 10: 31.2.-31.6. Eingeschlossen wurden Patienten beiderlei Geschlechter zwischen 18 und 65 Jahren.

Ausschlusskriterien waren, neben einer Unverträglichkeit gegenüber VPA, gleichzeitig bestehende medizinische, insbesondere neurologische Erkrankungen.

VPA wurde in der erforderlichen Menge mit 100 ml Ringer-Lösung verdünnt und als Kurzinfusion über einen peripheren Katheter 3mal täglich gegeben (Infusionsdauer etwa 20 min). Abhängig vom Gewicht des Patienten wurden am ersten Tag entweder 1.200 mg (2 × 600 mg) oder 1.800 mg (3 × 600 mg) verabreicht. In den Folgetagen wurde die tägliche Infusionsdosis in Abhängigkeit von Nebenwirkungen und Wirksamkeit angepasst. Eine Anpassung nach aktuellem VPA-Blutspiegel konnte aufgrund der Latenz der Spiegelbestimmung nicht erfolgen, die Blutspiegel konnten erst retrospektiv mit den Behandlungsverläufen korreliert werden. Die Dauer der Infusionsbehandlung betrug bei 6 Patienten 5 Tage, bei einem Patient 12 Tage. 6 der 7 Patienten wurden anschließend auf eine orale Retard-Medikation mit VPA im Verhältnis 1:1 umgestellt.

Die Spiegelbestimmungen wurden jeweils 12 Stunden nach der letzten Medikamentenverabreichung, sowohl bei der Infusionbehandlung als auch nach oraler Medikation, durchgeführt. Bei einem Patienten wurden zusätzliche Blutspiegel 2 Stunden nach der Infusion abgenommen, um einen Eindruck über die Relation von maximaler zu minimaler Konzentration zu gewinnen. Die psychische Symptomatik wurde mit der Bech-Rafaelsen-Mania assessment scale (BRMAS) und/oder der Hamilton-Depression-rating scale in ihrer 21 Item-Version (HRS) täglich um 9.00 Uhr vor der ersten Medikamentenverabreichung durchgeführt. Bei denjenigen Patienten, die bereits eine andere psychotrope Medikation hatten, die aber bisher keine Wirksamkeit gezeigt hatte (Patient 2 und 4), wurde diese für die Dauer der Untersuchung unter regelmäßiger Spiegel-Kontrolle beibehalten.

3 Ergebnis

Bei 4 der 5 manischen Patienten konnte eine sehr gute und vor allem sehr schnelle eintretende antimanische Wirksamkeit von VPA i.v. beobachtet werden. Nur eine Patientin zeigte keine deutliche Wirksamkeit. Hierbei handelte es sich aller-

Tabelle 2. Diagnose und akute Symptome der Patienten, Valproat-Dosis und Plasmaspiegel, Therapieverlauf

Patient (wie im Text angegeben) und Diagnose	Aktuelle Symptomatik	Enddosis Valproat i.v. (mg/d)	Plasma spiegel am Tag 5 (mg/l)	BRMAS Ausgangs wert	BRMAS Tag 1	BRMAS Tag 2	BRMAS Tag 5
1, BP I	EM	800	77	41	39	17	10
2, BP I	EM	1.800	75,4	43	32	18	9
3, BP I	GM	3.600	87	32	*	8	4
4, BP I	GM, RC	2.400	51,1	17	17	15	14
5, SE	GM, DP	2.400	56,8	18	7	4	3
Mittelwert (Pat. 1–5) ± Standardabweichung		2.400 ± 735	69,5 ± 15	30,2 ± 12,3	23,8 ± 14,5	12,4 ± 6,1	8 ± 4,5

* fehlende Daten.
BP I Bipolar I; SE schizoaffektive Erkrankung; EM euphorische Manie; GM gemischte Manie; RC Rapid cycling; DP deutliche depressive Symptome.

dings um eine therapieresistente Patientin mit einem sog. Ultra-ultra-rapid-cycling mit 24-Stunden-Zyklen.

Tabelle 2 fasst Diagnosen und Symptomatik der Patienten, die BRMAS-Werte, die verabreichte VPA-Menge und, sofern gemessen, die Plasmaspiegel unter der Behandlung mit VPA i.v. zusammen. Die Veränderung der BRMAS-Werte unter VPA-i.v.-Therapie ist zusätzlich getrennt in Abbildung 1 dargestellt.

Als einzige Nebenwirkung wurde bei zwei Patienten eine leichte Sedierung unmittelbar nach der Infusion beobachtet. Diese konnte jedoch als durchaus er-

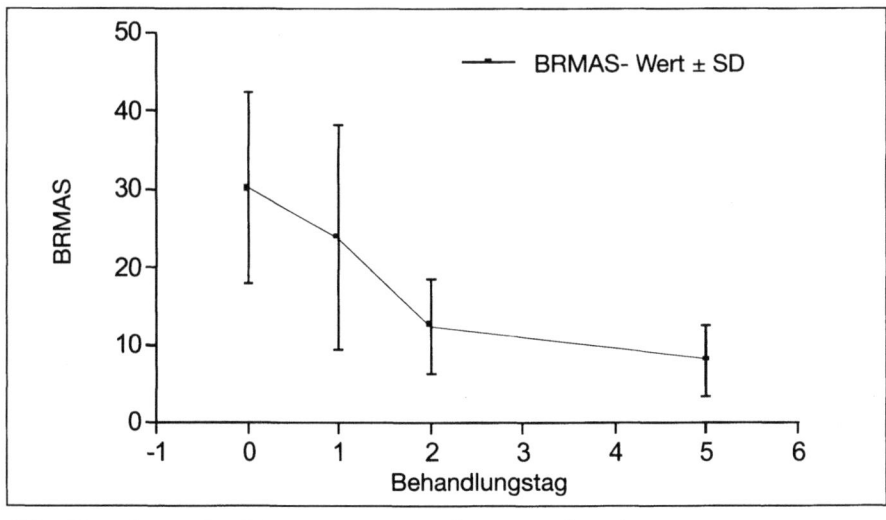

Abb. 1. Veränderung der BRMAS-Werte unter Valproat-i.v.-Therapie

wünscht bezeichnet werden, da es dadurch möglich war, innerhalb kürzester Zeit vorher notwendige hohe Gaben von Benzodiazepinen abzusetzen. So konnte Patientin 1 innerhalb von 5 Tagen von 30 mg Diazepam auf null herabdosiert werden, Patientin 2 sogar innerhalb von 2 Tagen von 190 mg Diazepam-Äquivalent auf null, ohne dabei irgend welche Entzugserscheinungen zu zeigen.

Exemplarisch für eine erfolgreiche Therapie mit VPA i.v. möchten wir im folgenden kurz den Behandlungsverlauf von Patientin 3 getrennt darstellen.

Es handelt sich um eine 45jährige weibliche Patientin, die mit einer schweren dysphorischen Manie stationär aufgenommen wurde. Die dominierenden Symptome waren Aggressivität, Lärmen, Größenideen bei gleichzeitigen schweren formalen Denkstörungen, insbesondere Gedankenbeschleunigung und assoziativer Lockerung. Die Patientin erkrankte an der ersten manischen Episode im Alter von 30 Jahren, wobei sie eine ähnliche Symptomatik wie bei der jetzigen Aufnahme zeigte. In den Folgejahren entwickelt sie bis 1991 5 manische Episoden.

Seit 1990 nahm sie regelmäßig Lithium. Dennoch entwickelte sie 1992 und 1993 leichtere depressive Episoden, die jedoch eine Hospitalisierung nicht notwendig machten, und jetzt unter Lithium die erneute manische Episode. Aufgrund hochdosierter neuroleptischer Therapie während der 80er Jahre litt sie weiterhin durchgehend unter schweren orofaszialen Spätdyskinesien. VPA i.v. wurde in der Dosis von 1.800 mg pro Tag begonnen und allmählich bis auf 3.600 mg pro Tag an Tag 4 und 5 erhöht. Unter dieser Therapie konnten Diazepam (initial 40 mg), Haloperidol (initial 10 mg) und Levopromethazin (250 mg) reduziert und am Tag 4 abgesetzt werden.

Der Valproat-Plasmaspiegel am Tag 4 betrug 58,5 mg/l 12 Stunden nach der letzten Infusion, sowie 92,7 mg/l 2 Stunden nach Infusion, was in etwa der Spitzenkonzentration entspricht. Am Tag 5 betrugen die entsprechenden Plasmawerte 49,5 bzw. 87 mg/l. Die Umsetzung auf orale Retard-Präparation führte dann zu einem starken Anstieg der Valproat-Spiegel (147 mg/l am Tag 7), was allerdings bei dieser Patientin keine Nebenwirkungen hervorrief.

Dennoch sollte man dieses Anstieges des VPA-Spiegels bei oraler 1:1 Substitution gewahr sein, zumal wir bei einer anderen Patientin mit bipolarer Depression einen ähnlichen Spiegelanstieg nach Umsetzen auf orale Retard-Medikation sahen, der bei dieser dann zu Übelkeit und starker Sedierung führte.

Abbildung 2 zeigt graphisch und Tabelle 3 in Tabellenform den Behandlungsverlauf bei der Patientin.

Besonders hervorzuheben ist jedoch, dass neben der deutlichen Verbesserung der Psychopathologie auch die Spätdyskinesien einen drastischen Rückgang zeigten, der unter der oralen Medikation mit VPA zunächst anhielt. Dieser Effekt

Tabelle 3. Behandlungsverlauf unter Valproat bei Patientin 3

Tag unter VPA i.v.	0	1	2	3	4	5	7	10
BRMAS-Wert	32		8	4		4	4	4
VPA Dosis [in mg * 100]	0	18	21	36	36	36	36	36
VPA Plasmaspiegel [in mg/l]	0		87,5	58,5 / 92,7	49,5 / 87	87	147	141

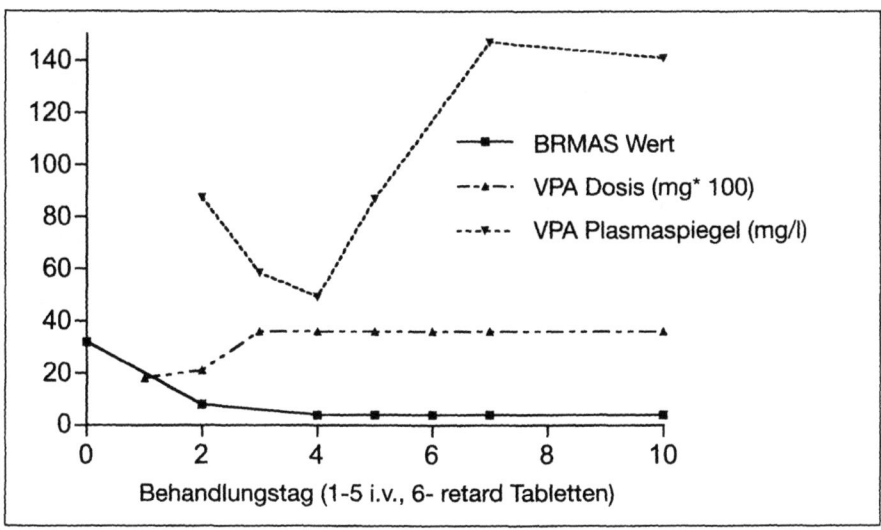

Abb. 2. Graphische Darstellung des Behandlungsverlaufes unter Valproat bei Patientin 3

erinnert an die positiven VPA-Effekte, die für den posthypoxischen Myoklonus (Lance-Adams-Syndrom) beschrieben wurden, welches durch eine Schädigung kortikaler und thalamischer Neurone hervorgerufen wird. Im weiteren Verlauf kam es allerdings trotz Fortführung der oralen VPA-Medikation wieder zu einer erneuten Zunahme der Spätdyskinesien.

4 Valproat i.v. bei bipolarer Depression

Im Rahmen der Untersuchung behandelten wir auch 2 Patienten mit ausgeprägten rein depressiven Episoden bei bipolarer affektiver Erkrankung. Analog zum Dosisschema bei der Maniebehandlung wurde auch hier VPA i.v. gegeben. Ein antidepressiver Effekt konnte jedoch bei keinem der beiden Patienten nach Ablauf von 5 Tagen beobachtet werden. Die beiden depressiven Patienten erschienen unter dem VPA eher etwas stärker sediert. Ansonsten traten keine akuten Nebenwirkungen auf. Allerdings zeigte, wie schon erwähnt, eine der beiden Patienten nach Umstellung auf orale Äquivalenzdosis mit konsekutivem Spiegelanstieg deutliche Nebenwirkungen im Sinne einer Übersedierung sowie Übelkeit.

5 Diskussion

Diese erste offene Pilotuntersuchung für die i.v.-Gabe von Valproat an insgesamt 7 Patienten mit bipolaren Störungen konnte eine gute Wirksamkeit bei 4 der 5 manischen Patienten zeigen.

Eine Patientin mit Ultra-ultra-rapid-cycling sowie die beiden Patienten mit bipolaren Depressionen konnten von der Kurzzeittherapie jedoch nicht profitieren. Insgesamt wurde die VPA-i.v.-Gabe von allen Patienten gut vertragen, wie beschrieben, wurde nur eine leichte Sedierung beobachtet, die bei den manischen Patienten als erwünschten Effekt die Möglichkeit einer drastischen Benzodiazepin-Reduktion bot.

Neben der guten Wirksamkeit zeigen sich 3 weitere interessante Aspekte:
- Die günstige Wirkung von VPA i.v. auf Spätdyskinesien bei einer Patientin.
- Die Wirksamkeit von VPA i.v. bei einer Patientin, die auf orale VPA-Gabe trotz langdauernder Therapie und hoher Dosis mit als allgemein suffizient angenommenen Plasmaspiegel nicht reagiert hat (hier nicht im Detail dargestellt, siehe Grunze et al. 1998).
- Die Notwendigkeit engmaschiger Plasmaspiegelkontrollen und einer Dosisanpassung bei Umstellung von VPA i.v. auf VPA als Retard-Tablette.

Bei der Substitution einer oralen Behandlung mit VPA i.v. wird in der Epileptologie eine 1:1-Umstellung gewählt. Dabei handelt es sich aber im Regelfall um eine nicht-retardierte Tablettenform. In unserem Fall, wo zunächst mit der i.v.-Behandlung zur akuten Maniebehandlung begonnen wird, und dann eine Umstellung auf eine orale Medikation erfolgt, ist bei primärer Umstellung auf ein Retard-Präparat der Spiegelanstieg und die damit möglicherweise verbundene höhere Nebenwirkungshäufigkeit zu beachten.

Als positiv hervorzuheben ist ferner der sehr schnelle antimanische Wirkeintritt der i.v.-Applikation, im Regelfall schon nach 24-48 Stunden. Der Wirkmechanismus hier auf pharmakologischer Ebene bedarf sicher noch weiterer Forschung.

Ein Vergleich der Fläche unter der Kurve („area under curve"/AUC) der Plasma-VPA-Konzentration in Abhängigkeit von der Zeit nach der Verabreichung, zeigt für die i.v.-Gabe keine statistische signifikante Differenz gegenüber Tabletten. Einziger Unterschied ist, dass die Spitzenkonzentration nach i.v.-Applikation innerhalb der ersten Stunde etwa um 22% höher ist als die orale Spitzenkonzentration etwa 3 Stunden nach Tabletteneinnahme (Wangemann et al. 1997).

Eine mögliche Spekulation ist, dass eine hohe initiale Konzentrationen notwendig sind, um intrazelluläre Veränderungen in Gang zu setzen, bevor es zu einer kompensatorischen Herabregulierung synaptischer Rezeptoren kommen kann. Der schnelle Wirkeintritt kann durch die i.v.-Gabe aufgrund schnellerer Absättigung der Plasmaproteine, und damit der initial höheren Konzentration der aktiven freien Substanz, erreicht werden. Diese Interpretation wird durch Befunde aus der Epileptologie teilweise unterstützt. VPA i.v. zeigt hier eine gute Effizienz bei der Beendigung eines Status epilepticus und bei der Vorbeugung eines erneuten Anfalls, obwohl die Plasmaspiegel (gemessen 8 Stunden nach i.v-Gabe) zumeist deutlich unter dem normalerweise angenommenen therapeutischen Bereich oraler Therapie liegen (Pohlmann-Eden, mündliche Mitteilung). Ähnlich beobachteten wir auch bei unseren Patienten bei Plasmakonzentrationsbestimmungen 12 Stunden nach Infusion, dass die VPA-Spiegel im unteren Bereich oder sogar teils unterhalb der als für die Manie-Behandlung als Schwellenkonzentration angenommenen 50 mg/l lagen (Keck et al. 1993).

Die hohen initialen Konzentrationen von VPA sind möglicherweise auch verantwortlich für die nach unserem Eindruck deutlicheren Sedierung der Patienten im Vergleich zu oraler Applikation. Wie erwähnt, betrachten wir allerdings diesen Effekt als durchaus erwünscht, da er bei 3 Patienten zu einer schnellen Reduktion zuvor notwendiger Begleitmedikation mit Benzodiazepinen bzw. Neuroleptika geführt hat (Patient 1, 2, 3).

Literatur

Altrup U, Gerlach G, Reith H, Said MN, Speckmann EJ (1992) Effects of valproate in a model nervous system (buccal ganglia of Helix pomatia): I. Antiepileptic actions. Epilepsia 33: 743–752

Bowden CL, Brugger AM, Swann AC et al. (1994) Efficacy of divalproex vs lithium and placebo in the treatment of mania. The Depakote Mania Study Group. JAMA 271: 918–924

Denicoff KD, Smith-Jackson EE, Bryan AL, Ali SO, Post RM (1997) Valproate prophylaxis in a prospective clinical trial of refractory bipolar disorder. Am J Psychiatry 154: 1456–1458

Devinsky O, Leppik I, Willmore LJ Pellock JM, Dean C, Gates J, Ramsay RE (1995) Safety of intravenous valproate. Ann Neurol 38: 670–674

Grunze H, Kammerer C, Ackenheil M (1997) The neurobiology of bipolar disorder. J Bipolar Disord 1: 2–12

Grunze H, Erfurth A, Kammerer C, Amann B, Giupponi G, Walden J (1999) Intravenous valproate loading in acutely manic and depressed bipolar 1 patients. J Clin Psychopharmacol 19: 303–309

Keck PE Jr, McElroy SL, Nemeroff CB (1992) Anticonvulsants in the treatment of bipolar disorder. J Neuropsychiatry Clin Neurosci 4: 395–405

Keck PE Jr, McElroy SL, Tugrul KC, Bennett J (1993) Valproate oral loading in the treatment of acute mania. J Clin Psychiatry 54: 305–308

Wangemann M, Wolf C, Retzow A (1997) Replacement of oral valproate with intravenous valproate: a study on dose finding and bioavailability. Eur J Clin Res 9: 209–215

Wolf C (1998) VPA 024/K. Zwischenauswertung. Interner Forschungsbericht. Desitin, Hamburg

VI. Besondere Situationen

28 Valproinsäure, Schwangerschaft und Teratogenität

G. KRÄMER, A. BERGMANN, S. RIED†

Zusammenfassung

Valproinsäure gilt als wirksam bei allen Anfallsformen und wird deswegen weltweit sehr häufig eingesetzt. Seit den 70er Jahren wurde ein verstärktes Augenmerk auf mögliche Komplikationen während der Schwangerschaft bei Patientinnen unter Valproinsäuretherapie gelegt. Das folgende Kapitel enthält eine Wertung der vorliegenden Studien, der möglichen Prophylaxe mit Folsäure und praktische Hinweise für den Umgang mit Valproinsäure bei Frauen im gebärfähigen Alter.

1 Einleitung

Valproinsäure (valproin acid, VPA) gilt bei primär generalisierten Anfällen als Mittel der ersten Wahl sowohl bei primär als auch sekundär generalisierter Epilepsien und wird weltweit trotz der Einführung neuerer Antiepileptika immer häufiger eingesetzt (s. auch Chadwick et al. 1994; Davis et al. 1994; Krämer u. Laub 1992; Mattson et al. 1992; Schmidt et al. 1992). Dies ist zum einen auf die klassische oben genannte Indikation zurückzuführen, zum anderen aber auch auf den Einsatz bei fokalen Epilepsien, der in den Arbeiten von Verity, Mattson ect. eine gute Wirksamkeit gezeigt hat. In jüngster Zeit wurde der Behandlung von bipolar affektiven Störungen und der Migräne das Wirkspektrum und damit die Zahl der Behandelten deutlich erweitert (s. dort).

Obwohl die Arzneimittelkommission der Deutschen Ärzteschaft Anfang der 80er Jahre dazu aufgefordert hat, VPA nicht in der Frühschwangerschaft zu verordnen (Arzneimittelkommission 1983) und auch heute noch dazu geraten wird, zumindest Frauen mit der Absicht einer baldigen Schwangerschaft möglichst kein VPA zu verordnen (Cleland 1991), steht VPA inzwischen bei eintretenden Schwangerschaften von Frauen mit Epilepsien in der Häufigkeit eingenommener Antiepileptika nach Carbamazepin (CBZ) in Deutschland und vielen anderen Ländern an zweiter Stelle (s. z. B. Fröscher et al. 1991; Lindhout et al. 1992; Martin u. Millac 1993). Vereinzelt wurde VPA außerdem selbst in den letzten Jahren noch unter der Annahme eines relativ niedrigen Missbildungsrisikos gerade für Schwangere empfohlen (Chamberlain 1991).

Aus epidemiologischen Studien ist bekannt, dass die Missbildungsrate in der Normalbevölkerung bei 3-5%, bei Kindern von unbehandelten Müttern mit Epilepsie ungefähr 6-9% beträgt. Eine bestehende Epilepsie des Vaters scheint keinen Einfluss auf die Missbildungsrate zu haben (Tamer et al. 1996; Nakken et al. 1999; Reiff-Eldridge et al. 2000).

Die ersten Beobachtung einer kindlichen Missbildung unter der Einnahme von Medikamenten wurde Anfang der 60er Jahre beschrieben. Nach mütterlicher Mephenytoin-Einnahme (Müller-Küppers 1963) hatten Janz u. Fuchs (1964) in einer retrospektiven Erhebung bei 426 Schwangerschaften von 246 Müttern mit Epilepsien eine Missbildungsrate von insgesamt 2,2% gefunden, die sich ihres Erachtens nicht signifikant von dem Risiko in der Allgemeinbevölkerung unterschied. In einer mit 427 von der Zahl der Schwangerschaften nahezu identischen und ebenfalls retrospektiven Studie wurde wenige Jahre später jedoch ein eindeutig erhöhtes Missbildungsrisiko für Kinder beschrieben, deren Mütter in der Schwangerschaft Antiepileptika eingenommen hatten. Es fand sich eine Verdopplung kongenitaler Missbildungen ohne Nachweis Antiepileptika-spezifischer Störungen, jedoch mit Häufung von kleineren Gesichts- und Skelett-Dysmorphien (Speidel und Meadow 1972). Weitere epidemiologische Studien bestätigten diese Befunde, und spätestens Mitte der 70er Jahre war zumindest sehr wahrscheinlich, dass Antiepileptika eine teratogene Wirkung haben (Annegers et al. 1974).

Inzwischen steht außer Frage, dass eine Einnahme von Antiepileptika in der Schwangerschaft zu einer erhöhten Rate kindlicher Missbildungen führt (Jick et al. 1997). Außerdem hat sich gezeigt, dass hohe Serumkonzentrationen (Dansky et al. 1982) und Kombinationstherapien (Lindhout et al. 1984) das Risiko erhöhen, während mütterliche Anfälle ohne Einfluss zu sein scheinen (Fedrick 1983; Friis 1990). Neben kleineren Dysmorphiezeichen im Gesicht und an den Extremitäten kommt es am häufigsten zu Spaltbildungen der Lippen und des Gaumens („Hasenscharte" mit gegenüber der Allgemeinbevölkerung fast verzehnfachtem Risiko; Friis et al. 1986; Kallen 1986), kardialen Fehlbildungen (Andersen 1976) und Neuralrohrdefekten. Bei letzteren führt die Spina bifida aperta im Lumbosakralbereich mit weitem Abstand. Als besonders teratogene Phase gilt die Zeit zwischen dem 31. und 71. Tag nach der letzten Menstruation bzw. zwischen dem 18. und 55. Tag nach der Konzeption (Schneider 1986; Jick et al. 1997). Neuralrohrdefekte entstehen zwischen dem 17. und 30. postkonzeptionellen Tag; danach ist eine medikamentöse Teratogenität nicht mehr zu befürchten (Lemire 1988).

Die nachfolgende Übersicht informiert unter Einbeziehung der relevanten klinisch-pharmakologischen und tierexperimentellen Daten über den aktuellen Wissensstand zur Anwendung von VPA bei Frauen im gebärfähigen Alter und in der Schwangerschaft sowie der Stillzeit. Zu allgemeinen Übersichten zum Themenbereich Schwangerschaft und Epilepsie sei auf andere Arbeiten verwiesen (Delgado-Escueta et al. 1992; Janz et al. 1982; Leppert u. Wieser 1993; Epilepsia Suppl. 1993; Schäffler 1990; Yerby 1991, 1993; Schmidt 2000).

2 Pharmakokinetik von VPA in der Schwangerschaft

Da VPA nicht enzyminduzierend ist, wird im Gegensatz zu vielen anderen Antiepileptika (insbesondere CBZ, Phenobarbital [PB], Phenytoin [PHT] und Primidon [PRM]) weder der hepatische Abbau von Medikamenten noch von Hormonen stimuliert. Deswegen ist keine Wirkungsabschwächung hormoneller

Kontrazeptiva zu befürchten. In einer Interaktionsstudie wurden bei 6 Frauen unter VPA sogar erhöhte Östrogenkonzentrationen gemessen (Crawford et al. 1986). Insofern sind auch sog. Minipillen unter VPA-Monotherapie höchstwahrscheinlich ausreichend sicher. Wegen der fehlenden Enzyminduktion ist unter VPA-Monotherapie in der Schwangerschaft auch kein Vitamin-K-Abfall mit der Notwendigkeit einer postpartalen Substitution beim Kind zur Prophylaxe von Blutungskomplikationen erforderlich (Cornelissen et al. 1993). Unter den Standardantikonvulsiva ist VPA unter klinisch pharmakologischen Gesichtspunkt betrachtet daher das Antikonvulsivum der Wahl für Frauen im gebärfähigen Alter, die nicht schwanger werden und hormonelle Kontrazeptiva benutzen wollen (Editorial 1993; Shenfield 1993).

Während der Schwangerschaft sinkt die Serumkonzentration von VPA wie diejenige anderer Antiepileptika insbesondere in den späteren Phasen meist mehr oder weniger deutlich ab (Lander u. Eadie 1991). Ursächlich dafür sind u. a. ein erhöhtes Verteilungsvolumen, eine verminderte Eiweißbindung und Abnahme der Albuminkonzentration sowie eine Zunahme der renalen Clearance (Devinsky u. Yerby 1994). Daneben werden Resorptionsstörungen bei veränderter Magensaftzusammensetzung, Folsäuremangel und verminderter gastrointestinaler Motilität sowie ein vermehrter Metabolismus durch die fetoplazentaren Einheit und Progesteronerhöhung diskutiert (Hauser u. Hesdorffer 1990), und schließlich sind psychologische Probleme einschließlich einer verminderten Compliance zu bedenken (Janz 1982). Für VPA spielt eine Abnahme der Eiweißbindung wahrscheinlich die wichtigste Rolle (Johannessen 1992).

Einem während der ganzen Dauer der Schwangerschaft zu beobachtenden Abfall der VPA-Gesamtkonzentration steht im Gegensatz zu den sonstigen Antiepileptika ein Anstieg des freien und pharmakologisch wirksamen Anteils gegenüber (durchschnittlich 40 bzw. 25% bei Yerby et al. 1992; Tabelle 1). In einigen Untersuchungen fand sich sogar eine Verdopplung des freien VPA-Anteils gegen Ende der Schwangerschaft (Fröscher et al. 1991; Jäger-Roman et al. 1986). Üblicherweise hat VPA eine Eiweißbindung von etwa 90%, was bei einer Serumkonzentration von beispielsweise 100 mg/l einem freien Anteil von 10 mg/l entspricht. Selbst wenn es in der Schwangerschaft zu einem Abfall der Gesamt-Serumkonzentration auf 60 mg/l kommt, wirkt sich dieser Abfall wegen des gleichzeitigen Anstiegs des freien Anteils kaum aus (Yerby et al. 1992). Andere Studien zeigten ohnehin völlig stabile Konzentrationen des freien VPA im

Tabelle 1. Veränderungen der Gesamtkonzentration und des freien Anteils von Antiepileptika in der Schwangerschaft. (Nach Yerby et al. 1992)

Antiepileptikum	Veränderung der Gesamtkonzentration	Veränderung des freien Anteils
Carbamazepin	−42%*	−28%
Phenytoin	−56%*	−31%
Phenobarbital	−55%*	−50%*
Valproat	−39%*	+25%

* Signifikante Unterschiede gegenüber der Zeit vor der Schwangerschaft.

Schwangerschaftsverlauf (Koerner et al. 1989). Bei schwangeren Frauen ohne tonisch-klonische oder sonstige beeinträchtigende Anfälle werden Dosiserhöhungen für VPA daher erst bei einem Abfall der Gesamtkonzentration um mehr als 75% und des freien Anteils um mehr als 30% empfohlen (Yerby u. Devinsky 1994).

Unter der Geburt liegt die VPA-Serumkonzentration im mütterlichen Blut um 30-50% unter derjenigen im kindlichen Nabelschnurblut, bei gleichzeitig in erster Linie aufgrund einer erniedrigten Eiweißbindung um etwa 50% höherem freien Anteil (Bardy et al. 1990; Fröscher et al. 1984; Takeda et al. 1992) heben sich diese beiden Effekte gegenseitig weitgehend auf. Im Wochenbett steigt die Serumkonzentration bei der Mutter wieder deutlich an, und der freie Anteil fällt ab (Bardy et al. 1990; Koerner et al. 1989).

3 Teratogenität von Valproat

Um ein Medikament als teratogen einzustufen, wird das überzufällig häufige Auftreten einer typischen Missbildung nach der mütterlichen Einnahme gefordert, wie dies bei dem Hypnotikum Thalidomid mit der häufigen Ausbildung von Phokomelien der Fall war. Für VPA gelang dies mit der Beschreibung eines gehäuften Auftretens einer Spina bifida und mit der zusätzlichen Beobachtung einer relativ typischem Kombination kleiner Anomalien.

3.1 Fallbeobachtungen

Die Entdeckung der Teratogenität von VPA mehr als 15 Jahre nach seiner europäischen Markteinführung in der französischen Rhone-Alpen-Region beruht auf einer Reihe von Zufällen (Lammer et al. 1987). Der Lyoner Genetikprofessor J.M. Robert war Mitte der 70er Jahre am möglichen Einfluss von Umweltchemikalien auf genetische Mutationen interessiert und baute ein entsprechendes Forschungsinstitut auf. Ab 1981 arbeitete seine Schwiegertochter, die Kinderärztin Dr. Elisabeth Robert, an dem Programm mit. Sie hatte ihre Doktorarbeit über die Genetik der Spina bifida in der Rhone-Alpen-Region geschrieben und dazu die Mütter von betroffenen Kindern zur Vorgeschichte befragt. In dieser Gegend war VPA in der Annahme einer gegenüber den anderen Antiepileptika geringeren Teratogenität das bevorzugt eingesetzte Medikament bei jungen Frauen, was letztlich die Entdeckung einer überzufälligen Häufung von Missbildungen begünstigte. Nachdem sich dieser Eindruck bei Dr. Robert verfestigt hatte, veranlasste er sie zu einem Leserbrief an den Lancet (Robert u. Guibaud 1982).

Robert u. Guibaud berichteten über eine Serie von 146 Kinder mit isolierten oder mit anderen Missbildungen kombinierten lumbosakralen Neuralrohrdefekten, von denen 9 (= 6,2%) nach mütterlicher VPA-Einnahme aufgetreten waren (Robert u. Guibaud 1982). Zwar waren in den Familien von 3 von 9 Kinder nahe Verwandte mit Neuralrohrdefekten bekannt, aber es ließ sich dennoch ein deutlich erhöhtes Spina-bifida-Risiko errechnen. Unter der Annahme einer nor-

Tabelle 2. Auftreten, Meldung und Publikation von Spina bifida nach mütterlicher VPA-Therapie. (Rosa 1984)

Jahr	Auftreten	Meldung an FDA	Publikation
1976	1	0	0
1977	1	0	0
1978	2	0	0
1979	2	1	0
1980	4	0	0
1981	8	0	1
1-9/1982	11	0	0
10/1982-8/1983	6	37	16
unbekannt	3		

malen Inzidenz von 6 pro 10.000 Geburten (= 0,06%) betrug das rechnerische Risiko unter mütterlicher VPA-Einnahme 1,2% und war damit 20fach höher (Tabelle 2). Dies bestätigte sich auch in einer zusätzlichen Fragebogenaktion und der Auswertung von Geburten in Lyoner Krankenhäusern, woraus sich Informationen über jeweils 74 Kinder ergaben (Robert et al. 1984). Die Missbildungsrate lag in dieser Gruppe insgesamt bei 13% mit einer deutlich überzufälligen Häufung von Neuralrohrdefekten nach mütterlicher VPA-Einnahme.

Es hatte zwar schon vor der Mitteilung von Robert u. Guibaud (1982) einzelne Beobachtungen kindlicher Anomalien nach mütterlicher VPA-Therapie in der Schwangerschaft gegeben (Dalens et al. 1980; Gomez 1981), erst nach der Mitteilung von Robert u. Guibaud (1982) häuften sich aber zu Beginn der 80er Jahre entsprechende Fallberichte sowohl mit allgemeinen Dysmorphiezeichen wie Untergewicht, hypoplastischer Nase und frontoorbitalen Wülsten (Bailey et al. 1983; Bantz 1984; Clay et al. 1981; Tein u. MacGregor 1985) als auch mit isolierter Spina bifida (Anonymous 1983; Blaw u. Woody 1983). Dabei waren auch eine Beobachtung einer Spina bifida bei einem von 3 Kindern einer Frau, die nur bei dessen Schwangerschaft VPA eingenommen hatte (Stanley u. Chambers 1983). Später stellte sich heraus, dass den Herstellerfirmen bereits vor der ersten Publikation einer VPA-assoziierten Spina bifida aus der zweiten Hälfte der 70er Jahre fast 20 Fälle bekannt waren, die jedoch nicht veröffentlicht worden waren (Tabelle 3; Rosa 1984).

Tabelle 3. Risiko einer Spina bifida aperta

Gruppe	Risiko
Allgemeinbevölkerung ohne Epilepsien	0,05-0,2%
Angehöriger mit Spina bifida	1%
Väterliche Epilepsie	?
Mütterliche Epilepsie	
VPA-behandelt	1-2%
CBZ-behandelt	0,5-1%
mit anderen Antiepileptika behandelt	0,3-0,4%
unbehandelt	?

3.2 Retrospektive Studien und Literaturübersichten

In einer Übersicht der bis 1983 erschienenen Literatur und von Informationen, die zwei großen Herstellerfirmen in Frankreich und den USA bis zu diesem Zeitpunkt vorlagen, wurden 393 Schwangerschaften berücksichtigt, bei denen die Mütter im ersten Trimester VPA eingenommen hatten. Bei 68 Kindern (= knapp 20%) wurden Auffälligkeiten festgestellt, davon allein 29 Neuralrohrdefekte (Tabelle 4; Jeavons 1984). Auch in einer japanischen Übersicht von 172 Schwangerschaften war VPA von allen Antiepileptika am häufigsten mit kindlichen Missbildungen assoziiert (Kaneko et al. 1988). Für das Fehlen einer Spina bifida in dieser Serie ist ebenso wie in einer ähnlichen Serie aus Frankreich (French Chapter of the I.L.A.E. 1984) in erster Linie die relativ niedrige Patientenzahl und damit geringe statistische Power verantwortlich.

In einer großen retrospektiven Studie, in Holland durchgeführt zwischen 1972 und 1992, wurden 1.411 Kinder von Müttern unter antikonvulsiver Therapie untersucht mit einer gesunden Kontrollgruppe verglichen. Ein erhöhtes Risiko für schwerere Missbildung zeigte sich in der CBZ- und der VPA-Gruppe. Auch in den Kombinationstherapien von CBZ mit VPA und in der Kombination PB und Koffein und Benzodiazepinen zeigen sich signifikante Häufungen. Bei VPA bestand eine Dosisabhängigkeit; betroffen waren insbesondere Dosierungen über 1.000 mg/Tag (Samren et al. 1999).

Ein nahezu identisches Ergebnis konnte von einer japanischen Gruppe (Kaneko et al. 1999) gezeigt werden. In Japan, Italien und Kanada wurden 983 Säuglinge untersucht und mit einer gesunden Kontrollgruppe verglichen. Bei der behandelten Gruppe fanden sich in 9,0% Missbildungen, in der Kontrollgruppe 3,1%. Für VPA zeigte sich eine eindeutige Dosisabhängigkeit mit einer Schwellendosis ab 1.000 mg/Tag oder 70 µg/ml.

Tabelle 4. Verlauf von 393 Schwangerschaften unter VPA.
(Retrospektive Übersicht von Jeavons 1984)

Verlauf	Monotherapie	Kombinations-therapie	Unbekannt	Gesamt
Normal	66	150	9	225
Missbildungen				
Neuralrohrdefekte	16	13	-	29
Dysmorphien	4	6	-	10
kardiovaskulär	4	5	-	9
abnorme Finger/ Zehen oder Knochen	2	3	1	6
Lippen-/Gaumenspalte	1	3	-	4
Sonstige	1	7	2	10
gesamt	28	37	3	68

3.3 Fallkontrollierte Studien

Eine Re-Evaluierung der Daten von Robert u. Guibaud (1982) und Robert 1996 unter Einbeziehung weiterer Beobachtungen in Frankreich und Italien führte noch im selben Jahr zur nochmaligen Bestätigung der Schlussfolgerung, dass es sehr wahrscheinlich sei, dass eine VPA-Gabe in der Frühschwangerschaft in etwa 1-2% zu einer Spina bifida führt. So hatten 2 von 118 VPA-exponierten italienischen Kindern eine Spina bifida, während dies nur bei 3 von rund 4.500 Kindern eines Kontrollkollektivs mit Missbildungen der Fall war. (Bjerkedal et al. 1982).

Eine Übersicht der Daten, die der amerikanischen Food and Drug Aministration (FDA) bis 1983 vorlagen, stützte sich auf 127 größere Missbildungen unter VPA-Therapie und gelangte zu der Beurteilung, dass eine VPA-Therapie eine eindeutig überzufällige Assoziation mit dem Auftreten einer Spina bifida zeigt. Dabei waren sowohl die Daten aus der französischen Rhone-Alpen-Region als auch auch entsprechende Beobachtungen in Italien berücksichtigt worden. Für die französischen Daten wurde sogar eine VPA-bedingte Risikoerhöhung für eine Spina bifida auf das 40fache und für die italienischen Daten auf das 25fache errechnet (Rosa 1984).

In Holland ergab eine Analyse von 221 zwischen 1972 und 1983 mit einer Spina bifida geborenen Kinder bei 6 eine mütterliche Epilepsie, die ausnahmslos in der Frühschwangerschaft mit VPA behandelt worden war. Aufgrund der Verschreibungsgewohnheiten der holländischen Ärzte ließ sich ein etwa auf das 15fache erhöhtes kindliches Risiko für eine Spina bifida berechnen (Lindhout u. Meinardi 1984).

Aus Deutschland berichteten Jäger-Roman u. Mitarbeiter (1986) über 26 Kinder nach mütterlicher VPA-Therapie, davon 14 nach Monotherapie. Diese Kinder wurden sowohl mit 26 gematchten Kontrollen als auch mit einer größeren Kontrollgruppe aus einer laufenden prospektiven Studie verglichen. Bei den Kindern nach mütterlicher VPA-Monotherapie kam es bei etwa der Hälfte zu einer verzögert verlaufenden Geburt, und fast ein Drittel hatte erniedrigte Apgar-Werte. Die durchschnittliche Zahl kleiner Anomalien war nach VPA-Therapie auf das Vierfache erhöht. Bei 7 Kindern wurden kraniofaziale und digitale Anomalien beobachtet, wie sie für andere Antiepileptika nicht bekannt waren. Vier Kinder nach VPA-Monotherapie hatten größere Missbildungen (Myelomeningozele; Radiusaplasie; Hüftgelenksdislokation; Malformationen von Rippen und Schädelbasis; Aplasie der ersten Rippen und Sternumdysplasie; Kraniostenose bzw. Trigonozephalie; persistierender Ductus arteriosus mit spontanem Verschluss).

Drei dieser Kinder waren auch bei einer späteren multizentrischen deutschen Studie bei 163 Kindern von Eltern mit Epilepsien berücksichtigt, die jeweils mit gematchten Kontrollen verglichen wurden. Bei den Kindern mit epilepsiekranken Eltern waren sowohl behandelte (n = 116) und unbehandelte (n = 25) mütterliche als auch väterliche (n = 22) Epilepsien. Bei den behandelten mütterlichen Epilepsien hatte es sich überwiegend (n = 74) um eine Monotherapie gehandelt, davon 14mal mit VPA. Bei 8 der 116 Kinder mit behandelten mütterlichen Epilepsien traten größere Missbildungen auf, davon allein 3 unter VPA-Monotherapie. Die Kinder der Väter mit Epilepsie hatten keine große Missbildungen, und die durchschnittliche Zahl kleinerer Anomalien entsprach derjenigen in der Kontrollgruppe (Koch et al. 1992). Ein wichtiges Ergebnis dieser Studie bestand auch darin, dass sich die am Ende des 1. Lebensjahres noch gut sichtbare Häufung kleiner Anomalien bei Kindern epilepsiekranker Mütter innerhalb der nächsten 3 Jahre verlor.

3.4 Prospektive Studien

Die ersten prospektiven Studien zur Frage der VPA-Teratogenität stammen aus Finnland, Japan, Deutschland, und Holland. Alle diese Studien konnten sich nur auf wenige VPA-exponierte Kinder stützen, was ihre statistische Aussagekraft stark einschränkte (Lammer et al. 1987). So waren in der finnischen Studie (Hiilesmaa et al. 1980) nur 170 Kinder von Müttern mit Epilepsien berücksichtigt worden, von denen 12 mit VPA und davon nur eine mit einer Monotherapie behandelt worden war. Auch in der japanischen Studie war VPA nur bei 8 von 657 Schwangerschaften von Frauen mit Epilepsien zur Anwendung gekommen (Nakane et al. 1980); ein Kind hatte eine angeborene Hüftgelenksdislokation. In der deutschen Studie (Koch et al. 1983) konnten immerhin 14 Kinder unter einer mütterlichen VPA-Monotherapie berücksichtigt werden, von denen 6 Missbildungen hatten, dabei eine Spina bifida. Aus Holland wurde über den Verlauf von 65 Schwangerschaften unter VPA berichtet (davon 46 Monotherapien); es traten zwar Missbildungen einschließlich einer Fallot-Tetralogie auf, ohne dass aber eine Spina bifida beobachtet wurde (Lindhout et al. 1982). In einer späteren Mitteilung (Lindhout u. Meinardi 1984) wurde über ein Kind mit Spina bifida bei 141 Schwangerschaften mit VPA-Exposition berichtet.

Eine internationale Umfrage von Lindhout u. Schmidt (1986) bei 13 Zentren mit prospektiver Erfassung VPA-assoziierter Missbildungen ergab eine Spinabifida-Häufigkeit von 2,5% unter Monotherapie, 1,5% unter Kombinationstherapie und 0,35% unter anderen Antiepileptika ohne VPA (Tabelle 5). Dies ergab für VPA gegenüber anderen Antiepileptika ein auf mehr als Vierfache erhöhtes Risiko mit einem 95%-Konfidenzintervall mit 1,6-12,3 (Editorial 1988).

Eine spanische Studie fand bei 28 Kindern mit pränataler VPA-Exposition insgesamt 6mal eine lumbosakrale Spina bifida, dabei jeweils 3mal bei den 15

Tabelle 5. Risiko einer Spina bifida unter VPA in der Frühschangerschaft. (Lindhout u. Schmidt 1984)

Antiepileptika	Exponierte Kinder	Kinder mit Spina bifida	Risiko (%)
Mütterliche Epilepsie			
VPA-Monotherapie	120	3	2,5
VPA-Polytherapie	273	3	1,1
VPA-Mono-und Polytherapie	393	6	1,5
andere Antiepileptika	1718	6	0,35
alle Antiepileptika	2111	12	0,57
unbehandelt	221	1	0,5
Väterliche Epilepsie	95	0	–
Kontrollen	599	0	–

Mono- und 13 Polytherapien (Martinez-Frias 1990). Ebenfalls in Spanien wurde während eines Jahrzehnts eine deutliche Korrelation zwischen der Verordnungshäufigkeit von VPA und dem Auftreten von Spina bifida nachgewiesen konnten (Martinez-Frias 1991). In einer dänischen Serie von 17 konsekutiven Geburten nach mütterlicher VPA-Therapie alleine (n = 11) oder in Kombinaton wurden bei 9 Kindern kleinere Anomalien einschließlich Haar- und Ohrveränderungen gefunden, darüber hinaus größere Missbildungen mit kardialen Defekten bei 5 Kindern und einer Ösophagushernie bei einem weiteren (Thsited u. Ebbesen 1993). Zusätzlich beschrieben die Autoren ein kindliches VPA-Entzugssyndrom mit Reizbarkeit, Zittern, Hypotonie, Trinkschwäche und Anfällen; wobei die Tagesdosen vor der Geburt bei 9 Patienten allerdings über 2.500 mg gelegen hatten.

Bei einer japanischen Studie mit 145 Kindern fanden sich bei 9 Kindern größere Missbildungen. Die Mütter von 2 dieser Kinder hatten eine VPA-Monotherapie erhalten; eines der Kinder hatte eine Spina bifida aperta und das andere einen kardialen Ventrikel-Septum-Defekt (Kaneko et al. 1992). Die von derselben Arbeitsgruppe in einer retrospektiven Serie signifikant erhöht beschriebene Missbildungsrate unter VPA (Kaneko et al. 1988) bestätigte sich in der prospektiven Studie nicht.

In einer holländischen Serie von 172 Kindern, deren Mütter vorwiegend mit VPA- und CBZ-Monotherapien behandelt worden waren, zeigten 8 von 93 VPA-exponierten Kindern Missbildungen. Dabei wurden außer einem Kind mit Spina bifida u. a. 3 weitere mit Hypospadie beobachtet. Die mütterlichen VPA-Serumkonzentrationen waren bei den Kindern mit Missbildungen überdurchschnittlich hoch gewesen (Lindhout et al. 1992). In einer weiteren Publikation berichtete dieselbe Arbeitsgruppe später über 297 Schwangerschaften mit 303 Feten bei 261 Frauen, von denen 92 mit VPA behandelt worden waren (60 in Mono- und 32 in Polytherapie). Bei 6 Kindern (6,3% mit 95%-Konfidenzintervallen von 1,4-11,1%) wurde eine Spina bifida gefunden, dabei handelte es sich u. a. um ein monozygotes Zwillingspaar. Sowohl die VPA-Tagesdosen als auch -Einzeldosen waren bei ihren Müttern überdurchschnittlich hoch gewesen (alle >1.000 mg/Tag), während sich die Anzahl der Tagesdosen nicht unterschied. Unter allen anderen Antiepileptika wurde nie eine Spina bifida beobachtet (Omtzigt et al. 1992).

Eine italienische Studie berichtete über 372 Schwangerschaften bei 305 Frauen mit Epilepsien, bei denen es zu 54 Aborten (davon 28 spontan) und 318 Entbindungen kam. 207 der Mütter waren mit einer Monotherapie behandelt worden, 102 mit einer Polytherapie, und 9 waren unbehandelt geblieben. Außer 3 pränatal festgestellten (und einer Interruptio zugeführten) Missbildungen fanden sich bei der Geburt bei 42 Kindern kleinere Anomalien und bei 26 weiteren größere Missbildungen. Die statistische Auswertung zeigte, dass eine mütterliche VPA-Therapie mit dem höchsten Risiko sowohl für kleinere Anomalien (6/21=28,6%) als auch für größere Missbildungen (5/22=22,7%) einherging. Bei 2 Geschwistern fand sich ein Smith-Lemli-Opitz-Syndrom mit einer Kombination kraniofazialer Missbildungen, Urogenitaltraktanomalien und anderen Veränderungen. Die Serumkonzentrationen für VPA hatten bei den entsprechenden Schwangerschaften im 1. Trimester deutlich über denjenigen bei den Kindern ohne Anomalien und Missbildungen gelegen (Battino et al. 1992).

Eine französische Studie bei 281 überwiegend behandelten schwangeren Frauen mit Epilepsien verglich die beobachteten Missbildungen mit denen in einem Geburtsdefektregsiter. Das Missbildungsrisiko war für Kinder epilepsiekranker Frauen deutlich erhöht, wobei VPA und PHT am häufigsten beteiligt waren. Bei 79 VPA-Therapien (davon 39 in Mono- und 40 in Polytherapie) kam es 2mal zu einer kindlichen Spina bifida, was bei keiner der anderen Schwangerschaften der Fall war (Dravet et al. 1992).

Eine Metaanalyse von 5 europäischen prospektiven Studien in der 1.221 Kinder, deren Mütter während der Schwangerschaft Antiepileptika erhielten, und eine Kontrollgruppe mit 158 Kindern ohne Antiepileptikaexposition nachuntersucht wurden zeigte, dass die Wahrscheinlichkeit einer Spina bifida und anderer größerer Fehlbildungen unter einer Tagesdosis von über 1.000 mg im Vergleich zu Dosierungen von 600 mg oder weniger erhöht war. Auch in Kombinationstherapien mit VPA, CBZ und Phenobarbital zeigten sich erhöhte Missbildungsraten (Samren et al. 1997).

Von 1977 an wurden im San Paolo Hospital in Mailand 517 Schwangerschaften von Gebärenden unter Antiepileptika und post partum die Säuglinge von Neurologen, Frauenärzten und Pädiatern untersucht. Die Gesamtmissbildungsrate betrug 9,7%, 5,3% waren schwer, 2,2% leicht. Bei den 25 Säuglingen von nicht behandelten Patienten traten keine Missbildungen auf (Canger et al. 1999).

Hyothesen zum Mechanismus der VPA-Teratogenität fasst die folgende Übersicht zusammen:

Hypothesen zum Mechanismus der VPA-Teratogenität.
(Nach Cotariu u. Zaitman 1991; Hurd et al. 1983; Nau u. Scott 1986; Nau u. Löscher 1984; Hishiada u. Nau 1998; Ubeda-Martin et al. 1998; Alonso-Aperte u. Varela-Moreiras 2000)

- Folsäuremangel
- gestörter Fettstoffwechsel
- Effekte auf Glutathionstatus
- veränderte Fluidität von Membranen
- pH-Abfall
- VPA-Pharmkokinetik und -Metabolismus
  - hohe Dosen (>1.000 mg/Tag)
  - „peaks" (Spitzenkonzentrationen)
  - VPA und ein Teil der Metaboliten (nicht 2-en-VPA!)
- Zinkmangel

3.5 Das embryofetale Missbildungssyndrom unter VPA

3.5.1 Das Muster kleiner Missbildungen

DiLiberti und Mitarbeiter (1984) beschrieben anhand der Literatur und 7 eigenen Beobachtungen (davon allerdings nur 2 mit VPA-Monotherapie) erstmals ein von ihnen als charakteristisch erachtetes „fetalen Valproatsyndroms" mit den in

Tabelle 6. Das fetale Valproat-Syndrom. (Nach Ardinger et al. 1988; DiLiberti et al. 1984; Martinez-Frias 1990)

I Kleinere Anomalien	
Kraniofaziale Anomalien	Untere epikanthale Falten
	Kleine, nach oben gerichtete Nase („Stupsnase")
	Flaches Philtrum
	Breite Nasenwurzel und flacher Nasenrücken
	Breite Oberlippe mit schmalem Lippenrot
	Nach unten gerichtete Mundwinkel
Skelettanomalien	Lange, sich überlappende Finger und Zehen
	Hyperkonvexe Nägel
II Entwicklungsstörungen	
III Größere Missbildungen	
Spina bifida aperta	
kardiale Defekte	
Lippen-/Gaumenspalten	
Hypo-/Aplasie radialer Knochenstrahl	
Phokomelie	
Hypospadie	

Tabelle 6 zusammengefassten Merkmalen. In der Folge wurde dieser Phänotyp von anderen Autoren bestätigt. So fanden sich bei 4 anderen Kindern nach mütterlicher VPA-Exposition ebenfalls epikantale Falten, eine flache Nase mit breiter Wurzel, nach oben gerichtete Nasenöffnungen, ein flaches Philtrum und eine dünne Oberlippe bei dicker Unterlippe (Winter et al. 1987). Auch 5 von 14 weiteren Kindern zeigten derartige Veränderungen nach einer mütterlichen VPA-Monotherapie, wobei sich nach hohen VPA-Dosen zusätzlich eine muskuläre Hypotonie sowie eine verzögerte motorische und sprachliche Entwicklung fanden (Jäger-Roman et al. 1986). Schließlich wurden diese kraniofazialen Dysmorphien auch bei einer weiteren Serie von 19 Kindern beschrieben und zusätzlich auf eine nach Kombinationstherapien gehäufte Mikrozephalie und postnatale Entwicklungsverzögerung hingewiesen (Ardinger et al. 1988; Tamer et al. 1996). Bei zwei Geschwisterpaaren aus jeweils aufeinanderfolgenden Schwangerschaften wurden ebenfalls deutliche Entwicklungsverzögerungen einschließlich ausgeprägter Sprachschwierigkeiten beobachtet (Christiansen et al. 1994).

Bei 870 Neugeborenen aus Kanada, Japan und Italien wurde das Körpergewicht und der Kopfumfang gemessen. Auch bei gleicher Behandlung zeigte sich ein Unterschied zwischen den einzelnen Ländern, italienische Kinder hatten im allgemeinen ein niedrigeres Geburtsgewicht. Die Autoren diskutieren daher auch ethnische und genetisch determinierte Komponenten. Eindeutig negativ auf den Kopfumfang wirkte sich Polytherapie und serumspiegelabhängig die Behandlung mit Phenobarbital und Primidon aus (Battino et al. 1999).

3.5.2 Große Missbildungen

An großen knöchernen Missbildungen wurde nach mütterlicher VPA-Einnahme häufiger über Knochen- und Extremitätendefekte berichtet, die außer in hypoplastischen Endphalangen auch in miteinander verwachsenen Fingern (= Syndaktalie), ganz oder teilweise fehlenden Fingern (= Ektrodaktylie) und insbesondere in ansonsten sehr seltenen Besonderheiten des radialen Knochenstrahls mit Aplasie oder Hypoplasie des Radius, Metakarpale I oder Daumens bestanden (Jäger-Roman et al. 1986; Koch et al. 1983; Langer et al. 1994; Lindhout u. Omtzigt 1992, 1994; Sharony et al. 1993; Ylagan u. Budorick 1994). Zusätzlich wurden auch an die Thalidomid-Embryopathie erinnernde Phokomelien mit fehlenden proximalen Gliedmaßenabschnitten beobachtet (Sharony et al. 1993; Verloes et al. 1990).

Die bislang umfangreichste fallkontrollierte Studie wurde in Spanien mit 22.294 Kindern durchgeführt (Roriguez Pinilla et al. 2000). Statistisch ergibt sich ein Risiko von Extremitätendeformationen unter der Therapie mit VPA von 0,42%. Ein Neugeborener hatte eine Hypoplasie der linken Hand, ein zweiter eine Hypoplasie des Metakarpale I links und ein dritter kurze Hände mit einer Hypoplasie des Metakarpale I, hypoplastische Phalangen, eine Gesichtsasymmetrie, eine Hypospadie und ein Angiom im Bereich der Schädels.

Im Gegensatz zu tierexperimentellen Studien beschränkt sich die Teratogenität bei Neuralrohrdefekten weitgehend auf den lumbosakralen Bereich und es kommt – abgesehen von einer häufigeren Assoziation mit einem Hydrozephalus – nur selten zu einer Kombination mit Anenzephalien (Editorial 1988; Lammer et al. 1987; Lindhout u. Schmidt 1986; Lindhout et al. 1992). Wahrscheinlich findet der Schluss der Neuralleiste in einem komplexen Ablauf über mehrere Etappen und unter Kontrolle verschiedener Gene und Mechnaismen statt, die unterschiedlich auf teratogene Effekte ansprechen können (Garabedian u. Fraser 1993, van Allen et al. 1993). Die VPA-assoziierte Spina bifida ist überwiegend eine Spina bifida aperta; eine deutliche Häufung einer Spina bifida occulta hat sich jedenfalls bislang nicht nachweisen lassen. Eine Analyse von 27 Kindern nach mütterlicher VPA-Therapie (davon 22 Monotherapien) ergab neben der Spina bifida und einem deutlich unterdurchschnittlichen Geburtsgewicht eine Reihe weiterer „Mittellinien"- und sonstiger Defekte (Lindhout et al. 1992; Tabelle 7). Das Risiko kardialer Fehlbildungen und orofazialer Spaltbildungen ist zwar ebenfalls erhöht, in fast allen Untersuchungen aber deutlich geringer als das Risiko einer Spina bifida (Lammer et al. 1987).

3.6 Erhöhung des Teratogenitätsrisikos

Aus 2 Arbeiten (Kaneko et al. 1999; Samren 1999) lässt sich eine deutliche Dosisbeziehung für das Auftreten der VPA-induzierten Spina bifida nachweisen. Als Schwellendosis wurde eine Tagesdosis von 1.000 mg und eine Serumkonzentration von 70 µg/ml genannt. Diese Dosisbeziehung wurde schon in einer früheren Untersuchung konstatiert (Lindhout et al. 1992).

Tabelle 7. Mit einer Spina bifida aperta assoziierte weitere große Missbildungen bei 27 Kindern. (Lindhout et al. 1992)

„Mittelliniendefekte"	Andere Defekte
Spina bifida occulta (2mal)	Multiple Knochendefekte
Hypospadie (2mal)	inkl. beidseitiger Radiusaplasie
Hypertelorismus (2mal)	Bilobuläre Lungen
Partielle Agenesie des Corpus callosum	
Agenesie des Septum pellucidum	
mit okzipitaler Lissenzephalie	
Dandy-Walker-Anomalie	
mit Ventrikelseptumdefekt	

Insgesamt nahm das Risiko bei Kombinationstherapien zu, dies konnte auch für CBZ und Benzodiazepine gezeigt werden. In Monotherapie sind letztere nach dieser Studie nicht teratogen.

Zu den antiepileptischen Kombinationstherapien, die mit einer erhöhten Missbildungsrate unter VPA-Einnahme einhergehen, scheint auch die Komedikation mit Benzodiazepinen zu gehören. Diese haben entgegen früheren Annahmen auch schon bei isolierter Einnahme eine teratogene Wirkung (Laegreid et al. 1989), bei gleichzeitiger VPA-Medikation kommt es offenbar zu einem deutlich erhöhten Risiko. So wurde über 7 Kinder mit kongenitalen Missbildungen, Dysmorphien und neurologischen Auffälligkeiten berichtet, deren Mütter wegen primär generalisierter Absencen-Epilepsien ohne Grand-mal-Anfälle mit einer VPA-Monotherapie (n = 5) oder einer VPA-Benzodiazepin-Kombination (n = 2) behandelt worden waren. Die beiden Kinder nach Komedikation mit Benzodiazepinen hatten Myelomeningozelen und die ausgeprägtesten Dysmorphien (Laegried et al. 1993).

3.7 Tierexperimentelle Befunde zur Teratogenität von VPA
(siehe auch S. 52)

Tierexperimentell kam es bei Rhesusaffen unter VPA sowohl zu aplastischen oder hypoplastischen Fingern und Zehen als auch Hypoplasien von Gliedmaßen (Hendrickx et al. 1988) und zur Ektrodaktylie an den Vorderbeinen bei Mäusen (Collins et al. 1990) und Ratten (Vorhees 1987). Schließlich konnte kürzlich in vitro auch mit kultivierten menschlichen Chondrozyten gezeigt werden, dass VPA u. a. zu einer Abnahme der mitotischen Aktivität, Reduktion von Kollagenanteilen und Veränderung der extrazellulären Zellmatrix führt (Aulthouse u. Hitt 1994).

Nach tierexperimentellen Befunden ist davon auszugehen, dass VPA und ein Teil seiner Metabolite für die Teratogenität verantwortlich sind (Nau 1992; Nau et al. 1991). Ein wesentlicher Mechanismus wird dabei der Beinflussung des Folatstoff-Methionin-Stoffwechsel zugemessen (Hishiada u. Nau 1998; Ubeda-Martin et al. 1998; Alonso-Aperte u. Varela-Moreiras 2000). Dabei scheinen die pharmakologisch sehr aktiven Derivate 2-en-VPA und Valpromid weit weniger risikoreich zu sein (Nau u. Löscher 1984; Nau et al. 1984; Fischer et al. 1994; Radatz et al. 1998; Skladchikova et al. 1998). Valpromid steht allerdings nur in wenigen Ländern – und 2-en-VPA z. Z. nicht – als Antiepileptikum zur Verfügung, es wird jedoch in Israel entwickelt. Ob es unter dieser VPA-Form jedoch zu einer statistisch signifikanten Reduktion der Teratogenität beim Menschen kommt, bedarf noch weiterer Studien.

4 Möglichkeiten einer Verhinderung und Früherkennung von Missbildungen

4.1 Prophylaxe von Missbildungen

Seit vielen Jahren ist ein relativer Folsäuremangel sowohl in der Schwangerschaft (Bung et al. 1993) als auch unter Einnahme von Antiepileptika bekannt, wobei VPA im Gegensatz zu den meisten anderen Antiepileptika in der Regel nicht zu einer signifikanten Erniedrigung der Folsäure-Serumkonzentration führt (Fröscher 1988). In den letzten Jahren konnte in randomisierten Studien eindeutig nachgewiesen werden, dass eine erhöhte Zufuhr von Folsäure vor und in der ersten Zeit der Schwangerschaft zu einem deutlichen Rückgang von Neuralrohrdefekten führt, sowohl im Sinne einer Primärprävention (Bower et al. 1993; Czeizel u. Dudás 1992; Werler et al. 1993) als auch im Sinne einer Sekundärprävention (MRC Vitamin Study Research Group 1991). Ein Grund dafür, dass man diese Erfahrungen nur zögerlich auf Epilepsiepatientinnen übertrug, bestand in der Hypothese des englischen Neurologen Reynolds (1978), wonach ein Folsäureantagonismus wesentlicher Wirkmechanismus von Antiepileptika sei. Man blieb jedenfalls lange Zeit sehr zurückhaltend mit der Empfehlung einer Folsäuresubstitution bei Schwangeren mit einer Epilepsie, zumal in einer Reihe von unkontrollierten klinischen Beobachtungen eine vermeintlich anfallsfördernde Wirkung von Folsäure beschrieben wurde (zur Übersicht s. Fröscher 1988). Diese Wirkung scheint jedoch dosisabhängig zu sein und weit über den empfohlenen Dosierungen zu liegen. Dies zeigten auch Studien von Grant u. Stores (1970) und Mattson et al. (1973), in denen kein anfallsfördernder Folsäureeffekt nachgewiesen werden konnte.

In einer einzigen In-vivo-Studie an mit VPA-behandelten Mäusen (Hansen et al. 1995) konnte durch Supplementierung von Folsäure kein positiver Effekt auf die Embryotoxizität nachgewiesen werden.

Eine weitere Doppelblindstudie bei Anfallspatientinnen unter PHT zeigte nach Zugabe von 5 mg/Tag Folsäure im Vergleich zu Placebo sogar eine statistisch signifikante Besserung der Anfallsfrequenz (Gibberd et al. 1981).

Diese Zurückhaltung galt selbst dann noch, als prospektive Studien bei Frauen mit Epilepsien eine signifikante Verknüpfung zwischen erniedrigten Folsäurekonzentrationen vor der Konzeption und in der embryogenen Periode mit der Häufigkeit von Spontanaborten und kindlichen Missbildungen zeigten (Dansky et al. 1987). Vereinzelt ausgeprochene Empfehlungen einer Folsäuregabe bei Schwangeren unter antiepileptischer Therapie (Bialer u. Lewenthal 1984; Hiilesmaa et al. 1983) fanden zunächst keine allgemeine Zustimmung. Die Meinung schwenkte erst dann etwas um, als weitere Studien keinen nachteiligen Effekt einer Folsäuregabe auf den Epilepsieverlauf in der Schwangerschaft (Dansky et al. 1992) und die großangelegte britische MRC-Studie bei 1.817 Frauen mit einer Spina bifida bei einer früheren Schwangerschaft (aber ohne Epilepsie) eine Risikominderung um 72% nachweisen konnte (MRC Vitamin Study Research Group 1991).

In England wurde die generelle Empfehlung einer erhöhten Folsäurezufuhr in der Schwangerschaft für Frauen im gebärfähigen Alter auch 1992 noch mit dem Hinweis auf ein theoretisches Risiko der Epilepsieverschlechterung eingeschränkt (Expert Advisory Group 1992). Auch in den USA wurde eine generelle Empfehlung nur für Frauen mit einer Spina bifida bei einer früheren Schwangerschaft gegeben und sogar explizit darauf verwiesen, dass sie nicht für epilepsiekranke Schwangere unter VPA gedacht seien (Editorial 1991). In einer späteren Fassung fehlte dieser Hinweis dann allerdings (Editorial 1992).

Holländische Autoren (Lindhout u. Omtzigt 1994) hielten eine Folatsubstitution beispielsweise bei Frauen unter VPA- oder CBZ-Therapie für verfrüht und sogar potentiell gefährlich, weil noch völlig unklar sei, ob die Teratogenität dieser Antiepileptika mit einem Folsäuremangel assoziiert sei. Dafür spreche z. B., dass unter stark enzyminduzierenden und mit einem deutlichen Folsäureabfall einhergehenden Antiepileptika weniger große Missbildungen einschließlich Spina bifida auftreten als unter VPA. Sie empfehlen eine hochdosierte Folatzufuhr nur für Frauen mit behandelten Epilepsien, die schwanger werden möchten und einen nachgewiesenen Folsäuremangel haben.

Die fehlende generelle Empfehlung einer Folatgabe gerade bei Frauen mit VPA-behandelten Epilepsien ist auch deswegen schwer verständlich, weil bekannt ist, dass VPA sowohl die Resorption von Folsäure hemmt (Hendel et al. 1984) als auch die Aktivität folsäureabhängiger Enzyme (Cotariu u. Zaitman 1991). Parallel dazu konnte in Tierversuchen bei Mäusen eine verminderte Häufigkeit von VPA-induzierten Neuralrohrdefekten durch Gabe des Folsäurederivats Folinsäure in der Schwangerschaft gezeigt werden (Trotz et al. 1987), wenngleich diese Ergebnisse von anderen Untersuchern nicht reproduziert werden konnten (Lindhout u. Omtzigt 1994). Auch von klinischer Seite wurde schon früh auf die Möglichkeit eines durch Folsäure verminderten Spina-bifida-Risikos unter VPA beim Menschen hingewiesen (Rosa 1984).

Yerby (1993) empfiehlt die Gabe von Mulivitaminpräparaten einschließlich Folsäure an alle Frauen mit Epilepsien im gebärfähigen Alter, um ausreichende Konzentartionen zum Zeitpunkt der Konzeption zu gewährleisten. Insgesamt überwiegen die Argumente für eine großzügige Indikationsstellung einer Gabe. Zumindest ist es vernünftig, Frauen mit einer Epilepsie ebenso wie allen anderen Frauen bei einer geplanten Schwangerschaft zu einer zusätzlichen Folsäureeinnahme zu raten. Die allgemeinen Dosisempfehlungen liegen zwischen 0,4 mg/Tag (Kirke et al. 1992; Werler et al. 1993) und 5 mg/Tag; unter Einnahme von VPA sollte sie ebenso wie bei früheren Schwangerschaften oder Familienanamnesen mit einer Spina bifida zwischen 4 und 5 mg/Tag liegen (Editorial 1993). In Australien hat man sich 1993 bei Frauen mit einer epileptischen Dauerbehandlung auch zur Empfehlung einer generellen Folsäureprophylaxe entschlossen (Bower 1994). Ein evtl. begleitend bestehender Vitamin-B12-Mangel muss vor einer Folsäuregabe ausgeglichen werden, weil sonst ein erhöhtes Risiko einer subakuten spinalen Degeneration besteht (Lindhout u. Omtzigt 1994).

In den Richtlinien der Internationalen Liga gegen Epilepsie zur Betreuung von Frauen mit Epilepsien im gebärfähigen Alter (Commission on Genetics, Pregnancy, and the Child 1993) wird auf das erhöhte Neuralrohrdefektrisiko unter VPA und der allgemeinen Notwendigkeit einer ausreichenden Folatzufuhr hingewiesen.

Aufgrund neuerer tierexperimenteller Arbeiten (Chang u. McAuley 1998; Hishiada u. Nau 1998; Ubeda-Martin et al. 1998; Alonso-Aperte u. Varela-Moreiras 2000) und den in Studien und im klinischen Alltag gewonnen Erfahrungen wird die Gabe von Folsäure präkonzeptionell und für das 1. Trimenon von mehreren Arbeitsgruppen empfohlen (Zahn 1998; Lewis et al. 1998; Betts u. Fox 1999; Champel et al. 1999; Nakken et al. 1999; Nulman et al. 1999; Pimentel 2000).

Hernández-Diaz 2000 konnte an missgebildeten Kindern gesunder Mutter nachweisen, dass während der Schwangerschaft eingenommene Folsäureantagonisten das Risiko für kardiovakuläre, Gaumen-, Harntrakt- und Neularohrdefekte deutlich erhöht. Die Gabe von Multivitaminpräparaten einschließlich Folsäure konnte das Risiko vermindern.

Eine allgemein gültige Dosisempfehlung für die Gabe der Folsäure findet sich in keiner Literaturstelle. Die Autoren empfehlen die Gabe von 5 mg/Tag. Zum einen aus praktischen Gründen, da die auf dem Markt befindlichen Präparate diese Dosierung enthalten, zum anderen weil sich diese Dosis im praktischen Gebrauch gut bewährt hat.

4.2 Früherkennung

Eine Bestimmung des α-Fetoproteins im mütterlichen Serum allein hat ein Risiko falsch-negativer Befunde von bis zu 60% (Omtzigt et al. 1992) und ist daher nicht ausreichend verlässlich. Manche Labors haben diese Methode daher ganz verlassen (z. B. Guibaud et al. 1993). Ob die Empfehlung einer Kombination von Ultraschall und Bestimmung des Alphafetoproteins im mütterlichen Serum (z. B. Beck-Mannagetta 1992; Hiilesmaa 1992; Newmark u. Dubinsky 1992) ausreichend sicher ist, ist derzeit noch unklar. Es wurde bei Normalbefunden beider Untersuchungen zwar auf unter 1% geschätzt (Nadel et al. 1990), diese Auffassung wird aber nicht allgemein geteilt (Wald et al. 1991).

Mit einer Kombination von Ultraschall und Amniozentese mit α-Fetoproteinbestimmung und Acetylcholinesterase-Elektrophorese zwischen der 16. und 18. Schwangerschaftswoche können 95% aller Spina-bifida-Missbildungen erkannt werden, die Fehlerrate bei alleiniger Ultraschallbestimmung liegt bei immerhin 15-20% (Guibaud et al. 1993; Weinbaum et al. 1986). Mittels Ultraschall lassen sich auch knöcherne Missbildungen wie Hypoplasien des radialen Knochenstrahls bereits ab der 18. bis 20. Schwangerschaftswoche erkennen (Langer et al. 1994; Ylagan u. Budorick 1994).

Tabelle 8. Konzentration von VPA und anderen Antiepileptika in der Muttermilch und Vergleich der Metabolisierung beim Neugeborenen und Erwachsenen. (Yerby 1991)

Medikament	Konzentration in der Muttermilch (% im Vergleich zum Serum)	Halbwertzeit (Stunden)	
		Neugeborene	Erwachsene
Carbamazepin	50	8–28	8–25
Ethosuximid	90	40	40–60
Phenobarbital	50	45–500(!)	75–126
Phenytoin	30	15–105	12–50
Primidon	80	7–60	4–12
Valproat	10	30–60	6–18

5 Wochenbett und Stillen

Besonders bei einer in der Schwangerschaft vorgenommenen Dosiserhöhung muss im Wochenbett auf Zeichen einer VPA-Überdosierung der Mutter geachtet und ggf. eine Dosisreduktion vorgenommen werden.

In Tabelle 8 sind die Konzentrationen von VPA und anderer Antiepileptika in der Muttermilch sowie ihre Eliminationshalbwertzeit beim Neugeborenen und Erwachsenen zusammengestellt. VPA hat von den bisherigen Antiepileptika mit höchstens 10% die weitaus niedrigste Konzentration in der Muttermilch, weshalb die dem Kind über die Muttermilch zugeführte VPA-Dosis bezogen auf das Körpergewicht nur etwa 2% der mütterlichen Dosis entspricht (Johannessen 1992; Piontek et al. 2000). Unter Lamotrigintherapie wird z. B. eine Konzentration von ca. 30% der mütterlichen Plasmakonzentration im Säugling gemessen (Ohman et al. 2000).

In der Regel bestehen keine Bedenken gegen das Stillen bei Müttern unter Therapie mit VPA (Morell 1998; Zahn 1998; Hosli et al. 1999; Piontek et al. 2000).

6 Empfehlungen zum praktischen Vorgehen

Obwohl Schwangerschaften bei Frauen mit Epilepsien mit überdurchschnittlichen Risiken einhergehen, enden über 90% mit der Geburt eines weitgehend unauffälligen Kindes. Kleinere Dysmorphiezeichen kommen zwar häufiger vor, verlieren sich aber größtenteils in den ersten Lebensjahren.

Inzwischen hat sich auch gezeigt,
- dass ein nennenswerter Teil des Missbildungsrisikos durch genetische-, Umwelt- und ethnische Faktoren bedingt sein dürfte (Durner et al. 1992; Lewis et al. 1998; Battino et al. 1999; Canger et al. 1999),
- dass CBZ als das heute neben VPA in den meisten europäischen Ländern am weitesten verbreitete Antiepileptikum mit einem ähnlich hohen Spina-bifida-Risiko einhergeht (Jones et al. 1989; Källén 1994; Rosa 1990, 1992; Ornoy u. Cohen 1996; Samren et al. 1997),
- eine Umstellung auf neuere und neueste Antikonvulsiva kann zum jetzigen Zeitpunkt anhand der vorliegenden Studienlage kann nicht generell empfohlen

werden, da noch nicht genügend Erfahrungen vorliegen (Samren et al. 1997; Nakken et al. 1999; Nulman et al. 1999).

In den Konsensusrichtlinien von 1992 schreiben Delgado-Escueta u. Janz, dass jedes der 4 Standardantiepileptika CBZ, PB, PHT und VPA von unterschiedlichen Autoren als im Vergleich zu den anderen Medikamenten stärker teratogen beschrieben wurde. Sie kommen daher zu der Empfehlung, dass auch in der Schwangerschaft dasjenige Präparat verwendet werden sollte, dass am ehesten zu einer Anfallskontrolle führt. Sowohl VPA als auch CBZ sollten bei einer Familienanamnese von Spina bifida gemieden werden. Insofern zweifeln in der Zwischenzeit viele Kliniker an der Gültigkeit von Empfehlungen, nur mit VPA bei Frauen im gebärfähigen Alter prinzipiell zurückhaltend zu sein und statt dessen z. B. CBZ einzusetzen (z. B. Chadwick 1992).

Neuere Empfehlungen oder Konsensusrichtlinien der Fachgesellschaften sind nach Wissen der Autoren in jüngster Zeit nicht veröffentlicht worden.

Praktische Empfehlungen zum Umgang mit VPA bei gebärfähigen Frauen sind in Tabelle 9 aufgeführt und geben die Meinung der Autoren nach Analyse der vorliegenden Literatur wieder (s. auch Beck-Mannagetta 1992; Delgado-Escueta u. Janz 1992; Ried u. Beck-Mannagetta 1995).

Tabelle 9. Empfehlungen zum praktischen Vorgehen hinsichtlich einer VPA-Therapie bei Frauen im gebärfähigen Alter, in der Schwangerschaft und nach der Geburt

Bei allen Frauen mit Epilepsien im gebärfähigen Alter:	Bei vorhandenen Alternativen keine Neueinstellung auf VPA Befragen hinsichtlich Familienanamnese von angeborenen Missbildungen Information über erhöhtes Missbildungsrisiko durch Epilepsie und Medikamente Information über prophylaktische Folsäureeinnahme (0,5–5 mg/Tag) Hormonelle Kontrazeptiva ausreichend sicher
Bei geplanter Schwangerschaft zusätzlich:	Kritische Überprüfung von Alternativen zu bestehender VPA-Therapie Absetzen und 6monatige Pause vor Konzeption möglich? Monotherapie möglich? Dosisreduktion möglich? Keine Kombinationstherapie (speziell mit CBZ), Bei familiär bekannter oder früherem Kind mit Spina bifida möglichst Umstellung auf Therapie ohne VPA Sofern VPA unverzichtbar ist: niedrigstmögliche Dosis mit Verteilung auf mindestens 3 Einnahmezeitpunkte und Einsatz von Retard-Präparaten
Bei eingetretener Schwangerschaft:	Information der Patientin über den in >90% komplikationslosen Verlauf Möglichst keine Neueinstellung oder Umstellung auf VPA im ersten Trimester In der Regel Beibehalten einer bestehenden VPA-Therapie, ggf. Dosisreduktion (<1.000 mg/Tag, <70 µg/ml) und Umstellen von Kombinationstherapien (speziell mit CBZ, Benzodiazepinen) Bei fehlender Anfallsfreiheit Therapieoptimierung Bei Dosen >1.000 mg/Tag Umverteilung auf mindestens 3 Einnahmen und Einsatz von Retard-Präparaten, auch bei niedrigeren Dosen keine Einmalgabe

Tabelle 9. Fortsetzung

	Bei Bestimmungen der Serumkonzentration möglichst Mitbestimmung des freien Anteils Gabe von Folsäure präkonzeptionell bis zur 12. Schwangerschaftswoche (1. Trimenon) Angebot einer pränatalen Diagnostik (Neuralrohrdefekt im Ultraschall ab 12. Woche erkennbar, Kombination mit α-Fetoproteinbestimmung im Serum, bei unklaren Befunden und Konsequenzen Amniozentese und Bestimmung von α-Fetoprotein sowie Acetylcholinesterase-Elektrophorese in der 16. Woche)
Nach der Geburt:	Bei VPA-Monotherapie keine Blutungsprophylaxe mit Gabe von Vitamin K1 für Neugeborene erforderlich, bei Kombinationstherapie besser schon orale mütterliche Medikation in der letzten Schwangerschaftswoche Keine Abschwächung eines physiologischen Neugeborenenikterus Stillen bei VPA-Monotherapie in der Regel problemlos möglich, auch Kombinationstherapien meist keine Kontraindikation (Vorsicht bei Ethosuximid und Barbituraten)

Nach wie vor sind viele Fragen der Teratogenität von Antiepileptika im allgemeinen und von VPA im speziellen offen. Weitere multizentrische und internationale Studien sowie Register zur Erfassung von Missbildungen sind erforderlich, optimalerweise populationsbezogen und kombiniert mit empfindlichen Überwachungsprogrammen.

Allgemein ist zu sagen, dass einer der wichtigsten Säulen in der optimalen Betreuung von Epilepsiepatientinnen der gute Arzt-Patienten-Kontakt ist. Das heißt, das alle Frauen, auch die heranwachsenden, im gebärfahigen Alter sollten frühzeitig über die Maßnahmen vor einer möglichen Schwangerschaft aufgeklärt werden sollten. Die in Tabelle 9 ausgeführten Empfehlungen machen am meisten Sinn, bevor die Schwangerschaft eingetreten ist.

Literatur

Alonso-Aperte E, Varela-Moreira G (2000) Drugs-nutrient interactions: A potential problem during adolescence. Eur J Clin Nutr Mar 54: Suppl 1: 69–74
American Academy of Pediatrics, Committee on Drugs (1979) Anticonvulsants and pregnancy. Pediatrics 63: 331–333
Andersen RC (1976) Cardiac defects in children of mothers receiving anticonvulsant therapy during pregnancy. J Pediatr 89: 318–319
Annegers JF, Elveback LR, Hauser WA, Kurland LT (1974) Do anticonvulsants have a teratogenic effect? Arch. Neurol 31: 364–373
Anonymous (1983) Valproate: A new cause of birth defects: Report from Italy and follow-up from France. Morb Mortal Weekly Rep (MMWR) 32: 438–439
Ardinger HH, Atkin JF, Blackston RD et al. (1988) Verification of the fetal valproate syndrome phenotype. Am J Med Genet 29: 171–185
Arzneimittelkommission der Deutschen Ärzteschaft, Janz D, Schmidt D (1983) Valproinsäure nicht in der Frühschwangerschaft verordnen (Bekanntmachung). Dtsch Ärztebl. 80: 33
Aulthouse AL, Hitt DC (1994) The teratogenic effects of valproic acid in human chrondrogenesis in vitro. Teratology 49: 208–217

Bailey CJ, Pool RW, Poskitt EME, Harris F (1983) Valproic acid and fetal abnormality (letter). Br Med J 286: 190

Bantz EW (1984) Valproic acid and congenital malformations. Clin Pediatr 23: 352–353

Bardy AH, Hiilesmaa VK, Teramo K, Neuvonen KJ (1990) Protein binding of antiepileptic drugs during pregnancy, labor and puerperium. Ther Drug Monit 12: 40–46

Battino D, Binelli S, Caccamo ML et al. (1992) Malformations in offspring of 305 epileptic women: A prospective study. Acta Neurol Scand 85: 204–207

Battino D, Kaneko S, Andermann E et al. (1999) Intrauterin growth in the offspring of epieleptic woman: A prospective multicenter study. Epilepsy Res 36: 53–60

Beck-Mannagetta G (1992) Klinische Aspekte der Teratogenität von Valproinsäure und Therapie in der Schwangerschaft. In: Krämer G, Laub M (Hrsg) Valproinsäure. Pharmakologie – Klinischer Einsatz – Nebenwirkungen – Therapierichtlinien. Springer, Berlin Heidelberg New York Tokyo, S 298–303

Betts T, Fox C (1999) Proactiv pre-conception counselling for women with epilepsy – is it effectiv? Seizure Sep 8: 322–327

Bialer Y, Lewenthal H (1984) Effect of folic acid supplementation on congenital malformations due to anticonvulsant drugs. Eur Obstet Gynecol Reprod Biol 18: 211–216

Bjerkedal T, Czeizel A, Goujard J et al. (1982) Valproic acid and spina bifida (letter). Lancet 2: 1096

Blaw ME, Woody RC (1983) Valproic acid embryopathy? (letter). Neurology 33: 255

Bower C (1994) Epilepsy in pregnancy: Neural tube defects and folate. Med J Aust 160: 56–57

Bower C, Stanley FJ, Nicol DJ (1993) Maternal folate status and the risk for neural tube defects – the role of dietary folate. Ann N Y Acad Sci 678: 146–155

Brown NA, Kao J, Fabro S (1980) Teratogenic potential of valproic acid (letter?). Lancet 1: 660–661

Bung P, Stein C, Prinz R, Pietrzik K, Schlebusch H, Bauer O, Krebs D (1993) Folsäureversorgung in der Schwangerschaft – Ergebnisse einer prospektiven Longitudinalstudie. Geburtsh Frauenheilk 53: 92–99

Canger R, Battino D, Canevini MP et al. (1999) Malformation in ofdfsprings of women with epilepsy: A prospective study. Epilepsia 40: 1231–1236

Carter BS, Stewart JM (1989) Valproic acid, prenatal exposure. Association with lipomyelomeningocele. Clin Pediatr 28: 81–85

Chadwick D (1992) Neural tube defects in association with epilepsy and its treatment (comment). Pharmac Weekbl 14: 126

Champel V, Radal M, Moulin-Valz M, Jonvilee-Bera AP, Autret-Leca E (1999) Should folic acid be given to women treated with valproic acid and/or carbamzepine? Folic acid and pregnancy in epilepsy. Service de Pharmacologie Clinique et Centre Regional de Pharmacovigilance et de Renseinements sur le Medicament de C.H.U. de Tours

Chamberlain G (1991) Medical problems in pregnancy. I. Br Med J 302: 1262–1266

Chang SI, McAuley JW (1998) Pharmacotherapeutic issues for women of childbearing age with epilepsy. Ann Pharmacother 32: 794–801

Chessa L, Iannetti P (1986) Fetal valproate syndrome (letter). Am J Med Genet 24: 381–382

Christiansen AL, Chesler H, Kromberg JGR (1994) Fetal valproate syndrome: Clinical and neuro-developmental features in two sibling pairs. Develop Med Child Neurol 36: 357–369

Clay SA, McVie R, Chen H (1981) Possible teratogenic effect of valproic acid (letter). J Pediatr 99: 828

Cleland PG (1991) Rsik-benefit assessment of anticonvulsants in women of child-bearing potential. Drug Safety 6: 70–81

Collins MD, Fradkin R, Scott WJ (1990) Induction of postaxial forelimb ectrodactyly with anticonvulsant agents in A/J mice. Teratology 41: 61–70

Commission on Genetics, Pregnancy, and the Child, International League Against Epilepsy (1993) Guidelines for the care of women of childbearing age with epilepsy. Epilepsia 34: 588–589

Cornelissen M, Steegers-Theunissen R, Kollée L et al. (1993) Increased inicidence of neonatal vitmain K deficiency resulting from maternal anticonvulsant therapy. Am J Obstet Gynecol 168: 923–928

Cotariu D, Zaidman JL (1991) Developmental toxicity of valproic acid (minireview). Life Sci 48: 1341–1350

Crawford P, Chadwick D, Cleland P, Tjia J, Cowie A, Back DJ, Orme ML'E (1986) The lack of effect of sodium valproate on the pharmacokinetics of oral contraceptive steroids. Contraception 33: 23-29

Cuckle HS (1994) Screening for neural tube defects. In: Ciba Foundation Symposium 181: Neural Tube Defects. Wiley, Chichester-New York-Brisbane-Toronto-Singapore, pp 253-269

Czeizel AE, Dudás I (1992) Prevention of the first occurrence of neural-tube defects by periconceptional vitamin supplementation. N Engl J Med 327: 1832-1835

Dalens B, Raynaud EJ, Gaulme J (1980) Teratogenicity of valproic acid. J Pediatr 97: 332-333

Dansky LV, Finell RH (1991) Parental epilepsy, anticonvulsant drugs, and reproductive outcome: epidemiologic and experimental findings spanning three decades. II. Human studies. Reprod Toxicol 5: 301-335

Dansky LV, Andermann E, Rosenblatt D, Sherwin AL, Anderman F (1987) Anticonvulsants, folate levels, and pregnancy outcome: A prospective study. Ann Neurol 21: 176-182

Dansky LV, Andermann E, Anderman F et al. (1982) Maternal epilepsy and congenital malformations: Correlation with maternal plasma anticonvulsant levels during pregnancy. In: Janz D, Dam M, Richens A, Bossi L, Helge H, Schmidt D (eds) Epilepsy, pregnancy, and the child. Raven, New York, pp 251-258

Dansky LV, Rosenblatt DS, Anderman E (1992) Mechanisms of teratogenesis: Folic acid and anti-epileptic drug therapy. Neurology 42, Suppl 5: 32-42

Davis R, Peters DH, McTavish D (1994) Valproic acid. A reappraisal of its pharmacological properties and clinical efficacy in epilepsy. Drugs 47: 332-372

Delgado-Escueta AV, Janz D (1992) Consensus guidelines: Preconception counseling, management, and care of the pregnant woman with epilepsy. Neurology 42, Suppl 5: 149-160

Delgado-Escueta AV, Janz D, Beck-Mannagetta G (eds) (1992) Pregnancy and teratogenesis in epilepsy. Neurology 42, Suppl 5: pp 1-160

Devinksy O, Yerby MS (1994) Women with epilepsy. Reproduction and effects of pregnancy on epilepsy. Neurol Clin 12: 479-495

DiLiberti JH, Farndon PA, Dennis NR, Curvy CJR (1984) The fetal valproate syndrome. Am J Med Genet 19: 473-481

Dravet C, Julian C, Legras C (1992) Epilepsy, antiepileptic drugs, and malformations in children with epilepsy: A French prospective cohort study. Neurology 42, Suppl 5: 75-82

Durner M, Greenberg A, Delgado-Escueta AV (1992) Is there a genetic relationship between epilepsy and birth defects? Neurology 42, Suppl 5: 63-67

Editorial (1988) Valproate, spina bifida, and birth defect registries. Lancet 2: 1404-1405

Editorial (1991) Centers for Disease Control: Use of folic acid for prevention of spina bifida and other neural tube defects - 1983-1991. Morb Mortal Weekly Rep (MMWR) 40: 513-516

Editorial (1992) Centers for Disease Control: Recommendations for the use of folic acid to reduce the number of cases of spina bifida and other neural tube defects. Morb Mortal Weekly Rep (MMWR) 41: 1-7

Editorial (1994) Epilepsy and pregnancy. Drug Ther Bull 32: 49-51

Expert Advisory Group (1992) Folic acid and the prevention of neural tube defects. Department of Health, London

Fedrick J (1973) Epilepsy and pregnancy: A report from the Oxford record linkage study. Br Med J 2: 442-448

Fischer JE, Acuff-Smith KD, Schilling MA, Nau H, Vorhees CV (1994) Trans-2-en-valproic acid is less behaviorally teratogenic than an equivalent does of valproic acid in rats. Teratology 49: 479-486

French Chapter of the I.L.A.E. (1984) Teratogenic risk of antiepileptic drugs, with special reference to sodium valproate (valproic acid) therapy. A collaborative study of the French chapter of I.L.A.E. In: Porter RJ, Mattson RH, Ward Jr AA, Dam M (eds) The XVth Epilepsy International Symposium (Advances in Epileptology). Raven, New York, pp 299-307

Friedman JM, Polifka JE (1994) Teratogenic effects of drugs. A resource for clinicians (TERIS). The Johns Hopkins University Press, Baltimore London, pp 639-643

Friis ML (1991) Malformations in children of epileptic patients. In: Dam M, Gram L (eds) Comprehensive epileptology. Raven, New York, pp 309-319

Friis ML, Holm NV, Sintrup EH, Fogh-Andersen P, Hauge M (1986) Facial clefts in sibs and children of epileptic patients. Neurology 36: 346–350

Fröscher W (1988) Folsäure und Epilepsie. Epilepsiebl 1: 72–76

Fröscher W (1989) Teratogenic effects of antiepileptic drugs. Drugs Today 25: 176–179

Fröscher W, Gugler R, Niesen M, Hoffmann F (1984) Protein binding of valproic acid in maternal and umbilical cord serum. Epilepsia 25: 244–249

Fröscher W, Herrmann R, Niesen M, Bülau P, Penin H, Hildenbrand G (1991) Untersuchungen zum Schwangerschaftsverlauf und zur Teratogenität der Antiepileptika bei 66 Epilepsie-Patientinnen. Schweiz Arch Neurol Psychiatr 142: 389–407

Gaily E, Granström M-L (1992) Minor abnormalities in children of mothers with epilepsy. Neurology 42, Suppl 5: 128–131

Garabedian BH, Fraser FC (1993) Upper and lower neural tube defects: An alternate hypothesis. J Med Genet 30: 849–851

Gibberd FB, Nicholls A, Wright MG (1981) The influence of folic acid on the frequency of epileptic attacks. Eur J Clin Pharmacol 19: 57-60

Gomez MR (1981) Possible teratogenicity of valproic acid. J Pediatr 98: 508–509

Grant RHE, Stores OPR (1970) Folic acid in folate-deficient patients with epilepsy. Br Med J 1: 644–648

Guibuad S, Robert E, Boisson C, Francannet C, Patouraux M-H (1993) Prenatal diagnosis of spina bifida aperta after firts-trimester valproate exposure (letter). Prenat Diagn 13: 772-773

Hansen DK, Grafton TF, Dial SL, Gehring TA, Siitonen PH (1995) Effect of supplemental folicacid on valproic acid-induced embryotoxicity and tissue zinc levels in vivo. Teratology 52: 277-285

Hauser WA, Hesdorffer DC (1990) Epilepsy: Frequency, causes and consequences. Demos, New York, pp 147-196

Hendel J, Dam M, Gram L, Winkel P, Jorgensen J (1984) The effect of carbamazepine and valproate on folate metabolims in man. Acta Neurol Scand 69: 226-231

Hendrickx AG, Nau H, Binkerd P, Rowland JM, Rowland JR, Cukierski MJ, Cukierski MA (1988) Valproic acid developmental toxicity and pharmacokinetics in the Rhesus monkey: An interspecies comparison. Teratology 38: 329–345

Hernández-Diaz S (2000) Use of folic acid antagonists increases risk of birth defects. N Engl J Med 343: 1608-1614

Hiilesmaa VK (1992) Pregnancy and birth in women with epilepsy. Neurology 42, Suppl 5: 8-11

Hiilesmaa VK, Bardy AH, Granström M-L, Teramo KAW (1980) Valproic acid during pregnancy (letter?). Lancet 1: 883

Hiilesmaa VK, Teramo K, Granström M-L, Bardy AH (1983) Serum folate concentrations during pregnancy in women with epilepsy: Relation to antiepileptic drug concentrations, numner of seizures, and fetal outcome. Br Med J 287: 577–579

Hishada R, Nau H (1998) VPA-induced neural tube sefects in mice. Altered metabolism of sulfur aminoacids and glutathione. Teratog Carcinog Mutagen 18: 49-61

Holmes LB (1994) Spina bifida: anticonvulsants and other maternal influences. In: Ciba Foundation Symposium 181: Neural Tube Defects. Wiley, Chichester New York Brisbane Toronto Singapore, pp 232–244

Hosli I, Tercanali S, Holzgreve W (1999) Epilepsie und Schwangerschaft. Z Geburtshilfe Neonatol 203: 90-95

Huot C, Gauthier M, Lebel M, Larbrisseau A (1987) Congenital malformatons associated with maternal use of valproic acid. Can J Neurol Sci 14: 290–293

Hurd RW, Wilder BJ, van Rinsvelt HA (1983) Valproate, birth defects, and zinc (letter). Lancet 1: 181

Jäger-Roman E, Deichl A, Jakob S et al. (1986) Fetal growth, major malformations, and minor anomalies in infants born to women receiving valproic acid. J Pediatr 108: 997–1004

Janz D (1975) The teratogenic risk of antiepileptic drugs. Epilepsia 16: 159–169

Janz D (1979) Über das Risiko von Missbildungen und Entwicklungsstörungen bei Kindern von Eltern mit Epilepsie. Nervenarzt 50: 555–562

Janz D (1982) Antiepileptic drugs and pregnancy. Altered utilization patterns and teratogenesis. Epilepsia 23, Suppl 1: S53–S63

Janz D, Fuchs U (1964) Sind antiepileptische Medikamente während der Schwangerschaft schädlich? Dtsch Med Wochenchschr 89: 241-243

Jick SS, Terris BZ (1997) Anticonvulsants and congentital malformations. Pharmacotherapy 17: 561-564

Jeavons PM (1984) Non-dose related side effects of valproate. Epilepsia 25, Suppl 1: S50-S55

Johannessen SI (1992) Pharmacokientics of valproate in pregnancy: Mother-foetus-newborn. Pharmac Weekbl 14: 114-117

Jones KL, Lacro RV, Johnson KA, Adams J (1989) Pattern of malformations in the children of women treated with carbamazepine during pregnancy. N Engl J Med 320: 1661-1666

Källén B (1986) A register study of maternal epilepsy and delivery outcome with special reference to drug use. Acta Neurol Scand 73: 253-259

Källén AJB (1994) Maternal carbamazepine and infant spina bifida. Reproduct Toxicol 8: 203-205

Kaneko S, Otani K, Fukushima Y et al. (1988) Teratogenicity of antiepileptic drugs: Analysis of possible risk factors. Epilepsia 29: 459-467

Kaneko S, Otani K, Kondo T et al. (1992) Malformation in infants of mothers with epilepsy receiving antiepileptic drugs. Neurology 42, Suppl 5: 68-74

Kaneko S, Battino D, Andermann E et al. (1999) Congenital malformations due to antiepielptic drugs. Epilepsy Res 33: 145-158

Kao J, Brown NA, Schmidt B et al. (1981) Teratogenicity of valproic acid: In vivo and in vitro investigations. Teratog Carcinog Mutagen 1: 367-382

Kelly TE (1984) Teratogenicity of anticonvulsant drugs. I: Review of the literature. Am J Med Genet 19: 413-434

Kirke PN, Daly LE, Elwood JH for the Irish Vitamin Study Group (1992) A randomised trial of low doise folic acid to prevent neural tube defects. Arch Dis Childhood 67: 1442-1446

Klepel H, Freytag G (1992) Spina bifida occulta in epilepsy syndromes. Neurology 42, Suppl 5: 119-120

Koch S, Göpfert-Geyer J, Jäger-Roman E et al. (1983) Antiepileptika während der Schwangerschaft. Dtsch Med Wochenschr 108: 250-257

Koch S, Jäger-Roman E, Taring D, Helge H (1983) Possible teratogenic effect of valproate during pregnancy. J Pediatr 103: 1007-1008

Koch S, Lösche G, Jäger-Roman E, Jakob S, Rating D, Deichl A, Helge H (1992) Major and minor birth malformations and antiepileptic drugs. Neurology 42, Suppl 5: 83-88

Koerner M, Yerby M, Friel P, McCormick K (1989) Valproic acid disposition and protein binding in pregnancy. Ther Drug Monit 11: 228-230

Krämer G, Laub M (Hrsg) (1992) Valproinsäure. Pharmakologie - Klinischer Einsatz - Nebenwirkungen - Therapierichtlinien. Springer, Berlin Heidelberg New York Tokyo

Laegreid L, Olegård R, Wahlström J et al. (1989) Teratogenic effects of benzodiazepine use during pregnancy. J Pediatr 114: 126-131

Laegreid L, Kyllerman M, Hedner T, Hagberg B, Viggedahl G (1993) Benzodiazepine amplification of valproate teratogenic effects in children of mothers with absence epilepsy. Neuropediatrics 24: 88-92

Lammer EJ, Sever LE, Oakley J GP (1987) Teratogen update: Valproic acid. Teratology 35: 465-473

Lander CM, Eadie MJ (1991) Plasma antiepileptic drug concentrations during pregnancy. Epilepsia 32: 257-266

Langr B, Haddad J, Gasser B, Maubert M, Schlaeder G (1994) Isolated fetal bilateral radial ray reduction associated with valproic acid usage. Fetal Diagn Ther 9: 155-158

Lemire RJ (1988) Neural tube defects. J Am Med Assoc 259: 588-562

Leppert D, Wieser HG (1993) Schwangerschaft, Antikonzeption und Epilepsie. Nervenarzt 64: 494-503

Lewis DP, van Dyke DC, Stumbo PJ, Berg MJ (1998) Drug and environmental factors associated with adverse pregnancy outcomes. Part I: Antiepileptic drugs, contraceptives, smoking and folat. Ann Pharmacother 32: 802-817

Lindhout D, Meinardi H (1984) Spina befida and in-utero exposure to valproate (letter). Lancet 2: 396

Lindhout D, Omtzigt JGC (1992) Pregnancy and the risk of teratogenicity. Epilepsia 33, Suppl 4: S41-S48

Lindhout D, Omtzigt JGC (1994) Teratogenic effect of antiepileptic drugs: Implications for the management of epilepsy in women of childbearing age. Epilepsia 35, Suppl 4: S19-S28

Lindhout D, Schmidt D (1986) In-utero exposure to valproate and neural tube defects (letter). Lancet 1: 1392-1393

Lindhout D, Meinardi H, Barth PG (1982) Hazards of fetal exposure to drug combinations. In: Janz D, Dam M, Richens A, Bossi L, Helge H, Schmidt S (eds.) Epilepsy, pregnancy, and the child. Raven, New York. pp 275-280

Lindhout D, Höppener RJEA, Meinardi H (1984) Teratogenicity of antiepileptic drug combinations with special emphasis on epoxidation (of carbamazepine). Epilepsia 25: 77-83

Lindhout D, Meinradi H, Meijer JWA, Nau H (1992) Antiepileptic drugs and teratogenesis in two consecutive cohorts: Changes in prescription policy paralleled by changes in pattern of malfor-mations. Neurology 42, Suppl 5: 94-110

Lindhout D, Omtzigt JGC, Cornel MC (1992) Spectrum of neural-tube defects in 34 infants prenatally exposed to antiepileptic drugs. Neurology 42, Suppl 5: 111-118

Lynberg MC, Khoury MJ (1993) Interaction between epidemiology and laboratory sciences in the study of birth defects: Design of birth defects risk factor surveillance in metropolitan Atlanta. J Toxicol Environment Health 40: 435-444

Majewski F, Raft W, Fischer P et al. (1980) Zur Teratogenität von Anticonvulsiva. Dtsch Med Wochenschr 105: 719-723

Martin PJ, Millac PAH (1993) Pregnancy, epilepsy, management and outcome: A 10-year perspective. Seizure 2: 277-280

Martínez-Frías ML (1990) Clinical manifestation of prenatal exposure to valproic acid using case reports and epidemiologic information. Am J Med Genet 37: 277-282

Martínez-Frías M-L (1991) Valproic acid and spina bifida (letter). Lancet 338: 196-197

Mattson RH, Gallagher BB, Reynolds EH, Glass D (1973) Folate therapy in epilepsy, a controlled study. Arch Neurol 29: 78-81

Morell MJ (1998) Guidelines for care of women with epilepsy. Neurology 51 (5 Suppl 4): 21-27

MRC Vitamin Study Research Group (1991) Prevention of neural tube defects: Results of the Medical Research Council vitamin study. Lancet 338: 131-137

Müller-Küppers M (1963) Zur Frage der Fruchtschädigung in der Schwangerschaft durch Einnahme von Antiepileptika. Acta Paedopsychiatr 30: 401-405

Nadel AS, Green JK, Holmes LB et al. (1990) Absence of need for amniocentesis in patients with elevated levels of maternal serum alpha-fetoprotein and normal ultrasonographic examinations. N Engl J Med 323: 557-561

Nakane Y, Okuma T, Takahashi R et al. (1980) Multi-institutional study on the teratogenicity and fetal toxicity of antiepileptic drugs: A report from a collaborative study group in Japan. Epilepsia 21: 663-680

Nakken KO, Johannessen SI, Henriksen O (1999) Epilpsy and pregnancy. Tidsskr Nor Laegeforen Sep 30 Vol (23): 3437-3440

Nau H (1988) Pharmakologische Grundlagen der Teratogenität. Internist 29: 179-192

Nau H (1992) Experimentelle Studien zur Teratogenität von Valproinsäure. In: Krämer G, Laub M (Hrsg) Valproinsäure. Pharmakologie - Klinischer Einsatz - Nebenwirkungen - Therapierichtlinien. Springer, Berlin Heidelberg New York Tokyo, S 289-297

Nau H (1994) Valproic acid-induced neural tube defects. In: Ciba Foundation Symposium 181: Neural Tube Defects. Wiley, Chichester New York Brisbane Toronto Singapore, pp 144-160

Nau H, Löscher W (1984) Valproic acid and metabolites: Pharmacological and toxicological studies. Epilepsia 25, Suppl 1: S14-S22

Nau H, Scott WJ (1986) Weak acids may act as teratogens by accumulating in the basic milieu of the early mammalian embryo. Nature 323: 276-278

Nau H, Siemes H (1992) Differentiation between valproic acid-induced anticonvulsant effect, terato-nicity and hepatotoxicity: Aspects of species variation, pharmacokinetics, metabolism and implications of structural specifity for the development of alternative antiepileptic agents such as 2-en-VPA. Pharmac Weekbl 14: 101-107

Nau H, Löscher W, Schäfer H (1984) Anticonvulsant activity and embryotoxicity of valproic acid (letter). Neurology 34: 400–401

Nau H, Helge H, Luck W (1984) Valproic acid in the perinatal period: Decreased maternal serum protein binding results in fetal accumulation and neonatal displacement of the drug and some metabolites. J Pediatr 104: 627–634

Nau H, Hauck R-S, Ehlers K (1991) Valproic acid-induced neural tube defects in mouse and human: Aspects of chirality, alternative drug development, pharmacokinetics and possible mecahnisms. Pharmacol Toxicol 69: 310–321

Nakken KO, Johannessen SI, Henriksen O (1999) Epilepsy and pregnancy. Tidsskr Nor Laegeforen Vol 119 (23): 3437–3440

Newmark ME, Dubinsky S (1992) Pregnancy. In: Resor SR Jr, Kutt H (eds) The medical treatment of epilepsy. Nneurological disease and therapy, vol 10. Dekker, New York Basel Hong Kong, pp 603–612

Nullman I, Laslo D, Koren G (1999) Treatment of epilepsy in pregnancy. Drugs 57: 535–544

Oakley GP Jr, Erickson JD, James LM, Mulinare J, Cordero JF (1994) Prevention of folic acid-preventable spina bifida and anencephaly. In: Ciba Foundation Symposium 181: Neural Tube Defects. Wiley, Chichester New York Brisbane Toronto Singapore, pp 212–231

Oguni M, Dansky LV, Andermann E, Wolfson C, Sherwin A, Andermann F (1989) Decreased abnormal pregnancy outcome in offspring of epileptic women in the last decade: Relationship to maternal antiepileptic therapy (abstract) Epilepsia 30: 678

Ohman I, Vitols S, Tomson T (2000) Lamotrigine ine prgnancy: Pharmacokinetics during delivery, in the neonate and during lactation. Epilepsia 41: 709–713

Omtzigt JGC, Los FJ, Grobbee DE et al. (1992) The risk of spina bifida aperta after first-trimester exposure to valproate in a prenatal cohort. Neurology 42, Suppl 5: 119–125

Omtzigt JGC, Los FJ, Hagenaars AM, Stewart PA, Sachs ES, Lindhout D (1992) Prenatal diagnosis of spina bifida aperta after first-trimester valproate-exposure. Prenat Diagn 12: 893–897

Orme M, Crawford P, Back D (1991) Contraception, epilepsy and pharmacokinetics. In: Trimble MR (ed) Women and epilepsy. Wiley, Chichester, pp 145–158

Ornoy A, Cohen E (1996) Outcome of children born to epileptic mothers treated with carbamzepine during pregnancy. Arch Dis Child 75: 517–520

Perucca E, Ruprah M, Richens A (1984) Altered drug binding to serum proteins in pregnant women: Studies with valproic acid. Ther Drug Monit 6: 25–30

Philbert A, Pedersen B (1983) Treatment of epilepsy in women with childbearing age: Patient's opinion of teratogenic potential of valproate. Acta Neurol Scand 67, Suppl 94: 35–38

Pimentel J (2000) Current issues on epileptic women. Curr Pharm Des May Vol 6 (8): 865–872

Piontek CM, Baab S, Peindl KS, Wisner KL (2000) Serum valproate levels in 6 breastfeeding mother-infant pairs. J Clin Psychiatry 61: 170–172

Radatz M, Ehlers K, Yagen B, Bialer M, Nau H (1998) Valnoctamid, valpromide and valnotic acid are much less teratogenic in mice than valproic acid. Epilepsy Res 30: 41–48

Rodriguez-Pinilla E, Arroyo I, Fondevilla J, Garcia MJ, Martinez-Frias ML (2000) Prenatal exposure to valproic acid during pregnancy and limb deficiencies:a case controlled study. Am J Med Genet 90: 376–381

Reiff-Eldridge R, Heffner CR, Ephross SA, Tennis PS, White AD, Andrews EB (2000) Monitoring pregnancy outcomes after prenatal drug exposure through prospective pregnancy registries: A pharmaceutical company commitment. Am J Obstet Gynecol 182: 159–163

Reynolds EH (1978) How do anticonvulsants work? Br J Hosp Med 19: 505–512

Ried S, Beck-Mannagetta G (1995) Kinderwunsch und Epilepsie (Epilepsie-Berichte, Bd 2). Blackwell Wissenschaftsverlag, Berlin

Robert E (1982) Valproic acid and spina bifida: A preliminary report – France. Morb Mortal Weekly Rep (MMWR) 31: 565–566

Robert E (1988) Valproic acid as a human teratogen. Congenital Anomalies 28, Suppl: S71–S80

Robert E (1996) Example of teratogen detection using a birth defects registry: Depakine and spina bifida. Erv Epidemiol Sante Publique 44 (Suppl 1): 78–81

Robert E, Guibaud P (1982) Maternal valproic acid and congenital neural tube defects (letter). Lancet II: 937

Robert E, Löfkvist E, Maugierre F (1984) Valproate and spina bifida (letter). Lancet 1: 1392

Rosa FW (1984) Teratogenesis in epilepsy. Birth defects with maternal valproic acid exposures. In: Porter RJ, Mattson RH, Ward Jr AA, Dam M (eds) The XVth Epilepsy International Symposium (Advances in Epileptology). Raven, New York, pp 309–314

Rosa FW (1990) Spina bifida in maternal carbamazepine exposure. Cohort data. Teratology 41: 587–588

Rosa FW (1991) Spina bifida in infants of women treated with carbamazepine during pregnancy. N Engl J Med 324: 674–677

Samren, EB, van Duijn CM, Koch S et al. (1997) Maternal use of antiepileptic drugs and the risk of major congenital malformations: A joint European prospective study of human teratogenesis associated with maternal epilepsy. Epilepsia 38: 981–900

Samren EB, van Duijn CM, Christiaens GC, Hofman A, Lindhout D (1999) Antiepileptik drug regimens and major congenital abnormalities in the offspring. Ann Neurol 46: 739–746

SchäfflerL (1990) Epilepsie und Schwangerschaft. Schweiz Med Wochenschr 120: 1508–1516

Schmidt D (1999) Adverse effects and interactions with other drugs. In: Löscher W (ed) Valproate, 8 edn. Birkhäuser, Basel, pp 223–264

Schneider H (1986) Medikamente in der Schwangerschaft und in der Stillzeit (Aktuelle Therapie). Dtsch Med Wochenschr 111: 184–185

Schubiger G, Roulet H, Laubscher B (1994) Vitamin-K1-Prophylaxe bei Neugeborenen. Neue Empfehlungen. Schweiz Ärztez 75: 2036–2037

Scott JM, Weir DG, Molloy A, McPartlin J, Daly L, Kirke P (1994) Folic acid metabolism and mechanisms of neural tube defects. In: Ciba Foundation Symposium 181: Neural Tube Defects. Wiley, Chichester New York Brisbane Toronto Singapore, pp 180–191

Seller MJ (1994) Vitamins, folic acid and the cause and prevention of neural tube defcts. In: Ciba Foundation Symposium 181: Neural Tube Defects. Wiley, Chichester New York Brisbane Toronto Singapore, pp 161–179

Sharony R, Garber A, Viskochil D et al. (1993) Praxial ray redcution defects as part of valproic acid embryofetopathy. Prenat Diagn 13: 909–918

Shenfield GM (1993) Oral contraceptives. Are drug interactions of clinical significance? Drug Safety 9: 21–37

Skladchikova G, Berezin V, Bock E (1998) Valproic acid, but not its non-teratogenic analogue 2-isopropylpentanoic acid affects proliferation, viability and neuronal differentiation of the human teratocarcinoma cell line Ntera-2. Neurotoxicology 19: 357–370

Speidel BD, Meadow SR (1972) Maternal epilepsy and abnormalities of the fetus and newborn. Lancet 2: 839–843

Stanley OH, Chambers TL (1982) Sodium valproate and neural tube defects (letter). Lancet 2: 1282–1283

Takeda A, Okada H, Tanaka H, Izumi M, Ishikawa S, Noro T (1992) Protein binding of four antiepileptic drugs in maternal and umbilical cord serum. Epilepsy Res 13: 147–151

Tamer SK, Misra S, Jaiswal S (1996) The offspring of epileptic mother. Indian J Pediatr 63: 523–531

Tein I, McGregor DL (1985) Possible valproate teratogenicity. Arch Neurol 42: 292–293

Thsted E, Ebbesen F (1993) Malformations, withdrawel maifestations, and hypogycaemia after exposure to valproate in utero. Arch Dis Childhood 69: 288–291

Thomas D, Buchanan N (1981) Teratogenic effects of anticonvulsants (letter). J Pediatr 99: 163

Trotz M, Wegner C, Nau H (1987) Valproic acid-induced neural tube defects: Reduction by folinic acid in the mouse. Life Sci 41: 103–110

Ubeda-Martin N, Alonso-Aperte E, Achon M, Valera-Moreiras G, Puerta J, Perez de Miguelsanz J (1998) Morphological changes induced by valproate and its administration concomitant with folinic acid or S-adenosilmetionona. Nutr Hosp 13: 41–49

van Allen MI, Kalousek DK, Chernoff CF et al. (1993) Evidence for multi-site closure of the neural tube in humans. Am J Med Genet 47: 723–743

Vanfleteren M, Crolla D, Vermeulen J, Devos E (1990) Depakine-induced embryopathy. J Belge Radiol 73: 532–533

Verloes A, Frikiche A, Gremillet D, Paquay T, Decortis T, Rigo J, Senterre J (1990) Proximal phocomelia and radial ray aplasia in fetal valproic syndrome. Eur J Pediatr 149: 266–267

Wald NJ (1994) Folic acid and neural tube defects: The current evidence and implications for prevention. In: Ciba Foundation Symposium 181: Neural Tube Defects. Wiley, Chichester New York Brisbane Toronto Singapore, pp 192–211

Wald NJ, Cuckle HS, Haddow JE, Doherty RA, Knight GJ, Palomaki GE (1991) Sensitivity of ultrasound in detecting spina bifida (letter). N Engl J Med 324: 769–771

Waters CH, Belai Y, Gott PS, Shen P, De Giorgio CM (1994) Outcomes of pregnancy associated with antiepileptic drugs. Arch Neurol 51: 250–253

Weinbaum PJ, Cassidy SB, Vintzileos AM, Campbell WA, Ciarleglio L, Nochimson DJ (1986) Prenatal detection of a neural tube defect after fetal exposure to valproic acid. Obstet Gynecol 67, Suppl 3: 31–33

Werler MM, Shapiro S, Mitchell AA (1993) Periconceptional folic acid exposure and risk of occurrent neural tube defects. J Am Med Assoc 269: 1257–1261

Winter RM, Donnai D, Burn J, Tucker SM (1987) Fetal valproate syndrome: Is there a recognisable phenotype? J Med Genet 24: 692–695

Yerby MS (1991) Pregnancy and epilepsy. Epilepsia 32: 51–59

Yerby MS (1991) Pregnancy and teratogenesis. In: Trimble MR (ed) Women and epilepsy. Wiley, Chichester, pp 167–192

Yerby MS (1993) Treatment of epilepsy during pregnancy. In: Wyllie E (ed) The treatment of epilepsy. Principles and practice. Lea & Febiger, Philadelphia London, pp 844–857

Yerby MS (1994) Pregnancy, teratogenesis, and epilepsy. Neurol Clin 12: 749–771

Yerby MS, Devinsky O (1994) Epilepsy and pregnancy. In: Devinsky O, Feldman E, Hainline B (eds) Neurological complications of pregnancy. Advances in neurology, vol 64. Raven, New York, pp 45–63

Yerby MS, Friel PN, McCormick K (1992) Antiepileptic drug disposition during pregnancy. Neurology 42, Suppl 5: 12–16

Ylagan LR, Budorick NE (1994) Radial ray aplasia in utero: A prenatal finding associated with valproic acid exposure. J Ultrasound Med 13: 408–411

Zahn C (1998) neurologic care of prgnant women with epilepsy. Epilepsia 39 Suppl 8: 26–31

VII. Unerwünschte Wirkungen

29 Tremor

T. DORN, G. KRÄMER

Zusammenfassung

Seit 1976 ist bekannt, dass Valproinsäure (valproic acid, VPA) zu Tremor führen kann. Dieser kann mit Verzögerung auftreten und ähnelt einem essentiellen oder auch einem verstärkten physiologischen Tremor. Die Differentialdiagnose umfasst vor allem die Asterixis (Synonyma: negativer Myoklonus, flapping Tremor), die außer beim hepatischen Koma auch im Rahmen einer VPA-Enzephalopathie auftreten kann, und dem kortikalen Tremor. In verschiedenen Studien wurde ein durch VPA induzierter Tremor bei bis zu 64% beobachtet, wobei unklar bleibt, wie oft dieser Tremor behindernd war bzw. ein Absetzen des Medikamentes erforderlich machte. Lamotrigin (LTG) und Acetylsalicylsäure können den Tremor verstärken. Die Pathogenese bleibt unklar, wahrscheinlich haben Metabolite eine Bedeutung. Bei einem beeinträchtigenden Tremor kommt neben einer Dosisreduktion des VPA der Einsatz eines Betablockers oder auch von Acetazolamid in Frage. Die zusätzliche Gabe von Primidon (PRM) ist aufgrund fehlender Studiendaten, pharmakokinetischer Interaktionen und der ungünstigen Effekte auf die Kognition zurückhaltend zu bewerten.

1 Definition und Phänomenologie

Tremor ist eine unwillkürliche, rhythmische, oszillierende (annähernd amplitudengleiche) Bewegung mindestens einer funktionellen Region (Deuschl u. Köster 1996). Tremor als Nebenwirkung von Valproinsäure (valproic acid, VPA) wurde erstmals 1976 beschrieben (Price 1976). Eine genauere Charakterisierung erfolgte erstmals 1979 anhand von 4 Epilepsiepatienten, die neben VPA noch Phenytoin (PHT), Carbamazepin (CBZ), Phenobarbital (PB) oder Primidon (PRM) einnahmen, mit Hilfe einer akzelerometrischen Tremoranalyse (Hyman et al. 1979). Da die entsprechenden Befunde durch spätere Untersuchungen nur geringfügig ergänzt und modifiziert wurden, sollen sie ausführlicher dargestellt werden.

Drei Patienten hatten einen intermittierenden regelmäßigen Halte- und Aktionstremor beider Arme mit einer Frequenz von 6-9 Hz, der 4. Patient hatte zusätzlich auch einen Ruhetremor mit 9 Hz. Dieser Patient unterschied sich von den Übrigen noch durch einen Bruder mit einem nicht näher beschriebenen Tremor und die Tatsache, dass die Symptomatik ca. 3 Monate nach Beginn der VPA-Therapie einsetzte. Dagegen war die Familienanamnese der anderen Patienten bezüglich Tremor leer, und die Symptomatik hatte bei ihnen erst mindesten ein

Jahr nach Therapiebeginn eingesetzt. Bei 2 Patienten war auch ein Kopftremor aufgetreten, und bei ebenfalls 2 Patienten war der Tremor vor allem in der rechten Hand sichtbar. Bei allen vier Patienten handelt es sich nach Ansicht der Autoren um eine Symptomatik vom Typ des essentiellen Tremor, wobei VPA bei dem Patienten mit positiver Familienanamnese die genetische Disposition demaskiert haben könnte. Es wurde nicht erwähnt, inwieweit der Tremor bei den einzelnen Patienten behindernd war. Immerhin wurde bei 2 Patienten deswegen die Dosis reduziert, was zu einer Verringerung der Tremoramplitude, nicht aber zum völligen Verschwinden der Symptomatik führte.

Obwohl eine Dosisreduktion die Symptomatik verminderte, ließ sich keine interindividuelle Beziehung zwischen Serumkonzentration (zwischen 34,9 und 154,3 µg/ml) und Tremorintensität nachweisen. Dies schließt allerdings eine intraindividuelle Abhängigkeit der Symptomatik von der mittleren Serumkonzentration nicht aus. Hierzu liefern aber weder diese noch die späteren Autoren (s. unten) exakte Daten. Die Zeitdifferenz von bis zu 14 Monaten zwischen Therapiebeginn und Auftreten des Tremors könnte zwar auf einen verzögerten Effekt hinweisen, der ja auch bezüglich der antikonvulsiven Wirkung diskutiert wird (Rowan et al. 1979; Löscher et al. 1988), aber hierfür gibt es auch andere Erklärungen: (1) Wenn eine Dosisabhängigkeit dieser Nebenwirkung besteht, so könnte auch der von den Autoren nicht mitgeteilte Aufdosierungsmodus eine Rolle spielen (s. unten). (2) Es ist zu berücksichtigen, dass der Zeitpunkt des Auftretens einer Nebenwirkung deutlich vor dem Zeitpunkt liegen kann, an dem diese erstmals ärztlich dokumentiert wird, wobei das Intervall dazwischen auch von der Methode der Nebenwirkungsdetektion abhängt (Deckers et al. 1997). Auch Karas et al. (1982) weisen auf die Ähnlichkeit des VPA-induzierten Tremors mit dem essentiellen Tremor hin, wenngleich ihre akzelerometrischen Untersuchungen an 10 Epilepsiepatienten unter VPA-Monotherapie z. T. etwas andere Einzelergebnisse erzielten: So lag die Frequenz z. T. höher (bis 15 Hz), was an einen verstärkten physiologischen Tremor erinnert, und bei manchen Patienten war der Tremor in Ruhe stärker als bei Aktion bzw. beim Halten. Darüber hinaus war er unregelmäßiger als bei einem Kontrollpatienten mit essentiellem Tremor, und schließlich hatten sich die Tremores alle bereits maximal 3 Monate nach Therapiebeginn und ab Dosen von 750 mag/Tag abgezeichnet. Außerdem wird erwähnt, dass der Tremor morgens und abends am stärksten ausgeprägt war und es somit keine Beziehung zu dem Tagesprofil der VPA-Serumkonzentration gab. In einer Arbeit zur Therapie des VPA-induzierten Tremors derselben Arbeitsgruppe (Karas et al. 1983) wird ohne wesentlich andere Akzelerometriedaten ebenfalls auf eine Ähnlichkeit zum verstärkten physiologischen Tremor hingewiesen.

2 Differentialdiagnose

Abzugrenzen ist der beschriebene Tremor von der Asterixis, bei der es sich (Conrad et al. 1996) um kurze muskuläre Aktivitätspausen („silent periods"), oft simultan in Agonisten und Antagonisten während einer Halteinnervation zumeist der Arme, seltener auch der Beine, handelt. Hierfür werden auch die Begriffe „negativer Myoklonus" oder „flapping tremor" verwendet. Diese Nebenwirkung wurde im Zusammenhang mit Enzephalopathien und Hyperammonämie unter VPA vor allem in Kombinationstherapie beobachtet (Zaccara et al. 1984). Aber auch Fälle ohne begleitende Enzephalopathie sind dokumentiert (Bodensteiner et al. 1981), sodass in solchen Fällen die Abgrenzung zum oben beschriebenen Tremor erschwert sein könnte, jedoch meistens vom klinischen Aspekt her gelingen sollte. Ob für die Asterixis allerdings eine nicht immer zur Enzephalopathie führende Hyperammonämie (Zaccara et al. 1987) eine notwendige Bedingung ist, ist derzeit unklar.

Klinisch könnte auch die Abgrenzung zu dem von japanischen Arbeitsgruppen beschriebenen kortikalen Tremor schwierig sein, der dem essentiellen Tremor ähnelt und bei manchen Patienten mit generalisierten tonisch-klonischen Anfällen assoziiert ist (Ikeda et al. 1990; Okuma et al. 1998). Elektrophysiologisch gelingt die Abgrenzung jedoch sehr leicht über den Nachweis von Riesen-SEP mit gesteigerten „Long-loop-Reflexen" und durch den Nachweis eines kortikalen Spikes unmittelbar vor Beginn einer Tremorbewegung im „clerk-locked averaging". Dieser Tremor bessert sich oder verschwindet unter VPA.

Auch der bisweilen den essentiellen Tremores zugeordnete orthostatische Tremor, der klinisch oft lediglich als Standunsicherheit imponiert (Deuschl u. Köster 1996), ist eine Tremorform, die sich unter VPA eher bessert als verschlechtert (McManis u. Sharbrough 1993).

3 Häufigkeit und ihre möglichen Determinanten

Die Angaben zur Inzidenz von Tremor unter VPA-Therapie schwanken erheblich. Deckers et al. (1997) stellen die Ergebnisse verschiedener Monotherapiestudien hierzu dar und geben Häufigkeiten von 0-45% an. In einer hierbei nicht berücksichtigten Arbeit (Spitz u. Deasy 1991), in der der Effekt einer Umstellung irgendeiner vorbestehenden Mono- oder Polytherapie auf eine VPA-Therapie bei 71 erwachsenen Patienten mit primär generalisierten tonisch-klonischen Anfällen untersucht wurde, hatten sogar 64% auf Befragen einen Tremor. Deckers et al. (1997) führen die Unterschiede in den Häufigkeiten dieser wie auch anderer VPA-Nebenwirkungen in den verschiedenen Studien vor allem auf die unterschiedlichen Methoden zur Erfassung von unerwünschten Effekten zurück. So wurde in der Studie von Mattson et al. (1992) bei 45% aller mit VPA behandelten Patienten sowie bei 32% der nach einem Jahr nachuntersuchten entsprechend therapierten Patienten Tremor beobachtet; in dieser Studie kam eine Toxizitätsskala zum Einsatz. Dagegen registrierten die EPITEG-Studien für Erwachsene (Davidson 1989) und Kinder (Verity et al. 1995) Tremor nur bei 5% bzw. 0%; hier wurden die Patienten nicht explizit nach Tremor befragt. Interessant sind bei der Studie von Mattson et al. (1992) und auch in der EPITEG-Studie für Erwachsene die Angaben zur Inzidenz von Tremor unter einer Monotherapie von CBZ: nämlich immerhin 22% (alle Patienten) bzw. 5% (bei Nachuntersuchung nach 12 Monaten) in der Studie von Mattson et al. (1992) und 1% in der Erwachsenen-EPITEG-Studie. Obwohl die Tremorinzidenz unter VPA signifikant höher war als unter CBZ, überrascht doch die hohe Inzidenz in der Gesamtpopulation der mit CBZ behandelten Patienten in der Untersuchung von Mattson et al.

Wie oft der Tremor behindernd ist und Verrichtungen des Alltag unmöglich macht, geht aus den meisten Arbeiten nicht hervor. Teilweise wird er zwar als eher mild beschrieben (Sherard et al. 1980), dennoch wird deshalb offenbar die Dosis reduziert. Auch in den meisten anderen Studien wird erwähnt, dass wegen eines Tremors die Dosis reduziert wurde. Dosisreduktionen erfolgten aber auch oft nicht wegen einer Nebenwirkung alleine (Davidson 1989). Einzig Mattson et al. (1992) können aufgrund der sehr gründlichen Nebenwirkungserfassung hierzu exakte quantitative Angaben machen: Nach 12 Monaten VPA-Monotherapie hatten von 136 Patienten 32 % einen Tremor, der aber nur bei 6 % dem Arzt oder dem Patienten spontan auffiel und nicht behindernd war, was nur bei weiteren 3 % der Fall war. Spitz u. Deasy (1991) mussten bei 11 von 45 Patienten mit VPA-induziertem Tremor deswegen die Dosis reduzieren.

4 Altersabhängigkeit

Ob – wie die Ergebnisse der EPITEG-Studie vermuten lassen – Tremor bei Kindern generell seltener als bei Erwachsenen auftritt, ist nicht sicher zu sagen: Immerhin wurde er bei 3 von 88 Kindern unter Monotherapie (Herranz et al. 1982) und 3 von 100 Kindern unter Polytherapie (Sherard et al. 1980) beobachtet. Abu-Arafeh u. Wallace (1988) nennen bei Kindern sogar eine Inzidenz von 15 %.

5 Beziehung von Dosis zu Serumkonzentration

Es gibt zahlreiche Hinweise darauf, dass die VPA-Dosis die Auftretenswahrscheinlichkeit und Intensität eines Tremors beeinflusst, auch in Studien mit größeren Patientenzahlen (Sherard et al. 1980; Herranz et al. 1982; Zaccara et al. 1987; Davidson 1989). Die Beziehung von Tremorinzidenz und -intensität zur Serumkonzentration wird indessen kontrovers diskutiert. Während Hyman et al. (1979), Karas et al. (1982) sowie auch Covanis et al. (1982) und Herranz et al. (1982) keine Beziehung zwischen Tremor und Serumkonzentration fanden, trat in der Erwachsenen-EPITEG-Studie Tremor eher bei höheren Serumkonzentrationen (506-1.279 mmol/l) auf (Davidson 1989). Auch Price (1976) beobachtete Tremor erst bei Serumkonzentrationen über 120 µg/ml. Dieser Widerspruch erklärt sich vermutlich durch methodische Unterschiede hinsichtlich der Erfassung der Nebenwirkungen und auch des Zeitpunktes und der Anzahl der Serumkonzentrationsbestimmungen. Aufgrund der starken Schwankungen der VPA-Serumkonzentration zumindest bei den dünndarmlöslichen Darreichungsformen wäre allenfalls für Mittelwerte aus mehreren Bestimmungen eine Beziehung zu dieser Nebenwirkung zu erwarten.

Einer nur als Abstract publizierten Untersuchung (Scheyer et al. 1989) zufolge, in der keine Beziehung zwischen den Ergebnissen von Tremormessungen und der gleichzeitig bestimmten Serumkonzentration sowie dem miterfassten freien Anteil der VPA im Serum nachgewiesen wurde, klingt der Tremor erst 2 Wochen nach Absetzen des Medikamentes ab, sodass dieser möglicherweise von Metaboliten mit längeren Halbwertzeiten als VPA verursacht werden könnte.

6 Einfluss der Begleitmedikation

Ob eine antiepileptische Begleitmedikation generell die Tremorinzidenz und -intensität erhöht, lässt sich aus den vorliegenden Arbeiten nicht sicher belegen. Zwar beobachteten Zaccara et al. (1987) bei 4 von 28 unter Polytherapie und bei keinem von 18 Patienten unter Monotherapie Tremor, aber Covanis et al. (1982) konstatierten bei einer weitaus größeren Patientenzahl keine Unterschiede in der Tremorinzidenz zwischen Mono- und Polytherapie.

Dennoch können einzelne Medikamente einen VPA-induzierten Tremor verstärken. Bei 7 % von 117 Patienten unter VPA führte eine Add-on-Therapie mit Lamotrigin (LTG) zum erstmaligen Auftreten von Tremor, was bei der zusätzlichen Gabe von LTG zu CBZ und PHT in der gleichen Studie nicht beobachtet wurde, sodass hier von einem synergistischen Effekt im Sinne einer pharmakodynamischen Interaktion – ähnlich wie auch bei der antikonvulsiven Wirkung angenommen – ausgegangen werden kann (Brodie et al. 1997). Bei 3 Patienten (Reutens et al. 1993) wurde ein behindernder Tremor – u. a. war die Nahrungsaufnahme erschwert – mit Rumpfataxie und Dysarthrie nach Zugabe von LTG zu VPA bzw. nach Absetzen von PHT aus einer Therapie mit VPA, LTG und PHT beobachtet. Die Serumkonzentrationen von LTG und VPA waren bezogen auf den üblichen therapeutischen Bereich beider Substanzen hoch (LTG: 50-53 mmol/l, VPA: 628- 1.030 mmol/l), und Dosisreduktionen bei einem der beiden Medikamente führte zum Verschwinden dieser behindernden Symptomatik.

Dennoch vermuten auch die Autoren neben der bekannten pharmakokinetischen Interaktion zwischen VPA und LTG eine pharmakodynamische Interaktion, da 6 andere Patienten ohne VPA ähnlich hohe LTG-Serumkonzentrationen gut tolierierten. Untermauert wird diese Vermutung durch eine prospektive Untersuchung an 10 Patienten mit Kontrolle der Serumkonzentration (Pisani et al. 1995): Bei allen Patienten trat ein Tremor der oberen Extremitäten nur unter der Zugabe von LTG und VPA, nicht aber unter Zugabe nur eines der beiden Medikamente zu einer vorbestehenden antiepileptischen Therapie auf, wobei darauf geachtet wurde, dass bei Zugabe nur eines der beiden Medikamente keine niedrigeren Serumkonzentrationen erreicht wurden als bei Zugabe der Kombination aus LTG und VPA, nämlich für LTG 19,9 bzw, 16,8 µg/l und für VPA 88 bzw. 55,8 µg/l. Die LTG-Serumkonzentrationen waren also auch hier relativ hoch.

Auch Acetylsalicylsäure (ASS) kann bei Zugabe zu einer VPA-Therapie zu einem Halte- und Aktionstremor und ggf. auch zu einer Ataxie führen. Bei 3 entsprechend betroffenen Patienten ließ sich weder eine Hepatopathie noch einer Hyperammonämie, wohl aber eine zeitlich an die Symptomatik gekoppelte Erhöhung des freien Anteils von VPA im Serum nachweisen, die durch eine Verdrängung von VPA aus der Plasmaeiweißbindung durch ASS erklärt wurde (Goulden et al. 1987). Ob diese pharmakokinetische Interaktion alleine dieses Phänomen erklärt, ist aber aufgrund der oben dargestellten Befunde zur Beziehung zwischen VPA-Serumkonzentration und Tremor fraglich.

7 Beziehung zwischen Epilepsiesyndrom und Grunderkrankung

In der bereits zitierten Zusammenstellung der Arbeiten zur Inzidenz von Tremor unter VPA fällt der hohe Wert von 64 % in einer Untersuchung an Patienten mit primär generalisierten epileptischen Anfällen auf (Spitz u. Deasy 1991). Ursächlich hierfür ist möglicherweise eine erhöhte Inzidenz von essentiellem Tremor bei Patienten mit juveniler Myoklonusepilepsie vor Beginn einer VPA-Therapie (Panayiotopoulos et al. 1994; Grunewald et al. 1992). Allerdings trat in einer anderen Studie nur bei 9 von 114 Patienten mit verschiedenen Formen idiopathisch generalisierter Epilepsien Tremor unter einer Monotherapie mit VPA auf (Feuerstein et al. 1983). Sollten nur die mit Myoklonien einhergehenden Formen idiopathisch generalisierter Epilepsien mit einer erhöhten Tremorinzidenz vergesellschaftet sein, wäre die Diskrepanz in der Tremorinzidenz zwischen den beiden oben erwähnten Studien jedenfalls nicht durch nennenswert unterschiedliche Anteile erklärbar (29 vs. 23,5 %).

Da die in den einzelnen Studien genannte Tremorinzidenz hauptsächlich von der Methodik zur Erfassung von unerwünschten Effekten abhängt, sind auch Vergleiche mit Untersuchungen an Patientenkollektiven, bei denen VPA nicht aus epileptologischer Indikation, sondern zur Phasenprophylaxe bei bipolaren affektiven Psychosen oder zur Migräneprophylaxe verabreicht wurde, nur von begrenzter Aussagekraft. Immerhin liegen die Häufigkeitsangaben in solchen Studien in derselben Größenordnung wie bei Epilepsiepatienten: Bei Migränepatienten trat in einer doppelblinden placebokontrollierten Studie unter 1.500 mg bei 16 von 44 Patienten (36 %) Tremor auf (Klapper et al. 1996). Bei 583 Patienten mit bipolarer affektiver Erkrankung ergab eine retrospektive Analyse eine Tremorinzidenz von 9,3 % (Calabrese et al. 1995/1996). Bei 35 älteren Patienten unter VPA wegen affektiver Symptome wurde in einer retrospektiven Untersuchung Tremor überhaupt nicht beobachtet (Kando et al. 1996).

8 Pathophysiologie

Insgesamt ist die Pathophysiologie des VPA-induzierten Tremors noch weitgehend unklar. Phänomenologisch ähnelt der Tremor unter VPA dem essentiellen Tremor, sodass eine ähnliche Pathophysiologie denkbar ist. Bei essentiellem Tremor werden neben einem zentralen Oszillator im Kleinhirn und der unteren Olive auch Reflexmechanismen angenommen, die auch dem verstärkten physiologischen Tremor zugrunde liegen dürften und erklären, warum unter Hautanästhesie einer Extremität oder durch intramuskuläre Injektion von Lokalanästhetika der essentielle Tremor vermindert wird (Deuschl u. Köster 1996). Der essentielle wie auch der verstärkte physiologische Tremor und der VPA-induzierte Tremor bessern sich unter Betablockern wie z. B. Propranolol (Karas et al. 1983), was ebenfalls auf gemeinsame pathophysiologische Komponenten dieser Tremorform hindeutet. Primidon (PRM), das bei essentiellem Tremor bei ca. 50 % der Behandelten eine langfristige Besserung ermöglicht (Koller u. Vetere-Overfield 1989) wurde im Falle des VPA-induzierten Tremors nicht systematisch untersucht. Die Tatsache, dass PRM das Auftreten eines Tremors bei einem der Patienten von Hyman et al. (1979) nicht verhindern konnte, schließt einen möglichen günstigen Effekt bei einem Teil der Patienten nicht aus und ist somit kein Beweis gegen die pathogenetische Verwandtschaft beider Tremorformen.

Der VPA-induzierte Tremor ist kein kortikaler Tremor, da VPA diese Tremorform sogar unterdrückt (Ikeda et al. 1990; Okuma et al. 1998). Der VPA-induzierte Tremor ist auch nicht mit einer Enzephalopathie bzw. mit einer Hyperammonämie assoziiert, somit hat er eine völlig andere Pathogenese als die Asterixis (Zaccara et al. 1987). Es besteht auch keine pathogenetische Beziehung zu dem unter Lithium beobachtbaren Tremor (Stoll et al. 1996).

Der tremorogene Effekt von VPA hat in gewissen Aspekten Gemeinsamkeiten mit dem antiepileptischen: So zeigen beide Effekte eine Abhängigkeit von der Dosis, nicht aber von der aktuell gemessenen Serumkonzentration (s. Absch. oben, „Dosis und Serumkonzentration"; Bourgeois 1989). Darüber hinaus werden sowohl für den Tremor als auch für den maximalen antiepileptischen Effekt ein gegenüber dem Beginn der Medikation um Wochen oder gar Monate verschobenes Auftreten beschrieben (s. oben zitierte Arbeiten zur Phänomenologie; Rowan et al. 1979; Löscher et al. 1988). Auch das im Vergleich zum Abfall der Serumkonzentration verzögerte Nachlassen der antiepileptischen Wirkung nach Absetzen von VPA (Harding et al. 1978) wurde für den tremorogenen Effekt der VPA beschrieben (Scheyer et al. 1989). Schließlich scheint sowohl bezüglich der antiepileptischen als auch der tremorogenen Wirkung eine synergistische pharmakokinetische und -dynamische Interaktion zwischen LTG und VPA zu bestehen (Brodie et al. 1997; Pisani et al. 1995). Somit ist auch für den Tremor wie z. T. auch für die antiepileptische Wirkung eine Vermittlung über VPA-Metabolite anzunehmen. Interessant in diesem Zusammenhang ist möglicherweise die Tatsache, dass 2-Propyl-1-aminopentane (2-PAPN), ein verzweigtkettiges aliphatisches Amin, was durch die Monaaminooxidase zu VPA abgebaut werden kann, in Tierexperimenten neben seiner konvulsiven Wirkung auch einen starken Tremor zu erzeugen vermag, der durch VPA gehemmt werden kann (Yu u. Davis 1991).

Ob die GABA-Konzentration im synaptischen Spalt, die im Zusammenhang mit der antiepileptischen Wirkung von VPA immer wieder diskutiert wird, einen entscheidenden Schritt in der Pathogenese des VPA-induzierten Tremors darstellt, ist gegenwärtig unklar. Aufgrund des wahrscheinlich sehr komplexen Wirkungsmechanismus der Substanz sollte aber nicht jeder unter ihr auftretende Effekt im Zusammenhang mit der GABA-mimetischen Wirkkomponente gesehen werden (Löscher 1992). GABA-Antagonisten blockieren in Mäuseexperimenten aber die Tremor-supprimierende Wirkung von Scopolamin und Bromocriptin beim Tremorin-induzierten Tremor, einem Modell für den Parkinson-Tremor (Shukla et al. 1988).

9 Therapie

Die erste Maßnahme nach Auftreten eines den Patienten beeinträchtigenden Tremors unter einer VPA-Therapie sollte der Versuch einer Dosisreduktion sein. Hierunter kommt es in der Regel zu einem Rückgang der Tremorintensität, ein

Verschwinden wird indes meistens nicht beobachtet (Herranz et al. 1982; Hyman et al. 1979; Sherard et al. 1980).

Gelingt es nicht, durch eine Dosisreduktion ohne Verschlechterung der Anfallssituation den Tremor auf ein für den Patienten akzeptables Maß zu reduzieren, ist eine zusätzliche Therapie mit einem Betablocker (vorzugsweise Propanolol) möglich (Karas et al. 1982), wobei zwischen VPA und Propanolol keine pharmakokinetischen Interaktionen zu erwarten sind (Nemire et al. 1996). In einer Kasuistik wurde über den erfolgreichen Einsatz von Acetazolamid berichtet (Lancman et al. 1994), das ja auch den essentiellen Tremor vermindern kann (Busenbark et al. 1992). Für PRM, das ebenfalls zur Therapie des essentiellen Tremors eingesetzt wird, liegen zur Therapie des VPA-induzierten Tremors keine Daten vor. Es könnte allenfalls versucht werden, wenn es für seinen Einsatz auch eine epileptologische Indikation gibt (z. B. generalisierte Epilepsie mit u. a. generalisierten tonisch-klonischen Anfällen, die mit VPA nicht unterdrückt werden können), da man aufgrund der Interaktion mit VPA auch bei geringen Dosen mit einer hohen Serumkonzentration des PRM-Abbauproduktes Phenobarbital (PB) und entsprechenden kognitiven Nebenwirkungen rechnen muss.

Sofern VPA die Anfallssituation nicht wesentlich verbessert hat, sollte es bei einem störenden Tremor am besten abgesetzt werden. Wenn die Zugabe von VPA zu einer bestehenden Medikation zu einer Verbesserung der Anfallssituation und zu einem Tremor geführt hat, sollte sorgfältig geprüft werden, ob die Verbesserung der Anfallssituation wirklich durch VPA oder durch eine pharmakokinetische Interaktion mit der Begleitmedikation erklärbar ist. In diesem Falle könnte auch das Absetzen von VPA zusammen mit Dosiskorrekturen der übrigen Mediaktion angezeigt sein, wenn eine Dosisreduktion keine ausreichende Besserung bringt.

Literatur

Abu-Arafeh IA, Wallace Sj (1988) Unwanted effects of antiepileptic drugs. Dev Med Child Neurol 30: 117–121

Bodensteiner JB, Morris HH, Golden GS (1981) Asterixis associated with sodium valproate. Neurology 31: 186–190

Bourgeois BFD (1989) Valproate – clinical use. In: Levy RH, Dreifuss FE, Mattson RH, Meldrum BS, Penry JK (eds) Antiepileptic drugs, 3rd edn. Raven, New York, pp 633–642

Brodie MJ, Yuen AWC, 105 Study Group (1997) Lamotrigine substitution study: Evidence for synergism with sodium valproate? Epilepsy Res 26: 423–432

Busenbark K, Pahwa R, Hubbie J, Koller W (1992) The effect of acetazolamide on essential tremor: An open-label trial. Neurology 42: 1394–1395

Calabrese JR, Goethe JW, Kayser A et al. (1995/1996). Depression 3: 257–262

Conrad B (1996) Phänomenologie der Bewegungsstörungen. In: Conrad B, Ceballos-Baumann AO (Hrsg) Bewegungsstörungen in der Neurologie – Richtig erkennen und behandeln. Thieme, Stuttgart New York, S 1–10

Covanis A, Gupta AK, Jeavons PM (1982) Sodium valproate: Monotherapy and polytherapy. Epilepsia 23: 693–720

Davidson DLW (1989) The adult EPITEG trial: A comparative multicentre clinical trial of sodium valproate and carbamazepine in adult onset epilepsy.. Part 2: Adverse effects. In: Chadwick D (ed) Fourth international symposium on sodium valproate and epilepsy. Royal Society of Medicine Services International Congress and Symposium No. 152. Royal Society of Medicine Services, pp 114–121

Deckers CLP, Hekster YA, Keyser A, Lammers MW, Meinardi H, Renier WO (1997) Adverse effects in epilepsy therapy. Wait and see or go for it? Acta Neurol Scand 95: 248-252

Deuschl G, Köster B (1996) Diagnose und Behandlung des Tremors. In: Conrad B, Ceballos-Baumann AO (Hrsg) Bewegungsstörungen in der Neurologie - Richtig erkennen und behandeln. Thieme, Stuttgart New York, S 222-253

Feuerstein J, Revol M, Roger J, Sallou C, Truelle JL, Vercelletto P, Weber M (1983) La monothérapie par le valproate de sodium dans les épilepsies généralisées primaires, deuxième phase: Étude d'efficacité et de tolérance au long cours. Som Hop Paris 59: 1263-1274

Goulden KJ, Dooley JM, Camfield PR, Fraser AD (1987) Clinical valproate toxicity induced by actylsalicytic acid. Neurology 37: 1392-1394

Grunewald R, Chroni E, Panayiotopoulos CP (1992) Delayes diagnosis of juvenile myoclonic epilepsy. J Neurol Neurosurg Psychiatry 55: 497-499

Harding GFA, Herrick CE, Jeavons PM (1978) A controlled study of the effect of sodium valproate on photosensitive epilepsy and its prognosis. Epilepsia 19: 555-565

Herranz JL, Artege R, Armijo A (1982) Side effect of sodium valproate in monotherapy controlled by plasma levels: A study in 88 pediatric patients. Epilepsia 23: 203-214

Hyman MN, Dennis PD, Sinclair KGA (1979) Tremor due to sodium valproate. Neurology 29: 1177-1180

Ikeda A, Kakigi R, Funal N, Neshige R, Kuroda Y, Shibashi H (1990) Cortical tremor: A variant of cortical reflex myoclonus. Neurology 40: 1561-1565

Kando JC, Cohen M, Castillo J, Zarate CA (1996) The use of valproate in an elderly population with affective symptoms. J Clin Psychiatry 57: 238-240

Karas BJ, Wilder BJ, Hammond EJ, Baumann AW (1982) Valproate tremors. Neurology 32: 428-432

Karas BJ, Wilder BJ,, Hammond EJ, Baumann AW (1983) Treatment of valproate tremors. Neurology 33: 1380-1382

Klapper J, on behalf of the Divalproex Sodium in Migraine Prophylaxis Study Group (1996) Divalproex sodium in migraine prophylaxis: A dose controlled study. Cephalgia 17: 103-108

Koller WC, Vetere-Overfield B (1989) Acute and chronic effects of propanolol and primidone in essential tremor. Neurology 39: 1687

Lancman ME, Asconapé JJ, Walker F (1994) Acetazomalide appears effective in the management of valproate-induced tremor. Mov Disord 9: 369

Löscher W (1992) Valproinsäure: Pharmakokinetische Wirkungen und biochemische Wirkungsmechanismen. In: Krämer G, Laub MC (Hrsg) Valproinsäure. Springer, Berlin Heidelberg New York Tokyo, S 3-23

Löscher W, Fisher JE, Nau H, Hönack D (1988) Marked increase in anticonvulsant activity but decrease in wet-dog shake behaviour during short-term treatment of amygdala-kindled rats with valproic acid. Eur J Pharmacol 150: 221-232

Mattson RH, Cramer JA, Collins JF (1992) A comparison of valproate with carbamazepine for the treatment of complex partial seizures and secondarily generalized tonic-clonic seizures in adults. The Department of Veterans Affairs Epilepsy Cooperative Study No. 264 Group. N Engl J Med 327: 765-771

McManis PG, Sharbrough FW (1993) Orthostatic tremor.Clinical and electrophysiologic characteristics. Muscle Nerv 16: 1254-1260

Nemire RE, Toledo CA, Ramsay RE (1996) A pharmacokinetic study to determine the drug interaction between valproate and propanolol. Pharmacotherapy 16: 1059-1062

Okuma Y, Shimo Y, Shimura H, Hatori K, Hatori T, Tanaka S, Kondo T, Mizuno Y (1998) Familial cortical tremor with epilepsy: An unter-recognized familial tremor. Clin Neurol Neurosurg 100: 75-78

Panayiotopoulos CO, Obeld T, Tahan AR (1994) Juvenile myoclonic epilepsy: A 5-year prospective study. Epilepsia 35: 285-296

Pisani F, Oten G, Russo M, Trio R, Di Perri R, Perucca E, Richens A (1995) Effects of lamotrigine-valproate comedication on seizure frequency and upper limb tremor: A pharmacodynamic interaction. Epilepsia 36, Suppl 3: 264

Price DJI (1976) The advantages of sodium valproate in neurosurgical practic. In: Legg NJ (ed) Clinical pharmalogical aspects of sodium valproate (Epilim) in the treatment of epilepsy. M.C.S. Consultants, Tunebridge Wells/England, pp 44–50

Reutens DC, Duncan JS, Patsalos PN (1993) Disabling tremor after lamotrigine with sodium valproate. Lancet 342: 185–186

Rowan AJ, Binnle CE, Warfield CA, Meinardi H, Meijer JVVA (1979) The delayed effect of sodium valproate in man. Epilepsia 20: 61–68

Scheyer D, Cramer JA, Toftness BR, Mattson RH (1989) Valproate-related tremor. Epilepsia 30: 639 (abstract)

Sherard ES, Steimann GS, Couri D (1980) Treatment of childhood epilepsy with valproic acid: Results from the first 100 patients in a 6-month trial. Neurology 30: 31–35

Shukla VK, Garg SK, Kulkami SK (1988) GABAergic, dopaminergic and cholinergic interaction in tremorine-induced tremors in mice. Methods Find Exp Clin Pharmacol 10: 27–31

Spitz MC, Deasy DN (1991) Conversion to valproate monotherapy in nonretarded adults with primary generalized tonic-clonic seizures. J Epilepsy 4: 33–38

Stoll AL, Locke CA, Vockovic A, Mayer PV (1996) Lithium-associated cognitive and functional deficits reduced by a switch of divalproex sodium: A case series. J Clin Psychiatry 57: 356–359

Verity CM, Hoskin G, Easter DJ (1995) A multicentre comparative trial of sodium valproate and carbamazepine in paediatric epilepsy. The Pediatric EPITEG Collaborative Croup. Dev Med Child Neurol 37: 97–108

Yu PH, Davis BA (1991) 2-propyl-1-aminopentane, its deamination by monoamine oxidase and semicarbazide-sensitive amine oxidase, conversion to valproic acid and behavioral effects. Neuropharmacology 30: 507–515

Zaccara G, Paganini M, Campostrini R, Ametoli G, Zappoli R, Moroni F (1984) Hyperammonemia and valproate-induced alterations of the state of consciousmess. Eur Neurol 23: 104–112

Zaccara G, Campostrini R, Paganini M, Messori A, Valenza T, Ametoli G, Zappoli R (1987) Long-term treatment with sodium valproate: Monitoring of venous ammonia cencentrations and adverse effects. Ther Drug Monit 9: 34–40

30 Intoxikationen und Enzephalopathien unter Valproinsäuretherapie

J. BAUER, C. E. ELGER

Zusammenfassung

Intoxikationen unter Valproinsäure(valproic acid, VPA)-Therapie können sich trotz VPA-Blutspiegeln im sogenannten therapeutischen Bereich manifestieren. Zu unterscheiden sind leichte Intoxikationen (klinisch dominiert ein Haltetremor) von schweren Überdosierungen aus meist suizidaler Absicht oder nach versehentlicher VPA-Einnahme und akute oder chronische Enzephalopathien. Schwere Intoxikationen mit VPA-Blutspiegeln bis zum 20fachen der Norm haben trotz einiger mitgeteilter Todesfälle insgesamt eine günstige Prognose. Klinisch dominiert ein Koma, im EEG eine Allgemeinveränderung. Enzephalopathien bei meist nur geringen VPA-Dosierungen gehen ebenfalls mit einer Beeinträchtigung der Bewusstseinslage, Tremor und Ataxie einher. Im EEG zeigen sich generalisierte hochamplitudige langsame Wellen. Die Ursache der Enzephalopathie ist unklar. Ein Anstieg des Phenobarbitalblutspiegels bei Kombinationstherapie wurde ebenso angeschuldigt wie eine Hyperammonämie oder eine direkte intrinsische Wirkung von VPA auf das Gehirn. Darüber hinaus könnte die Enzephalopathie auch Ausdruck einer Aktivierung epileptischer Aktivität durch VPA sein.

1 Einleitung

Der therapeutische Einsatz der Antiepileptika (AED) bringt trotz der Möglichkeit der Blutspiegelbestimmung das Auftreten von Intoxikationen mit sich. Sie machen bis zu 8 % aller epilepsiebedingten stationären Aufnahmen einer Neurologischen Klinik aus (Manon-Espaillat et al. 1991). Dabei sind Intoxikationen im Rahmen einer chronischen AED-Therapie, hier speziell mit VPA zahlenmäßig häufiger als die nur vereinzelt berichteten suizidalen Überdosierungen. Erschwert wird die Kontrolle der Nebenwirkungen von VPA und der Manifestation von Intoxikationserscheinungen dadurch, dass zum einen Überdosierungserscheinungen auch bei VPA-Blutspiegeln, die innerhalb des sogenannten therapeutischen Bereichs liegen, auftreten können, zum anderen durch die Interaktion mit zusätzlich verabreichten AED (Wason u. Savitt 1985; Willmore et al. 1991).

2 Allgemeine Aspekte der Intoxikation durch Antiepileptika

Die möglichen Symptome einer AED-Intoxikation beinhalten u.a. Beeinträchtigungen der Bewusstseinslage, vestibulärer, zerebellärer und okulomotorischer Funktionen (Bauer et al. 1988; Manon-Espaillat et al. 1991; Bauer 1992), sie sind im Einzelnen in der folgenden Zusammenstellung aufgeführt.

Zusammenstellung der möglichen Symptome einer Intoxikation mit Antiepileptika (modifiziert nach Manon-Espaillat et al. 1991)
1. Bewusstseinstrübung oder Verwirrtheit
2. Symptome gestörter Okulomotorik (z.B. Doppeltsehen, Nystagmus)
3. Zeichen zerebellärer Dysfunktion (z.B. Dysarthrie, Ataxie)
4. Zeichen vestibulärer Dysfunktion (z.B. Schwindel)
5. Zunahme der Anfallsfrequenz
6. Rückgang der unter 1.-5. genannten Symptome nach Dosisreduktion
7. Antiepileptikablutspiegelkonzentrationen oberhalb des sogenannten therapeutischen Bereichs (fakultativ)

Die Ursachen der Intoxikation mit AED sind vielfältig und reichen von Verordnungsfehlern ärztlicherseits über patientenbedingte Irregularitäten der AED-Einnahme, bis hin zu Überdosierungen aus suizidaler Absicht (Manon-Espaillat et al. 1991). Eine genauere Auflistung zeigt die Übersicht:

Übersicht der möglichen Ursachen einer Intoxikation mit Antiepileptika (nach Manon-Espaillat et al. 1991)
1. Iatrogen, durch initiale Hochdosierung
2. Inadäquate Erhöhung der Dosierung durch den Patienten oder durch Betreuer
3. Einnahme einer hohen Dosis in suizidaler Absicht
4. Versehentliche Einnahme (besonders durch Kinder)
5. Interaktion mit anderen Pharmaka
6. Anstieg der Serumkonzentration durch interkurrente Erkrankungen

---

Die Prävention der AED-Intoxikation beinhaltet somit
a) das ärztliche Wissen um pharmakologische Aspekte der AED-Therapie,
b) die sorgfältige Kontrolle und Verlaufsbeobachtung der Patienten,
c) die Aufklärung der Patienten und
d) die Kontrolle des psychischen Befindens, insbesondere in Bezug auf depressive Verstimmungen (Manon-Espaillat et al. 1991).

Für die Therapie der VPA-Intoxikation existiert kein spezifisches Antidot. Es gelten somit die allgemeinmedizinischen Methoden zur Entfernung der Substanz aus dem Körper, so etwa initial Magenspülung und Gabe von Aktivkohle, ggfs. Hämodialyse oder forcierte Diurese (Pedersen u. Juul-Jensen 1984; Kandrotas et al. 1990). Die Peritonealdialyse ist wenig wirksam. Eine intensivmedizinische Behandlung und Überwachung sollte wenn nötig durchgeführt werden und richtet sich in ihren Maßnahmen nach der Schwere und Art der klinischen Symptomatik. Die intravenöse Gabe von Naloxon zur Aufhellung der Bewusstseinstrübung ist in einem Fall als wirksam beschrieben worden (Desitin 1990).

3 Spezielle Valproinsäure-bedingte Intoxikationserscheinungen

Unter einer Mono- oder Kombinationstherapie mit VPA können leichte, dosisabhängige Intoxikationserscheinungen auftreten, schwere Intoxikationen durch eine erhebliche Überdosierung von VPA sowie akute oder chronische Enzephalopathien.

3.1 Leichte Intoxikation

Die mildeste Form der VPA-Intoxikation äußert sich in einem (Halte-) Tremor, dem Schwindel, Nystagmus, Ataxie, Dysarthrie und „Fleckensehen" mit Zunahme der Beschwerden folgen können. Depressive Verstimmung oder psychotische Symptome können die Symptomatik ergänzen. Diese Intoxikationserscheinungen sind nach Dosisreduktion reversibel und nicht zwingend an VPA-Blutspiegel oberhalb des sogenannten therapeutischen Bereichs gebunden (Engel 1989; Niedermeyer 1990).

3.2 Schwere Intoxikation

Schwere VPA-Intoxikationen treten durch eine erhebliche Überdosierung auf, die meist in suizidaler Absicht oder versehentlich erfolgt. Beeinträchtigungen des Bewusstseins gelten dabei erst ab Dosierungen von mehr als 500 mg VPA/kg KG als wahrscheinlich (Steiman et al. 1979; Cenraud et al. 1980). Obwohl durch solche Überdosierungen Todesfälle berichtet wurden (Janssen et al. 1985; Connacher et al. 1987), ist die Prognose insgesamt günstig, da nicht selten VPA-Blutspiegel von mehr als dem 20fachen des oberen Normwertes überlebt wurden (Pinder et al. 1977; Steiman et al. 1979; Gram 1991; Schnabel et al. 1984; Tift 1980; Volans et al. 1983; Pedersen u. Juul-Jensen 1984; Dreifuss 1989; Lakhani u. McMurdo 1986; Bigler 1985; Merwe et al. 1985). Zwar können erhebliche Intoxikationsphänomene bereits bei nur gering erhöhten VPA-Blutspiegeln (113 bzw. 120 µg/ml in zwei von Chadwick et al. 1979 berichteten Fällen) auftreten, doch ist dies eher die Ausnahme (Editor´s Note 1979). Bei schweren Intoxikationen wurden VPA-Blutspiegel von bis zu 2 000 µg/ml gemessen. Die Therapie besteht im Absetzen der VPA-Medikation, Magenspülung und Gabe von Aktivkohle, ggfs. einer Hämodialyse und symptomatischer Behandlung auf einer Intensivstation (Kandrotas et al. 1990). Die klinische Symptomatik besteht in Verwirrtheit, Sedation bis hin zum Koma, Muskelschwäche, Hypo- oder Areflexie (Desitin 1990; Garnier u. Fournier 1982).

Im Verlaufe einer Intoxikation mit VPA können die Änderungen des klinischen Befundes, der VPA-Blutspiegel sowie des EEG durchaus unterschiedlich verlaufen, wie von Pedersen und Juul-Jensen (1984) bei einer Patientin gezeigt werden konnte: Nach Einnahme von 75 g VPA in suizidaler Absicht erfolgte eine rasche Aufnahme der Patientin in die Klinik. VPA-Blutspiegel 7 h nach der Einnahme 1500 µg/ml, komatöse Patientin, beatmungspflichtig.

Im EEG dominierende α-Aktivität mit nur vereinzelten δ-Wellen. Nach 15 h (VPA-Blutspiegel 1 800 µg/ml) im EEG generalisierte δ-Wellen, nach 24 h (VPA-Blutspiegel 200 µg/ml) Nullinien-EEG. Während der Blutspiegel von VPA unter Hämodialyse innerhalb von 24 h nahezu auf Normalwerte sank, normalisierten sich EEG und klinisches Befinden erst innerhalb von 6 Tagen. Begleiterscheinung der schweren VPA-Intoxikation kann ein Hirnödem sein, das teils im CCT (Bourrier et al. 1988; Hintze et al. 1987), in einem Fall post mortem pathologisch-anatomisch (Janssen et al. 1985) nachgewiesen werden konnte. Laborchemisch zeigten sich meist nur leichte Veränderungen; so fanden Pedersen und Juul-Jensen (1984) nur geringe Zeichen einer Pankreatitis und Hyperammonämie. Ursachen des letalen Ausgangs der VPA-Intoxikation eines Kindes waren Herz-Kreislauf-Versagen und Bronchopneumonie (Janssen et al. 1985).

3.3 VPA-Enzephalopathie

Die Beobachtung insbesondere zentralnervöser Intoxikationserscheinungen durch VPA bei Blutspiegeln im sogenannten therapeutischen Bereich, z.T. nach Zugabe einer nur geringfügigen VPA-Dosis zu einer bestehenden AED-Therapie, führte zur Definition einer „VPA-Enzephalopathie" (Rangel et al. 1988, Jones et al. 1990). Diese ist durch Somnolenz, Lethargie oder tiefere Grade der Bewusstseinsstörung, begleitet von Tremor, Ataxie, Dysarthrie und diffusen EEG-Veränderungen, meist in Form generalisierter, bilateral synchroner hochamplitudiger υ/δ-Aktivität mit z.T. eingelagerten Sharp waves charakterisiert (Chadwick et al. 1979; Sackellares et al. 1979; Marescaux et al. 1982; Gastaut u. Mege 1985). Die Symptomatik ist nach Dosisreduktion innerhalb von 48 h rückläufig, die EEG-Veränderungen können allerdings weitaus länger nachweisbar sein (Rangel et al. 1988). Die Ursachen dieser akuten Enzephalopathie unter VPA sind letztlich unbekannt. Erklärungsmodelle waren toxische oder metabolische Effekte der VPA (Bellman u. Ross 1977; Lhermitte et al. 1978; Coulter u. Allen 1980a, b) oder aber direkte intrinsische Wirkungen der VPA auf das Gehirn, evtl. im Sinne einer Interaktion mit GABA-Rezeptoren (Rai 1978; Bruni u. Wilder 1979;). Angeschuldigt und vereinzelt nachgewiesen wurde eine Hyperammonämie (Zaret et al. 1982; Jaeken et al. 1980; Campostrini et al. 1983 u. 1985; Zaccara et al. 1984; Marescaux et al. 1985) aber auch, bei einer Zugabe von VPA zu Phenobarbital, ein Anstieg des Phenobarbitalblutspiegels (Völzke u. Doose 1973; Jeavons u. Clark 1974; Bruni u. Wilder 1979; Rambeck et al. 1979); pharmakologisch konnten Kapetanovic et al. (1981) diesbezüglich einen Anstieg des Plasmaphenobarbitalspiegels nachweisen, wobei VPA auch den ungebundenen Anteil von Phenobarbital im Blut erhöhen kann (Rangel et al. 1987). Das Koma allerdings war in den letzteren Fällen mit der Reduktion von VPA und nicht mit dem Rückgang des Phenobarbitalblutspiegels parallel rückläufig (Zaret et al. 1982). Oft wurden auch die Komedikamente ohne VPA-Gabe mit denselben hohen Blutspiegeln problemlos toleriert (Marescaux et al. 1982). Marescaux et al. (1982) hielten es darüber hinaus für möglich, dass VPA bei fokalen Epilepsien epileptogen wirkt und somit einen stuporösen Zustand bedingen kann. Sie begründeten diese Ansicht mit ihrer Beobachtung, dass stuporöse Zustände mit VPA-Blutspiegeln im sogenannten therapeutischen Bereich von ihnen, wie auch später von Rangel et al. 1988, nur bei Patienten mit komplex-fokalen Anfällen, nicht aber mit generalisierten Anfällen beobachtet worden waren. Darüber hinaus erinnerte sie die klinische Symptomatik in solchen Zuständen (Stupor, visuelle Halluzinationen, affektive Störungen, psychomotorische Automatismen und fokale Myoklonien) an fokale Anfälle. Dies um so mehr, als sie bei einem Patienten einen EEG-Befund bei einem spontan aufgetretenen fokalen Anfall erheben konnten, der dem EEG-Muster während des Stupors glich. Zur Diskussion steht somit, ob die VPA-Enzephalopathien zum Teil Ausdruck einer durch VPA induzierten fokalen epileptischen Aktivität sind.

Im Gegensatz zu diesen Überlegungen stehen Beobachtungen von Pakalnis et al. (1989) und Tartara und Manni (1985), die VPA-Enzephalopathien bei Patienten mit primär generalisierten Epilepsien beobachteten.

Neben diesen akuten Enzephalopathien wurden vereinzelt chronische Enzephalopathien unter VPA-Therapie beschrieben. Im Verlaufe einer Monate oder Jahre bestehenden Therapie mit VPA (Blutspiegel zwischen 60 und 150 µg/ml) stellten sich bei vier von Schöndienst (1988) beschriebenen Patienten neurologische Symptome mit zerebellärer, zentralmotorischer oder dystoner Symptomatik ein sowie Störungen höherer kortikaler Funktionen, begleitet von einer im CCT verifizierten zerebellären und zerebralen Atrophie. In drei Fällen war die klinisch-neurologische Symptomatik nach Absetzen von VPA rückläufig.

Literatur

Bauer J, Penin H, Burr W (1988) Nebenerscheinungen unter Valproinsäuretherapie im Erwachsenenalter. Nervenarzt 59:26-31
Bauer J (1992) Nebenwirkungen und Risiken der Therapie mit Antiepileptika. Nervenheilkunde 11:74-79
Bellmann MH, Ross EM (1977) Side effects of sodium valproate. Br Med J 274:1662
Bigler D (1985) Neurological sequelae after intoxication with sodium valproate. Acta Neurol Scand 72:351-352
Bourrier P, Varache N, Alquier P, Rabier D, Kamoun P, Lorre G, Alhayek G (1988) Cerebral edema with hyperammonemia in valpromide poisoning. Manifestation in an adult, of a partial deficit in type I carbamylphosphatase synthetase. Presse Med 17:2063-2066
Bruni J, Wilder BJ (1979) Valproic acid: Review of a new antiepileptic drug- Arch Neurol 36:393-398
Campostrini R, Paganini M, Boncinelli L, Zaccara G, Arnetoli G, Zappoli R (1983) Alterations of the state of consciousness induced by valproic acid: 6 case reports. Riv Patol Nerv Ment 104:23-34
Campostrini R, Zaccara G, Rossi L, Paganini M, Dorigotti A, Zappoli R (1985) Valproate induced hyperammonaemia in two epileptic identical twins. J Neurol 232:167-168

Cenraud B, Pautrizel O, Bcrets O, Loiseau P (1980) Troubles severes de la vigilance. Une complication exceptionelle des traitements par le valproate de sodium. Rev EEG Neurophysiol 10:376-380

Chadwick DW, Cumming WJK, Livingston I, Cartlidge NEF (1979) Acute intoxication with sodium valproate. Ann Neurol 6:552-553

Connacher AA, Macnab MS, Moody JP, Jung RT (1987) Fatality due to massive overdose of sodium valproate. Sctt Med J 32:85-86

Coulter DL, Allen RJ (1980a) Secondary hyperammonia: A possible mechanism for valproate encephalopathy (letter). Lancet I/8181:1310-1311

Coulter DL, Allen RJ (1980b) Hyperammonemia with valproic acid therapy. J Pediatr 99:317-319

Desitin Arzneimittel (1990) Fachinformation Orfiril®. Hamburg

Dreifuss FE (1989) Valproate. Toxicity. In: Levy RH, Dreifuss FE, Mattson RH, Meldrum BS, Penry JK (eds) Antiepileptic drugs. 3rd ed. Raven, New York, pp 643-651

Editor's Note (1979) Ann Neurol 6:553

Engel J Jr (1989) Seizures and epilepsy. F. A. Davis, Philadelphia

Garnier R, Fournier E (1982) Intoxication aigue par le valproate sodium. Nouv Presse Med 11:678

Gastaut H, Mege JL (1985) Encephalopathy with asterixis induced by sodium valproate. Role of hyperammonemia without hepatic insufficiency (letter). Presse Med 14:431

Gram L (1991) Valproate. In: Dam M, Gram L (eds) Comprehensive Epileptology. Raven, New York, pp 537-546

Hintze G, Klein HH, Prange H, Krequer H (1987) A case of valproate intoxication with excessive brain edema. Klin Wochenschr 65:424-427

Jacken J, Casaer P, Corbeel L (1980) Valproate hyperammonemia and hyperglycinemia. Lancet II:260

Janssen F, Rambeck B, Schnabel R (1985) Acute valproate intoxication with fatal out-come in an infant. Neuropediatrics 16:235-238

Jeavons PM, Clark JE (1974) Sodium valproate in treatment of epilepsy. Br Med J 2:584-586

Jones GL, Matsuo F, Baringer JR, Reichert WH (1990) Valproic acid-associated encephalopathy. West J Med 153:199-202

Kandrotas RJ, Love JM, Gal P, Oles KS (1990) The effect of hemodialysis and hemoperfusion on serum valproic acid concentration. Neurology 40:1456-1458

Kapetanovic IM, Kupferberg HJ, Porter RJ, Theodore W, Schulman E, Penry JK (1981) Mechanism of valproate-phenobarbital interaction in epileptic patients. Clin Pharmacol Ther 29: 480-486

Lakhani M, McMurdo ME (1986) Survival after severe self poisoning with sodium valproate. Postgrad Med J 62:310-313

Lhermitte F, Marteau R, Serdaru M (1978) Dipropylacetate (valproate de sodium) et carbamazepine: Une association anti-épileptique suspecte. Nouv Presse Med 7:3780

Manon-Espaillat R, Burnstine TH, Remler B, Reed RC, Osorio I (1991) Antiepileptic drug intoxication: Factors and their significance. Epilepsia 32:96-100

Marescaux C, Warter JM, Micheletti G, Rumbach L, Coquillat G, Kurtz D (1982) Stuporous episodes during treatment with sodium valproate: Report of seven cases. Epilepsia 23:297-305

Marescaux C, Warter JM, Brandt C, Rumbach L, Micheletti G, Chabrier G, Imler M (1985) Adaptation of hepatic ammonia metabolism after chronic valproate administration in epileptics treated with phenytoin. Eur Neurol 24:191-195

Merwe vd AC, Albrecht CF, Brink MS, Coetzee AR (1985) Sodium valproate poisoning. A case report. S Afr Med J 67:735-736

Niedermeyer E (1990) The Epilepsies. Diagnosis and management. Urban & Schwarzenberg, Baltimore München

Pakalnis A, Drake ME, Denio L (1989) Valproate-associated encephalopathy. J Epilepsy 2:41-44

Pedersen B, Juul-Jensen P (1984) Electroencephalographic alterations during intoxication with sodium valproate: A case report. Epilepsia 25:121-124

Pinder RM, Brogden RN, Speight TM, Avery GS (1977) Sodium valproate: A review of its pharmacological properties and therapeutic efficacy in epilepsy. Drugs 13:81-160

Rai PV (1978) Acute intoxication during a combined treatment of sodium valproate and phenobarbitone. In: Meinardi H, Rowan AJ (eds) Advances in epileptology. Swets & Zeitlinger, Amsterdam, pp 366-369

Rambeck B, Boenigk HE, May T (1979) Pharmakologische Beeinflussung der Phenobarbital- und Phenytoin-Serumkonzentration durch Valproat bei Epilepsie-Patienten. Nervenarzt 50: 743-746

Rangel RJ, Warner JJ, Wilder BJ (1987) Valproate encephalopathy. Epilepsia 28:605

Rangel RJ, Warner JJ, Wilder BJ (1988) Valproic acid encephalopathy. J Epilepsy 1:197-202

Sackellares JC, Lee SI, Dreifuss FE (1979) Stupor following administration of valproic acid to patients receiving other antiepileptic drugs. Epilepsia 20:697-703

Schnabel R, Rambeck B, Janssen F (1984) Fatal intoxication with sodium valproate. Lancet I:2212

Schöndienst M (1988) Hirnatrophien durch Valproat. Vier Fallberichte (Abstract). Epilepsie-Blätter 1:23

Steiman GS, Woerpel RW, Sherard ES (1979) Treatment of accidental sodium valproate overdose with an opiate antagonist. Ann Neurol 6:274

Tartara A, Manni R (1985) Sodium valproate „encephalopathy": Report of three cases with generalised epilepsy. Ital J Neurol Sci 6:93-95

Tift JP (1980) Valproic acid. N Engl J Med 303:394

Volans GN, Berry DJ, Wisemann HM (1983) Overdose with valproate. Br J Clin Pract suppl 27:58-62

Völzke E, Doose H (1973) Dipropylacetate (Dekapine, Ergenyl) in the treatment of epilepsy. Epilepsia 14:185-193

Wason S, Savitt D (1985) Acute valproic acid toxicity at therapeutic concentrations. Clin Pediatr 24:466-467

Willmore LJ, Triggs WJ, Pellock JM (1991) Valproate toxicity: Risk screening strategies (editorial). J Child Neurol 6:3-6

Zaccara G, Paganini M, Campostrini R, Arnetoli G, Zappoli R, Moroni F (1984) Hyperammonemia and valproate-induced alterations of the state of consciousness. A report of 8 cases. Eur Neurol 23:104-112

Zaret BS, Beckner RR, Marini AM, Wagle W, Passarelli C (1982) Sodium valproate induced hyperammonemia without clinical hepatic dysfunction. Neurology 32:206-208

31 Neurotoxische Spätwirkungen von Valproinsäure

M. Schöndienst, P. Wolf

Zusammenfassung

Unter mit höheren Valproinsäure(valproic acid, VPA)-Dosierungen behandelten Patienten können sich bei einem kleinen Prozentsatz schleichend neurotoxische Störungen einstellen, die vor allem das archi- und paläocerebelläre und das extrapyramidale System betreffen. Fast regelmäßig gehen diese, mittlerweile auch bei etlichen Kindern beobachteten Entwicklungen mit einer charakteristischen psychomotorischen Verlangsamung einher, seltener auch mit Zeichen einer Demenz; vereinzelt können auch Störungen höherer kortikaler Funktionen das klinische Bild bestimmen. Ein Nystagmus, der sich bei anderen Antiepileptika-Intoxikationen als verlässlicher Indikator bewährt hat, findet sich bei chronischen, durch VPA bedingten Intoxikationen nicht.

Es scheint sich um dosisabhängige Effekte zu handeln, wobei unter 100 µg/ml liegende VPA-Serum-Konzentrationen neurotoxische Wirkungen keineswegs ausschließen: Kaum einer unserer Patienten hatte oberhalb dieser Konzentration liegende Serumspiegel aufgewiesen.

Die meist erhebliche, mindestens 6 Monate betragende Latenz zwischen VPA-Behandlungsbeginn und Auftreten der ersten Symptome ist geeignet, die kausale Rolle der Medikation zu maskieren, die andererseits durch den günstigen Effekt des Weglassens oder oft auch nur der Dosisreduktion von VPA bewiesen werden kann.

Alle unsere Patienten waren unter der unzutreffenden Diagnose eines neben die Epilepsie getretenen degenerativen Prozesses weiterbehandelt worden, bis die VPA-Reduktion die klinische Besserung einleitete. Nicht in jedem Fall konnte eine vollständige Restitution erreicht werden, so dass – bei spätem Erkennen – nur von teilweiser Reversibilität chronischer Valproat-Intoxikationen gesprochen werden kann.

Gerade die schwierige, einige neurologische Erfahrung erfordernde Erkennung einer chronischen VPA-Enzephalopathie sollte bei der derzeitigen Ausweitung des Indikationsspektrums von Valproat in Richtung einer Vielzahl psychiatrischer Erkrankungen zur besonderen Aufmerksamkeit auch bei diesen Indikationen mahnen.

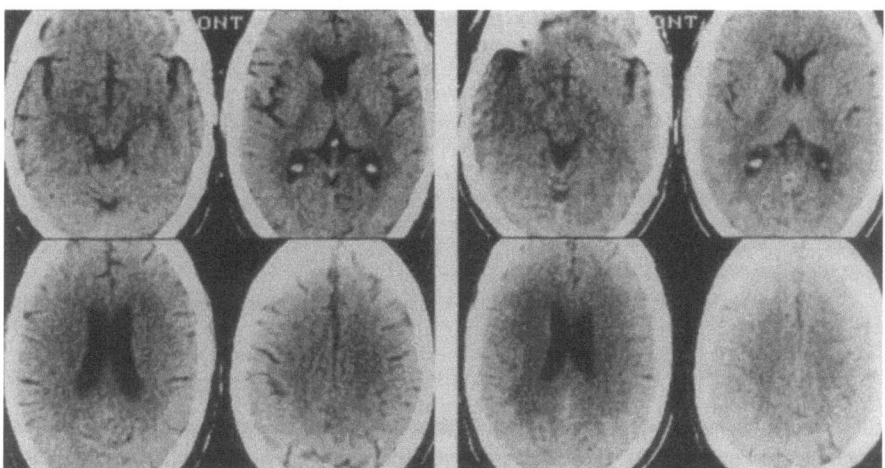

Abb. 1. CT-Verlauf N.M. Leichte interne (Pseudo-)Atrophie bei klinischer Demenz nach 3jähriger VPA-Monotherapie (links); 9 Monate später, nach Umstellung auf PB-Monotherapie Rückbildung der Ventrikel-Erweiterung bei klinischer restitutio ad intregrum (rechts).

1 Einleitung

Anders als etwa bei Phenytoin (PHT), Carbamazepin (CBZ) oder Phenobarbital (PB) kommt es unter VPA selbst bei sehr hohen Spiegeln nur selten zu Frühsymptomen einer Intoxikation, woraus gerne auf die Unbedenklichkeit der Substanz geschlossen wird. Soweit neurologische Störungen unter VPA auftraten, galten sie lange Zeit als stets komplett reversibel. Dass VPA noch nach mehreren Monaten oder gar Jahren erhebliche unerwünschte, nur bei frühzeitiger Erkennung reversible Effekte entfalten kann, lehrten uns mittlerweile etliche Verläufe, von denen im folgenden über 8 exemplarisch berichtet werden soll:

2 Kasuistiken

N.M., männlich, 35 Jahre alt, ab dem 12. Lebensjahr (LJ) idiopathische generalisierte Epilepsie mit Impulsiv-Petit mal und Aufwach-Grand mal, bis zum 31. LJ diverse Kombinationsbehandlungen, dann, im Rahmen einer wegen der Anfälle erfolgten Umschulung zum Zahntechniker Umstellung auf eine VPA-Monotherapie, Spiegel seitdem zwischen 50 und 90 µg/ml.
In den folgenden 3 Jahren zunächst schleichende, dann sich zunehmend beschleunigende Vitalitätseinbuße. Mit 35 Jahren stationäre Aufnahme des stark verlangsamten und geängstigten Patienten („Irgendwie, als ob ich schon alt würde, aber das ist es irgendwie auch nicht"), neurologisch feinschlägiger Tremor, Tonus o.B. bei gebunden erscheinender Motorik. Im EEG frontal intermittierend rhythmische δ-Aktivität, testpsychologisch bei IQ 92 hochpathologischer Konzentrationstest (D2): Mengenleistung 8%, Sorgfaltsleistung 97%, Gesamtleistung 7%. Hochgradige Verlangsamung am Wiener Determinationsgerät. Mnestisch eingeschränkt. Computertomographisch (siehe Abbildung 1) leichte interne Atrophie.
Nach Umstellung auf Phenobarbital (Serumspiegel um 20 µg/ml) im Verlauf von 6 Monaten Anstieg des IQ auf 113, Normalisierung von Mnestik und psychomotorischem Tempo, im D2 jetzt

Mengenleistung 58, Gesamtleistung 66%. Im EEG keine Zeichen einer Enzephalopathie, CT nach 9 Monaten: Rückbildung der internen Atrophie (für Befund und Bilder danken wir Prof. Schmidt, Neuroradiolog. Abt. der Klinik Gilead, Bielefeld-Bethel).

A.C., weiblich, 15 Jahre, idiopathische generalisierte Epilepsie ab dem 9. LJ. Ab 10. LJ 750 mg/die Ethosuximid, ab 11. LJ zusätzlich VPA, bis zum 15. LJ schrittweise Steigerung bis auf 4800 mg/die, wobei die Serumspiegel nie 60 µg/ml überschritten.

Ab 14 1/2 Jahren progrediente psychomotorische Verlangsamung, Wortfindungsstörungen, später auch Tremor und Ataxie; im HAWIE, der im 12. LJ einen IQ von 112 ergeben hatte, mit 15 Jahren ein IQ von 75.

CT im 12. LJ o.B., im 15. LJ interne Atrophie.

Nach VPA-Reduktion (auf 1500 mg/die) Normalisierung des neurologischen Befundes und erhebliche Besserung hinsichtlich psychomotorischer Verlangsamung und Intelligenzleistung.

E.O., weiblich, 72 Jahre, fokale Epilepsie, unklarer Ätiologie seit dem 48. LJ.

Bis zum 65. LJ 300 mg DPH/die, ab 65. LJ VPA-Monotherapie, initial 1800 mg/die, wegen Tremor Dosisreduktion und Weiterbehandlung mit etwa 1000 mg/die.

6 Monate nach VPA-Behandlungsbeginn subjektiv Klage über „körperlichen Verfall", ferner Ruhetremor, der nach VPA-Dosisreduktion nachließ. Dennoch in der Folge sukzessiv Rigor, Tremor und Ataxie. Nach Übergang auf CBZ fast vollständige subjektive und motorische Besserung, aber keine Restitutio ad integrum.

CT im 66. LJ noch o.B., mit 67 1/2 Jahren ausgeprägte globale Atrophie.

G.M., männlich, 46 Jahre, Epilepsie mit generalisierten und fokalen Zeichen ab dem 8. LJ.

Seit der Kindheit Polytherapie, ab dem 37. LJ Zugabe von VPA, das bis zum 45. LJ bis auf 4200 mg/die gesteigert wird. Bemerkenswerterweise mit 44 Jahren, bei konstanter Einnahmemenge, ausgeprägter Anstieg des Serumspiegels auf Werte knapp über 100 µg/ml.

Mit 45 Jahren Verlangsamung, Akinese, Monate später auch Ataxie, Demenz und Somnolenz.

Nach VPA-Reduktion Besserung bezüglich aller genannten Symptome, die aber inkomplett erfolgt ist.

Im CT globale Hirnatrophie, die im 41. sowie 46. LJ gleich stark ausgeprägt ist.

J.V., männlich, 59 Jahre, idiopathische generalisierte Epilepsie mit Impulsiv-Petit mal und Grand mal ab dem 16. LJ. Bis zum 57. LJ Behandlungen mit Barbituraten, PHT und Brom; ab dann Kombination aus Phenobarbital und VPA (1950 mg/die), bis zum 58. LJ gesteigert bis auf 6000 mg VPA/die.

Ab dem 57. LJ Ruhetremor, ab dem 58. LJ Ataxie, 1 Jahr später progrediente Verlangsamung, Akinese, z.T. Stupor, mnestische Störungen und Desorientierung.

Nach VPA-Reduktion weitgehende Besserung hinsichtlich Verlangsamung, Akinese und Ataxie.

K.D.K., männlich, 49 Jahre, idiopathische generalisierte Epilepsie seit dem 9. LJ.

Seit der Kindheit verschiedene Antiepileptika, vor allem PB und PHT. Mit 36 Jahren Zugabe von Valproinsäure. Bis zum 49. LJ 1800 mg VPA/die, danach 3000 mg/die.

Mit 49 Jahren treten innerhalb von 6 Monaten Verlangsamung, Antriebsstörung, Tremor, Ataxie, Akinese und eine Demenz auf.

Ein erstes CT erfolgt mit 45 Jahren, bereits hier eine interne Atrophie sichtbar, die bis zum 49. LJ nicht weiter zunimmt.

Nach VPA-Reduktion Besserung von Ataxie, Verlangsamung, Akinese und dementieller Störung, so dass der Patient wieder selbständig lebensfähig wird.

E.M., weiblich, 48 Jahre, idiopathische generalisierte Epilepsie ab dem 5. LJ.

Behandelt zunächst mit Barbituraten und Phenytoin, vom 43. bis 47. LJ mit Primidon und Phenytoin, dann Umstellung auf Primidon und VPA, letzteres in steigender Dosierung, zuletzt 2250 mg/die.

6 Monate nach VPA-Zugabe Schwindel und subjektiv Gangunsicherheit, psychomotorische Verlangsamung, in den folgenden Monaten ferner Akinese, Tremor und Ataxie.

Ein CT mit 48 Jahren zeigte eine erhebliche Kleinhirn- sowie eine mäßige interne und externe Atrophie supratentoriell. Nach VPA-Reduktion komplette Rückbildung der zerebellären, extrapyramidalen und neuropsychologischen Symptomatik.

B.P., weiblich, 50 Jahre, idiopathische, generalisierte Epilepsie seit dem 10. LJ mit Absencestatus und Grand mal. Bis 42. LJ Barbiturate und PHT, im 43. LJ Übergang auf CBZ (600 mg/die) und VPA (1800 mg/die).
Ab dem 49. LH VPA-Monotherapie mit 3600 mg/die.
Ab dem 44. LJ Ruhetremor, im 49. LJ, 10 Monate nach Erhöhung auf 3600 mg VPA pro Tag, Akinese, Ataxie, z.T. Stupor, psychomotorische Verlangsamung und Auftreten einer Demenz. Erstes CT im 47. LJ o.B., 1 Jahr nach Erhöhung auf 3600 mg interne und externe Atrophie.

Nach VPA-Reduktion rasche Überwindung der Demenz, die übrigen zerebellären und extrapyramidalen Störungen bilden sich nur langsam zurück, so dass die Patientin sich erst 3 Jahre nach VPA-Absetzen wieder frei vom Rollstuhl bewegen kann.

Im folgenden (Tabelle 1) sind die Verteilungen der wesentlichen neurologischen und psychopathologischen Symptome bei unseren Patienten aufgeführt:

Tabelle 1. ZNS-Symptome unter Valproinsäure

eigene Patienten:	E.M.	B.P.	N.M.	K.D.K.	G.M.	J.V.	A.C.	E.O.	Erstbeschreibung
Tremor	+	+	+	+	-	+	+	+	Lance u. Anthony 1977
Ataxie	+	+	-	+	+	+	+	+	Lance u. Anthony 1977
Akinese (z.T. Rigor)	+	+	+	+	+	+	-	+	Lautin et al. 1979
Stupor	-	+	-	-	+	-	-		Völzke u. Doose 1973
Verlangsamung	+	+	+	+	+	+	+	-	Völzke u. Doose 1973
Demenz	-	+	+	+	+	+	+	-	Zaret u. Cohen 1986
Atrophie (CT)	+	+	+	+	+	+	+	+	McLachlan 1987

Manche der genannten Phänomene sind geläufig, allgemein bekannt ist der unter VPA mögliche Tremor, den als erste Lance u. Anthony (1977) beschrieben haben und von dem Hyman et al. (1979) bereits feststellten, dass er klinisch dem essentiellen nahestehe. Allerdings ist wichtig, dass 3 unserer Patienten einen Tremor zeigten, der nicht die Charakteristik des schnellen essentiellen Tremors aufwies, sondern in einem 3/s-Tremor bestand, der auf einen anderen syndromatischen Zusammenhang verweist (s. unten). 7 der 8 Patienten wiesen eine Ataxie auf, wie sie ebenfalls schon 1977 Lance u. Anthony beschrieben haben, bereits damals mit einer auch bei unseren Patienten auffallenden Betonung auf Gang- und Standataxie bei weitgehender Aussparung der oberen Extremitäten.

Eine Akinese im Sinne einer gebundenen Motorik, mit Startproblemen und vornehmlich auch gestörten Drehbewegungen, vor allem im Bett, fiel bei 7 unserer Patienten auf, in 3 der Fälle ging die Akinese mit einem Rigor einher, ein in Zusammenfassungen zwar selten erwähntes, aber doch auch von Lautin et al. (1979) beschriebenes Phänomen.

Schon 1973 beschrieben Völzke u. Doose unter VPA mögliche Stupores, die sich mit 2 von 8 Fällen auch nicht ganz selten bei den unsrigen fanden.

Charakteristisch ist eine in fast allen Fällen anzutreffende ausgeprägte Verlangsamung des Denkens, des Sprechens und der Motorik, die wir auch deshalb für gesondert erwähnenswert halten, weil sie auch eintreten kann ohne dementielle Zeichen und, z. B. am Wiener Determinationsgerät oder im D2 messbar, als wichtiges Frühsymptom gelten kann, ebenso wie sie sich als Frühindikator der Besserung nach Absetzen von Valproat erwiesen hat.

Eine Demenz, auf deren mögliches Auftreten unter Valproat unseres Wissens erstmals Zaret und Cohen (1986) aufmerksam gemacht haben, mit erheblichen, die bisherige Alltagsbewältigung des Patienten empfindlich beeinträchtigenden kognitiven Einbußen, insbesondere auch der Mnestik, konnten wir in 6 Fällen belegen, bei 2 Patienten auch durch Vergleich mit testpsychologischen Werten vor der VPA-Behandlung, bei den anderen beiden Patienten durch Nachweis der jeweils eindrucksvollen testpsychologischen Besserung nach Weglassen von VPA.

Eine Atrophie fanden wir in allen 8 Fällen, in 5 Fällen war diese innerhalb eines relativ kurzen Zeitraums zwischen 6 Monaten und 3 Jahren Dauer eingetreten, in 3 anderen Fällen lagen keine unauffälligen Vorbefunde vor. Nach Weglassen von VPA ließ sich bei 2 unserer Patienten eine Größenabnahme der Liquorräume computertomographisch belegen, so dass uns die Reihe der unter VPA zu bedenkenden eventuellen neurotoxischen Spätsymptome um das zu wenig bekannte Phänomen der Pseudoatrophia cerebri erweiterungsbedürftig erscheint, ein Phänomen, auf dass – wenig zitiert – schon einmal eine Arbeit von McLachlan (1987) aufmerksam gemacht hat und welches wir dann (1989) mit zunächst 4 Fallstudien belegen konnten. Dass mit computertomographischen Zeichen einer Hirnparenchymminderung einhergehende dementielle Entwicklungen auch bei Kindern zu gewärtigen seien, wurde neuropädiatrischerseits längere Zeit verneint, ist mittlerweile aber durch mehrere Arbeiten belegt (s. Papazian et al. 1995 und Guerrini et al. 1998).

3 Syndromatologische Überlegungen

Bei 4 der Patienten fanden sich ein Tremor, eine Ataxie, eine Akinese sowie eine psychomotorische Verlangsamung. In 6 Fällen entwickelte sich eine mehr oder weniger komplett reversible Demenz, in 2 Fällen ein Stupor.

Die cerebellären Symptome wiesen eine charakteristische archi- und paläocerebelläre Prädilektion auf, mit ausgeprägter Gang- und Standataxie und stark pathologischem Knie-Hacken-Versuch (z. T. „3/s-Tremor") bei ungestörtem Finger-Nase-Versuch.

Erwähnenswert schließlich der überraschende Befund, dass zwar grob sakkadierte Blickfolgebewegungen vorkommen konnten, ein Blickrichtungsnystagmus aber, wie er bei anderen Antiepileptika einen wichtigen Intoxikationsindikator bildet, bei dieser Patientengruppe in keinem Fall auftrat. In der überwiegenden Mehrzahl unserer Patienten zeigte sich ein extrapyramidal-cerebelläres Kernsyndrom, bei 2 Patienten (A.C. + N.M., den jüngsten Patienten der Gruppe) stand dagegen die neuropsychologische Beeinträchtigung ganz im Vordergrund. Es scheint demnach sinnvoll, unter längerdauernder, höherdosierter VPA-Therapie an die Möglichkeit sowohl eines parkinsonoid-ataktischen als auch eines durch dementielle Entwicklung und Verlangsamung charakterisierten Störungsbildes zu denken.

4 Zur Pharmakologie

Die Komplikationen stellten sich unter mittleren bis sehr hohen, meist zwischen 2.000 und 4.000 mg VPA/d liegenden Dosierungen ein.

Bemerkenswerterweise überschritten die VPA-Serumspiegel nur in 3 unserer Fälle die oft als obere Grenze empfohlene Marke von 100 µg/ml.

5 Zur ätiologischen Rolle von Valproinsäure

Der Einwand liegt nahe, dass das Auftreten der beschriebenen Syndrome unabhängig von der gleichzeitigen VPA-Behandlung, etwa als Ausdruck einer eigenständigen degenerativen Erkrankung erfolgte oder ebenso gut auf andere Antiepileptika zurückgeführt werden könnte, die von der Mehrzahl unserer Patienten neben VPA eingenommen wurden. Folgendes spricht gegen diese Sichtweisen:
a) Bei allen Patienten zeigte sich eine klare Beziehung zwischen Reduktion bzw. Absetzen von VPA und klinischer Besserung, wobei die übrige antiepileptische Medikation in keinem Fall reduziert, sondern im Gegenteil überwiegend erhöht worden war.
b) Eine Progredienz, wie sie bei degenerativen Systemerkrankungen zu erwarten gewesen wäre, war, nachdem VPA reduziert worden war, in keinem Fall mehr zu beobachten (Beobachtungszeiten jetzt mindestens 1 Jahr).
c) Bei dem Patienten N.M. entwickelte sich die gesamte Symptomatik während einer 3-jährigen VPA-Monotherapie, bei der Patientin E.U. trat das Erstsymptom nach 6monatiger VPA-Monotherapie auf, bei A.C. bestand die Zusatzmedikation in mit 750 mg relativ niedrig dosiertem Ethosuximid, einem Antiepileptikum also, von dem – abgesehen von Singultus – Schlafstörungen und psychopathologischen Veränderungen – neurotoxische Wirkungen im engeren Sinn nicht bekannt sind. Bei den übrigen Patienten setzte die Symptomentwicklung erst nach Zugabe oder Erhöhung der VPA-Dosis ein, bei allenfalls geringfügigen Änderungen der anderen Medikamente.
d) Metabolische Störungen wie renale oder hepatische Encephalopathien, Hypovitaminosen oder Schilddrüsenfunktionsstörungen wurden in allen Fällen ausgeschlossen.

6 Zur Pathogenese der chronischen Valproat-Encephalopathie

Während autoptische Befunde zur chronischen VPA-Enzephalopathie nicht vorzuliegen scheinen, publizierten Sobaniec-Lotawska u. Sobaniec (1996) eine tierexperimentelle Arbeit, in der sie bei Ratten nach chronischer Verabfolgung von VPA (200 mg/kg Körpergewicht über 1, 3, 6, 9 und 12 Monate) progrediente morphologische Kleinhirnläsionen nachweisen konnten: Als früheste ultrastrukturelle Veränderungen waren, ab dem 4. Monat der VPA-Exposition, dezente Veränderungen der Kapillarwand und der perivaskulären Neuroglia feststellbar, die sich nach über 6monatiger Verabfolgungsdauer dann an mehr als 50% der kleinen Gefäße nachweisen ließen. Im einzelnen handelte es sich vor allem um Schwellungen der Kapillarendothelzellen selbst und der kapillarnahen Fortsätze der Neuroglia, sowie um Vergrößerungen von Nuclei bei in diesen Stadien noch nicht nachweisbaren Veränderungen an Zellorganellen. Mit zunehmender Dauer der schädigenden Valproateinwirkung wurden auch Verschlüsse von Kapillaren beobachtet. Nach 9 bzw. 12 Monaten waren die Endothelzellen teilweise nekrotisch und die Strukturen der Bluthirnschranke bilateral geschädigt, wobei hier eine besondere Prädilektion der Molekularschicht des Kleinhirns auffiel. In solch fortgeschrittenen Stadien zeigten sich dann auch Veränderungen an mitochondrialen und anderen Zellorganellen, die von den Autoren als Hinweis auf damit einhergehende Störungen mitochondrialer Oxidationssysteme gewertet wurden.

Nicht nachgegangen wurde in dieser Arbeit der Frage einer evtl. unterschiedlichen Vulnerabilität der einzelnen Tiere gegenüber toxischen VPA-Einwirkungen, wie sie bei Menschen vorzuliegen scheint.

Dass insbesondere die morphologischen Substrate der Bluthirnschranke (Kapillarendothel, Basalmembran und angrenzende Neuroglia) Läsionen aufwiesen, führen die Autoren darauf zurück, dass VPA seinen raschen Transport ans Zielorgan aktiven Transportmechanismen verdankt, mit der Konsequenz, dass die diesen Transport leistenden Strukturen besonders auch toxischen Effekten exponiert sind.

7 Praktische Konsequenzen

Vor Einleitung einer VPA-Therapie sollten, selbst bei – idiopathischen – Epilepsien, die als solche eine Bildgebung nicht zwingend erforderlich erscheinen lassen, ein MRT oder ein CT erfolgen, um im Falle sich entwickelnder neurologischer bzw. Störungen eine evtl. dann eingetretene Hirnparenchym-Minderung nachweisen zu können.

Während an unerwünschte Effekte in den ersten Tagen oder Wochen nach Eindosierung oder Dosissteigerung eines Medikamentes in der Regel gedacht wird, ist bei Behandlungen mit Valproat darüber hinaus besonderes Augenmerk darauf zu richten, ob sich nach etlichen Monaten oder gar Jahren neurologische bzw. neuropxychologische Störungen entwickeln. Als besonders charakteristisch kann dabei, neben hypokinetischen extrapyramidalen und archi- und paläocerebellären Symptomen, die eindrucksvolle Verlangsamung in den Denkabläufen solcher Patienten gelten.

Der Nachweis einer nicht immer markanten Verlangsamung der EEG-Grundaktivität kann die Verdachtsdiagnose stützen, das Fehlen einer solchen Grundrhythmusverlangsamung schließt eine VPA-Enzephalopathie jedoch keinesfalls aus.

Literatur

Guerrini R, Belmonte A, Canapicchi R, Casalini C, Perucca E (1998) Reversible pseudoatrophy of the brain and mental deterioration associated with valproate treatment. Epilepsia 39: 27–32
Hyman N, Dennis P, Sinclair K (1979) Tremor due to sodium valproate. Neurology 29: 1177–1180
Lance JW, Anthony M (1977) Sodium valproate and clonazepam in the treatment of intractable epilepsy. Arch Neurol 34: 14–17
Lautin A, Stanley M, Angrist B, Gershon S (1979) Extrapyramidal syndrome with sodium valproate. Br Med J 2: 1035–1036
McLachlan RS (1987) Pseudoatrophy of the brain with valproic acid monotherapy. Can J Neurol Sci 4: 294–296
Papazian O, Ganizales E, Alfonso I, Archila R, Duchowny M, Aiardi J (1995) Reversible dementia and apparent brain atrophy during valproate therapy. Ann Neurol 38: 687–691
Schöndienst M (1989) Hirnatrophie durch Valproat? – 4 Fallstudien. Epilepsie 88: z
Sobaniec-Lotowska ME, Sobaniec W (1996) Morphological features of encephalopathy after chronic administration of the antiepileptic drug valproate to rats. A transmission electron microscopic study of capillaries in the cerebellar cortex. Exp Toxic Pathol 48: 65–75
Völzke E, Doose H (1973) Dipropylacetic acid in the treatment of epilepsy. Epilepsia 14: 185–193
Zaret BS, Cohen RA (1986) Reversible valproic acid-induced dementia: A case report. Epilepsia 27: 234–240

32 Kognitive Nebenwirkungen von Valproinsäure

A.P. ALDENKAMP

Zusammenfassung

Valproinsäure (valproic acid, VPA) ist momentan weltweit eines der am meisten angewendeten Antiepileptika. Es hat einen unbestrittenen Platz in der Erstbehandlungstherapie erworben mit einem günstigen Profil in der klinischen Praxis. Die Analyse der verfügbaren Studien weist darauf hin, dass VPA eine psychomotorische Verlangsamung milder Art verursachen kann. Dosierung und Formulierung haben keinen besonderen Effekt auf kognitive Funktionen, und es besteht kein Zusammenhang zwischen kognitiven Nebenwirkungen von VPA und der Höhe der Serumkonzentration. Überraschenderweise gibt es nur wenige zuverlässige empirische Studien, in denen die Effekte von VPA mit denen von anderen Antiepileptika verglichen werden.

1 Einleitung

Während der medikamentösen Behandlung von Epilepsien können zahlreiche Nebenwirkungen auftreten; einige hiervon treten nur während einer kurzen Periode auf (direkt nach dem Beginn der Behandlung, wie Schwindel oder Nystagmus), andere entwickeln sich erst nach einer langen Behandlungszeit. Es ist diese Kategorie, die von zunehmendem Interesse ist. Bei derartigen chronischen Nebenwirkungen handelt es sich meist um milde Effekte und Störungen des Zentralnervensystems. Eine spezielle Kategorie dieser chronischer Störungen sind die kognitiven Nebenwirkungen mit negativen Effekten auf die informationsverarbeitende Kapazität des Gehirns, die zu Gedächtnisstörungen und Konzentrationsproblemen führen können.

Lange Zeit wurden derartige Nebenwirkungen mit akuten, toxischen Effekten von Antiepileptika verglichen, wobei diese Art Nebenwirkungen dann als milde Effekte charakterisiert wurden. Meistens führen diese Nebenwirkungen auch nicht zu einem Abbrechen oder einer Äenderung der Therapie. Die frühere Folgerung, dass es sich demnach um ein zu vernachlässigendes Problem handle, ist jedoch völlig falsch (Committee on Drugs 1985). Die Bedeutung der kognitiven Nebenwirkungen liegt zum ersten in ihrer Chronizität. Eine Verlangsamung von 2-5 % über kürzere Zeit, wie sie z. B. für Phenytoin (PHT) erwiesen ist, braucht noch kein Problem zu sein; eine fortwährende Verlangsamung kann jedoch Folgen haben. Dies ist von besonderer Bedeutung, wenn schwer einstellbare Epilepsien während langer Zeit behandelt werden müssen. Überdies kann diese Art Nebenwirkungen kritische Funktionen betreffen. So können milde Effekte auf das Kurzzeitgedächtnis von großem Einfluss sein, weil sie das Lernvermögen von Kindern in einer Periode betreffen, in der diese, z. B. zu Beginn der Mittelschule, 120% ihres Lernvermögens brauchen (Aldenkamp 1995), oder diese Effekte können das schon schlechte Gedächtnis alter Menschen betreffen, so dass eine kritische Grenze überschritten wird.

Das Interesse an kognitiven Nebenwirkungen von Antiepileptika entstand zu Beginn der 70er Jahre mit Studien, die die kognitiven Effekte von PHT mit dem „Newcomer" Carbamazepin (CBZ) verglichen (Dodrill u. Troupin, 1977). Wahrscheinlich hat die Tatsache, dass CBZ ebenso wie PHT zur Therapie fokaler Epilepsien eingesetzt wird und sich deswegen davon unterscheiden musste, dazu beigetragen. Bemerkenswert ist, dass für VPA, die mehr oder weniger zum selben Zeitpunkt auf dem Markt kam, jedoch für generalisierte Epilepsien, viel weniger Untersuchungen vorhanden sind.

Seither ist eine große Anzahl Studien veröffentlicht worden, nämlich insgesamt 1.287 separate Artikel, Kapitel, Zusammenfassungen etc. (s. unten). Das Bild, das hierbei erscheint, ist äußerst verwirrend. Zum ersten wird eine schwindelerregende Zahl von Störungen genannt, darunter Störungen, die ausschließlich Folge eines umschriebenen Gehirnschadens sind wie Aphasien oder ernsthafte Amnesien. Es ist jedoch äußerst unwahrscheinlich, dass Antiepileptika umschriebene Gerhirnschäden verursachen können, so dass diese Art Berichte als ein Beleg des häufigsten Fehlers von dergleichen Veröffentlichungen angesehen werden muss: der unzureichenden Unterscheidung zwischen den kognitiven Effekten von Epilepsien einerseits und den Effekten der Antiepileptika andererseits. Daher wurden mehrere Konsensus-Treffen organisiert, wovon dasjenige während des Internationalen Epilepsiekongresses in Sydney im Jahr 1995 das wichtigste ist (Aldenkamp u. Trimble, 1996). Hier wurden übereinstimmend die Bereiche definiert, die von Antiepileptika beeinflusst werden können. Diese betreffen:

a) geistige Verlangsamung; Epilepsiepatienten klagen dann z. B. über Probleme, einem Gespräch folgen zu können,
b) Störungen im Kurzzeitgedächtnis mit der typischen Beschwerde, sich Namen oder Telefonnummern weniger gut merken zu können,
c) beschränkte Flexibilität und Schwierigkeiten, um sich auf etwas zu konzentrieren.

Es kann festgestellt werden, dass die Verlangsamung das zentrale Problem ist. Antiepileptika können die Funktion des Gehirns im Ganzen hemmen in Form von geistiger Verlangsamung und demzufolge verminderter Aufnahme neuer Information und Konzentrationsstörungen.

2 Kognitive Effekte von Valproinsäure; ein erster klinischer Eindruck

VPA ist ein Antiepileptikum, das klinisch scheinbar wenig kognitive Nebenwirkungen verursacht, ausgenommen Reaktionen auf zu hohe Dosierungen (derartige Reaktionen dürfen jedoch eigentlich nicht als kognitive Nebenwirkungen betrachtet werden) und die manchmal imponierende Lethargie bei Hyperammonämie (Kondo et al. 1992). Auch treten manchmal Nebenwirkungen im Verhalten auf in der Form von erhöhter Reizbarkeit und Agressivität, in den meisten Fällen jedoch, wenn VPA in Kombination mit Phenobarbital (PB) eingenommen wird (Herranz et al. 1982), möglicherweise weil VPA zu erhöhten PB-Serumkonzentrationen führen kann. Schließlich werden vereinzelt Fälle von VPA-induziertem „geistigem Verfall" beschrieben (Kondo et al. 1992; Guerrini et al. 1998). Dieses Kapitel befasst sich jedoch weniger mit solchen Kasuistiken, sondern richtet sich auf das in empirischen Studien gefundene Beweismaterial.

3 Auswertung der Literatur

1995 führten wir eine Literaturübersicht zu allen gemeldeten Studien über kognitive Nebenwirkungen von Antiepileptika durch (Vermeulen u. Aldenkamp 1995). Diese Untersuchung wurde 1998 aktualisiert. Ziel war, eine Übersicht der kognitiven Nebenwirkungen zu erstellen. Unser Vorgehen war wie folgt: Potentiell relevante Studien wurden mit DIMDI- und MEDLINE-Computerdatabeständen identifiziert. Dies wurde ergänzt durch das Erfassen von Literaturhinweisen in allen wichtigen Übersichten, die bis dahin erschienen waren (Trimble 1987; Evans u. Gualtieri 1985; Novelly et al. 1986; Smith 1991; Dodrill 1991; Meador u. Loring, 1991). Diese 1.287 Veröffentlichungen, die das Resultat unsere Suchaktion waren, wurden danach auf eine Anzahl Kriterien beurteilt:
a) Wir selektierten aus den Datenbeständen ausschließlich Originalstudien, veröffentlicht in internationalen, „Peer-reviewed-Fachzeitschriften" (in Zusammenfassungen, Kapiteln in Proceedings und dergleichen fehlten im Allgemeinen zu viele essentielle Daten, um ein gutes Urteil hierüber fällen zu können).
b) Ausschließlich Veröffentlichungen seit 1970 (dem Zeitpunkt, seit dem die meisten heutigen Antiepileptika zur Verfügung stehen und moderne kognitive Tests angewendet wurden).
c) Ausschließlich Studien, in denen kognitive Tests benützt wurden (rein klinische Beobachtungen wurden also ausgeschlossen).
d) Ausschließlich Studien bei Epilepsiepatienten und Probanden (z. B. wurden Studien bei psychiatrischen Patienten ausgeschlossen).

Diese Studien wurden im Folgenden nochmals auf methodologische und statistische Kriterien beurteilt. Diese Kriterien hatten den Zweck, die Brauchbarkeit der Daten zu garantieren.

Zwei Arten von Artikeln wurden hiernach von weiteren Analysen ausgeschlossen, da die hieraus ermittelten Daten nicht zu interpretierbaren Resultaten und gültigen Folgerungen führen konnten:
a) Studien, bei denen VPA mit einem anderen Antiepileptikum kombiniert wurde. Die Analyse einer derartigen Zusatztherapie lässt wegen unkontrollierbaren Beeinflussungen zwischen den Medikamenten keine eindeutige Interpretation zu. Beispiele bekannter Studien mit VPA als Zusatztherapie sind die von Sommerbeck et al. (1977), Prevey et al. (1989) und in letzter Zeit eine Anzahl Studien aus der Arbeitsgruppe von Brodie in Glasgow (McKee et al. 1992, 1994).

b) Studien, bei denen der Patient nur einmalig untersucht wurde und daraus Folgerungen über den kognitiven Effekt von VPA gezogen wurden. Das Problem bei derartigen Studien ist, dass nicht eindeutig festzustellen ist, ob kognitive Probleme die Folge des Medikaments waren oder andere Faktoren eine Rolle spielten. Es kann sogar sein, dass kognitive Probleme bereits vor der Behandlung bestanden. Studien zu kognitiven Effekten setzen immer vergleichende Untersuchungen voraus, bei denen eine Veränderung des Medikamentes stattfindet. Bekannte Beispiele dieser Art mit VPA sind: Butlin et al. (1984), Brodie et al. (1987) und Bittencourt et al. (1992).

4 Kognitive Effekte von Valproinsäure – Literaturübersicht

4.1 Was sind die „absoluten Effekte" von VPA?

Worin bestehen die Effekte von VPA im Vergleich zu keiner Behandlung? Da meist die Effekte von mehreren Antiepileptika verglichen werden, wird diese essentielle Frage oft vergessen und, nachdem sich zeigt, dass ein Antiepileptikum sich von anderen Antiepileptika nicht unterscheidet, fälschlich geschlossen, dass das Antiepileptikum keine kognitiven Effekte habe. Der Fallstrick ist, dass möglicherweise beide miteinander verglichenen Antiepileptika gleich viele kognitive Effekte haben und sich deswegen nicht voneinander unterscheiden.

Es gibt 3 Arten von Studien, die Daten über die absoluten kognitiven Effekte von VPA erfassen:

4.1.1 Vergleich der kognitiven Effekte von VPA vor und während der Behandlung

Wir fanden 3 Studien, in denen Patienten sowohl vor der Behandlung als auch nach der Einstellung auf VPA untersucht wurden.
- In der Studie von Helmstaedter et al. (1993) wurden erwachsene Epilepsiepatienten vor Anfang der Behandlung und danach 8 Wochen nach der Behandlung mit CBZ (n = 11) oder VPA (n = 5!) untersucht. Obwohl keine Effekte nachgewiesen wurden – auch nicht in Bezug auf die Messung vor Beginn der Behandlung – ist deutlich, dass die Zahl der mit VPA behandelten Patienten viel zu klein ist, um zu anderen Ergebnissen kommen zu können, außer dass sehr ernste kognitive Folgen einer Behandlung mit VPA ausgeschlossen waren.
- In der Studie von Craig u. Tallis (1994) wurden erwachsene Epilepsiepatienten vor Beginn der Behandlung und 6 Wochen, 3 Monate, 6 Monate und 1 Jahr nach Beginn der Behandlung mit VPA oder PHT untersucht. Zu Beginn der Studie ist die Zahl der Patienten viel größer als in der bereits genannten Studie, und man fand keine kognitiven Effekte von VPA im Vergleich zur Messung vor Beginn der Behandlung. Es muss jedoch bemerkt werden, dass letztlich nicht mehr als 12 Patienten, die mit VPA behandelt wurden, bis zum Schluss an der Studie teilnahmen. Mit einem Drop-out von 40% während der Studie besteht die Möglichkeit, dass schließlich nur die Patienten übrig blieben, die VPA gut vertrugen.

- In der Studie von Prevey et al. (1996) wurden Patienten vor Beginn der Behandlung und 6 und 12 Monate nach Einnahme von VPA oder CBZ untersucht und mit einer Kontrollgruppe verglichen. Die Studie zeigte keinen Unterschied zwischen Patienten, die mit CBZ und denen, die mit VPA behandelt wurden. Während die Kontrollgruppe (keine Behandlung) sich jedoch bei den kognitiven Tests verbesserte, ließen Patienten, die mit CBZ oder VPA behandelt worden waren, einen Stillstand erkennen. Für die Untersucher weist dies auf milde sedative Effekte von beiden Antiepileptika hin. Diese letztgenannte Untersuchung ist methodologisch die stärkste der drei Studien.

Es gibt darüber hinaus ein allgemeines Problem mit dieser Art Studien. Zwar werden die Patienten vor Beginn der Behandlung untersucht, aber es ist denoch fraglich, ob dies genügend Einblick zulässt in die absoluten Effekte von VPA. Zum Zeitpunkt, zu dem die erste kognitive Untersuchung stattfindet, besteht ja bereits ein Zustand von meist unkontrollierter Epilepsie, deren negative Effekte auf kognitive Funktionen sehr beträchtlich sein können (Aldenkamp 1997). Wenn danach eine erfolgreiche Kontrolle der Anfälle mit einem Antiepileptikum erreicht wird, wird dies zu einer kognitiven Verbesserung führen, ungeachtet eventueller kognitiver Nebenwirkungen der Substanz. Dies ist die Folge von einerseits sehr beträchtlichen Auswirkungen der Anfälle auf kognitive Funktionen (daher die bedeutende kognitive Verbesserung bei Abnehmen der Anfallsfrequenz; Rodin et al. 1986) und andererseits der Tatsache, dass bisher nachgewiesene kognitive Nebenwirkungen von Antiepileptika meist milder Art sind (Vermeulen u. Aldenkamp, 1995). In der Praxis stört es nicht, wenn es gelingt, die Anfälle zu behandeln und der Patient sich in kognitiver Hinsicht verbessert. Bei der wissenschaftlichen Betrachtung von kognitiven Effekten von Antiepileptika müssen wir diesen „Tarneffekt" jedoch mit einbeziehen. Aus dem Vorhergehenden kann auf jeden Fall gefolgert werden, dass die absoluten Effekte von VPA derart mild sind, dass sie bei einer erfolgreichen Einstellung kaum nachweisbar sind. Verschiedene Studien haben nach Einstellung auf VPA sogar eine kognitive Verbesserung gezeigt. Manchmal wird diese kognitive Verbesserung VPA zugeschrieben, auch wenn dies eher ein sekundärer Effekt einer erfolgreichen Behandlung mit vollständiger oder fast vollständiger Anfallsfreiheit ist (Herranz et al. 1982).

4.1.2 Probandenstudien

Eine mögliche Lösung für das zuvor beschriebene Problem sind Untersuchungsreihen mit Probanden. Damit können die absoluten kognitiven Effekte eines Antiepileptikums ohne störende Einflüsse der Epilepsie oder Veränderungen in der Anfallskontrolle untersucht werden. Es gibt 2 Probandenstudien, in denen kognitive Effekte von VPA untersucht wurden.
- Auf die Studie von Boxer et al. (1976) sei nur sehr kurz eingegangen, weil in dieser Studie die kognitiven Effekte 1 Stunde nach einmaliger Einnahme von VPA untersucht wurden. Dennoch wies diese Studie einen allgemeinen sedativen Effekt von VPA nach, der zu psychomotorischer Verlangsamung führte.

- In der sehr bekannten Studie von Thompson u. Trimble (1981) wurde VPA (1.000 mg pro Tag) während 2 Wochen im Vergleich zu Placebo untersucht. Diese Studie zeigte 2 Wochen nach der Behandlung mit VPA eine psychomotorische Verlangsamung (milder Art) in 2 von den 17 angebotenen kognitiven Aufgaben.

Aber auch Probandenstudien kennen eine Anzahl von Nachteilen, die hier nicht unberücksichtigt bleiben dürfen. Von allen Antiepileptika ist bekannt, dass in der ersten Zeit nach Beginn der Behandlung Effekte auftreten. Meist beschränkt sich dies auf Schwindel, Doppelbilder, Schläfrigkeit etc., aber es sind auch kognitive Effekte bekannt. In der Regel verschwinden diese Art Effekte nach einigen Wochen, ein Zustand, der positive Toleranz genannt wurde (Kulig u. Meinardi 1977). Probandenstudien sind im Allgemeinen von so kurzer Dauer, dass die Möglichkeit besteht, dass dergleichen vorübergehende Effekte überbewertet und fälschlich als chronische Effekte gesehen werden. Es gibt Hinweise, wonach kognitive Effekte von Antiepileptika zu den chronischen Nebenwirkungen gehören (Vermeulen u. Aldenkamp 1995) und erst nach länger dauernder Behandlung auftreten, also in derartigen Studien völlig übersehen werden.

4.1.3 Studien in denen die Behandlung abgesetzt wird

Weitere Befunde stehen aus sog. Absetzstudien zur Verfügung. Dies sind Studien, in denen Patienten während der Behandlung mit einem Antiepileptikum und nach völligem Absetzen des Medikaments wiederholt untersucht werden. Da bei diesen Studien ausschließlich Patienten eingeschlossen werden, die über eine lange Periode anfallsfrei sind, sind sie in wissenschaftlicher Hinsicht eine Art Probandenstudien ohne das Problem einer zu kurzen Behandlungsdauer. Die Reihenfolge der Untersuchungen ist jedoch anders als unter 4.1.1 und 4.1.2 angeführt. Bei den Studien unter 4.1.1 und 4.1.2 wird zuerst vor der Behandlung untersucht und danach ermittelt, ob während der Behandlung eine Verschlechterung auftritt; in den Absetzstudien wird erst während der Behandlung untersucht und nachher beurteilt, ob sich nach Beendingung der Behandlung eine Besserung zeigt.

Es gibt 2 Absetzstudien, denen Daten über VPA entnommen werden können.
- Auf die Studie von Gallassi et al. (1990) sei nur kurz eingegangen. In dieser Studie wurden die Patienten sehr regelmäßig untersucht, aber ohne Kontrollgruppe oder ein anderes Mittel zur Kontrolle von Effekten eines wiederholten Testens. Es scheint eine Verbesserung einzutreten in dem Maße, in dem das Medikament weniger eingenommen wurde, aber dieser Effekt war von den Effekten eines wiederholten Testens (wenn ein Test ein zweites Mal gemacht wird, tritt allein schon durch die Gewöhnung eine Verbesserung auf gegenüber dem ersten Mal) nicht zu unterscheiden.
- In den Studien der schwedischen Holmfrid-Gruppe (Aldenkamp et al. 1993; Tonnby et al. 1994) wurden 17 Kinder untersucht, die VPA einnahmen und nach Beendigung der Behandlung wieder untersucht wurden. Alle waren vor der ersten Untersuchung mindestens 1 Jahr anfallsfrei und wurden zu diesem Zeitpunkt mindestens 1 Jahr mit VPA behandelt. Nach Beendigung der VPA-Medi-

kation bekam keines der Kinder erneut Anfälle, so dass die Epilepsie als störender Faktor ausgeschlossen werden konnte. Sieben Monaten nach dem vollständigen Entzug von VPA wurden die Kinder wieder untersucht. Zur selben Zeit wurden Kinder aus einer Kontrollgruppe untersucht. Die Studie zeigt eine milde Verlangsamung des psychomotorischen Tempos während der VPA-Behandlung (aber auch für CBZ und PHT).

Demzufolge scheint der absolute Effekt von VPA in einer leichten psychomotorischen Verlangsamung zu bestehen, eine Nebenwirkung, die im Allgemeinen als mild zu bezeichnen ist (ca. 1% Verlangsamung).

4.2 Was sind die „relativen Effekte" von VPA?

Die nächste Frage ist, wie sich dies im Hinblick auf die Effekte von anderen Antiepileptika verhält. Diese Art Studien liefert nur relative Daten, da ein Vergleich mit einem anderen Antiepileptikum nicht ausschließt, dass beide kognitive Effekte haben.

4.2.1 Effekte verglichen mit Phenobarbital

- In der Studie von Vining et al. (1987) wurden nacheinander VPA und PB als Antiepileptikum bei 21 Kindern eingesetzt. Die Untersuchung zeigte nach VPA-Therapie bessere Leistungen in einem Intelligenz- und Lerntest. Die Anfallskontrolle war unter beiden Medikamenten vergleichbar.
- In der Studie von Calandre et al. (1990) werden VPA und PB in 2 getrennten und gleich großen Gruppen von Kindern (n = 32) verschrieben. Während einer längeren follow-up Periode (1 Jahr) stieg der IQ durch Lerneffekte in der VPA-Gruppe, während er bei Kindern mit PB stagnierte. Das Fehlen von Lerneffekten bei wiederholter Untersuchung kann ein Hinweis auf kognitive Nebenwirkungen sein.

4.2.2 Effekte verglichen mit Phenytoin und Carbamazepin

In der Studie von Forsythe et al. (1991) wurde VPA verglichen mit CBZ und PHT bei 3 Gruppen von Kindern mit Epilepsie (CBZ n = 23; PHT n = 20; VPA n = 21). Die Studie untersuchte auch auf die absoluten Effekte von VPA, weil alle Kinder vor der Einstellung und nach 1 Monat, 6 Monaten und 1 Jahr untersucht wurden. Der einzige konsistente Befund betraf Störungen in Kurzzeitgedächtnis unter CBZ. Auffallend war, dass keine Unterschiede zwischen VPA und PHT gefunden wurden. Die Probleme einer Studie, in der Patienten erstmals vor Anfang der Behandlung (zum Zeitpunkt einer unkontrollierten Epilepsie mit ernsthaften kognitiven Effekten durch eine hohe Anfallsfrequenz) und danach wieder untersucht wurden, sind zuvor schon ausführlich besprochen worden. Außerdem machen die Untersucher keine Angaben über die Anfallskontrolle.

4.3 Was sind die Effekte der Dosis?

- In der Studie von Amman et al. (1987) wurden bei 46 Patienten sowohl hohe als auch niedrige Dosierung untersucht. Diese Analyse zeigt relativ niedrigere kognitive Leistungen unter höherer Dosierung, aber die Untersucher bemerkten auch, dass dies wahrscheinlich bedingt war durch die höhere Dosierung von VPA bei Patienten mit schwerer Epilepsie.
- In einer Studie von Read et al. (1998) wurde gezeigt, dass eine akute Dosiserhöhung nicht zur Zunahme von kognitiven Problemen führt.

4.4 Was ist bekannt über den Zusammenhang mit der Serumkonzentration?

In der zuvor genannten Studie von Amman et al. (1987) wurde auch die Serumkonzentration berücksichtigt. Bei niedriger Konzentration wurde die Morgendosis erst nach der kognitiven Untersuchung verabreicht. Es fanden sich jedoch keine Differenzen im kognitiven Profil. Dies ist in Übereinstimmung mit der Tatsache, dass im allgemeinen kein Zusammenhang zwischen Serumkonzentration von VPA und Nebenwirkungen nachweisbar ist (Herranz et al. 1982).

4.5 Gibt es Unterschiede zwischen verschiedenen pharmazeutischen Formulierungen?

Da von VPA verschiedene pharmazeutische Formulierungen zur Verfügung stehen, könnte diese Frage von Bedeutung sein.

In der Studie von Brouwer et al. (1992) wurde eine konventionelle Form von VPA bei 12 Kindern mit einer Retardform von VPA verglichen. Die Studie zeigte keine Unterschiede zwischen den beiden Formulierungen.

5 Schlussfolgerungen

Tabelle 1 fasst die Schlussfolgerungen zusammen.

5.1 Absolute Effekte

Der absolute Effekt von VPA (also im Vergleich zu keiner Behandlung) besteht aus einer milden psychomotorischen Verlangsamung. Dieser Effekt tritt schnell auf und konnte in Probandenstudien nach 2 Wochen nachgewiesen werden. Er besteht über einen längeren Zeitraum, da er sich auch in Absetzstudien nach minimal 1 Jahr Behandlung zeigte. An sich ist ein derartiger sedativer Effekt eines Antiepileptikums keine Überraschung, aber es ist die Frage, wie dies zu bewerten ist. Manche bezweifeln, ob es sich hier um eine kognitive Nebenwirkung handelt. Dodrill vermutet vielmehr einen peripheren Effekt in Fom einer motorischen

Tabelle 1. Zusammenfassung der durch VPA ausgelösen Effekte

Typen kognitiver Nebenwirkungen	Studientyp	Effekte
Absolute Effekte (VPA vs. keine Behandlung)	Messung vor Behandlung vs. während Behandlung bei Epilepsiepatienten	Milde sedative Effekte
	Probandenstudien	Milde sedative Effekte, wodurch psychomotorische Verlangsamung
	Absetzstudien	Psychomotorische Verlangsamung
Relative Effekte (VPA vs. andere Antiepileptika)	Versus Phenobarbital	Bessere Leistungen mit VPA bei einem Intelligenz- und Lerntest
	Versus Phenytoin und Carbamazepin	Kein Unterschied mit PHT und bessere Leistungen als mit CBZ in Gedächtnisaufgaben
Dosisabhängige Effekte		Keine deutlichen Beweise für einen Zusammenhang zwischen kognitivem Ausfall und Dosis (bei relativ normaler Dosierung)
Zusammenhang mit Serumkonzentration		Kein Unterschied in kognitivem Profil zwischen hoher und niedriger Serumkonzentration
Unterschied zwischen verschiedenen pharmazeutischen Formulierungen		Kein Unterschied zwischen einer konventionellen Form von VPA und einer Retardform

Verlangsamung (Dodrill u. Temkin 1989). Die Art der Aufgaben, in denen diese Verlangsamung auftritt, zeigt jedoch, dass eine mentale Steuerung notwendig ist und dass also auch ein zentraler, kognitiver Effekt vorliegt.

Eine Antwort auf die Frage nach der Relevanz dieser Art von Nebenwirkungen kann praktisch nur durch eine Abwägung der Vor- und Nachteile gegeben werden. Die Effekte von Epilepsien auf kognitive Funktionen sind auf jeden Fall so groß, dass durch erfolgreiche Behandlung der Anfälle mit VPA sekundär eine derartige Verbesserung der kognitiven Funktionen bewerkstelligt wird, dass die absoluten Effekte von VPA nicht mehr nachweisbar sind. Dies zeigte sich vor allem in Studien, in denen Epilepsiepatienten vor Behandlung und nach einiger Zeit erneut untersucht wurden.

5.2 Relative Effekte

Wenn VPA mit einem anderen Antiepileptikum verglichen wird, zeigt sich auf jeden Fall ein besseres Profil als uner PB, was natürlich keine Überraschung ist. Merkwürdig ist, dass sogar Jahrzehnte nach Zulassung von VPA, unzureichende Daten vorliegen, um einen adäquaten Vergleich mit PHT oder mit CBZ zu machen. Über Vergleiche mit den neueren Antiepileptika sind ausnahmslos keine Daten vorhanden, obwohl momentan an 3 Studien gearbeitet wird, in denen VPA mit Topiramat verglichen wird.

5.3 Übrige Fakten

Dosierung (vorausgesetzt, dass dies in den normalen Grenzen geschieht) und pharmazeutische Formulierung (Retardform vs. konventionelle Form) sind unwichtig und – übereinstimmend damit – besteht kein Zusammenhang zwischen kognitivem Ausfall und Serumkonzentrationen.

In der Praxis wird auch das Profil von kognitiven Nebenwirkungen von Antiepileptika in zunehmendem Maße eine Rolle spielen bei der Wahl des Antiepileptikums. VPA schneidet dabei gut ab. Zwar besteht ein Effekt auf kognitive Funktionen in Form einer psychomotorischen Verlangsamung, aber die Studien weisen aus, dass dieser Effekt sehr mild ist und von positiven sekundären kognitiven Effekten der Anfallskontrolle durch VPA mehr als ausgeglichen wird. Es bleibt enttäuschend, dass erst so wenig vergleichende Daten vorhanden sind, die VPA mit anderen Antiepileptika vergleichen. Hier liegt noch immer eine Herausforderung für neue Untersuchungen.

Literatur

Aldenkamp AP (1995) Cognitive side-effects of antiepileptic drugs In: Aldenkamp AP, Dreifuss FE, Renier WO (eds) Epilepsy in children and adolescents. CRC-Press Publishers, Boca Raton New York, pp 161–183
Aldenkamp AP (1997) The effect of seizures and epileptiform discharges on cognitive function. Epilepsia 38: 52–55
Aldenkamp AP, Trimble MR (1996) Cognitive side-effects of antiepileptic drugs: Fact or fiction? Epilepsia 37: 82
Aldenkamp AP, Alpherts WCJ, Blennow G et al. (1993) Withdrawal of antiepileptic medication – effects on cognitive function in children. Neurology 43: 41–51
Amman MG, Werry JS, Paxton JW (1987) Effect of sodium valproate on psychomotor performance in children as a function of dose, fluctuations in concentration and diagnosis. Epilepsia 28: 115–124
Bittencourt PR, Mader MJ, Bigarella MM (1992) Cognitive functions, epileptic syndromes and antiepileptic drugs. Arq Neuropsiquiatr 50: 24–30
Boxer CM, Herzberg JL, Scott DF (1976) Has sodium valproate hypnotic effects? Epilepsia 17: 367–370
Brodie MJ, McPhail E, Macphee GJA (1987) Psychomotor impairment and anticonvulsant therapy in adult epileptic patients. Eur J Clin Pharmacol 31: 655–660

Brouwer OF, Pieters MSM, Bakker AM (1992) Conventional and controlled release valproate in children with epilepsy: A cross-over study comparing plasma levels and cognitive performance. Epilepsy Res 13: 245–253

Butlin AT, Danta G, Cook ML (1984) Anticonvulsant effects on the memory performance of epileptics. Clin Exp Neur 20: 27–35

Calandre EP, Dominguez-Granados R, Gomez-Rubio M (1990) Cognitive effects of long-term treatment with phenobarbital and valproic acid in school children. Acta Neur Scand 81: 504–506

Committee on Drugs (1985) Behavioral and cognitive effects of anticonvulsant therapy. Pediatrics 76: 644–647

Craig I, Tallis R (1994) Impact of valproate and phenytoin on cognitive function in elderly patients: Results of a single-blind randomized comparative study. Epilepsia 35: 381–390

Dodrill CB, Troupin AS (1977) Psychotropic effects of carbamazepine in epilepsy: A double-blind comparison with phenytoin. Neurology 27: 1023–1028

Dodrill CB, Temkin NR (1989) Motor speed is a contaminating factor in evaluating the „cognitive" effects of Phenytoin. Epilepsia 30: 453–457

Dodrill CB (1991) Behavioral effects of antiepileptic drugs In: Smith D, Treiman D, Trimble M (eds) Advances in neurology. Raven, New York, pp 213–224

Evans RW, Gualtieri CT (1985) Carbamazepine: A neuropsychological and psychiatric profile. Clin Neuropharmacol 8: 221–241

Forsythe I, Butler R, Berg I (1991) Cognitive impairment in new cases of epilepsy randomly assigned to carbamazepine, phenytoin and sodium valproate. Dev Med Child Neurol 33: 524–534

Gallassi R, Morreale A, Lorusso S (1990) Cognitive effects of valproate. Epilepsy Res 5: 160–164

Guerrini R, Belmonte A, Canapicchi R, Perucca E (1995) Reversible pseudoatrophy of the brain and mental deterioration associated with valproate treatment. Epilepsia 39: 27–32

Helmstaedter C, Wagner G, Elger CE (1993) Differential effects of first antiepileptic drug application on cognition in lesional and non-lesional patients with epilepsy. Seizure 2: 125–130

Herranz JL, Arteaga R, Armijo JA (1982) Side effects of sodium Valproate in monotherapy, controlled by plasma levels. A study in 88 pediatric patients. Epilepsia 23: 203–214

Kondo T, Ishida M, Kaneko S et al. (1992) Is 2-propyl-4-pentenoic acid, a hepatotoxic metabolite of Valproate responsible for Valproate-induce hyperammonia? Epilepsia 33: 550–554

Kulig B, Meinardi H (1977) Effects of antiepileptic drugs on motor activity and learned behavior in the rat. In: Meinardi H, Rowan AJ (eds) Advances in epileptology. Swets & Zeitlinger, Amsterdam, pp 98–104

McKee PJW, Blacklaw J, Butler E (1992) Variability and clinical relevance of the interaction between sodium valproate and carbamazepine in epileptic patients. Epilepsy Res 11: 193–198

McKee PJW, Blacklaw J, Forrest G (1994) A double-blind placebo-controlled interaction study between oxcarbazepine and carbamazepine, sodium valproate and phenytoin in epileptic patients. Br J Clin Pharmac 37: 27–32

Meador KJ, Loring DW (1991) Cognitive effects of antiepileptic drugs. In: Devinski O, Theodore W (eds) Epilepsy and behavior. Wiley-Liss, New York, pp 151–170

Novelly RA, Schwartz MM, Mattson RH (1986) Behavioral toxicity associated with antiepileptic drugs: Concepts and methods of assessment. Epilepsia 27: 331–340

Prevey ML, Mattson RH, Cramer JA (1989) Improvement in cognitive functioning and mood state after conversion to valproate monotherapy. Neurology 39: 1640–1641

Prevey, ML, Delaney, RC, Cramer, JA, Cattanach, L, Collins, JF, Mattson, RH (1996) Effect of Valproate on cognitive function Comparison with carbamazepine The Department of Veterans Affairs Epilepsy Cooperative Study 264 Group. Arch Neurol 53: 1008–1016

Read, CL, Stephe, LJ, Stolarek, IH, Paul, A, Sills, GJ, Brodie, MJ (1998) Cognitive effects of anticonvulsant monotherapy in elderly patients: A placebo-controlled study. Seizure 7: 159–162

Rodin EA, Schmaltz S, Twitty G (1986) Intellectual functions of patients with childhood-onset epilepsy. Developm Med Child Neurol 28: 25–33

Sommerbeck KW, Theilgaard A, Rasmussen KE (1977) Valproate sodium: Evaluation of so-called psychotropic effect. A controlled study. Epilepsia 18: 159–162

Smith DB (1991) Cognitive effects of antiepileptic drugs. In: Smith D, Treiman D, Trimble M (eds) Advances in neurology. Raven, New York, pp 197–212

Thompson PJ, Trimble MR (1981) Sodium valproate en cognitive functioning in normal volunteers. Br J Clin Pharmacol 12: 819–824

Tonnby B, Nilsson H, Aldenkamp AP et al. (1994) Withdrawal of antiepileptic medication in children; correlation of cognitive function and plasma concentration – The multicentre Holmfrid Study. Epilepsy Res 19: 141–152

Trimble MR (1987) Anticonvulsant drugs: mood and cognitive function. In: Trimble MR, Reynolds EH (eds) Epilepsy, behaviour and cognitive function. John Wiley & Sons, Chichester, pp 135–145

Vermeulen J, Aldenkamp AP (1995) Cognitive side-effects of chronic antiepileptic drug treatment; a review of 25 years of research. Epilepsy Res 22: 65–95

Vining EP, Mellitis ED, Dorsen MM, Freeman JM (1987) Psychologic and behavioral effects of antiepileptic drugs in children: A double-blind comparison between phenobarbital and valproic acid. Pediatrics 80: 165–174

33 Gewichtszunahme und Endokrinopathie unter Valproinsäuretherapie

J. Bauer

Zusammenfassung

Antiepileptika können zu einer Gewichtszunahme und zu endokrinen Störungen führen, insbesondere Valproinsäure (valproic acid, VPA), Carbamazepin und Vigabatrin. Die Gewichtszunahme entsteht meist durch einen gestörten Fettstoffwechsel. Das Übergewicht hat aber durchaus nicht nur kosmetische Auswirkungen; im Fettgewebe entsteht Estradiol, das Ovar produziert vermehrt Testosteron. Folge ist eine Störung des ovariellen Zyklus. Dies kann der Manifestation eines Polyzystischen Ovariensyndroms (PCOS) Vorschub leisten. Antiepileptika können darüber hinaus durch ihre direkte Interaktion mit dem Stoffwechsel der Steroidhormone endokrine Störungen, so auch ein PCOS, manifest werden lassen. Bei einzelnen Patientinnen kann dies bei Therapie mit VPA durch den Anstieg der Serumtestosteron-Konzentration der Fall sein. Die individuelle Kontrolle des Körpergewichts und der Regularität des Menstruationszyklus gehört daher zur regelrechten Behandlung von Frauen, die wegen einer Epilepsie medikamentös therapiert werden.

1 Einleitung

Die mögliche *Gewichtszunahme* unter einer VPA-Therapie gilt als durchaus zu erwartende und nicht selten die Akzeptanz der Medikation limitierende Nebenerscheinung. Der Nachweis einer erhöhten Prävalenz von *Endokrinopathien* im Sinne eines polyzystischen Ovariansyndroms (PCOS) bei der Therapie mit VPA koppelt sich durch eine möglicherweise kausale Verkettung der Entstehung oder Erhaltung des PCOS mit der unter VPA auftretenden Gewichtszunahme. Daher sollen diese beiden Aspekte möglicher Nebenerscheinungen der VPA-Therapie in diesem Abschnitt gemeinsam dargestellt werden. Ergänzend sollen darüber hinausgehende Hormonuntersuchungen unter einer VPA-Therapie referiert werden.

2 Gewichtszunahme unter VPA-Therapie

2.1 Häufigkeit der Gewichtszunahme

Eine Gewichtszunahme wird im Vergleich aller Antiepileptika (AED) am häufigsten bei der VPA-Therapie berichtet, sie wird deutlich seltener durch Vigabatrin

(Bauer u. Elger 1994; Ackerman u. Nolan 1998) oder Carbamazepin (CBZ; Perucca et al. 1978; Ackerman u. Nolan 1998) ausgelöst. Angaben über die Häufigkeit der Gewichtszunahme bei *erwachsenen Patienten* variieren von 8% (Laljee u. Parsonnage 1980), über 17% (Covanis et al. 1982), 20% (Clark et al. 1980), 57% (Dinesen et al. 1984), bis 59% (Isojärvi et al. 1996). Schmidt (1981) fasste die Daten von 13 Studien zusammen in denen 1.076 Patienten, davon 267 mit Nebenwirkungen, mit VPA behandelt worden waren. Von den 267 Patienten erhielten 79 eine VPA-Monotherapie, 8 dieser Patienten zeigten eine Gewichtszunahme (10,1%), während dies bei 31 der 188 (16,4%) mit einer Kombinationstherapie behandelten Patienten der Fall war. Die Häufigkeit einer Gewichtszunahme bei Monotherapiestudien lag zum Teil bei 0% (Wilder et al. 1983; Heller et al. 1995). In einer US-amerikanischen Untersuchung an 480 Patienten trat eine Gewichtszunahme unter CBZ bei 32% der Patienten, unter VPA bei 43% der Patienten auf. Eine deutliche Gewichtszunahme, das heißt eine Gewichtssteigerung von mehr als 5,5 kg, zeigte sich bei 8% der Patienten unter CBZ und bei 20% der Patienten unter VPA (Mattson et al. 1992). In einer Analyse von 63 mit VPA behandelten Patienten konnten Dinesen et al. (1984) bei 36 Personen (57%) eine Gewichtszunahme feststellen, die im Mittel 7,5 kg (4-17 kg) betrug. Corman et al. (1997) untersuchten die Gewichtszunahme unter VPA (Mono- oder Kombinationstherapie) bei 70 Patienten und unter CBZ-Monotherapie bei 20 Patienten. 71% der Patienten unter VPA und 43% unter CBZ nahmen an Gewicht zu, wobei 70% der Gewichtszunahmen unter VPA über 4 kg betrug. Bei Patienten mit einem unterdurchschnittlichen oder durchschnittlichen Ausgangskörpergewicht war die Gewichtszunahme unter VPA am ehesten nachweisbar.

Bei *Kindern* wurde eine Gewichtszunahme unter VPA bei bis zu 44% der Behandelten berichtet (Egger u. Brett 1981).

2.2 Ursachen der Gewichtszunahme

Als Ursache der Gewichtszunahme unter VPA werden die folgenden Einflussfaktoren diskutiert:
a) Wassereinlagerung (wie bei Carbamazepin berichtet: Perucca et al. 1978; für VPA als unwahrscheinlich angesehen),
b) genetische Disposition (nach Dinesen et al. 1984 nicht nachweisbar, auch nicht im Sinne einer Geschlechtspräferenz),
c) Appetitsteigerung (nach Dinesen et al. 1984 nicht nachweisbar),
d) vermehrtes Durstgefühl mit konsekutiver Aufnahme nahrhafter Flüssigkeit (wie bei Lithiumtherapie: Vendsborg et al. 1976; nach Dinesen et al. 1984 nicht nachweisbar),
e) hypothyreotische Stoffwechsellage (letztlich nicht nachgewiesen: Bentsen et al. 1983),
f) ein erhöhter Insulinspiegel (Luciano et al. 1993),
g) eine Störung der Thermogenese via sympathischem Nervensystem (Astrup et al. 1990; Auchus et al. 1998; Jung u. James 1980; Breum et al. 1992), gestützt durch den tierexperimentellen Nachweis der Wirkung von VPA auf hypothalamische Funktionen (Dornhorst et al. 1983; Jung u. James 1980),

h) Minderung des Energieumsatzes durch Beeinflussung der GABAergen Neurotransmission (Leibowitz 1992; Pijl u. Meinders 1996),
i) eine erhöhte Verfügbarkeit von langkettigen Fettsäuren durch deren Verdrängung aus der Eiweißbindung durch VPA (Vorum et al. 1989; Brodersen et al. 1990),
j) eine Störung des Leptinstoffwechsels (nicht verändert unter VPA-Therapie: Pylvanen et al. 1998),
k) eine Störung der β-Oxidation der Fettsäuren- sowie
l) eine Störung des Carnitinstoffwechsels (Editorial 1990).

In der Zusammenschau der Untersuchungsbefunde muss man davon ausgehen, dass der Gewichtszunahme bei VPA-Therapie eine Störung des Fettstoffwechsels, d. h. der β-Oxidation, zugrunde liegt.

2.2.1 Ablauf der β-Oxidation der langkettigen Fettsäuren

Bei der β-Oxidation (3-Oxidation) wird die langkettige Fettsäure zunächst durch die Acyl-CoA-Synthetase in die Acyl-CoA-Verbindung überführt. Der CoA-Rest wird dann gegen den Carnitinrest ausgetauscht und die Carnitinverbindung passiert die Mitochondrienmembran. Im Matrixraum wird wieder die Acyl-CoA-Verbindung gebildet. Der Abbau wird eingeleitet durch die Dehydrierung der Kette in 2,3-Stellung mittels eines Flavoproteins (Acyl-CoA-Dehydrogenase). An die Doppelbindung wird Wasser angelagert, die 3-Hydroxy-Verbindung wird zur 3-Oxo-Verbindung dehydriert, wobei der Wasserstoff auf NAD^+ übertragen wird. Die 3-Oxo-Verbindung erleidet eine thioklastische Spaltung durch Coenzym-A. Dadurch entsteht eine Acyl-CoA-Verbindung, die um 2 Kohlenstoffatome verkürzt ist und die Reaktionsfolge erneut durchläuft, und ein Molekül Acyl-CoA, welches in den allgemeinen innermitochondrialen Acetyl-CoA-Pool eingeht. Zumeist wird das Acetyl-CoA dann im Citratzyklus weiter abgebaut. Die 3-Stellung wurde früher als β-Stellung bezeichnet, daher stammt auch der Begriff β-Oxidation (Karlson et al. 1978).

2.3 Untersuchungsbefunde unter VPA-Therapie

Carnitin kann in seiner Konzentration durch VPA gemindert werden (Erhöhung von Acylcarnitin durch VPA: Beghi et al. 1990; Minderung des freien Carnitinspiegels: Coulter 1991; Riva et al. 1991; Laub et al. 1986) wobei ein Carnitinmangel Einfluss auf die β-Oxidation gewinnt (Editorial 1990).

Eine verminderte β-Oxidation könnte die Notwendigkeit auf andere Energieträger, etwa Glukose, zurückzugreifen, erklären. In Übereinstimmung mit dieser Hypothese berichten viele Autoren über verminderte Fastenblutzuckerwerte und einen Abfall der Blutketonkörperkonzentration während der VPA-Behandlung (Kusunoki et al. 1988; Turnbull et al. 1985, 1986, 1987). VPA hat einen konzentrationsabhängigen inhibitorischen Einfluss auf die Glukoneogenese. Mit ansteigenden VPA-Konzentrationen verzögert sich der Beginn der Glukoneogenese und die Rate der Glukosesynthese vermindert sich (Rogiers et al. 1985; Turnbull et al. 1986). Es konnte gezeigt werden, dass Glukagon den inhibitorischen Effekt von VPA auf die Glukoneogenese blockiert (Rogiers et al. 1985).

Vorum et al. (1989) spekulierten, ob Übergewichtigkeit unter VPA durch eine vermehrte Verfügbarkeit der langkettigen Fettsäuren ausgelöst wird (freigesetzt durch eine kompetitive Verdrängung aus der Albuminbindung durch VPA), was zu einer vermehrten Sekretion von Insulin führt. Die Insulinausschüttung führt zu einer Verminderung der Lipolyse und damit zu einer erhöhten Lipogenese sowie einer Stimulation des Appetites durch einen verminderten Blutzuckerspiegel. Kusonoki et al. (1988) hatten berichtet, dass bei VPA-behandelten Patienten die Plasmakonzentrationen des C-Peptids in den ersten 6 Tagen der Behandlung mit VPA unverändert blieb. Breum et al. (1992) hatten die nach Fasten gemessene venöse Konzentration von Insulin und des C-Peptids vor einer VPA-Therapie sowie einen Monat nach deren Beginn bestimmt. In diesem Zeitraum war ein leichter Anstieg von Insulin sowie des C-Peptids nachgewiesen worden, jedoch erreichte der Unterschied nicht die Signifikanzgrenze. Die prätherapeutische Untersuchung von Patienten sowie ihre Kontrolle nach einem Monat der VPA-Therapie zeigte, dass nach Beginn der VPA-Behandlung die Plasma-Glukose- und -Katecholamin-Konzentrationen während des oralen Glukosetoleranztestes signifikant um 7 bzw. 25% vermindert waren. Das mittlere Verhältnis von Insulin zu Glukagon verminderte sich um 37%. Während der Glukosegabe war die Minderung der freien Fettsäuren bei VPA-Therapie weniger ausgeprägt, während die mittlere Konzentration von Glycerol unverändert blieb. Die Gesamtenergieaufnahme, der Energieverbrauch und die Schilddrüsenhormone blieben unverändert (Breum et al. 1992).

Im Vergleich von VPA-behandelten Patienten mit und ohne Gewichtszunahme, Gesunden sowie nicht mit VPA therapierten Epilepsiepatienten stellte sich der Stoffwechsel unter VPA als hypometabol dar (Gidal et al. 1996). Der Abbau von 2-ene-VPA war bei VPA-Therapie mit Gewichtszunahme signifikant niedriger als bei den Patienten ohne Gewichtsänderung. Die Energieaufnahme variierte nicht zwischen allen 4 Gruppen, doch wiesen die VPA-behandelten Patienten einen niedrigeren Energieverbrauch als die Personen der anderen Gruppen auf, Befunde, die auf einen geänderten Stoffwechsel als Ursache der Gewichtszunahme hinweisen. VPA ist eine kurzkettige Fettsäure, die wie endogene Fettsäuren verstoffwechselt wird (Koch et al. 1989). Viele VPA-Stoffwechselprodukte entstehen durch eine β-Oxidation, z. B. 2-ene VPA, 3-oxo-VPA, 3-OH-VPA. Experimentelle Daten legen nahe, dass VPA sowie viele seiner Metabolite (4-ene-VPA, 2-ene-VPA, 3-oxo-VPA) die mitochondriale β-Oxidation der Fettsäuren hemmen können (Ponchaut et al. 1992; Coude et al. 1983; Ito et al. 1990; Lin et al. 1992; Turnbull et al. 1985, 1986; Becker u. Harris 1983; Ponchaut u. Veitch 1993; Rumbach et al. 1989).

Strukturelle Ähnlichkeiten zwischen VPA-Metaboliten und Metaboliten aus der β-Oxidation der *verzeigtkettigen Aminosäuren* lassen ferner vermuten, dass die VPA die Schlüsselenzyme dieses Metabolismus utilisiert (Gidal et al. 1996).

Der *Abbau von Valin, Isoleucin und Leucin* erfolgt durch eine Transaminierung mit 2-Oxoglutarat als Co-Substrat. Es erfolgt dann eine oxidative Decarboxylierung durch einen Multienzymkomplex, der Thiamindiaphosphat, Liponsäure und FAD als prosthetische Gruppe enthält und NAD^+ und Coenzym

A als Coenzyme benötigt. Die durch die oxidative Decarboxylierung enstandenen CoA-Derivate werden nun wie bei der β-Oxidation der Fettsäuren abgebaut (s. oben; Karlson et al. 1978).

Mit VPA behandelte Patienten zeigen eine vermehrte Ausscheidung deaminierter Metabolite von Isoleucin, Valin und Leucin, vermutlich als Folge der Blockade der (in die β-Oxidation der verzweigtkettigen Aminosäuren sowie der langkettigen Fettsäuren involvierten) Acyl-CoA-Dehydrogenase (Anderson et al. 1994). In in vitro-Untersuchungen an der Ratten- und Menschenleber konnte die Blockade aller fünf Acyl-CoA-Dehydrogenase-Aktivitäten durch VPA demonstriert werden (Ito et al. 1990).

2.4 Beeinflussbarkeit der Gewichtszunahme

Wegen der guten antikonvulsiven Wirkung verbleiben die meisten Patienten trotz der Gewichtszunahme unter der VPA-Therapie (Dinesen et al. 1984).

Die Meinungen über die mögliche diätetische Beeinflussbarkeit der Gewichtszunahme sind kontrovers und schwanken zwischen suffizienter diätetischer Einflussnahme (Dreifuss 1995; Dean 1993), zumal wenn man die Gewichtszunahme als Folge einer Appetitsteigerung ansieht (Bruni 1996), und einer insuffizienten Kontrolle durch Diät (Callaghan et al. 1985), was auch unseren Erfahrungen entspricht. Vermutlich ist die Gewichtszunahme weitgehend dosisunabhängig (Dinesen et al. 1984; Cramer et al. 1984; Mattson et al. 1992), wenn auch andere Meinungen vertreten werden (Dean 1993).

Nach dem Absetzen der VPA stellt sich das Ausgangsgewicht innerhalb von 12 Monaten wieder ein, wie Isojärvi et al. (1998a) anhand einer Umstellung der Therapie auf Lamotrigin belegen konnten.

Hinweise auf die zeitliche Dimension der Entstehung einer Gewichtszunahme und ihrer Progression bei Persistenz der VPA-Therapie konnten in der Literatur nicht aufgefunden werden. Der Eindruck des Autors ist, dass die Gewichtszunahme bereits früh nach Therapiebeginn einsetzt und eher (langsam) stetig zunimmt, wenn die Therapie fortgeführt wird.

Zusammenfassend ist festzustellen, dass die Gewichtszunahme eine häufige Nebenerscheinung der VPA-Therapie darstellt, die bei Persistenz der Behandlung nicht reversibel ist und deren Ursache maßgeblich in einer Alteration des Fettsäurestoffwechsel zu sehen ist.

3 Endokrinopathie unter Valproinsäure

In einer ersten Untersuchung wiesen Isojärvi et al. (1993) auf eine erhöhte Inzidenz polyzystischer Ovarien (PCO) und/oder einer Hyperandrogenämie unter VPA-Therapie hin. Der ersten Mitteilung folgten weitere Analysen dieser Beobachtung (Isojärvi et al. 1996, 1998 a). Die Induktion einer Hyperandrogenämie und der damit einhergehenden Entwicklung anovulatorischer Zyklen [gepaart mit PCO als PCO-Syndrom (PCOS) zu benennen] hat für die betroffenen Frauen potentiell eine Fertilitätsstörung, eine Zunahme der Anfallsfrequenz (bei

Temporallappenepilepsien) sowie im Kontext eines PCOS eine erhöhte Inzidenz für Gefäßerkrankungen und Malignome zur Folge. Somit erhebt sich diese klinische Beobachtung über einen Zufallsbefund hinaus und bedarf der näheren (derzeit noch ausstehenden) kausalen Klärung.

3.1 Hypothesen der zerebralen Induktion von Endokrinopathien bei Epilepsien

Ausgangspunkt der Untersuchungen von Isojärvi et al. (1993) war die Analyse von Zyklusstörungen bei Epilepsien. Bis zu ein Drittel der Patientinnen, die an einer Temporallapenepilepsie (TLE) leiden, weisen Zyklusirregularitäten auf (Cummings et al. 1995; Bauer et al. 1998; Bilo et al. 1991; Mellanby et al. 1993; Meo et al. 1993; Stoffel-Wagner et al. 1998). Bei idiopathisch generalisierten Epilepsien wurde eine Häufung im Vergleich zu Gesunden nicht berichtet (Cummings et al. 1995). Schwangerschaften waren in einer Untersuchung epilepsiekranker Frauen nur in 37% so wahrscheinlich wie Schwangerschaften bei gesunden weiblichen Geschwistern (Schupf u. Ottman 1994, 1996; Morrell 1998). Als Erklärungsmodus galt bislang die primär morbogene, d. h. zerebral epileptogen induzierte Imbalanz der Sezernierung hypophysärer Sexualhormone, unter anderem belegt durch die interiktal und iktal erhöhte Prolaktinserumkonzentration als Folge fokaler (meist temporal) generierter epileptischer Aktivität (Bauer 1996).

Pathophysiologisch lässt sich eine solche Einflussnahme der epileptischen Aktivität wie folgt erläutern: Das hypothalamische „gonadotropin releasing hormone" (GnRH) wird in das portale Gefäßsystem freigesetzt und erreicht die anteriore Hypophyse. Dort nimmt es Einfluss auf die Sezernierung des Follikel stimulierenden Hormons (FSH) und des luteinisierenden Hormons (LH). GnRH wird pulsatil sezerniert, FSH und LH antworten rasch und zeigen daher ebenfalls eine pulsatile Freisetzung. LH induziert die ovarielle thekale Testosteronproduktion, welches wiederum in der ovariellen Granulosaschicht zu Estrogen metabolisiert wird. Ferner unterstützt LH die Corpus-luteum-Bildung. FSH stimuliert die ovariellen Follikelzellen und scheint die Enzym-Aromatase, deren Funktion einen die Estradiolsynthese limitierenden Schritt darstellt, zu kontrollieren. Im Ovar werden Estrogene, Progesteron und Testosteron unter dem Einfluss von FSH und LH aus zirkulierendem LDL-Cholesterol synthetisiert. LH fördert die initialen Stoffwechselschritte im Umbau von Cholesterol zu Pregnolon, während FSH die abschließende Umwandlung von Testosteron zu Estradiol bestimmt (Schomer 1998).

In einer Analyse der zerebralen Induktion von Endokrinopathien wurde bei 10/50 Patientinnen mit Temporallappenepilepsie ein PCOS diagnostiziert, 6 weitere Patientinnen wiesen einen hypoganadotrophen Hypogonadismus (HH) auf (Herzog et al. 1986; Herzog 1993). Die Annahme einer primär zerebralen Genese dieser Endokrinopathien wurde durch den Nachweis einer erhöhten LH-Sezernierungsrate bei Patientinnen mit PCOS (und sämtlich links temporalem Anfallsursprung) und einer Minderung der LH-Sezernierungsrate bei Patientinnen mit einem HH-Syndrom (und überwiegend rechts temporalem Anfallsursprung) gestützt (Drislane et al. 1994).

Ein polyzystisches Ovariensyndrom (PCOS) ist eine hyperandrogen bedingte chronische Anovulation, d. h. eine Hyperandrogenämie mit menstruellen, ultraschallsonographischen oder endokrinen Hinweisen auf anovulatorische Zyklen ohne spezifische Nieren- oder Hypophysenerkrankung. Eine Übergewichtigkeit findet sich bei 30-50% der Betroffenen. Die Hyperandrogenämie geht klinisch potentiell mit Hirsutismus, Akne, androgenabhängiger Alopezie, biochemisch mit erhöhter Serumandrogenkonzentration, speziell Testosteron- und Androstendione-Konzentration, einher (Franks 1995). Im Ultraschall sind multiple follikuläre Zysten und vermehrtes Stroma nachweisbar (Herzog 1996). Die minimale Definiton beinhaltet eine hyperandrogene chronische Anovulation. Patientinnen mit Oligomenorrhö haben ein PCOS, wenn zusätzlich PCO oder Hirsutismus oder Hyperandrogenämie nachgewiesen werden; erhöhte LH-Werte sind typisch, aber nicht obligat (Franks 1995). Obwohl die Erstbeschreibung des PCOS von der Morphologie der PCO ausging, ist eine solche Diagnostik nicht zwingend für die Diagnosestellung. Es existiert eine hohe Konkordanz zwischen morphologischen und klinisch-biochemischen Diagnostikkriterien (Franks 1995). Zumindest in einigen Familien scheint eine genetische Disposition (einem einfachen dominanten Gendeffekt und einem variablen Phänotyp folgend) ursächlich verantwortlich zu sein (Kashar-Miller u. Azziz 1998). Andere Autoren verweisen auf eine bereits perinatal vorliegende Übergewichtigkeit derjenigen Patientinnen, die ein PCOS entwickeln (Creswell et al. 1997).

Bei Frauen mit PCOS besteht häufig eine Hyperinsulinämie und Insulinresistenz. Die Insulinresistenz ist unabhängig vom Gewicht, findet sich aber häufiger bei Übergewichtigen. Insulin kann das Sexual-Hormon-bindende Globulin (SHBG) in seiner Konzentration vermindern. 50% der Frauen mit PCOS haben Übergewicht. Dieselbe Anzahl von Betroffenen zeigt eine erhöhte Insulinsekretionsrate und eine Verminderung der Insulin-vermittelten Glukoseaufnahme. Diese Stoffwechselstörung kann bei PCOS einen Diabetes mellitus, eine Dyslipidämie, Hypertension und kardiovaskuläre Erkrankungen zur Folge haben. Die Hyperinsulinämie könnte darüber hinaus ein Faktor in der Entstehung von endometrialen- und Brustkarzinomen sein (Ciampelli u. Lanzone 1998; Davison 1998). Die Insulinresistenz bei 50% der Frauen mit PCOS scheint mit einer exzessiven Serin-Phophorylisation des Insulinrezeptors zusammenzuhängen. Die Serin-Phophorylisation scheint die Aktivität des Schlüsselenzyms der Androgenbiosynthese (P450c17) zu modulieren (Dunaif 1997). Insulin erhöht die biologische Verfügbarkeit von Steroiden, besonders des Testosteron, durch die Minderung der SHBG-Synthese. Insulin wirkt auch ovariell als Progonadotropin, beeinflusst die Steroidgenese, stört die Ovulation und/oder führt bei Hyperinsulinämie zu einem Anstieg der ovariellen Androgenproduktion. Auf der anderen Seite kann Testosteron zur Insulinresistenz durch Förderung der Freisetzung freier Fettsäuren aus abdominellem Fett, aber vielleicht auch durch direkte Effekte am Muskel bei höheren Serumspiegeln, führen (Holte 1996). Eine Hyperinsulinämie findet man nur bei Frauen mit PCO und Anovulation (Dunaif 1997). Übergewichtige Frauen mit PCOS können durch eine Gewichtsabnahme ovulatorische Zyklen induzieren, was bei normalgewichtigen Frauen mit PCOS nicht der Fall ist (Ben-Shlomo et al. 1998).

3.2 Häufigkeit der PCO und des PCOS in der Allgemeinbevölkerung

Die Häufigkeit von PCO oder dem PCOS ist bei Frauen ohne Epilepsie als nicht gering anzusehen. Franks (1995) fasste die bekannten Daten zusammen: Ein PCOS findet sich bei 3-19% der Frauen der Allgemeinbevölkerung. Bei 175 Patientinnen mit Anovulation fanden sich PCO bei 30% der Patientinnen mit Amenorrhö, bei 75% der Patientinnen mit Oligomenorrhö; Hirsutismus bei 60%, erhöhte LH und/oder Androgenwerte bei 90% der Patientinnen (Adams et al. 1986; Franks 1989). Dieses Ergebnis bestätigte sich bei einer Untersuchung, die sich auf klinisch-biochemische Befunde stützte: ein PCOS lag bei 37% der Patientinnen mit Amenorrhö und 90% derjenigen mit Oligomenorrhö (in der Summe 73% derjenigen mit anovulatorischer Infertilität) vor (Hull 1987). Die Ultraschalldiagnose erlaubte in einem hohen Prozentsatz eine übereinstimmende Befundung dieser Patientinnen (Fox et al. 1991). PCO fanden sich aber auch bei 40/46 Patientinnen (87%) mit Hirsutismus und *regulären* Zyklen (Franks 1989; Abbott et al. 1998). PCO kommen darüber hinaus auch häufig bei Hyperandrogenämie (klinisch Akne, Seborrhö, Alopezie), mit oder ohne damit einhergehende Menstruationsstörungen oder Hirsutismus vor (Bunker et al. 1991; Eden 1991). Die Untersuchung von 257 subjektiv beschwerdefreien Frauen zeigte PCO bei 22%; 75% dieser Frauen hatten irreguläre Menstruationszyklen, hingegen nur 1/115 Frauen ohne PCO (Polson et al. 1988). Hirsutismus fand sich bei 45% der PCO- und bei 7% der Non-PCO-Patientinnen; 94% der Frauen mit PCO wiesen zumindest einen zusätzlichen Befund auf, der als klinischer Marker eines PCOS gewertet werden könnte (Polson et al. 1988). Die meisten Patienten mit einem Stein-Leventhal-Syndrom haben einen funktionelle ovarielle Hyperandrogenämie (FOH). Diese geht aber oft ohne LH-Anstieg oder PCO einher. Die Mehrzahl der FOH scheint von einer abnormen Regulation (Dysregulation) der ovariellen Androgensynthese her zu rühren (Rosenfield 1997).

3.3 Untersuchungen zur medikamentösen (peripheren) Induktion des PCOS bei Epilepsiepatientinnen

Die erste Publikation, die auf eine *mögliche primär periphere, d. h. ovarielle, Induktion eines PCOS bei Epilepsiepatientinnen* hinwies stammt von Isojärvi et al. (1993). Die Autoren untersuchten 238 Frauen im Durchschnittsalter von 33 Jahren: 84% der Patientinnen litten an idiopathischen, 16% an nicht-idiopathischen Epilepsien. Als Vergleichspopulation dienten 57 Epilepsiepatientinnen mit regulären Menstruationszyklen und 51 gesunde Frauen. 29 Frauen erhielten VPA, 120 Frauen CBZ, 12 Frauen VPA und CBZ, 62 Frauen andere Antiepileptika und 15 Frauen waren ohne Medikation. Die Therapiedauer lag im Mittel bei 9 Jahren. Als Menstruationsstörung wurde eine mehr als 6-monatige Persistenz von Amenorrhö, Oligomenorrhö, verlängerten Menstruationszyklen oder irregulären Zyklen definiert.

PCO (mindestens 10 Zysten mit 2-8 mm Durchmesser in vermehrtes Stroma eingebettet) wurden sonographisch nachgewiesen, ein erhöhtes Serumtestosteron nach Blutentnahme in der frühen Follikelphase (bei Zyklen mit Menstruation sonst zufällig verteilt) bei > 0.95 ng/m (=3,3 nmol/l) definiert.

Menstruationsstörungen fanden sich bei 21% der Patientinnen mit primär generalisierten Anfällen und bei 18% der Patientinnen mit fokalen Anfällen. Keine Menstruationsstörungen lagen bei allen 15 unbehandelten Patientinnen und bei 16% der gesunden Kontrollgruppe vor. Menstruationsstörungen wiesen 13 (45%) der mit einer VPA-Monotherapie behandelten Patientinnen und 23 (19%) der mit einer CBZ-Monotherapie behandelten Patientinnen (p=0.004) auf.

Der Nachweis von PCO oder erhöhtem Testosteron gelang bei *Frauen mit Menstruationsstörungen* in folgender Frequenz:

Therapie	Patientinnen
VPA	9/10 (90%)
CBZ + VPA	2/3
CBZ	7/21 (33%)
Andere AED	1/7 (14%)
Gesunde Frauen	7/8 (87%)

bei Frauen *ohne Menstruationsstörungen* in folgender Frequenz:

Therapie	Patientinnen
VPA	5/13 (39%)
CBZ + VPA	5/5 (100%)
CBZ	4/28 (14%)
Andere AED	1/11 (9%)

21 der 31 mit VPA behandelten Frauen (68%) wiesen PCO oder eine Hyperandrogenämie auf. Dies war nur bei 22% der Frauen unter CBZ und bei 18% der Gesunden der Fall. Alle Frauen mit Menstruationsstörungen unter VPA und PCO hatten zusätzlich entweder ein erhöhtes Testosteron oder eine Übergewichtigkeit (Body Mass Index [BMI] > 25), bei VPA-Therapie ohne Menstruationsstörungen war dies bei 83% der Frauen der Fall. Bei Therapie mit anderen AED waren dies 62 bzw 40% der Patientinnen.

Bei einem Therapiebeginn unterhalb des 20. Lebensjahres wiesen bei VPA-Therapie 80% der Patientinnen, ohne VPA 27% der Patientinnen ein PCO oder ein erhöhtes Serumtestosteron zum Zeitpunkt der Untersuchung auf. Bei Therapiebeginn im Alter über 20 Jahren war dies bei 56% der mit VPA behandelten und 20% der mit anderen AED therapierten Patientinnen der Fall.

In einer *zweiten Untersuchung* (Isojärvi et al. 1996) eruierten die Autoren den möglichen *Einfluss der Übergewichtigkeit unter VPA auf Menstruationsstörungen*. Übergewichtigkeit ist ein häufiges (jedoch fakultatives) Symptom beim PCOS und koppelt sich oft mit Insulinresistenz und Hyperinsulinämie. Insulin und der „insulin-like growth factor-I" (IGF-I) stimulieren die ovarielle Androgensynthese. Insulin vermindert die Synthese des IGF-Bindungs-Proteins-1 (IGFBP-1), das den Effekt von IGF-I auf die ovarielle Steroidgenese reguliert. Insulin vermindert die SHBG-Bildung in der Leber und führt somit zur erhöhten Bioverfügbarkeit von

Testosteron. Übergewichtige Frauen mit PCOS haben niedrige IGFBP-1- und SHBG-Konzentrationen. Die Hyperinsulinämie könnte also zum Hyperandrogenismus und zu PCO führen.

Untersucht wurden 65 Patientinnen *mit* Menstruationsstörungen unter VPA oder CBZ (entnommen den Patientinnen der Untersuchung von 1993) und 43 gesunde Frauen. VPA erhielten 22 Patientinnen, CBZ 43 Patientinnen. 33 der Epilepsien wurden als generalisiert, 10 als fokal und 22 als sekundär generalisiert klassifiziert.

PCO, eine Hyperandrogenämie oder beides fand sich bei 14 Patientinnen (64%) unter VPA ($p<0.001$ vs. Kontrollen), 9 Patientinnen (21%) unter CBZ und 8 Frauen (19%) der Kontrollgruppe. Ohne Einfluss blieben Therapiedauer, VPA-Dosierung und VPA-Blutspiegel bei VPA-Therapie mit und ohne PCOS/Hyperandrogenämie. Eine Übergewichtigkeit war bei 59% der Frauen unter VPA ($p<0.001$ vs. Kontrolle), 28% der mit CBZ therapierten und 12% der Kontrollen nachweisbar. Übergewichtigkeit *plus* PCO/Hyperandrogenämie fand sich häufiger bei mit VPA behandelten Frauen als bei Kontrollpersonen ($p<0.05$).

Bei Patientinnen mit VPA plus PCO/Hyperandrogenämie waren Serum-Testosteron, Dihydro-epi-androstenedione (DHEAS) und der Insulinspiegel erhöht, SHBG und IGFBP-1 erniedrigt. Eine Gewichtszunahme fand sich bei 9/11 (82%) der Patientinnen mit einem Therapiebeginn vor dem 20. Lebensjahr und bei 2/11 (18%) der Frauen mit Beginn der Therapie ab dem 20. Lebensjahr ($p<0.01$). Patientinnen mit einer Gewichtszunahme hatten höhere Serum-Insulin-Werte ($p<0.001$) und niedrigere IGFBP-1-Konzentrationen als Frauen ohne Gewichtszunahme. Die Autoren fanden keine erhöhten Growth-hormone-Konzentrationen als mögliche Ursache der Hyperinsulinämie/Insulinresistenz.

Ziel der nun folgenden, jüngsten Untersuchung war die *Erweiterung der Daten um Fettverteilung und Serum-Lipidwerte bei Frauen mit PCO/Hyperandrogenämie unter VPA und die Überprüfung des Effektes nach Umstellung von VPA auf Lamotrigin* (Isojärvi et al. 1998 a). Patienten mit PCOS haben ein erhöhtes kardiovaskuläres Risiko, das vermutlich aus dem gestörten Lipidstoffwechsel resultiert (Sudhop et al. 1999).

16 Patientinnen begannen die Untersuchung, 12 schlossen die 12monatige Verlaufsbeobachtung nach Umstellung auf Lamotrigin ab. Alle Patientinnen litten an PCO *oder* Hyperandrogenämie. 13 hatten eine idiopathische Epilepsie, 3 eine kryptogene fokale Epilepsie mit sekundärer Generalisation. Eine Kontrollgruppe umfasste 24 gesunde, altersgematchte Patientinnen.

Unter VPA-Therapie waren Gewicht, Taillien- und Hüftumfang höher als bei den Kontrollpersonen. Serum-Insulin- und -Testosteron waren erhöht ($p<0.05$). Ein signifikanter Gewichtsabfall trat nach der Umstellung auf Lamotrigin innerhalb von 12 Monaten ein. Eine Minderung des Seruminsulins nach Fasten ($p<0.01$ nach 2 und 12 Monaten, $p<0.05$ nach 6 Monaten) sowie der Abfall des Testosteronspiegels ($p<0.001$) erfolgten bereits zuvor.

PCO konnten bei VPA-Therapie 2mal einseitig, 9-mal beidseitig, 1-mal nicht nachgewiesen werden. Ein Jahr nach der Umstellung waren PCO 3-mal einseitig und 4-mal beidseitig nachweisbar, somit kam es zu einem Abfall von 20 auf 11 Ovarien ($p<0.01$).

Menstruationsstörungen bestanden unter VPA-Therapie bei 7 Patientinnen, nach der Umstellung auf Lamotrigin entwickelten 5 dieser 7 Patientinnen innert eines Jahres normale Zyklen (p<0.05).

Unter VPA-Therapie konnten niedrige Serum-HDL-Cholesterolspiegel und ein niedriges HDL/Gesamtcholesterol-Verhältnis nachgewiesen werden. Der Triglyzeridspiegel war im Vergleich zu den Kontrollpersonen erhöht. Nach Umstellung auf Lamotrigin kam es zu einem Anstieg von HDL-Cholesterol, damit einem Anstieg des Serum HDL-Cholesterol-/Gesamt-Cholesterol-Verhältnisses (p<0.001) und einem Abfall der Serumtriglyzeride (p<0.01).

Die Anfallssituation der Patientinnen änderte sich nach der Umstellung auf Lamotrigin nicht, so dass ein zerebraler Einfluss auf die PCO nicht angenommen werden kann.

Die Untersuchungen Isojärvis wurden nur sehr vereinzelt durch andere Autoren oder in Zusammenarbeit mit anderen Arbeitsgruppen (Isojärvi et al. 1997) überprüft oder wurden kasuistisch berichtet (Damm et al. 1995; Sharma und Jacobs 1997).

Murialdo et al. (1998) untersuchten 65 Patientinnen und 20 Kontrollpersonen, wobei die antikonvulsive Therapie 21-mal VPA, 21-mal Phenobarbital (PB) und 23-mal CBZ beinhaltete. Körpergewicht und BMI waren unter VPA erhöht. Es fand sich kein Unterschied zwischen den verschiedenen Antiepileptika bezüglich Hirsutismus, Ovarienvolumen oder PCO. VPA beeinflusste den lutealen Progesteronanstieg bei 63,6% der Patienten, dies war signifikant seltener bei CBZ- oder PB-Therapie zu verzeichnen. Unter VPA-Therapie fanden sich erhöhte Testosteronspiegel, eine erhöhte Delta-a-Androstenione-Konzentration und ein erhöhter freier Androgenindex.

Murialdo et al. (1997) untersuchten 101 Patientinnen, 36 mit idiopathisch generalisierter Epilepsie (IGE), 65 mit fokaler Epilepsie (PE). Ein ovarieller Schall wurde bei 83 Patientinnen (28 mit IBE, 55 mit PE) durchgeführt. Eine Amenorrhö fand sich bei 3 Patientinnen mit IGE und einer Patientin mit PE, eine Oligomenorrhö bei 16 Frauen, eine Polymenorrhö bei 2 Frauen. Menstruationsstörungen traten in 19 % der Patientinnen mit IGE und 23 % der Patientinnen mit PE auf. PCO waren bei 14 (16,9 %:21 % mit IGE, 14,5 % mit PE) Patientinnen nachweisbar. Damit liegen diese Werte nicht über denen der Normalpopulation. Epilepsiekranke hatten jedoch häufiger multifollikuläre Ovarien als in der Allgemeinbevölkerung anzutreffen (14 % vs. 5 %), damit gingen aber in der Regel keine klinischen Symptome einher.

75 Frauen, die entweder VPA oder CBZ einnahmen, sowie 26 gesunde Frauen wurden untersucht. Das Vorkommen von PCO und/oder Hyperandrogenämie war bei 72 % der mit VPA behandelten Patientinnen nachweisbar und damit statistisch signifikant häufiger als bei Kontrollen. Diese Auffälligkeiten fanden sich bei 84 % der 14 übergewichtigen Frauen und bei 62 % der normalgewichtigen mit VPA behandelten Frauen. Alle diese Frauen hatten erhöhte Testosteron-Spiegel aber der Serum-Insulin-Wert war nur bei den Übergewichtigen erhöht. Die übergewichtigen, mit VPA behandelten Frauen hatten zusätzlich ein erniedrigtes HDL-Gesamtcholesterol-Verhältnis und hohe Triglyzeridwerte (Isojärvi et al. 1998 b).

Untersuchungen zur möglichen Ätiologie des VPA-korrelierten Endokrinopathie blieben letztlich ohne wegweisenden Befund: Popovic u. Spremovic (1995) gingen der Frage nach, ob die Beeinflussung des GAGAergen Systems durch VPA die Gonadotropinfunktion (Sekretionsfrequenz und -amplitude gonadotroper Hormone) bei Frauen mit PCOS beeinflusst. Untersucht wurden 6 Frauen mit PCOS und 6 Frauen ohne PCOS. Sie erhielten 1.200 mg VPA für fünf Tage. Bei Frauen mit PCOS wurde die LH-Pulsatilität gemessen, es erfolgte ein GnRH-Test vor und nach der VPA-Therapie. VPA änderte die basale LH-Konzentration, die LH-Pulsfrequenz sowie die LH-Pulsamplitude nicht. VPA änderte die LH-Sekretion, FSH und Prolaktin bei Frauen mit PCOS nicht. Bei fünf Frauen stiegen die Testosteronspiegel unter VPA an (nicht signifikant).

Untersucht wurde die Pulsatilität von LH bei Frauen unter antiepileptischer Monotherapie. Die Patientinnen litten unter einer fokalen Epilepsie oder einer primär generalisierten Epilepsie. Signifikant abnorme LH-Pulsationsraten und -Konzentrationen wurden bei Patientinnen mit fokalen Epilepsien, speziell unter CBZ-Therapie, nachgewiesen (Morrell et al. 1998).

Nach tierexperimentellen Untersuchungen kommt den VPA-induzierten ovariellen Veränderungen kein onkogener Effekt zu, d. h. die Sezernierung von p53, einem onkogenen Marker, ließ sich nicht nachweisen (Tauboll et al. 1998b).

Tierexperimentelle Untersuchungen der Gabe von VPA bei Ratten legen nahe, dass VPA einen spezifischen Effekt auf die endokrine ovarielle Funktion und die Ovarienmorphologie hat (Tauboll et al. 1998a).

Zusammenfassend ist festzustellen, dass die Beobachtung einer erhöhten Rate der Manifestation PCOS bei VPA-Therapie einer weiteren Analyse bedarf. Die von Isojärvi et al. (1993, 1996, 1998) zusammengestellten Patientenanalysen sind aufgrund nicht immer eindeutig nachvollziehbarer Subpopulationen und einer von den Autoren nicht ganz eindeutigen Definition der untersuchten Endokrinopathie durchaus diskutierbar und sollten anhand anderer Kollektive überprüft werden. Unbestritten ist jedoch, dass die Tatsache des Nachweises von PCOS bei Patientinnen mit idiopathisch generalisierten Epilepsien darauf verweist, dass der Endokrinopathie eine periphere, d. h. ovarielle Ursache zukommt und die bislang gepflegte Zuordnung zu limbisch-epileptischer Induktion keine ausschließliche Erklärung darstellen kann (Herzog 1996).

Insbesondere den Risikopatientinnen (Alter bei Therapiebeginn <20 Jahre; Gewichtszunahme) sollte in der Behandlungsbegleitung diagnostische Aufmerksamkeit gewidmet werden. Die Reversibilität der Endokrinopathie (Isojärvi et al. 1998a) zwingt jedoch derzeit nicht, von bewährten Therapiestrategien mit VPA abzuweichen.

4 Untersuchungen von Hormonkonzentrationen bei VPA-Therapie

Nag et al. (1997) untersuchten den möglichen Einfluss einer VPA-Monotherapie auf Sexualhormone bei Männern mit neu diagnostizierter Epilepsie mit primär generalisierten Grand mal. Im Vergleich zu einer Kontrollgruppe Gesunder zeigten die 26 anfallsfreien Epilepsiepatienten nach einem Jahr der Therapie mit VPA keine Änderung des luteotropen Hormons, des Follikel-stimulierenden Hormons sowie des Serum-Prolaktins. Die Gesamttestosteronkonzentration fiel hingegen in diesem Zeitraum signifikant ab. In einer ähnlichen Untersuchung hatten Isojärvi et al. (1990) hingegegen einen Testosteronanstieg bei der Gabe enzyminduzierender Antiepileptika, nicht aber unter VPA, beschrieben. In einer eigenen Untersuchung (Stoffel-Wagner et al. 1998) war bei der Gabe enzyminduzierender Antiepileptika eine Minderung des freien Testosteron als Folge der vermehrten Bildung von Sexualhormon-bindendem Globulin aufgefallen. Dieser Mechanismus ist für VPA, als einem enzyminhibierenden Medikament, nicht anzunehmen.

In der Bewertung ihrer Untersuchungsergebnisse spekulierten Nag et al. (1997) über eine hypothalamische Einflussnahme von VPA, nachdem sich die Konzentration hypophysärer Hormone als normal erwiesen hatte. Invitti et al. (1988) hatten bei der Untersuchung VPA-behandelter Epilepsiepatienten eine gestörte hypothalamische Kontrolle der hypophysären Wachstumshormonsezernierung nachweisen können. Andere hypophysäre Hormone, insbesondere Prolaktin, waren davon jedoch nicht betroffen (Invitti et al. 1988). Die Wachstumshormonsezernierungsstörung unter VPA könnte, so spekulierten die Autoren, potentiell zu einer Störung des Längenwachstums führen und sollte bei entsprechenden klinischen Hinweisen ursächlich mit bedacht werden.

Melis et al. (1982) berichteten über die mögliche Minderung des Serum-Prolaktin-Spiegels durch VPA.

Kasuistisch teilten Curtis et al. (1994) den möglichen Einfluss von VPA auf die Samenfunktion mit: Ein unter CBZ fertiler Mann wurde unter VPA infertil. Samenanzahl und -funktion erwiesen sich als gemindert bzw. gestört, ein nach Umsetzen auf CBZ reversibler Befund. Die Ursache dieses Einflusses blieb ungeklärt, eine direkte Wirkung des VPA auf Gonaden oder Spermien wurde diskutiert. Tierexperimentelle Befunde verweisen auf die mögliche Antiepileptika-induzierte Hemmung der testikulären Testosteronsynthese, ein Befund, der unter CBZ und Phenytoin ausgeprägter als unter VPA nachweisbar war (Kuhn-Felten et al. 1990).

Zusammenfassend ist festzustellen, dass der Einfluss von VPA auf das Hormonsystem selten nachweisbar und im Allgemeinen als geringfügig zu bewerten ist.

Literatur

Abbott DH, Dumesic DA, Eisner JR, Colamn RJ, Kemnitz JW (1998) Insights into the development of Polycystic Ovary Syndrome (PCOS) from studies of prenatally androgenized female rhesus monkeys. Trends Endocrinol Metab 9: 62–67
Ackerman S, Nolan LJ (1998) Bodyweight gain induced by psychotropic drugs. CNS Drugs 9: 135–151
Adams J, Polson DW, Franks S (1986) Prevalence of polycystic ovaries in women with anovulation and idiopathic hirsutism. Br Med J 293: 355–359
Anderson GD, Acheampong AA, Levy RH (1994) Interaction between valproate and branched chain amino acid metabolism. Neurology 44: 742–744
Astrup AV, Andersen T, Christensen NJ, Bülow J, Madsen J, Breum L, Quaade F (1990) Impaired glucose-induced thermogenesis and arterial norepinephrine response persist after weight reduction in obese humans. Am J Clin Nutr 51: 331–337

Auchus RJ, Geller DH, Lee TC, Miller WL (1998) The regulation of human P450c17 activity: Relationship to premature adrenarche, insulin resistance and the polycystic ovary syndrome. Trends Endocrinol Metab 9: 47-50

Bauer J (1996) Epilepsy and prolactin in adults: A clinical review. Epilepsy Res 24: 1-7

Bauer J (1997) Hormone, Antiepileptika und Epilepsien. Epilepsie 14: 5-15

Bauer J, Elger CE (1994) Vigabatrin. Aktuelle Neurol 21: 137-140

Bauer J, Burr W, Elger CE (1998) Seizure occurrence during ovulatory and anovulatory cycles in patients with temporal lobe epilepsy: A prospective study. Eur J Neurol 5: 83-88

Becker CM, Harris RA (1983) Influence of valproic acid on hepatic carbohydrate an lipid metabolism. Arch Biochem Biophys 223: 381-392

Beghi E, Bizzi A, Codegoni AM, Trevisan D, Torri W (1990) Valproate, carnitine metabolism, and biochemical indicators of liver function. Epilepsia 31: 346-352

Ben-Shlomo I, Homburg R, Shalev E (1998) Hyperandrogenic anovulation (the polycystic ovarian syndrome) - Back to the ovary? Hum Reprod update 4: 296-300

Bentsen KD, Gram L, Veje A (1983) Serum thyroid hormones and blood folic acid during monotherapy with carbamazepine or valproate. Acta Neurol Scand 67: 235-241

Bilo L, Meo R, Valentino R (1991) Abnormal patterns of luteinizing hormone pulsatility in women with epilepsy. Fertil Steril 55: 705-711

Breum L, Astrup A, Gram L (1992) Metabolic changes during treatment with valproate in humans: implications for weight gain. Metabolism 41: 666-670

Brodersen R, Jorgensen N, Vorum H, Krukow N (1990) Valproate and palmitate binding to human serum albumin: An hypothesis on obesity. Mol Pharmacol 37: 704-709

Bruni J (1996) Valproate. In: Shorvon S, Dreifuss F, Fish D, Thomas D (eds) The treatment of epilepsy. Blackwell Science, Oxford, pp 482-490

Bunker CB, Newton JA, Conway GS, Jacobs HS, Greaves MW, Dowd PM (1991) The hormonal profile of women with acne and polycystic ovaries. Clin Exp Dermatol 16: 420-423

Callaghan N, Kenny RA, O'Neill B, Crowley M, Goggin T (1985) A prospective study between carbamazepine, phenytoin, sodium valproate as monotherapy in previously untreated und recently diagnosed patients with epilepsy. J Neurol Neurosurg Psychiatry 48: 639-644

Ciampelli M, Lanzone A (1998) Insulin and polycystic ovary syndrome: A new look at an old subject. Gynecol Endocrinol 12: 277-292

Clark JE, Covanis A, Gupta AK, Jeavons PM (1980) Unwanted effects of sodium valproate in children and adolescents. In: Parsonage MJ, Caldwell ADS (eds) The place of sodium valproate in the treatment of epilepsy. Royal Society of Medicine, London, pp 223-233

Corman CL, Leung NM, Guberman AH (1997) Weight gain in epileptic patients during treatment with valproic acid: Aa retrospective study. Can J Neurol Sci 24: 240-244

Coude FX, Grimber G, Pelet A, Benoit Y (1983) Action of the antiepileptic drug, valproic acid, on fatty acid oxidation in isolated rat hepatocytes. Biochem Biophys Res Commun 155: 730-736

Coulter DL (1991) Carnitine, valproate, and toxicity. J Child Neurol 67: 14

Covanis A, Gupta K, Jeavons PM (1982) Sodium Valproate: Monotherapy and polytherapy. Epilepsia 23: 693-720

Cramer JA, Mattson RH, Bennett DM, Swick DT (1986) Variable free and total valproic acid concentrations in sole- and multiple-drug therapy. Ther Drug Monit 8: 411-415

Cresswell JL, Barker DJP, Osmond C, Egger P, Phillips DIW, Fraser RB (1997) Fetal growth, length of gestation, and polycystic ovaries in adult life. Lancet 350: 1131-1135

Cummings LN, Giudice L, Morrell MJ (1995) Ovulatory function in epilepsy. Epilepsia 36: 355-359

Curtis VL, Oelberg DG, Willmore LJ (1994) Infertility secondary to valproate. J Epilepsy 7: 259-261

Damm I, Bauer J, Klingmüller D, Elger CE (1995) Polyzystisches Ovariensyndrom und Epilepsie: Koinzidenz oder Kausalität? Aktuelle Neurol 22: 232-235

Davison RM (1998) New approaches to insulin resistance in polycystic ovarian syndrome. Curr Opin Obstet Gynecol 10: 193-198

Dean JC (1993) Valproate. In: Wyllie E (ed) The treatment of epilepsy: Principles and practices. Lea & Febiger, Philadelphia, pp 915-922

Dinesen H, Gram L, Anderson T, Dam M (1984) Weight gain during treatment with valproate. Acta Neurol Scand 70: 65-69

Dornhorst A, Jenkins JS, Lamberts SW et al. (1983) The evaluation of sodium valproate in the treatment of Nelson's syndrome. J Clin Endocrinol Metab 56: 985–991

Dreifuss FE (1995) Valproic acid. Toxicity. In: Levy RH, Mattson RH, Meldrum BS (eds) Antiepileptic drugs, 4th edn. Raven, New York, pp 641–648

Drislane FW, Coleman AE, Schomer DL, Ives I, Levesque LA, Seibel MM, Herzog AG (1994) Altered pulsatile secretion in women with epilepsy. Neurology 44: 306–310

Dunaif A (1997) Insulin resistance and the polycystic ovary syndrome: Mechanism and implications for pathogenesis. Endocr Rev 18: 774–800

Eden JA (1991) The polycystic ovary syndrome presenting as resistant acne successfully treated with cyproterone acetate. Med J Aust 155: 677–680

Editorial (1990) Carnitine deficiency. Lancet i: 631–633

Egger J, Brett EM (1981) Effects of sodium valproate in 100 children with special reference to weight. Br Med J 283: 577–581

Fox R, Corrigan E, Thomas PA, Hull MG (1991) The diagnosis of polycystic ovaries in women with oligo-amenorrhoea: Predictive power of endocrine tests. Clin Endocrinol (Oxf) 34: 127–131

Franks S (1989) Polycystic ovary syndrome: A changing perspective. Clin Endocrinol (Oxf) 31: 87–120

Franks S (1995) Polycystic ovary syndrome. N Engl J Med 333: 853–861

Gidal BE, Anderson GD, Spencer NW et al. (1996) Valproate-associated weight gain: Potential relation to energy expenditure and metabolism in patients with epilepsy. J Epilepsy 9: 234–241

Heller AJ, Chesterman P, Elwes RDC, Crawford P, Chadwick D, Johnson AL, Reynolds EH (1995) Phenobarbitone, phenytoin, carbamazepine, or sodium valproate for newly diagnosed adult epilepsy: A randomised comparative monotherapy trial. J Neurol Neurosurg Psychiatry 58: 44–50

Herzog AG (1993) A relationship between particular reproductive endocrine disorders and the laterality of epileptiform discharges in women with epilepsy. Neurology 43: 1907–1910

Herzog AG (1996) Polycystic ovarian syndrome in women with epilepsy: Epileptic or iatrogen? Ann Neurol 39: 559–560

Herzog AG, Seibel MM, Schomer DL, Vaitukaitis JL, Geschwind N (1986) Reproductive endocrine disorders in women with partial seizures of temporal lobe origin. Arch Neurol 43: 341–346

Holte J (1996) Disturbances in insulin secretion and sensitivity in women with the polycystic ovary syndrome. Baillieres Clin Endocrinol Metabol 10: 221–247

Hull MG (1987) Epidemiology of infertility and polycystic ovarian disease: Endocrinological and demographic studies. Gynecol Endocrinol 1: 235–245

Invitti C, Danesi L, Dubini A, Cavagnini F (1988) Neuroendocrine effects of chronic administration of sodium valproate in epileptic patients. Acta Endocrinol (Copenh) 118: 381–388

Isojärvi JIT, Pakarinen AJ, Ylipalosaari, Myllylä VV (1990) Serum hormones in male epileptic patients receiving anticonvulsant medication. Arch Neurol 47: 670–676

Isojärvi JIT, Laatikainen TJ, Pakarinen AJ, Juntunen KTS, Myllylä VV (1993): Polycystic ovaries and hyperandrogenism in women taking valproate for epilepsy. N Engl J Med 329: 1383–1388

Isojärvi JIT, Laatikainen TJ, Knip M, Pakarinen AJ, Juntunen KTS, Myllylä VV (1996) Obesity and endocrine disorders in women taking valproate for epilepsy. Ann Neurol 39: 579–584

Isojärvi JIT, Tauboll E, Dale PO et al. (1997) Polycystic ovaries in women taking valproate monotherapy for epilepsy: A two center study. Epilepsia 38 (Suppl 8): 102

Isojärvi JIT, Rättyä J, Myllylä VV et al. (1998 a) Valproate, lamotrigine, and insulin-mediated risks in women with epilepsy. Ann Neurol 43: 446–451

Isojärvi JIT, Tauboll E, Pakarinen AJ et al. (1998 b) Valproate-related endocrine risks in women with epilepsy: A multicenter study (abstract). Epilepsia 39 (Suppl 6): 220

Ito M, Ikeda Y, Arnez JG, Finocchiaro G, Tanaka K (1990) The enzymatic basis for the metabolism and inhibitory effects of valproic acid: Dehydrogenation of valproyl-CoA by 2-methyl-branched-chain acyl-CoA dehydrogenase. Biochem Biophys Acta 1034: 213–218

Jung RT, James WPT (1980) Is obesity metabolic? Br J Hosp Med 24: 63–67

Karlson P, Gerok W, Groß W (1978) Pathobiochemie. Thieme, Stuttgart

Kashar-Miller M, Azziz R (1998) The development of the polycystic ovary syndrome: Family history as a risk factor. Trends Endocrinol Metab 9: 55–58

Koch KM, Wilensky AJ, Levy RH (1989) _-oxidation of valproic acid. I. Effects of fasting and glucose in humans. Epilepsia 30: 782–789

Kuhn-Felten WN, Herzog AG, Muller MR (1990) Acute effects of anticonvulsant drugs on gonadotropin-stimulated and precursor supported testicular androgen production. Eur J Pharmacol 181: 151–155

Kusunoki M, Yamamura T, Ichii S, Fujita S, Nakai T, Utsunomiya J (1988) The effects of sodium valproate on plasma somatostatin and insulin in humans. J Clin Endocrinol Metab 67: 1060–1063

Laljee HCK, Parsonage MJ (1980) Unwanted effetcts of sodium valproate (EPILIM) in the treatment of adult patients with epilepsy. In: Parsonage MJ, Caldwell ADS (eds) The place of sodium valproate in the treatment of epilepsy. Royal Society of Medicine, London, pp 141–158

Laub MC, Paetzke-Brunner I, Jaeger G (1986) Serum carnitine during valproic acid therapy. Epilepsia 27: 559–562

Leibowitz SF (1992) Neurochemical-neuroendocrine systems in the brain controlling macronutrient intake and metabolism. Trends Neurosci 15: 491–497

Lin JMH, Russell RG, Grillo M, Baillie M, Levy RH (1992) Comparative effects of VPA and 4-ene-VPA on hepatic acyl-CoA profiles in rats (abstract). Pharm Res 9: S296

Luciano D, Kothari M, Devinsky O et al. (1993) Valproate, weight gain and plasma insulin (abstract). Epilepsia 34 (Suppl 6): 40

Mattson RH, Cramer JA, Collins JF (1992) A comparison of valproate with carbamazepine for the treatment of complex partial seizures and secondary generalized seizures. N Engl J Med 327: 765–771

Melis GB, Paoletti AM, Mais V et al. (1982) The effect of gabaergic drug, sodium valproate, on prolactin secretion in normal and hyperprolactinaemic subjects. J Clin Endocrinol Metab 54: 585–589

Mellanby J, Dwyer J, Hawkins CA, Hitchen C (1993) Effect of experimental limbic epilepsy on the estrus cycle and reproductive success in rats. Epilepsia 34: 220–227

Meo R, Bilo L, Nappi C et al. (1993) Derangement of the hypothalamic GnRH pulse generator in women with epilepsy. Seizure 2: 241–252

Morrell MJ (1998) Seizures and epilepsy in women. In: Kaplan PW (ed) Neurologic disease in women. Demos, New York, pp 189–206

Morrell M, Seale CG, Hamdy S, Giudice LC (1998) Luteinizing hormone pulsatility in women with epilepsy treated with AED monotherapy. Epilepsia 39 (Suppl 6): 221

Murialdo G, Galimberti CA, Magri F et al. (1997) Menstrual cycle and ovary alterations in women with epilepsy on antiepileptic drugs. J Endrocrinol Invest 20: 519–526

Murialdo G, Galimberti CA, Gianelli MV et al. (1998) Effects of valproate, phenobarbital, and carbamazepine on sex steroid setup in women with epilepsy. Clin Neuropharmacol 21: 52–58

Nag D, Garg RK, Banerjee A (1997) Sodium valproate monotherapy and sex hormones in men. Neurol India 45: 240–243

Perucca E, Garatt A, Hebdige S, Richens A (1978) Water intoxication in epileptic patients receiving carbamazepine. J Neurol Neurosurg Psychiatry 41: 713–718

Pijl H, Meinders AE (1996) Bodyweight change as an adverse effect of drug treatment. Drug Safety 14: 329–342

Polson DW, Adams J, Wadsworth J, Franks S (1988) Polycystic ovaries-a common finding in normal women. Lancet 1: 870–872

Ponchaut S, van Hoof F, Veitch K (1992) In vitro effects of valproate and valproate metabolites on mitochondrial oxidations. Relevance of CoA sequestration to the observed inhibitions. Biochem Pharmacol 43: 2435–2442

Ponchaut S, Veitch K (1993) Valproate and mitochondria. Biochem Pharmacol 46: 199–204

Popovic V, Spremovic S (1995) The effect of sodium valproate on luteinizing hormone secretion in women with polycystic ovarian syndrome. J Endocrinol Invest 18: 104–108

Pylvanen VE, Pakarinen AJ, Knip M, Turkka JT, Isojärvi JIT (1998) Serum insulin and leptin levels in valproate related obesity (abstract). Epilepsia 39 (Suppl 6): 128

Riva R, Zaccara G, Albanai F, Galli G, Campostrini R, Paganini M, Baruzzi A (1991) Effects of acute valproic acid administration on carnitin plasma concentrations in epileptic patients. Epilepsy Res 8: 149–152

Rogiers V, Vandenberghe Y, Vercruysse A (1985) Inhibition of gluconeogenesis by sodium valproate and its metabolites in isolated rat hepatocytes. Xenobiotica 15: 759–765

Rosenfield RL (1997) Current concepts of polcystic ovarian syndrome. Baillieres Clin Obstet Gynecol 11: 307–333

Rumbach L, Cremel G, Marescaux C, Warter JM, Waksman A (1989) Succinate transport inhibition by valproate in rat renal mitochondria. Eur J Pharmacol 164: 577–581

Schmidt D (1981) Behandlung der Epilepsien. Thieme, Stuttgart New York

Schomer DL (1998) Ovarian hormones and the nervous system. In: Kaplan PW (ed) Neurologic disease in women. Demos, New York, pp 45–51

Schupf N, Ottman R (1994) Likelihood of pregnancy in individuals with idiopathic/cryptogenic epilepsy: Social and biologic influence. Epilepsia 35: 750–756

Schupf N, Ottman R (1996) Reproduction among individuals with idiopathic/cryptogenic epilepsy: Risk factors for reduced fertility in marriage. Epilepsia 37: 833–840

Sharma S, Jacobs HS (1997) Polycystic ovary syndrome associated with treatment with the anticonvulsant sodium valproate. Curr Opin Obstet Gynecol 9:391–392

Stoffel-Wagner B, Bauer J, Flügel D, Brennemann W, Klingmüller D, Elger CE (1998) Sex serum hormones are altered in patients with chronic temporal lobe epilepsy receiving anticonvulsant medication. Epilepsia 39: 1164–1173

Sudhop T, Bauer J, Elger CE, v. Bergmann (1999) Carbamazepine increases high density lipoprotein cholesterol in patients with focal epilepsies. A gender related study. Epilepsia z: z

Tauboll E, Nesland JM, Harbo HF, Isojärvi J, Gjerstad L (1998 a) Effects of VPA on tissue morphology in female Wistar rats. Epilepsia 39 (Suppl 2): 110

Tauboll E, Berner A, Gjerstad L, Roste LS, Isojärvi JIT, Pakarinen A (1998b) Valproate-induces changes in the ovaries are not associated with pathological p53 protein expression in rats (abstract). Epilepsia 39 (Suppl 6): 41

Turnbull DM, Bone AJ, Tames FJ, Wilson L, Baird JD, Sherratt HS (1985) The effect of valproate on blood metabolite concentrations in spontaneously diabetic, ketoacidotic BB/E Wistar rat. Diabet Res 2: 45–48

Turnbull DM, Dick DJ, Wilson L, Sherratt HS, Alberti KG (1986) Valproate causes metabolic disturbances in normal man. J Neurol Neurosurg Psychiatry 49: 405–410

Turnbull DM, Bone AJ, Bartlett K, Koundakjian PP, Sherratt HSA (1987) The effects of valproate on intermediary metabolism in isolated hepatocytes and intact rats. Biochem Pharmacol 32: 1887–1892

Vendsborg PB, Bech P, Rafaelsen OJ (1976) Lithium treatment and weight gain. Acta Psychiatr Scand 53: 139–147

Vorum H, Andersen S, Brodersen R (1989) Valproate competes with palmitate for binding to serum albumin. Epilepsia 30: 370–373

Wilder BJ, Ramsay RE, Murphy JV, Karas BJ, Marquart K, Hammond EJ (1983) Comparison of valproic acid and phenytoin in newly diagnosed tonic-clonic seizures. Neurology 33: 1474–1476

34 Unerwünschte Arzneimittelwirkungen von Valproinsäure an der Haut und den hautnahen Schleimhäuten

K. BORK

Zusammenfassung

Valproinsäure (valproic acid, VPA) kann – wenn auch selten – an der Haut zahlreiche verschiedenartige unerwünschte Wirkungen hervorrufen. In aller Regel handelt es sich um harmlose, passagere Nebenwirkungen, die jedoch in vielen Fällen ein Absetzen des Medikamentes erforderlich machen. In nennenswerter Häufigkeit betreffen die Nebenwirkungen Haarveränderungen wie einen passageren Haarausfall, wellig oder kräuselig nachwachsendes Haar und eine Hypopigmentierung des Haares, weiterhin makulöse und makulopapulöse Exantheme, eine Hypersalivation, Juckreiz, eine verstärkte Photosensibilität sowie Hautblutungen durch eine Thrombozytopenie oder durch Gerinnungsstörungen. Weiter unerwünschte Wirkungen sind nur in Einzelfällen bekannt geworden. Insgesamt überwiegen an Häufigkeit und Bedeutsamkeit für den Patienten jedoch bei weitem die unerwünschten Wirkungen von seiten der intestinalen Organe gegenüber denen des Hautorgans.

1 Einleitung

Die medikamentöse Therapie hat eine lange und wechselvolle Geschichte, mit der die Geschichte der Nebenwirkungen eng zusammenhängt. Mit fast jeder wirksamen Pharmakotherapie sind Behandlungsrisiken in Form unerwünschter Arzneimittelwirkungen verbunden, die sich auf alle Fachgebiete der Medizin erstrecken. Dabei gehören Hautsymptome zu den häufigsten medikamentös bedingten Nebenwirkungen und bereiten auf vielfältige Weise immer wieder diagnostische Schwierigkeiten.

Als Folge einer medikamentösen Therapie kann eine außerordentlich große Zahl verschiedenartiger Hautreaktionen auftreten, wobei auch noch die gleichen klinischen Symptome zum Teil durch unterschiedliche Pathomechanismen entstehen (Bork 1998). Das Spektrum der kutanen Arzneimittelnebenwirkungen ist naturgemäß einem beständigen Wandel unterlegen. Dennoch sind und bleiben die häufigsten Arzneimittelreaktionen an der Haut die makulösen und makulopapulösen Exantheme und die Urtikaria, Reaktionen also, die praktisch nach jedem Medikament auftreten können, wenn auch in unterschiedlicher Häufigkeit.

Auch VPA ruft an der Haut zahlreiche verschiedenartige unerwünschte Wirkungen hervor, wie sie in der nachfolgenden Übersicht aufgelistet sind. In aller Regel handelt es sich um harmlose, passagere Nebenwirkungen, die jedoch in vielen Fällen ein Absetzen des Medikamentes erforderlich machen. In nennenswerter Häufigkeit betreffen die Nebenwirkungen die ersten 6 Symptome der Übersicht. Insgesamt überwiegen an Bedeutsamkeit für den Patienten jedoch bei weitem die unerwünschten Wirkungen von seiten der intestinalen Organe (Schmidt 1984) gegenüber denen des Hautorgans.

Übersicht der unerwünschten Wirkungen von Valproinsäure bzw. Valproat an der Haut und den hautnahen Schleimhäuten

1. Haarveränderungen (passagerer Haarausfall, wellig oder kräuselig nachwachsendes Haar, Hypopigmentierung des Haares)
2. makulöse und makulopapulöse Exantheme
3. Hypersalivation
4. Generalisierter Pruritus
5. Photosensibilität
6. Hautblutungen (Purpura) durch Thrombozytopenie oder Gerinnungsstörungen
7. Gynäkomastie
8. periphere Ödeme
9. Gingivahyperplasie
10. toxische epidermale Nekrolyse (Lyell-Syndrom)
11. Erythema exsudativum multiforme
12. Vaskulitis
13. Porphyrie
14. Sklerodermie-artige Veränderungen

---

2 Haarveränderungen (passagerer Haarausfall, wellig oder kräuselig nachwachsendes Haar und Hypopigmentierung des Haares)

Medikamente können als unerwünschte Reaktion verschiedenartige Veränderungen der Haare bewirken. Zu den häufigsten dieser Reaktionen gehört der diffuse Haarausfall, wobei jedoch stets daran gedacht werden sollte, dass eine solche toxische diffuse Alopezie ebenfalls auch durch akzidentelle Intoxikationen entstehen kann, wie z. B. durch Thallium- oder Cumarin-haltige Mittel, die zur Vergiftung von Ratten und Mäusen Verwendung finden.

Außer zu diffusen Alopezien können Medikamente auch zu verstärktem Haarwachstum und zu Depigmentierungen der Haare führen. Der medikamentös induzierte Haarausfall zeigt das Muster einer diffusen Alopezie, wohingegen die Alopecia areata nach heutigem Wissen nicht durch Medikamente auslösbar ist. In den meisten Fällen beschränkt sich die medikamentös induzierte Alopezie, die das weibliche Geschlecht offenbar etwas häufiger betrifft, auf das Kopfhaar, seltener sind die Axillar- und Schambehaarung, noch seltener die gesamte Körperbehaarung miteinbezogen. Häufig wird die Haarlichtung besonders in der Parietalregion deutlich, nicht so sehr dagegen temporal und okzipital.

Entzündliche Veränderungen sind weder an den Follikeln noch interfollikulär sichtbar. Die fast immer reversible, medikamentös induzierte Alopezie entsteht am häufigsten durch Zytostatika und durch Antikoagulantien, weiterhin seltener durch eine Reihe weiterer Medikamente.

Nach VPA wurde immer wieder eine mäßiggradige diffuse Alopezie beobachtet. Meist handelt es sich um einen vorübergehenden Haarausfall, der sich öfters auch trotz Fortsetzung der antiepileptischen Therapie nach Dosisreduktion zurückbildet. Ein verstärkter Haarausfall ist frühestens 4 Tage bis 2 Wochen nach Therapiebeginn zu bemerken, während aber üblicherweise 6-8 Wochen vergehen, bis mehr als ca. 25% der Haare ausgefallen sind, so dass es zu einer klinisch wahrnehmbaren diffusen Alopezie kommt. Die Haare fallen entweder verstärkt spontan oder auf geringe Traktion hin aus, also beispielsweise beim Kämmen.

Ein solcher medikamentöser Haarausfall ist eine passagere, für den Patienten vollkommen ungefährliche, subjektiv jedoch sehr störende Folge der Behandlungsmaßnahmen, auf die die Patienten frühzeitig hingewiesen werden sollten. Wichtig ist dabei der Hinweis, dass die Haare in jedem Falle wieder nachwachsen, und zwar 1–3 Monate nach Beendigung der Behandlung.

Nicht ganz selten findet sich nach VPA das Wachstum verstärkt gewellten oder gekräuselten Haares (Jeavons et al. 1977). Gelegentlich sind auch Hypopigmentierungen der Haare zu beobachten (Herranz et al. 1981).

3 Makulöse und makulopapulöse Exantheme

Makulöse und makulopapulöse Exantheme sind zusammen mit der Urtikaria die häufigsten unerwünschten Reaktionsformen der Haut auf Arzneimittel. Fast alle der häufig verschriebenen Medikamente können solche makulösen Exantheme auslösen, und auch von den weniger häufig verwendeten sind fast ausnahmslos ebenfalls Exantheme als Nebenwirkungen bekannt.

Meist handelt es sich dabei um banale und passagere Symptome, die sich innerhalb von Tagen oder Wochen spontan zurückbilden, doch ist eine Reihe ernster Weiterentwicklungen möglich, so dass auch diese Formen der unerwünschten Arzneimittelreaktion Beobachtung erfordern. Bei der klinischen Inspektion zeigen die makulösen und makulopapulösen Exantheme eine außerordentliche morphologische Vielfalt, die auf Unterschiede in der Farbe, in der Form und der Größe der Effloreszenzen und ihrer Lokalisation beruht. Das klinische Bild reicht von den rein fleckförmigen bis hin zu deutlich papulösen Exanthemen.

Nach VPA werden kurzzeitige makulöse Exantheme gelegentlich beobachtet. Sie besitzen keine vergleichbare Bedeutung wie die makulösen bzw. makulopapulösen Exantheme nach Carbamazepin oder Phenytoin (Hyson u. Sadler 1997), die erst Wochen nach Beginn der Medikation auftreten und in eine Erythrodermie münden können. Makulöse VPA-Exantheme sind seit langem bekannt (Bruni u. Albright 1983; Lewis 1978). Die Zusatzmedikation von VPA scheint die Exanthemrate von Lamotrigin zu erhöhen. 8% der Patienten die Lamotrigin allein einnahmen, entwickelten ein Exanthem, dagegen 30% der Patienten, die sowohl Lamotrigin als auch VPA erhielten (Li et al. 1996).

4 Hypersalivation

Ein medikamentös induzierter, verstärkter Speichelfluss, eine Hypersalivation, ist meistens nur gering ausgeprägt und wird in der Regel als nicht besonders störend empfunden. Die Speichelsekretion tritt insbesondere verstärkt nach Parasympatikomimetika auf, und zwar den direkten Parasympatikomimetika.
VPA ist bei manchen Patienten Ursache einer mäßigen Hypersalivation.

5 Pruritus

Zahlreiche Arzneimittelexantheme sind von mäßigem bis starkem Pruritus begleitet, jedoch kann Juckreiz, der „kleine Bruder des Schmerzes", auch als einziges Symptom nach vielen systemisch verabreichten Medikamenten auftreten. Häufig handelt es sich um einen generalisierten Pruritus, es können aber auch nur einzelne Körperpartien, z. B. die Beugeseiten der Unterarme und Unterschenkel, betroffen sein. Einem intensiven und länger bestehenden Juckreiz können Exkoriationszeichen der Haut folgen. In stärkerem Maße exkoriierte Haut neigt dann zur Ekzematisation und evtl. zur Impetiginisierung. Ältere Menschen leiden eher und stärker unter Juckreiz als jüngere Menschen. Bei dem polyätiologischen Symptom „Juckreiz" muss in erster Linie an die viel häufigeren anderen Ursachen eines Pruritus gedacht werden, Medikamente spielen nur bei einem kleinen Teil der Prurituspatienten eine Rolle. Über die Pathogenese des medikamentös induzierten Pruritus ist wenig bekannt. Verschiedene Medikamente können direkt oder indirekt über eine Cholestase zum Juckreiz führen. Orale Antikonzeptiva beispielsweise rufen bei einigen Frauen einen deutlichen Pruritus hervor, der dem Pruritus gravidarum ähnelt. Patientinnen, die während ihrer Gravidität einen Schwangerschaftspruritus mit dem charakteristischen Auftreten in den letzten Monaten der Schwangerschaft und dem prompten Sistieren nach der Entbindung leiden, entwickeln nach oralen Kontrazeptiva eher einen Pruritus als andere Frauen. Der Pruritus in graviditate oder nach oralen Kontrazeptiva entsteht über eine mehr oder minder ausgeprägte Cholestase. Ob der Pruritus nach VPA auf eine Affektion der Leber zurückzuführen ist, ist bislang nicht hinreichend geklärt.

6 Photosensibilität

Bei wenigen Patienten wurde eine verstärkte Lichtempfindlichkeit nach VPA beobachtet. Bereits bei geringer Lichteinwirkung entwickeln sich entzündliche Veränderungen dort, wo die Haut dem Licht ausgesetzt ist, also insbesondere im Gesicht, am Hals, an den Unterarmstreckseiten und auf den Handrücken. Dabei können sich einerseits die Symptome eines Sonnenbrandes zeigen wie Erythem, Ödem, Bläschen oder Blasen, Nässen, Schuppung und residuäre Hyperpigmentierung, seltener auch Depigmentierung, also die Symptome einer akuten Dermatitis. Oder aber es entwickeln sich andererseits polymorphe Symptome, urtikarielle Herde, entzündliche Papeln oder Infiltrate. Bei photoallergischen und phototoxischen Reaktionen ist die Aussparung von Oberlidern, Submentalregion und Retroaurikularregion zu registrieren, denn diese „Schattenregionen" sind bei einer allergischen Kontaktdermatitis durch Dunstallergene (z. B. Formaldehyd, Parfüme, ätherische Öle etc.), die sich außerordentlich ähnlich zeigen kann, mitbetroffen.

Eine medikamentöse Lichtempfindlichkeit kann auf einer Allergie beruhen, wobei der Patient eine abnorme Reaktionsweise erworben hat, indem er auf Licht in Verbindung mit Arzneimitteln mit einer Entzündung am Belichtungsort reagiert. Viel häufiger als photoallergische Reaktionen entstehen durch systemische Arzneimittel jedoch phototoxische Reaktionen der Haut. Sie können praktisch bei jedem Menschen hervorgerufen werden, sofern eine ausreichende Konzentration des Arzneimittels in der Haut durch lokale oder systemische Applikation in Verbindung mit einer entsprechenden Lichtdosis der geeigneten Wellenlänge vorliegt. Vom klinischen Bild her sind photoallergische und phototoxische Reaktionen durch Arzneimittel nicht immer sicher zu unterscheiden, auch können einige Medikamente beide Reaktionen auslösen. Zu welcher Form die Photoreaktion nach VPA gerechnet werden muss, ist bislang nicht bekannt.

7 Hautblutungen (Purpura) durch Thrombozytopenie oder Gerinnungsstörungen

Eine arzneimittelinduzierte Purpura ohne weitere makroskopisch sichtbare Hautsymptome kann durch vaskuläre Veränderungen oder durch eine Thrombozytopenie entstehen. Für beide Entstehungsarten können allergische und nichtallergische Mechanismen verantwortlich sein. Für manche Medikamente gilt, dass sie mehrere pathogenetisch völlig verschiedenartige Purpuraformen hervorrufen können. Dies gilt nach heutigem Wissen auch für die VPA, die einerseits eine thrombozytopenische Purpura über einen wahrscheinlich allergischen Mechanismus auslösen kann, als auch durch eine Funktionsstörung der Thrombozyten (Delgado et al. 1994). VPA ruft nicht nur Blutungen in die Haut hervor, sondern auch Epistaxis und Otorrhagien. Außerdem wurden auch verminderte Plasmakonzentration von Fibrinogen gefunden, es können also auch Gerinnungsstörungen eine Rolle spielen (Winfield et al. 1976).

8 Gynäkomastie

Als Gynäkomastie wird eine potentiell reversible Vergrößerung der männlichen Brust bezeichnet, die ein- oder doppelseitig auftreten und von einer leichten subareolären Induration bis hin zum Aspekt einer voll ausgebildeten weiblichen Brust reichen kann. Die Gynäkomastie kann Folge einer Reihe verschiedener pathophysiologischer Vorgänge sein, wobei hormonelle Störungen insbesondere mit Änderungen des Östrogen-Testosteron-Quotienten und mit Hyperprolaktinämie, vor allem aber eine absolute Erhöhung der Gesamtöstrogene im Vordergrund stehen.

Eine Reihe von Medikamenten kann als unerwünschte Wirkung eine Gynäkomastie verursachen, wobei Cimetidin und Spironolacton heute die häufigsten Pharmaka sind, nach denen sich eine Gynäkomastie entwickelt. Wegen der möglichen peripheren Umwandlung von Androgenen zu Östrogenen können sowohl Nebennierenrindenextrakte als auch Testosteronpräparate, bei Patienten mit normaler Leberfunktion allerdings erst bei einer sehr hohen Dosis, eine Gynäkomastie bei Männern und Kindern nach sich ziehen. Kommt es bei Männern unter therapeutischer Dosis zu einer Gynäkomastie, so liegt vielfach eine Funktionsschwäche der Leber vor, so dass eine Gynäkomastie nach Testosteronbehandlung bei ihnen als diagnostisches Zeichen für eine Leberinsuffizienz gewertet werden kann.

Nach VPA wurden auch Brustvergrößerungen, aber auch eine Galaktorrhö beobachtet (Kollipara u. Connors 1983). Ob dieser Symptomatik VPA-induzierte Leberveränderungen zugrunde liegen, ist ungeklärt, jedoch wahrscheinlich.

Zu betonen ist, dass jeder Fall einer Gynäkomastie einer gründlichen Durchuntersuchung, insbesondere endokrinologischen Untersuchung, bedarf, da die zahlreichen anderen Untersuchungen bei Entstehung einer Gynäkomastie gegenüber der medikamentösen Induktion weitaus im Vordergrund stehen. So gibt es neben der physiologischen Gynäkomastie beim Neugeborenen, in der Pubertät und im Klimakterium sowie neben einer familiären und einer idiopathischen Gynäkomastie eine Gynäkomastie im Gefolge eines Hypogonadismus mit seinen verschiedenen Ursachen, ferner im Rahmen einer Leberzirrhose, einer Dialysebehandlung und einer Hungeratrophie sowie auch bei verschiedenen neurologischen Erkrankungen und bei Tumoren von Nebennierenrinde, Hypophyse, Gonaden und Mamma.

9 Periphere Ödeme

Zahlreiche Medikamente ziehen eine mehr oder minder ausgeprägte Natriumretention mit peripherer Ödemneigung und entsprechender Zunahme des Körpergewichtes nach sich, wie das z. B. besonders auch von Phenylbutazon und weiteren Antirheumatika, z. B. Piroxicam, bekannt ist. Flüchtige Ödeme im Knöchelbereich sind ein vieldeutiges Symptom. Sie werden unter vielen anderen Ursachen auch bei Glukokortikosteroid-, Mineralkortikosteroid- sowie hochdosierter Östrogenbehandlung und nach Amantadin-Therapie, ferner auch z. B. im Laufe einer Cyclosporin-A-Behandlung sowie bei Lithiumtherapie und nach Minoxidil bei einigen Patienten beobachtet. Eine besondere Ödemneigung unter Kalziumantagonisten, insbesondere Nifedipin, aber auch Verapamil, ist bekannt, weiterhin nach Carbamazepin, Carbenoxolon, Imipramin, Methysergid und Reserpin. Auch für VPA sind Extremitätenödeme, aber auch diffuse Gesichtsschwellungen, besonders im Lidbereich, ohne wesentliche Rötung bekannt. Sie treten symmetrisch auf und nicht einseitig, wie etwa das Angioödem. Der Pathomechanismus ist nicht bekannt.

10 Gingivahyperplasie

Zu den bekannten nichtallergischen unerwünschten Arzneimittelwirkungen an der Mundschleimhaut gehört das klinisch häufig eindrucksvolle Erscheinungsbild der Gingivahyperplasie bzw. der hyperplastischen Gingivitis, die charakteristischerweise nach Hydantoinderivaten, gelegentlich aber auch nach Phenobarbital, Primidon, Östrogenen und Progesteron, neuerdings auch nach Cyclosporin A und Nifedipin auftritt. Auch nach VPA wird eine solche Gingivahyperplasie beobachtet (Behari 1991).

Bei dieser Gingivahyperplasie – beginnend an den Papillenspitzen und zwar meist am labialen Gingivarand des Oberkiefers – handelt es sich zunächst um eine fibröse Hyperplasie der Interdentalpapillen, die sich meist mäßig, selten einmal exzessiv vergrößern. Die Papillen sind zumeist fest, und die Blutungsneigung ist geringer ausgeprägt als bei der Östrogen- oder Gestagen-induzierten Gingivahyperplasie. Dennoch ist häufig eine sekundäre, bakterielle Gingivitis aufgepfropft, da eine Neigung zur Taschenbildung mit bakterieller Infektion vorliegt und die Mundpflege erschwert ist. Die Ausprägung einer Gingivahyperplasie durch Phenytoin und weitere Antikonvulsiva wird wesentlich durch bakterielle Sekundärinfektionen, somit auch durch die Mundhygiene, mitbestimmt.

Dabei kann die Gingivahyperplasie solche Ausmaße erreichen, dass die Zähne des Oberkiefers, gelegentlich auch des Unterkiefers vollständig überwuchert werden, insbesondere bei einer Phenytointherapie. Häufiger und stärker ist die Gingiva der vorderen als die der rückwärtig gelegenen Kieferbereiche befallen. Nach Absetzen des Medikamentes bildet sie sich normalerweise innerhalb eines Jahres zurück, macht jedoch von sich aus ein Absetzen des Medikamentes nur selten erforderlich.

11 Toxische epidermale Nekrolyse

Im Gegensatz zu Phenytoin und Carbamazepin gehört VPA nicht zu den Substanzen, die relativ häufig eine toxische epidermale Nekrolyse (Lyell-Syndrom) oder gravierende Formen eines Erythema exsudativum multiforme (Stevens-Johnson-Syndrom) auslösen. Immerhin sind Fälle eines Erythema exsudativum multiforme beobachtet worden, denen ursächlich eine Behandlung mit VPA zugeschrieben wurde.

Ein 6 Monate altes Kind ist im übrigen beschrieben worden, das an einer toxischen epidermalen Nekrolyse verstarb. Das Kind erhielt allerdings gleichzeitig noch weitere Medikamente, so dass die Zuordnung zur VPA nicht sicher ist. Berichtet wurde über einen 35-jährigen Patienten, der 7 Tage nach Beginn einer VPA-Medikation eine toxische epidermale Nekrolyse mit einer Epidermisablösung von 100 % der Körperoberfläche entwickelte und 4 Tage später daran verstarb (Porteous u. Berger 1991).

12 Weitere unerwünschte Reaktionen an der Haut

Weitere kutane Nebenwirkungen von VPA sind bislang nur in Einzelfällen beobachtet worden. Dies betrifft generalisierte Herde einer zirkumskripten Sklerodermie (Goihman-Yahr et al. 1980), wobei die ursächliche Rolle der Valproinsäure allerdings sehr fraglich erscheint. Mehrfach wurde ein VPA-induzierter systemischer Lupus erythematodes bzw. ein „lupus-like syndrome" beschrieben (Asconape et al. 1994; Bleck u. Smith 1990; Gigli et al. 1996; Park-Matsumoto u. Tazawa 1996). Äußerst seltene Nebenwirkungen, die der VPA zugeschrieben wurden, betreffen die Auslösung eines Porphyrieschubes (Garcia-Merino u. Lopez-Lozano 1980) und eine hyperergische kutane Vaskulitis (Kamper et al. 1991).

Literatur

Asconape JJ, Manning KR, Lancman ME (1994) Systemic lupus erythematosus associated with use of valproate. Epilepsia 35: 162–163
Behari M (1991) Gingival hyperplasia due to sodium valproate. J Neurol Neurosurg Psychiatry 54: 279–280
Bleck TP, Smith MC (1990) Possible induction of systemic lupus erythematosus by valproate. Epilepsia 31: 343–345
Bork K (1998) Arzneimittelnebenwirkungen an der Haut. 2. Aufl. Schattauer, Stuttgart New York
Bruni J, Albright P (1983) Valproic acid therapy for complex partial seizures. Its efficacy and toxic effects. Arch Neurol 40: 135–137
Delgado MR, Riela AR, Mills J, Browne R, Roach ES (1994) Thrombocytopenia secondary to high valproate levels in children with epilepsy. J Child Neurol 9: 311–314
Garcia-Merino JA, Lopez-Lozano JJ (1980) Risks of valproate in porphyria. Lancet 18,2: 856
Gigli GL, Scalise A, Pauri F et al. (1996) Valproate-induced systemic lupus erythematosus in a patient with partial trisomy of chromosome 9 and epilepsy. Epilepsia 37: 587–588
Goihman-Yahr M, Leal G, Essenfeld-Yahr E (1980) Generalized morphea: A side effect of valproate sodium? Arch Dermatol 116: 621
Herranz JL, Arteaga R, Armijo JA (1981) Change in hair colour induced by valproic acid. Dev Med Child Neurol 23: 386–387
Hyson C, Sadler M (1997) Cross sensitivity of skin rashes with antiepileptic drugs. Can J Neurol Sci 24: 245–249
Jeavons PM, Clark JE, Harding GI (1977) Valproate and curly hair. Lancet I: 359
Kamper AM, Valentijn RM, Strickler BH, Purcell PM (1991) Cutaneous vasculitis induced by sodium valproate. Lancet 23: 497–498
Kollipara S, Connors MH (1983) Hypothalamic effects of sodium valproate. J Pediatr 103: 501
Lewis JR (1978) Valproic acid (Depakene). A new anticonvulsant agent. JAMA 240: 2190–2192
Li LM, Russo M, O'Donoghue MF, Duncan JS, Sander JW (1996) Allergic skin rash with lamotrigine and concomitant valproate therapy: Evidence for an increased risk. Arq Neuropsiquiatr 54: 47–49
Park-Matsumoto YC, Tazawa T (1996) Valproate induced lupus-like syndrome. J Neurol Sci 143: 185–186
Porteous DM, Berger TG (1991) Severe cutaneous drug reactions (Stevens-Johnson syndrome and toxic epidermal necrolysis) in human immunodeficiency virus infection. Arch Dermatol 127: 740–741
Schmidt D (1984) Adverse effects of valproate. Epilepsia 25 Suppl 1: S44–S49
Winfield DA, Benton P, Espir ML, Arthur LJ (1976) Sodium valproate and thrombocytopenia. Br Med J 2 (6042): 981

35 Nebenwirkungen von Valproinsäure an Leber, Pankreas und am blutbildenden System

S.A. König, I. König

Zusammenfassung

Die Valproinsäure (valproic acid, VPA) ist ein wirksames und in der Regel gut verträgliches Antiepileptikum, v. a. bei generalisierten Epilepsien. Seltene, zum Teil tödlich verlaufende Nebenwirkungen umfassen das VPA-assoziierte Leberversagen, die Pankreatitis und Blutungskomplikationen während einer VPA-Therapie. Insgesamt sind bisher 179 Menschen im Zusammenhang mit diesen Komplikationen unter einer VPA-Behandlung verstorben. Die häufigste Komplikation ist das VPA-assoziierte Leberversagen, das mit den klinischen Symptomen Übelkeit, Erbrechen, Apathie, und vermehrten Anfällen beginnt, häufig im Zusammenhang mit einem fieberhaften Infekt. Bei frühzeitigem Absetzen von VPA und i.v.-Carnitin-Therapie konnten sich in den letzten Jahren zahlreiche Patienten auch von schweren hepatotoxischen Episoden erholen. Auch normal entwickelte Patienten ohne erkennbare Grunderkrankung sowie Erwachsene können eine Hepatotoxizität unter VPA entwickeln, z. T. nach langjähriger Behandlung. Pankreatitiden unter VPA können gelegentlich lebensbedrohlich sein, sind aber bei mindestens 70% der Patienten reversibel. Häufig ist auch die Kombination eines Leberversagens mit einer Pankreatitis, eine leichte Erhöhung der Amylase oder Lipase kann bei klinischem Wohlbefinden toleriert werden. VPA kann selten schwere Blutungskomplikationen verursachen, einzelne Patienten sind auch an Blutungskomplikationen verstorben. Häufig kommt es zu Thrombozytopenien, Hypofibrinogenämien, sowie zu einem Willebrand-Jürgens-Syndrom in einer subklinisch bleibenden Ausprägung.

1 Einleitung

Die VPA ist für die große Mehrzahl der Patienten ein hochwirksames und Nebenwirkungsarmes Medikament. Weltweit werden z. Z. etwa 2,8 Millionen Patienten mit VPA behandelt. Seit der Einführung von VPA ist es aber andererseits zu 179 dokumentierten Todesfällen durch ein Leberversagen, z. T. in Kombination mit einer Pankreatitis im Zusammenhang mit einer VPA-Therapie gekommen (Übersichten bei Bryant u. Dreifuss 1996; Dreifuss et al. 1987, 989; Jeavons 1983; König et al. 1984; Scheffner et al. 1988).

Neben der Hepatotoxizität sind auch die Pankreatitis und Blutungsstörungen schwerwiegende, teilweise tödlich verlaufende Nebenwirkungen. Die Anzahl schwerwiegender Nebenwirkungen mit der Folge von Todesfällen unter VPA übertrifft jedes andere Antiepileptikum um ein Vielfaches.

Dabei darf man sich VPA-assoziierte Komplikationen nicht als monokausales Ereignis vorstellen. Vielmehr scheint es unter dem Einfluss des VPA zu einer erhöhten Wahrscheinlichkeit des Entgleisens von vorher kompensierten Stoffwechseldefekten oder Stoffwechsel-„Schwachstellen" zu kommen. Aus diesem Grunde ist es richtiger, von einer VPA-assoziierten Hepatotoxizität und nicht von einer unmittelbar durch VPA verursachten Hepatotoxizität zu sprechen.

2 Hepatotoxizität

Das Leberversagen unter einer Therapie mit VPA ist die schwerwiegendste Nebenwirkung dieses Medikaments. Ab 1979 wurden tödlich verlaufende, Reye-Syndrom-ähnliche Bilder unter VPA berichtet, die als eine irreversible, idiosynchratische Nebenwirkung des VPA angesehen wurden (Gerber et al. 1979; Symon u. Russel 1983).

2.1 Klinische Daten

Insgesamt sind bisher 179 Patienten mit einem tödlichen Leberversagen unter VPA beschrieben worden. Wichtige klinische Daten sind in Abbildung 1 a,b wiedergegeben, 23% der Patienten waren unter 2 Jahre alt, 19% älter als 17 Jahre. 21% der Patienten standen unter VPA-Monotherapie, die Therapiedauer bis zum ersten klinischen Symptom der Hepatotoxizität betrug bei 4% der Patienten weniger als 2 Wochen, bei 61% 2 Wochen bis zu 3 Monate, bei 22% 3-6 Monate, bei 8% der Patienten über ein Jahr, bei einzelnen Patienten bis zu 6 Jahre. Das Geschlechtsverhältnis war etwa ausgeglichen, 48% der Patienten waren von weiblichem und 52% von männlichem Geschlecht. 31% der Patienten waren normal entwickelt, bei 12% lagen entweder eine Grundkrankheit vor, die mit Reye-ähnlicher Symptomatik einhergehen kann, oder unklare Geschwistertodesfälle, teil-

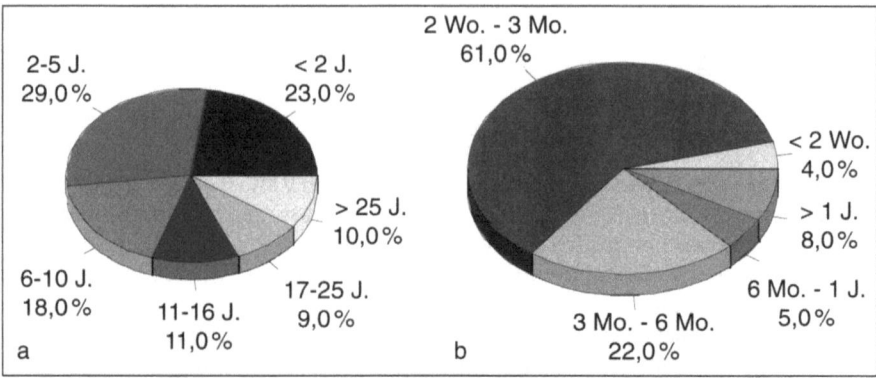

Abb. 1 a,b. Klinische Daten von 179 Patienten mit fataler VPA-assoziierter Hepatotoxizität: Altersverteilung (a), VPA-Dauer bis zum ersten Symptom (b).

weise mit Reye-ähnlichem Bild ohne VPA-Behandlung. Diese 22 Patienten wurden z. T. als VPA-assoziierte Todesfälle publiziert, sollten aber bei kritischer Betrachtung nicht mit den Patienten ohne eine solche Grundkrankheit gleichgestellt werden. Dies würde zu einer Gesamtzahl von 157 gemeldeten VPA-assoziierten Todesfällen führen. Aus Gründen der Vergleichbarkeit mit früheren Arbeiten und aufgrund der relativ geringen Anzahl der Patienten mit solchen schwerwiegenden Stoffwechseldefekten sind diese nicht aus der Gesamtübersicht herausgenommen worden. Besonders verdächtig für das Vorliegen eines metabolischen Defektes ist das rasche Auftreten des Leberversagens bereits nach wenigen VPA-Gaben, wie z. B. bei den OTC-Defekten (Kay et al. 1986).

Patienten mit völlig atypischem Verlauf mit Beginn des Leberversagens erst über 4 Wochen nach Absetzen des VPA bei einem Alpers-Syndrom (Bicknese et al. 1992) wurden nicht als VPA-assoziierte Todesfälle diskutiert, ebenso wenig Patienten mit Paracetamol-Toxizität (Bray et al. 1992).

2.2 Klinische Symptome

Bei der Analyse des Ablaufes der Hepatotoxizität fällt außerdem auf, dass die *klinischen* Zeichen des Leberversagens *vor* pathologischen Laborparametern auf, bei etwa 70% der Patienten im Zusammenhang mit fieberhaften Infekten. Diese klinischen Zeichen traten bei 80% Patienten aus der Literatur und bei 76% der eigenen Patienten vor laborchemischen Veränderungen auf, insgesamt bei 79% der Patienten:
- Apathie, Somnolenz,
- Übelkeit, Erbrechen, Bauchschmerzen, Abneigung gegen gewohnte Speisen und/oder VPA,
- Blutungsneigung,
- vermehrte Anfälle,
- gelegentlich Ikterus.

Ein gleichzeitiges Auftreten von klinischen und Laborzeichen eines Leberversagens wurde bei 13% Patienten aus der Literatur und bei 17% der eigenen Patienten beobachtet (insgesamt bei 14% der Patienten). Bei 2 weiteren Patienten wurde VPA ohne vorherige Kontrolle der Laborparameter abgesetzt. Nach den Laborparametern können unterschieden werden:
- Leberzerfallstyp: Anstieg von GOT/GPT bis zu über 1.000 U/L,
- Synthesestörungstyp: nur mäßige Erhöhung der Transaminasen, aber massive Gerinnungsstörung; massive Erniedrigung des Quick-Wertes,
- Kombination mit Pankreatitis: nicht selten klinisch u. U. wenig symptomatische Pankreatitis mit Erhöhung von Amylase und Lipase.

Bei *keinem* einzigen Patienten kam es zu einem Auftreten von wegweisenden pathologischen *Laborwerten vor klinischen Symptomen*. Die kritische Durchsicht der Berichte von Patienten mit angeblich zuerst führenden Laborzeichen zeigt, dass ein Teil dieser Patienten (3/6) bereits vor Beginn der VPA-Therapie erheblich erhöhte Transaminasen hatte und deshalb nach heutigem Verständnis von der Therapie ausgenommen hätte werden sollen. Das gleiche gilt für Patienten mit familiären unklaren Todesfällen mit Reye-ähnlicher Symptomatik oder besonderen Risikofaktoren wie neurodegenerativen Erkrankungen (3/6).

2.3 Leberhistologie

Die histologischen Veränderungen der Leber umfassen die folgenden Aspekte, die von Patient zu Patient mit unterschiedlicher Gewichtung ausgeprägt sind (Scheffner et al. 1988):
- hepatozelluläre Schädigung
  - mikrovesikuläre Verfettung,
  - Aufblähung der Hepatozyten,
  - intrazelluläre Cholestase,
  - azidophile Einzelzellnekrosen;
- Strukturänderung
  - pseudoglanduläre Transformation der Hepatozyten,
  - Gallengangsproliferation,
  - Nekrosefelder,
  - Fibrose,
  - Zerstörung der Leberarchitektur;
- Entzündungsreaktion im Bereich der
  - Portalfelder,
  - Proliferationsgebiete,
  - Nekrosefelder,
  - Zentralvene;
- ultrastrukturell: Mitochondrienhyperplasie/-schädigung.

Die quantitativen, jedoch nicht qualitativen Unterschiede in der Ausprägung dieser Symptome können unter verschiedenen Aspekten gesehen werden:
- unterschiedliche zeitliche Dynamik der Hepatotoxizität,
- Leberzerfallstyp vs. hepatisches Syntheseversagen,
- unterschiedliche Grundkrankheiten oder Stoffwechsel-„Schwachstellen" (s. S. 372).

Die genannten Veränderungen sind nicht spezifisch für die VPA-assoziierte Hepatotoxizität, da die Leber auf eine Vielzahl von Schädigungsmechanismen in der genannten Art und Weise reagiert (Roschlau 1978). Bei einem Reye-Syndrom kommt es nicht zu Nekrosen und zur Ausbildung einer Leberzirrhose, weshalb die Veränderungen als „Reye-like" bezeichnet werden (Gerber et al. 1979). Zusammen mit den einheitlichen klinischen Symptomen und dem gemeinsamen Faktor VPA sprechen die einheitlichen histologischen Befunde der von einer VPA-Hepatotoxizität betroffenen Patienten jedoch für einen gemeinsamen pathophysiologischen Ablauf mit einer entscheidenden Rolle des Zusammenbruches der Energiegewinnung der Leberzellen.

Dabei ist es interessant, dass eine mikrovesikuläre Steatose auch ohne tödliche Hepatotoxizität vorkommen kann. Diese Beobachtung konnten Scott et al. (1991)

bei Patienten mit einer gleichzeitig vorliegenden Hepatitis C treffen, welche aber bereits selbst eine Steatose verursachen kann. Bei VPA-behandelten Patienten wurde jedoch auch im Skelettmuskel eine Verfettung mit Auffälligkeiten der Mitochondrien nachgewiesen (Melegh u. Trombitás 1997). Bei einem Patienten mit VPA-assoziierter Hepatotoxizität ist die Reversibilität der Veränderungen histologisch durch serielle Leberpunktionen gezeigt worden (Mathis et al. 1979). Es kann deshalb davon ausgegangen werden, dass auch Patienten ohne klinische Symptome eine leichte Leberverfettung als Ausdruck der Belastung des Stoffwechsels durch VPA ohne ein drohendes Leberversagen aufweisen können.

2.4 VPA-Metabolite

Bei den ersten verstorbenen Patienten schien es zunächst, dass ein bestimmter VPA-Metabolit, das 4-en-VPA, einen Hinweis auf eine Hepatotoxizität geben könnte (Kochen et al. 1983; Scheffner et al. 1988). Spätere umfangreichere Untersuchungen widerlegten aber diese Befunde, 4-en-VPA wurde bei klinisch gesunden Patienten gefunden und konnte bei einigen VPA-assoziierten Todesfällen nicht nachgewiesen werden (Fisher et al. 1992; Loyning et al. 1983; Sutor u. Jesdinsky-Buscher 1976). Die Erwartungen an einen möglichen prädiktiven Wert des 4-en-VPA für das Auftreten von schwerwiegenden Komplikationen unter VPA haben sich nicht erfüllt. Unter wissenschaftlichen Gesichtspunkten bleibt es jedoch interessant, bei Verdacht auf VPA-assoziierte Leberkomplikationen die VPA-Metabolite zu untersuchen. Dazu sollten Urinproben zu Beginn und im Verlauf der Toxizität gewonnen und eingefroren werden und an spezialisierte Laboratorien übersandt werden (z. B. Prof. Dr. H. Nau, Institut für Toxikologie, Freie Universität Berlin, Garystraße 5, 14195 Berlin).

2.5 Risikogruppen

Es wurden Risikogruppen klinisch definiert, bei denen VPA möglichst vermieden werden sollte. Insbesondere die Arbeitsgruppe von Fritz Dreifuss arbeitete heraus, dass Kinder unter 2 Jahren unter Polytherapie mit einem Risiko von etwa 1: 500 für ein tödliches Leberversagen in hohem Maße gefährdet sind (Bryant u. Dreifuss 1996; Dreifuss et al. 1987, 1989). Das Risiko in anderen Patientengruppen wurde mit insgesamt 1:15.000 für Mono- und Polytherapie in allen Altersgruppen als gering eingestuft. Auch bei denen in Deutschland berichteten Patienten war die genannte Risikogruppe besonders gefährdet (König et al. 1984; Scheffner et al. 1988). Trotzdem kam es zu zahlreichen Todesfällen bei Patienten außerhalb dieser Risikogruppe, weshalb bei allen Patienten auf mögliche Symptome einer Hepatotoxizität geachtet werden muss. In den letzten Jahren sind in Deutschland sogar vorwiegend erwachsene Patienten verstorben (3 Erwachsene seit 1995, kein Kind seit 1995!).

2.6 Grundkrankheiten

Ein VPA-assoziiertes Leberversagen ist bei zahlreichen verschiedenen Grundkrankheiten aufgetreten. Dies wurde immer wieder zum Anlass genommen, um den Bezug zwischen VPA-Therapie und Leberversagen gänzlich zu bestreiten und die Problematik der Hepatotoxizität auf die jeweils gefundene Grundkrankheit zu beziehen (Appleton et al. 1990; Bicknese et al. 1992; Harding et al. 1986; Hjelm et al. 1986; Kay et al. 1986).

Die Vielzahl der beschriebenen metabolischen Defekte weist jedoch bereits auf eine eigenständige Bedeutung des VPA bei der Toxizität hin. Es wurden Defekte der mitochondrialen Energiegewinnung, des Fettsäure- und des Aminosäurestoffwechsels, des Harnstoffzyklus sowie verschiedene neurodegenerative Erkrankungen beschrieben (Appleton et al. 1990; Bicknese et al. 1992; Harding et al. 1986; Hjelm et al. 1986; Kay et al. 1986; König et al. 1984; Narkewicz et al. 1991; Scheffner et al. 1988; Tripp et al. 1981). Diese Patientengruppe, zusammen mit unklaren familiären Todesfällen umfasst etwa 12% der berichteten fatalen Verläufe im Zusammenhang mit einer VPA-Therapie. Auch bei Krankheiten, die grundsätzlich selbst zu einem Leberversagen führen können, scheint VPA diesen Verlauf provozieren und vorverlegen zu können. Viele dieser Krankheiten wie OTC-Defekte können in einem Spektrum verschiedener Phenotypen ausgeprägt sein, in dem es auch günstige Langzeitverläufe geben kann (Maestri et al. 1996). Patienten mit gesicherten oder wahrscheinlichen Stoffwechseldefekten sollten deshalb von einer VPA-Therapie ausgenommen werden.

Entscheidend ist jedoch, dass zahlreiche Patienten mit tödlichem Leberversagen unter VPA keinerlei erkennbaren Stoffwechseldefekt aufwiesen (König et al. 1987) und einen klinisch, laborchemisch und histologisch einheitlichen Verlauf des Krankheitsgeschehens zeigten. Bei diesen Patienten könnte eine metabolische „Schwachstelle" angenommen werden, die durch die zusätzliche VPA-Gabe, häufig im Zusammenhang mit fieberhaften Infektionen und damit verbundener Acetylsalicylsäure- oder Paracetamol-Medikation, in Belastungssituationen dekompensiert. Letztlich beschreibt der Begriff „idiosynchratisch" eine solche Situation. Wo diese metabolischen „Schwachstellen" jedoch liegen und wie sie möglicherweise gefunden werden können ist z. Z. nicht bekannt.

2.7 Reversibilität der VPA-assoziierten Hepatotoxizität

In der frühen Publikationen zur VPA-assoziierten Hepatotoxizität wurde diese als irreversible, idiosynchratische Nebenwirkung den reversiblen Nebenwirkungen wie Transaminasenerhöhung, Hyperammonämie oder Thrombozytopenie gegenüber gestellt (Dreifuss et al. 1987, 1989; Scheffner et al. 1988). In den folgenden Jahren zeigte sich jedoch erfreulicherweise, dass sich auch Patienten mit massivem Leberausfall mit Erhöhungen von GOT/GPT über mehrere Tausend und kaum noch messbaren Gerinnungsfaktoren wieder völlig erholen können. Entscheidend für einen günstigen Ausgang des Leberversagens ist zum einen ein frühzeitiges Absetzen des VPA nach dem Auftreten des ersten klinischen

Symptoms (König et al. 1984), zum anderen eine frühe i.v.-Carnitin-Substitution, auf die später eingegangen wird (Bohan et al. 2001).

1994 berichteten wir über 8 verstorbene und 6 reversible Patienten aus Deutschland (König et al. 1984) seit der Übersicht im Jahre 1988 (Scheffner et al. 1988). In der Zwischenzeit hat sich dieser Trend fortgesetzt Dabei hat sich die Gewichtung der Risikofaktoren in den letzten Jahren grundsätzlich geändert. Während es aufgrund des hohen Problembewusstseins in der Pädiatrie soweit dem Autor bekannt seit 1995 zu keinen erneuten Todesfällen gekommen ist, sind 3 erwachsene Patienten in Deutschland seit 1995 verstorben.

2.8 VPA-assoziierte Hepatotoxizität bei Erwachsenen

Bisher sind 28 erwachsene Patienten (17 Jahre oder älter im Zusammenhang mit einer VPA-Therapie verstorben. Drei dieser Erwachsenen standen unter VPA-Monotherapie, 24 unter Polytherapie. Das Alter der Patienten lag zwischen 17 und 62 Jahren, im Durchschnitt bei 28,6 Jahren. Die Behandlungsdauer betrug minimal 7 Tage bei einem Patienten mit OTC-Defekt (Kay et al. 1986; Rolles 1983), maximal aber 6 Jahre (Bryant u. Dreifuss 1996). 12 der 28 Patienten hatte entweder keine oder eine eindeutig nicht metabolische Grunderkrankung wie AV-Malformationen (Bell et al. 1992; Dreifuss et al. 1987), kortikale Venenthrombosen (Ware u. Millward-Sadler 1980), Friedreich-Ataxie (Jeavons 1983; König et al.; Zäh et al. 1985) oder perinatale Asphyxie (Binek et al. 1991).

2.9 Laborkontrollen

Durch Routine-Laborkontrollen wurde versucht, möglicherweise frühzeitiger als durch die Beachtung klinischer Symptome einen Hinweis auf ein drohendes Leberversagen zu gewinnen (Loyning et al. 1983; Scheffner et al. 1988). Begründet wurden diese Laborkontrollen, dass zahlreiche Patienten bereits vor Beginn des Leberversagens bei der retrospektiven Analyse pathologische Laborparameter der Leberfunktion aufwiesen.

In den folgenden Jahren wurde deutlich, dass die bei diesen Patienten gefundenen Laborparameter unspezifisch erhöht waren, so kommen erhöhte Transaminasen, ein erniedrigtes Fibrinogen, ein Beeinträchtigung der Gerinnung oder ein erhöhtes Ammoniak bei 9-24% aller VPA-behandelten Patienten vor (Erasmus et al. 1983; Fichsel 1981; Hug et al. 1991; Kreuz et al. 1992; Laub 1986; Schneble 1982; Sutor u. Jesdinsky-Buscher 1976), ohne in schwerwiegende Nebenwirkungen überzugehen. Bei einer Reihe von Patienten bestanden pathologische Leberwerte in erheblichem Ausmaß bereits vor Beginn der VPA-Therapie, so dass auch bei diesen Verläufen die Laborauffälligkeiten nicht als Frühsymptom der Toxizität betrachtet werden können. Aus heutiger Sicht stellen solche Leberstörungen eine klare Kontraindikation für eine VPA-Therapie dar. In diesem Buch ist der Diskussion um ein sinnvolles Labor-Monitoring ein eigenes Kapitel gewidmet (s. Kap. 39).

2.10 Therapie

Im Gegensatz zu dem Eindruck der ersten Jahre nach der Einführung von VPA, ist das Leberversagen unter VPA ist keinesfalls immer tödlich, sondern um so wahrscheinlicher reversibel, je früher VPA abgesetzt wird (König et al. 1984). Zusätzlich verbessert eine frühe Carnitin-Substitution die Prognose, insbesondere wenn diese i.v. verabreicht wird (Bohan et al. 2001).

Bohan et al. konnten 84 vollständig dokumentierte Patienten mit schwerwiegendem Leberversagen unter einer VPA-Therapie u. a. im Hinblick auf die Effektivität verschiedener therapeutischer Maßnahmen analysieren. Dabei zeigten von 48 Patienten mit symptomatischer Therapie nur 8% einen reversiblen Verlauf, von 36 Patienten mit Carnitin-Gabe erholten sich dagegen 44%. Dieser Effekt wurde deutlicher, wenn VPA innerhalb der ersten 5 Tage nach dem ersten klinischen Symptom abgesetzt wurde. Unter symptomatischer Therapie verstarben 14/15 Patienten, bei Carnitingabe dagegen nur 4/15, 11 Patienten überlebten also. Bei den 15 Carnitin-behandelten und früh abgesetzten Patienten wirkte sich außerdem eine i.v.-Gabe erheblich günstiger aus. Von 6 Patienten mit oraler Carnitin-Gabe zeigten 2/6 einen reversiblen Verlauf. Bei frühzeitiger i.v.-Carnitin-Gabe erholten sich dagegen alle 9 Patienten.

Diese Beobachtung darf keinesfalls so interpretiert werden, dass bei frühzeitigem Absetzen des VPA und bei früher i.v.-Carnitin-Gabe ein tödlicher Ausgang des Leberversagens in Zukunft nicht mehr zu befürchten sei. Die Daten sind jedoch so ermutigend, dass sie für die überarbeiteten Empfehlungen zum Umgang mit VPA umgehend berücksichtigt wurden (s. Kap. 39).

Serumbestimmungen des Carnitin sind nicht geeignet, um die Wirksamkeit der Carnitin-Substitution abzuschätzen, da das Carnitin einen dynamischen Verlauf im Verlauf der Toxizität zeigt (Bohan et al.). Zu Beginn der Toxizität sind die Carnitin-Werte im Serum normal oder leicht erniedrigt, fallen dann wahrscheinlich durch einen vermehrten Verbauch auf deutlich erniedrigte Werte ab, um dann im Rahmen der terminalen Zellschädigung auf z. T. massiv erhöhte Werte anzusteigen. Dabei liegt im Gewebe eine deutliche Carnitin-Depletion vor (Bohan et al. 2001).

Unter Polytherapie mit anderen antiepileptischen Medikamenten ist das Carnitin sehr viel häufiger bereits bei asymptomatischen Patienten erniedrigt, da auch diese Medikamente alleine eine Erniedrigung des Serum-Carnitins hervorrufen können, Phenobarbital sogar in deutlicherem Ausmaß als VPA unter Monotherapie (Hug et al. 1991).

Wie für die VPA-Metabolite gilt auch für das Carnitin im Serum und Gewebe, dass unter wissenschaftlichen Gesichtspunkten weiter möglichst viele Bestimmungen durchgeführt werden sollten, um den Pathomechanismus und die therapeutische Wirksamkeit des Carnitins bei der Toxizität besser verstehen zu lernen (z. B. Dr. J. Kreuder, Medizinisches Zentrum für Kinderheilkunde, Feulgenstr. 12, 35385 Gießen).

2.11 Prophylaktische Carnitin-Substitution

In den USA, zunehmend auch im deutschsprachigen Raum, wird häufig unter der Vorstellung einer Prophylaxe eines VPA-assoziierten Leberversagen mit Beginn der VPA-Therapie primär Carnitin substituiert.

Da es unter einer solchen oralen prophylaktischen Carnitingabe ebenfalls zu einer tödlichen Hepatotoxizität gekommen ist (Murphy et al. 1993), ist der Wert dieser Maßnahme fraglich und unter Kostenaspekten nicht allgemein zu empfehlen. Bei den Patienten mit eingetretener Hepatotoxizität war wie oben ausgeführt die i.v.-Carnitin-Gabe weitaus wirksamer als die orale Substitution.

Bei Risikopatienten, bei denen z. B. ein bekannter oder vermuteter Stoffwechseldefekt besteht und bei denen bei schweren Epilepsien andere Antiepileptika ineffektiv waren, sollte jedoch unbedingt prophylaktisch Carnitin gegeben werden. Bei einigen dieser Patienten, bei denen gegen die allgemeine Empfehlung – unter ausführlichster Aufklärung der Familie – VPA gegeben wurde, konnte der Autor hervorragende therapeutische Effekte beobachten.

3 Pankreatitis

57 Patienten mit einer Pankreatitis unter VPA-Therapie wurden publiziert (Übersicht s. Asconape et al. 1993), die Dunkelziffer ist jedoch wesentlich höher als bei der Hepatototoxizität, da bei über 70% der Patienten mit einem reversiblen Verlauf gerechnet werden kann. Bei einzelnen Patienten wurde erst nach einer mehrfachen Exposition mit VPA und mehrfachen Pankreatitiden ein Zusammenhang zwischen VPA und Pankreatitis bedacht und das Medikament vermieden (Parker 1981).

Asymptomatische Erhöhungen der Amylase kommen im Serum bei bis zu 17% der Patienten vor (Schneble 1982). Bei klinischem Verdacht auf eine Pankreatitis und unauffälliger Amylase ist die zusätzliche Bestimmung der Lipase sinnvoll, da diese aufgrund ihrer längeren Halbwertzeit der zuverlässigere Parameter für entzündliche Veränderungen der Bauchspeicheldrüse ist.

Die Unterschiede klinischer Charakteristika zwischen Leberversagen und Pankreatitis sind in Tabelle 1. zusammengefasst. Die Patienten mit VPA-assoziierter Pankreatitis sind im Schnitt älter als die Patienten mit Leberversagen. Die

Tabelle 1. Klinische Charakteristika der Pankreatitis im Vergleich zur Hepatotoxizität unter VPA-Therapie

	Pankreatitis	Hepatotoxizität
Mittleres Alter	16,4 J	4,9 J
Alter bei Symptomatik	<20J.: 77%	<20J.: 94,1%
	<2J.: 2 Pat.	<2J.: 35,3%
1. Symptom <3 Mo.	43,8%	62,5%
1. Symptom <12 Mo.	68,8%	96,1%
1. Symptom >24 Mo	18,8%	2,8%
Normale Entwicklung	59%	23,5%
Reversibel	*72%*	*23%*

Symptomatik beginnt bei etwa 20% der Patienten nach einer Therapiedauer von über 2 Jahren. Erfreulicherweise erholen sich jedoch über 70% der betroffenen Epilepsiepatienten.

Da die Symptome der Pankreatitis wie Bauchschmerzen und Übelkeit unspezifisch sind, muss bei solchen Symptomen immer auch die Amylase kontrolliert werden. Dies gilt auch bei jedem Verdacht auf eine Hepatotoxizität unter VPA, da Hepatotoxizität und Pankreatitis bei 20% der deutschen Patienten gleichzeitig vorkamen.

Daraus folgt andererseits, dass bei allen Patienten mit Verdacht auf VPA-assoziierte Hepatotoxizität die Kontrolle der Amylase und Lipase zwingend ist, da das gleichzeitige Vorliegen einer Pankreatitis eine entsprechende Therapie erfordert.

4 VPA-assoziierte Blutungskomplikationen

Auffälligkeiten der Blutgerinnung wurden kurze Zeit nach Einführung von VPA v. a. in Frankreich beobachtet, die Arbeit von Monnet et al. fasst wesentliche Aspekte bereits 1979 zusammen. VPA kann in unterschiedlicher Weise die Blutgerinnung beeinflussen.

4.1 Thrombozytopenie, Störungen der Thrombozytenaggregation

Die Thrombozytopenien gehören mit einer Häufigkeit von bis zu 20% zu den häufigen Nebenwirkungen von VPA (Kreuz et al. 1992; Sutor u. Jesdinsky-Buscher 1976). Die isolierte Thrombozytopenie gehört zu den dosisabhängigen, reversiblen Nebenwirkungen, in der Regel erholen sich die Thrombozytenzahlen bei einer leichten Dosisreduktion wieder. Bei fehlender klinischer Blutungsneigung können Thrombozytenwerte auch deutlich unter 100.000/µl toleriert werden, ein Alarmsignal stellt – in Analogie zum Vorgehen bei malignen Erkrankungen und der idiopathischen Thrombozytopenie – ein Abfall auf 30.000 Thrombozyten/µl dar.

Nicht nur die Anzahl, auch die Funktion der Thrombozyten wird durch VPA beeinträchtigt (Sutor u. Jesdinsky-Buscher 1976), eine pathologische Plättchenadhäsivität nach Wright wurde bei 60% der untersuchten pädiatrischen Patienten unter VPA gefunden (ebd.).

Schwerwiegende Blutungskomplikationen unter VPA wegen eine isolierten Thrombozytopenie unter VPA bei ansonsten unauffälliger Gerinnung und fehlender klinischer Blutungsneigung sind bisher nicht berichtet. Bei einigen Patienten wurde bei Thrombozytenwerten unter 50.000/µl VPA abgesetzt, oft ohne den Versuch einer Dosisreduktion.

4.2 Hypofibrinogenämie, Willebrand-Jürgens-Syndrom

Pathologische Gerinnungsparameter unter VPA kommen sehr häufig vor. Kreuz et al. (1992) fanden eine erhöhte Blutungszeit bei 23%, ein Willebrand-Syndrom bei 67%, ein erniedrigtes Fibrinogen bei 17,3% sowie eine Thrombozytopenie bei

9,4 % der untersuchten VPA-behandelten Patienten. In der Regel handelt es sich dabei um klinisch völlig kompensierte Laborauffälligkeiten, die nicht zu einer Therapieänderung führen sollten.

Manifeste Blutungskomplikationen sind aber sehr selten; der intraoperative Blutverlust war bei VPA-behandelten Patienten nicht höher als bei anderen Patientengruppen (Anderson et al. 1987; Ward et al. 1996). Im Gegensatz zu dieser Arbeit steht die Beobachtung von Neurochirurgen, dass die Blutstillung bei Patienten unter VPA erschwert sei. Viele Operateure wünschen, dass VPA möglichst einen Monat präoperativ abgesetzt wird. Die genannten Studien konnte jedoch eine im allgemeinen erhöhte Blutungsneigung bei Patienten unter VPA nicht objektivieren.

Allerdings gibt es einen 6.25 Jahre alten, retardierten Jungen unter Polytherapie mit VPA und Primidon, der primär mit einer Subarachnoidalblutung stationär aufgenommen wurde und in der Folge verstarb (Ware u. Millward Sadler 1980). Dieser Patient hatte bei Aufnahme einen Quick von 17%, eine SGOT von 210 U/l, zusätzlich eine Thrombozytopenie. Auch Tetzlaff (1981) berichtet über schwerwiegende Gerinnungsstörungen bei einer Operation unter VPA.

Wesentlich häufiger als Todesfälle sind Blutungskomplikationen, die letztlich beherrscht werden können und deshalb nur selten gemeldet werden. So hat z. B. ein 19jähriger Patient nach einer Nagelextraktion 8 Stunden nachgeblutet, nachdem er vor dem Eingriff die VPA-Behandlung verschwiegen hat und deshalb ohne Gerinnungskontrolle operiert wurde (Arzneimittelkommission, pers. Mitteilung). Über die Häufigkeit solcher Komplikationen kann keine qualifizierte Angabe erfolgen, sie scheinen insgesamt jedoch selten zu sein.

Deutlich pathologische Gerinnungsparameter, die bei den Routine-Laborkontrollen vor oder während einer VPA-Therapie auffallen, müssen sorgfältig weiter verfolgt werden, da in seltenen Einzelfällen Spontanblutungen ohne sonstige Vorzeichen möglich sind. Besondere Vorsicht ist bei operativen Eingriffen geboten.

Aplastische Anämien sind im Zusammenhang mit einer VPA-Therapie bisher nicht beschrieben worden, Leukopenien wurden vereinzelt berichtet (Jaeken et al. 1979; Symon u. Russel 1983). Ganick et al. (1990) beschrieben ein durch Knochenmarkpunktion nachgewiesenes myelodyplastisches Syndrom bei 4 Patienten unter VPA.

5 Asymptomatische Laborabweichungen

Von diesen schwerwiegenden Nebenwirkungen müssen klinisch asymptomatische Abweichungen von Laborparametern abgegrenzt werden, die nicht progredient, oft reversibel sind und keinerlei Therapieänderung notwendig machen. Solche pathologischen Laborparameter sind während einer VPA-Therapie ausgesprochen häufig. Eine Thrombozytopenie fand sich bei 9,4 % der Patienten (Kreuz et al. 1992; Sutor u. Jesdinksy-Buscher 1976), eine erhöhte Amylase bei 16,9 % (Schneble 1982), erhöhte GOT/ GPT bei über 20 % (Fichsel 1981; Schneble 1982), AP bei 24 % (Schneble 1982), Ammoniak bei 27 % (Laub 1986), sowie eine verlängerte Blutungszeit bei 23% der Patienten (Kreuz et al. 1992).

Solche Laborauffälligkeiten sollten weiter in Abständen von einigen Wochen verfolgt werden, insbesondere wenn diese bereits kurz nach der Ersteinstellung auf VPA auftreten. Bei pathologischen Werten bereits vor VPA sollte dieses Medikament vermieden werden, da von einem erhöhten Risiko für schwerwiegende Komplikationen ausgegangen werden muss.

6 Zentrales Register

Die Erfassung von Nebenwirkungen von Medikamenten wie der Valproinsäure ist unsystematisch und lückenhaft, jeder neue Bericht hilft aber, bei anderen Patienten schwerwiegende Nebenwirkungen in der Zukunft besser zu vermeiden.

Zur besseren Erfassung und Therapie von Patienten mit VPA-assoziierten Komplikationen wäre es wünschenswert, alle Verdachtsfälle zentral zu registrieren und auszuwerten. Genauso wichtig ist es andererseits, durch kompetente Beratung zu verhindern, dass Patienten das hochwirksame VPA vorenthalten wird, ohne dass hierfür eine zwingende Notwendigkeit besteht.

Deshalb bietet der Autor gerne eine telefonische Beratung für schwerwiegende Komplikationen unter einer VPA-Therapie an, mit der Bitte um Überlassung einer Kopie des Abschlussberichtes nach Klärung der Situation: PD Dr. Stephan König, Univ.-Kinderklinik, Theodor-Kutzer-Ufer, 68167 Mannheim, Tel.: 0621/383-2243 oder -2466.

Literatur

Anderson GD, Lin YX, Berge C, Ojemann GA (1987) Absence of bleeding complications in patients undergoing cortical surgery while receiving valproate treatment. J Neurosurg 87: 252–256

Appleton RE, Farell K, Applegarth DA, Dimmik JE, Wong LTK, Davidson AGF (1990) The high incidence of valproate hepatotoxicity in infants may relate to familial metabolic defects. Can J Neurol Sci 17: 145–148

Asconape JJ, Penry JK, Dreifuss FE, Riela A, Mirza W (1993) Valproate-associated pancreatitis. Epilepsia 34: 177–183

Bell EA, Shaefer MS, Markin RS, Wood P, Langnas AN, Stratta RJ, Shaw BW Jr (1992) Treatment of valproic acid-associated hepatic failure with orthotopic liver transplantation. Ann Pharmacother 26: 18–21

Bicknese AR, May W, Hickey WF, Dodson WE (1992) Early childhood hepatocerebral degeneration misdiagnosed as valproate hepatotoxicity. Ann Neurol 32: 767–775

Binek J, Hany A, Egloff B, Heer M (1991) Akute tödliche Leberinsuffizienz unter Valproinsäure. Schweiz Med Wochenschr 21: 228–233

Bohan TP, Helton E, McDonald I, König S, Gazitt S, Sugimoto T, Scheffner D, Cusmano L, Li S, Koch G (2001) Effect of of L-Carnitine treatment for valproate-induced hepatotoxicity. Neurology 56: 1405–1409

Bray GP, Harrison PM, O'Grady JG, Tredger JM, Williams K (1992) Long term anticonvulsant therapy worsens outcome in paracetamol-induced fulminant hepatic failure. Hum Exp Toxicol 11: 265–270

Bryant AE, Dreifuss FE (1996) Valproic acid fatalities III: US-experience since 1986. Neurology 46: 465–469

Dreifuss FE, Santilli N, Langer DH, Sweeny KP, Moline KA, Meander KB (1987) Valproate acid hepatic fatalities: a retrospective review. Neurology 37: 397–400

Dreifuss FE, Langer DH, Moline KA, Maxwell JE (1989) Valproic acid hepatic fatalities II. US experience since 1984. Neurology 39: 201–207
Erasmus C, Hjelm M, Wilson J (1983) The value of routine liver function monitoring during sodium valproate therapy. Br J Clin Pract 727 (Suppl): 77–78
Fichsel H (1981) Veränderungen der Leberenzyme unter antikonvulsiver Mono- und Kombinationsbehandlung epileptischer Kinder. In: Remschmidt H, Rentz R, Jungmann J (Hrsg) Epilepsie 1980. Thieme, Stuttgart New York, S 148–151
Fisher E, Siemes H, Pund R, Wittfoht W, Nau H (1992) Valproate metabolites in serum and urine during antiepileptic therapy in children with infantile spasms: Abnormal metabolite pattern associated with reversible hepatotoxicity. Epilepsia 33: 165–171
Ganick DJ, Sunder T, Finley JL (1990) Severe hematologic toxicity of valproic acid. Am J Pediatr Hematol Oncol 12: 80–85
Gerber N, Dickinson G, Harland RC, Lynn RK, Houghten D, Antonias JI, Schimschock JC (1979) Reye-like syndrome associated with valproic acid therapy. J Pediatr 25: 142–144
Harding BN, Egger J, Portmann B, Erdohazi M (1986) Progressive neuronal degeneration of childhood with liver disease. Brain 109: 181–206
Hjelm M, de Silva LM, Seakins JWT, Oberholzer V, Rolles CJ (1986). Evidence of inherited urea cycle defect in a case of fatal hepatotoxicity. Br Med J 292: 23–24
Hug G, McGraw CA, Bates SR, Landrigan EA (1991) Reduction of serum carnitine concentrations during anticonvulsant therapy with phenobarbital, valproic acid, phenytoin, and carbamazepine in children. J Pediatr 119: 799–802
Jaeken J, von Goethem C, Casaer P, Devlieger H, Eggermont E, Pilet M (1979) Neutropenia during sodium valproate treatment. Arch Dis Child 54: 986–987
Jeavons PM (1983) Hepatotoxicity of antiepileptic drugs. In: Oxley J, Janz D, Meinardi H (eds) Antiepileptic therapy: Chronic toxicity of antiepileptic drugs. Raven, New York, pp 1–45
Kay JDS, Hilton-Jones D, Hyman N (1986) Valproate toxicity and and ornithine carbamoyltransferase deficiency. Lancet II: 1283–1284
Kochen W, Schneider A, Ritz A (1983) Abnormal metabolism of Valproic acid in fatal hepatic failure. Eur J Pediatr 141: 30–35
König StA, Siemes H, Bläker E et al. (1984) Severe hepatotoxicity during VPA-therapy: An update and review of eight new fatalities. Epilepsia 35: 1005–1015
König St, Scheffner D, Rauterberg-Ruland I, Kochen W, Hofmann WJ, Wokittel E, Schick U (1987) Tödliches Leberversagen bei einem altersgemäß entwickelten Jungen unter VPA-Monotherapie. Monatsschr Kinderheilkd 135: 310–313
König St, Schenk M, Sick C, Holm E, Heubner C, Weiss A, König I, Hehlmann R Fatal liver failure associated with valproate therapy in a patient with Friedreich's diesease – review of valproate hepatotoxicity in adults. (eingereicht)
Kreuz W, Linde R, Funk M et al. (1992) Valproate therapy induces von Willebrand disease type I. Epilepsia 33: 178–184
Kuhara T, Inoue Y, Matsumoto M, Shinka T, Matsumoto I, Kawara N, Sakura N (1990) Markedly increased w-oxidation of valproate in fulminant liver failure. Epilepsia 31: 214–217
Laub MC (1986) Nutritional influence on serum ammonia in young patients receiving sodium valproate. Epilepsia 27: 55–59
Loyning Y, Johannessen SI, Ritland LS, Strandjord RE, Koster R (1983) Cases of serious/fatal hepatotoxicity due to valproate. Recommended control scheme and preliminary results. In: Oxley J, Janz D, Meinardi H (eds) Chronic toxicity of antiepileptic drugs. Raven, New York, pp 47–70
Maestri NE, Brusilow SW, Clissold DB, Bassett SS (1996) Long-term treatment of girls with ornithine transcarbamylase deficiency. N Engl J Med 335: 855–859
Mathis RK, Lindahl JA, Freese DK, Sharp HL (1979) Valproic acid and hepatic failure in children. Pediatr Res 13: 527
Melegh B, Trombitás K (1997) Valproate treatment induces lipid globule accumulation with ultrastructural abnormalities of mitochondria in skeletal muscle. Neuropediatrics 28: 257–261
Monnet P, David M, Phillipe N et al. (1979) Altérations de l'hemostase lors des traitements au dipropylacetate de sodium (Dekapine). Pédiatrie 34: 603–620

Murakami K, Sugimoto T, Nishida N, Kabayashi Y, Kuhara T, Matsumoto I (1992) Abnormal metabolism of carnitine and valproate in a case of acute encephalopathy during chronic valproate therapy. Brain Develop 14: 178–181
Murphy JV, Groover RV, Hodge C (1993) Hepatotoxic effects in a child receiving valproate and carnitine. J Pediatr 123: 318–322
Narkewicz MR, Sokol RJ, Beckwith B, Sondheimer J, Silverman A (1991) Liver involvement in Alper's disease. J Pediatr 2: 260–267
Parker PH (1981) Recurrent pancreatitis induced by valproic acid. Gastroenterology 80: 826–828
Rolles CJ (1983) Hepatic injury with sodium valproate: A reappraisal with special reference to children. Br J Clin Pract 727 (Suppl): 72–76
Roschlau G (1978) Leberbiopsie im Kindesalter. VEB Gustav Fischer, Jena
Scheffner D, König St, Rauterberg-Ruland I, Kochen W, Hofmann WJ, Unkelbach St (1988) Fatal liver failure in 16 children with valproate therapy. Epilepsia 29: 530–542
Schneble H (1982) Laborparameter unter Valproat-Therapie. Nervenarzt 53: 684–690
Scott DA, Gholson CF, Netchvolodoff CV, Ray M, Gonzalez E, Bacon BR (1991) Incidental microvesicular steatosis due to valproic anticonvulsant therapy. Am J Gastroenterol 86: 500–502
Siemes H, Nau H, Schultze K, Wittfoht W, Drews E, Penzien J, Seidel U (1993) Valproate metabolites in various clinical conditions of probable valproate-associated hepatotoxicity. Epilepsia 34: 332–346
Suchy FJ, Balistreri WF, Buchino JJ et al. (1979) Acute hepatic failure associated with the use of sodium valproate. N Engl J Med 300: 962–966
Sutor AH, Jesdinsky-Buscher C (1976) Veränderungen der Hämostase bei Epilepsie-Behandlung mit Dipropylessigsäure. Fortschr Med 94: 411–414
Symon DNK, Russel G (1983) Sodium valproate and neutropenia. Arch Dis Child 58: 235
Thaler H (1987) Leberkrankheiten. Klinisch morphologische Diagnostik und ihre Grundlagen. Springer, Berlin Heidelberg New York Tokyo
Tetzlaff JE (1981) Intraoperative defect in haemostasis in a child receiving valproic acid. Can J Anaesth 38: 222–224
Tripp JH, Hargreaves T, Anthony PP et al. (1981) Sodium valproate and ornithine-carbamyltransferase deficiency. Lancet I: 1165–1166
Ward MW, Barbaro NM, Laxer KD, Rampil JJ (1996) Preoperative valproate administration does not increase blood loss during temporal lobectomy. Epilepsia 37: 98–101
Ware S, Millward Sadler GH (1980) Acute liver disease associated with sodium valproate. Lancet II: 1110–1113
Zäh W, Rengeling M, Rühl G, Hackenberg K (1985) Akute Lebernekrose durch Valproinat. Dtsch Med Wochenschr 110: 956–959

36 Einfluss von Valproinsäure auf Fettstoffwechsel und Carnitin

M. C. Laub †

Zusammenfassung

1. Unter Einfluss von Valproinsäure (valproic acid, VPA) lassen sich im Tierversuch charakteristische Veränderungen im Zytosol (mikrovesikuläre Steatosis, vorwiegend periportal), an den Mitochondrien (numerische Zunahme, Größenzunahme, erhöhter Proteingehalt, Myeloideinlagerungen) und an den Peroxysomen (Größenzunahme, numerische Zunahme) darstellen, vorwiegend in Leber und Niere. Humanpathologische Befunde sind spärlich und betreffen fast ausschließlich Patienten mit fataler hepatotoxischer Reaktion. Gefunden wurden mikrovesikuläre Fetteinlagerungen, Nekrosen und Zirrhosen. Die humanpathologischen Befunde sind nicht einheitlich.
2. Wichtige VPA-induzierte Veränderungen im Intermediärstoffwechsel sind Verminderung der Fettsäureoxydation, Fettsäuresynthese, Ketogenese und Glukoneogenese. Freies CoA ist vermindert verfügbar. Die Bedeutung solcher Veränderungen, die zum Teil auch beim Menschen nachgewiesen wurden, ist unklar.
3. VPA führt im Tiermodell und bei Menschen zu erniedrigten Spiegeln von Gesamt-Carnitin (CA), freiem CA und kurzkettigem Acyl-CA. Beim Menschen ist die Hypocarnitinämie während VPA-Therapie zwar signifikant, jedoch milde ausgeprägt. Es gibt Hinweise darauf, dass es sich um ein transitorisches Phänomen handelt. Klinische Erscheinungen eines Carnitinmangels treten nicht auf.
4. Eine generelle Carnitinsubstitution während VPA-Therapie ist nach den gegenwärtig vorliegenden Befunden nicht indiziert.
5. Die Bedeutung der biochemisch fassbaren Veränderungen im Intermediärstoffwechsel für die Ätiologie einer VPA-bedingten hepatotoxischen Reaktion ist noch unklar. Es ist unwahrscheinlich, dass ein VPA-bedingter Carnitinmangel alleine für die Entwicklung einer hepatotoxischen Reaktion verantwortlich sein kann. Möglicherweise spielen die hier beschriebenen Stoffwechselveränderungen jedoch eine gewisse pathogenetische Rolle in einem multifaktorierten Zusammenspiel, welches zu einer hepatotoxischen Reaktion führen könnte.

1 Einleitung

VPA (Dipropylacetat; 2-Propylvaleriansäure; 2-Propyl-Pentenoicsäure) ist eine kurzkettige, verzweigtkettige Fettsäure mit 8 C-Atomen. In natürlichen Fetten kommen verzweigtkettige Fettsäuren nur relativ selten vor. Ihr metabolischer Abbau ist schwieriger als derjenige der Fettsäuren mit unverzweigter Kette. Aufgrund der Eigenschaften, die VPA als Fettsäure besitzt, ist ein Einfluss auf Vorgänge im Bereich des Fettstoffwechsels prinzipiell zu erwarten. Die Tatsache, dass es sich hier um eine in natürlichen Fetten nicht vorkommende und noch dazu verzweigtkettige Fettsäure handelt, lässt auf besondere Effekte schließen.

Von praktischer Bedeutung ist hierbei die Frage, ob solche Effekte eventuell im Zusammenhang zu VPA-bedingten hepatotoxischen Reaktionen stehen könnten. Dass diese Frage sich nicht alleine auf die Ausgangssubstanz VPA, sondern auch auf die in großer Zahl gefundenen Metaboliten bezieht, steht außer Frage, soll aber im folgenden nicht jeweils eigens diskutiert werden.

2 Morphologische Veränderungen

Über VPA-bedingte morphologische Veränderungen im Lebergewebe des Menschen finden sich weder für gesunde Probanden noch für VPA-behandelte Patienten ohne hepatotoxische Reaktionen, soweit uns bekannt, irgendwelche Hinweise. Dies mag darauf beruhen, dass Leberbiopsien aus ethischen Gründen bei diesem Personenkreis nicht durchgeführt werden. Dennoch sind einige typische VPA-bedingte lebermorphologische Veränderungen bekannt geworden, einerseits aufgrund tierexperimenteller Studien, andererseits aufgrund von Obduktionsmaterial an Patienten, die an einer VPA-bedingten hepatotoxischen Reaktion (VPA-HR) verstarben. Ob hieraus abgeleitet werden kann, dass sich bei allen Individuen unter VPA-Einfluss ähnliche Veränderungen finden lassen, muss dabei offen bleiben.

Übersicht der Valproinsäurebedingten morphologischen Veränderungen in Leber- und Nierengewebe	
Cytosol:	Mikrovesikuläre Steatosis, vorwiegend periportal
Mitochondrien:	Numerische Zunahme. Größenzunahme (Schwellung). Erhöhter Proteingehalt. Myeloideinlagerungen.
Peroxisomen:	Größenzunahme Numerische Zunahme

2.2 Tierexperimentelle Befunde

Mitochondrien sind das vorwiegende Kompartement der VPA-induzierten Veränderungen. VPA führt im Modell der Ratte zeitabhängig zu einer Vergrößerung von Mitochondrien (Sugimoto et al. 1987a; Sugimoto et al. 1987b; Murakami et al. 1990), zu einer Vermehrung der Anzahl der Mitochondrien (Sugimoto et al. 1987a) und zu einem erhöhten Gehalt von mitochondrialen Protein (Hayasaka et al. 1986). Gleichzeitig findet sich eine mikrovesikuläre Steatosis (Kesterson et al. 1984; Sugimoto et al. 1987a), dies besonders periportal (Olson et al. 1986). Diese Effekte waren ausgeprägter in Kombination mit Phenobarbital (Kesterson et al. 1984). Vermehrte Fetteinlagerungen fanden sich auch in einem Modell mit isolierten Zellkulturen (Stiemer 1989). Weniger einheitlich als bei den Mitochondrien sind die Befunde bei den Peroxisomen. Singh et al. (1987) fanden keine Erhöhung der Anzahl von Peroxisomen. Dennoch konnte unter VPA-Einfluss eine Proliferation der Peroxisomen in Leberzellen, nicht aber in Zellen des proximalen Tubulus der Niere nachgewiesen werden (Draye u. Vamecq 1987; Ponchaut et al. 1991).

2.3 Humanpathologische Befunde

Mikrovesikuläre Fetteinlagerungen ließen sich sowohl bei Patienten mit fatalem als auch mit nicht fatalem Verlauf einer VPA-HR nachweisen (Suchy et al. 1979; Ware u. Millward-Sadler 1980; Young et al. 1980; Thygesen u. Boesen 1982; König et al. 1983; Powell-Jackson et al. 1984). Zimmermann u. Ishak (1982) fanden eine solche Steatose in 17 von 21 fatalen Fällen, begleitet von Nekrosezeichen in 10 und von Zirrhose in 4 dieser 17 Fälle. Ein durchgehend einheitlicher makroskopischer oder mikroskopischer Leberbefund im Rahmen einer VPA-HR lässt sich aus der gegenwärtig vorliegenden Literatur nicht ableiten.

3 Biochemische Veränderungen

Es gibt eine große Zahl von Untersuchungen darüber, welche Veränderungen im Fettstoffwechsel durch VPA induziert werden können, dies sowohl beim Menschen als auch im Tiermodell. Die VPA-induzierten Veränderungen können nicht unabhängig vom metabolischen Schicksal dieser speziellen Fettsäure betrachtet werden. VPA wird umfangreich metabolisiert. Trotz großer interindividueller und intraindividueller Variationen (z.B. Dickinson et al. 1989) zeichnet sich ab, dass der größere Teil der zugeführten VPA zumindest beim Menschen glukuronisiert ausgeschieden wird, während der kleinere Teil metabolisch bearbeitet wird. Quantitativ am bedeutsamsten sind hierbei Vorgänge der mitochondrialen β-Oxidation. In geringerem Maße ist auch die mikrosomale monooxygenasekatalysierte ω-Oxidation (z.B. Kingsley et al. 1983) beteiligt. Die Vermutung liegt nahe, dass VPA l hierbei um die Abbauwege mit der Vielzahl der natürlich vorkommenden Fette konkurriert. Veränderungen im Intermediärstoffwechsel können als Folge hiervon erwartet werden.

In diese Richtung weist eine Anzahl von Untersuchungen mehrerer Arbeitsgruppen mit verschiedenen Modellen (kleine Nagetiere, zum Teil isolierte Hepatozyten). Im wesentlichen konnten folgende Befunde experimentell reproduziert werden.

Unter VPA-Einfluss kommt es zur Hemmung der mitochondrialen Oxidation von kurzkettigen Fettsäuren (Draye u. Vamecq 1987), von mittelkettigen Fettsäuren (Shumate et al. 1981; Coudé et al. 1983; Turnbull et al. 1983; Bjorge u. Baillie 1985) und von langkettigen Fettsäuren (Bjorge u. Baillie 1985; Draye u. Vamecq 1987). Daneben gibt es eindeutige Hinweise auf eine Verminderung der Fettsäuresynthese (Becker u. Harris 1983), der Sterolsynthese bei Ratten in der frühen Entwicklungsphase (Bolanos et al. 1990), der Glukoneogenese (Becker u. Harris

Zusammenstellung der wichtigsten, vorwiegend tierexperimentell nachweisbaren valproinsäureinduzierten Veränderungen im Intermediärstoffwechsel
1. *vermindert sind:* freies CoA Acetyl-CoA langkettiges Acyl-CoA Fettsäureoxidation (lang-, mittel-, kurzkettige) Pyruvatoxidation Glukoneogenese Fettsäuresynthese Ketogenese
2. *erhöht sind:* Ausscheidung von C6-C10-Dicarboxylsäuren mittelkettiges Acyl-CoA

1983; Turnbull et al. 1983; Coudé et al. 1983; Bolanos et al. 1990) und der Ketogenese (Becker u. Harris 1983; Turnbull et al. 1983; Thurston et al. 1985; Olson et al. 1986).

VPA führt zu einer Verminderung des freiverfügbaren Coenzyms A (Becker u. Harris 1983; Thurston et al. 1985), von Acetyl-CoA (Becker u. Harris 1983; Coude et al. 1983; Alonso et al. 1989) und von langkettigem Acetyl-CoA (Becker u. Harris 1983), während vor allem mittelkettiges Acyl-CoA vermehrt gefunden wird (Becker u. Harris 1983; Moore et al. 1988).

Diese Befunde lassen sich vereinbaren mit einer VPA-induzierten Beeinträchtigung der mitochondrialen β-Oxidation. Parallel hierzu kommt es offenbar zu einer Induktion der peroxisomalen β-Oxidation (Horie u. Suga 1985; van den Branden u. Roels 1985; Draye u. Vamecq 1987; Ponchault et al. 1991), so dass möglicherweise schon bei niedrigen VPA-Dosen die mitochondrialen Funktionsverminderungen teilweise durch peroxisomale Aktivierung ausgeglichen werden können.

Im Vergleich zu diesen tierexperimentellen Befunden gibt es relativ wenig Informationen über metabolische Veränderungen bei VPA-therapierten Patienten. Wie im Tiermodell, ließ sich auch beim Menschen eine Verminderung der Ketonkörperproduktion nachweisen (Thurston et al. 1983; Melegh et al. 1987). Als Hinweis auf eine Verminderung der β-Oxidation konnte eine vermehrte Ausscheidung von C_6-C_{10}-Dicarboxylsäuren nachgewiesen werden (Mortensen et al. 1980).

Es stellt sich die Frage, wie diese umfangreichen biochemischen Veränderungen verursacht werden. Es ist eine Reihe von Argumenten dafür angeführt worden, dass alleine die Akkumulation des Intermediärproduktes VPA-CoA viele dieser metabolischen Befunde erklärbar macht. Dieses Produkt wird im Vergleich zu physiologischen Fettsäuren wesentlich schlechter hydrolysiert (Moore et al. 1988), was im Prinzip einer „Blockade" verschiedener Reaktionsabläufe im Intermediärstoffwechsel gleichkommen könnte.

4 Veränderungen im Carnitinhaushalt

L-Carnitin (CA, 3-Hydroxy-4-Trimethylaminobutyrat) ist eine Aminosäure, die im Intermediärstoffwechsel als essentieller Cofaktor für den Transport von lang- und mittelkettigen Fettsäuren durch die innere mitochondriale Membran eine zentrale Bedeutung besitzt. Weitere Funktionen von CA sind eine gewisse „Pufferwirkung" zur Aufnahme überschüssiger organischer Säuren, die Regenerierung und Bereitstellung von CoA, der Transport von verzweigtkettigen Aminosäuren und die Konjugation und Elimination verschiedener Xenobiotika (Rebouche u. Engel 1983; Quistad et al. 1986; Rebouche u. Poulson 1986; Schmidt-Sommerfeld u. Penn 1986). Angesichts dieser vielfältigen Funktionen lag es nahe, danach zu fragen, ob nicht auch der Haushalt von CA unter VPA-Einfluss Veränderungen erfahren würde. Ohtani et al. (1982) waren die ersten, die eine Erniedrigung von Ca-Plasmawerten bei VPA-therapierten Kindern publizierten. Dieser Befund ist inzwischen von zahlreichen Gruppen bestätigt worden, sowohl für Kinder als auch für Erwachsene (Murphy et al. 1985; Laub et al. 1986; Matsuda 1986; Morita et al. 1986; Melegh et al. 1987; Winter et al. 1987; Rodriguez-Segade et al. 1989; Beghi et al. 1990; Thom et al. 1991; Opala et al. 1991). Erniedrigt sind das Gesamt-CA im Serum und Plasma, in geringerem Maße das freie CA (Unterschiede zwischen den Ergebnissen der verschiedenen Untersucher ergeben sich vermutlich aus methodischen Gründen wie Anzahl der untersuchten Patienten, Alter und Behandlungsdauer). In den meisten Studien wurde ein erhöhtes Acyl-CA gefunden.

Betrachtet man das Ausmaß dieser Befunde, bleibt festzustellen, dass es sich nicht um massive, sondern um milde CA-Erniedrigungen handelt. Nur in Einzelfällen wurden bei Patienten CA-Werte im definitiven Subnormalbereich gefunden. Die beschriebenen CA-Verminderungen sind subklinisch. Klinische Zeichen eines CA-Mangels fanden sich nicht. Der Quotient Acyl-CA zu freiem CA ist in den meisten Studien signifikant erhöht. Die VPA-bedingten Effekte waren stets stärker ausgeprägt bei Patienten mit VPA-Polytherapie als mit VPA-Monotherapie. Eine inverse Korrelation zwischen VPA-Serumspiegel und CA-Plasmaspiegel, wie dies von Ohtani et al. (1983) zunächst gefunden worden war, konnten wir und andere Autoren nicht bestätigen. Ebenso ist eine Beziehung zwischen CA-Spiegel und Ammoniak-Spiegel im Serum oder Plasma nicht nachzuweisen.

Auch bei Patienten, die mit anderen Antiepileptika als mit VPA behandelt worden waren, konnten zum Teil relativ niedrige CA-Werte gefunden werden (Morita et al. 1986; Rodriguez-Segade et al. 1989; Camina et al. 1991). Es ist jedoch zu vermuten, dass dies nicht Ausdruck eines spezifischen pharmakologischen Effektes, sondern Korrelat der Patientenselektion ist.

Die Ätiologie der valproinsäureinduzierten Hypocarnitinämie ist unklar. Die wichtigsten Hypothesen sind in der folgenden Übersicht zusammengefasst. Denkbar ist, dass nicht ein Faktor alleine, sondern das Zusammenspiel verschiedener Mechanismen den Effekt bewirken. Weitere Studien sind erforderlich.

Zusammenstellung der wichtigsten Hypothesen über die Entstehung einer valproinsäurebedingten Hypocarnitinämie
- Relativ insuffiziente endogene CA-Synthese
- Diätetische Faktoren
- Verminderte Muskelmasse
- Veränderungen im Intermediärmetabolismus (β-Oxidation; CoA vermindert)
- Erschöpfung der „Pufferkapazität" von organischen Säuren
- Hyperammonämie
- Verminderte renale Reabsorption
- Renales Leck für Carnitinester

Wichtig in diesem Zusammenhang erscheint uns die Frage, ob die Veränderungen im CA-Haushalt zeitabhängig nach Installation einer VPA-Therapie auftreten. Wir haben hierzu eine unkontrollierte Beobachtungsstudie durchgeführt. Bei 10 Patienten im Alter von 1 bis 14 Jahren wurden CA-Bestimmungen unmittelbar vor Einleitung einer VPA-Therapie und dann im Verlauf der VPA-Behandlung durchgeführt. Die Ergebnisse für das Gesamt-CA sind in Abbildung 1 wiedergegeben: in den ersten beiden Behandlungswochen fanden wir ein Gesamt-CA gegenüber dem zu 100% angenommenen Gesamt-CA vor Therapiebeginn von 80,9% ($\pm$ 21), in den Wochen 3 bis 4 81,3% ($\pm$ 14), in den Wochen 5 bis 8 94,3% ($\pm$ 30) und in den Wochen 9 bis 12 von 102,6% ($\pm$ 13). Nach diesen Ergebnissen scheint es in den ersten Behandlungswochen zu einem leichten transitorischen CA-Abfall im Serum zu kommen, nach etwa 2 Behandlungsmonaten werden die CA-Ausgangswerte wieder erreicht. Ob dies für alle Patienten gleichermaßen gilt, ist unklar. Melegh et al. (1987) haben bei einem 5jährigen Kind im Verlauf der ersten 10 Tage nach Beginn einer VPA-Therapie eine erniedrigte Ausscheidung von Gesamt- und freiem CA gefunden. Rozas et al. (1990) und Camina et al. (1991) konnten bei Mäusen bereits nach einmaliger VPA-Gabe eine rasche, jedoch transitorische Erniedrigung von freiem CA im Serum, nicht aber in verschiedenen Geweben wie Leber, Niere, Muskel, Herz nachweisen. Nach protrahierter Gabe von VPA konnte eine anhaltend verminderte Konzentration von freiem CA bei Ratten nachgewiesen werden (Murakami et al. 1990). Zusammengefasst, erscheinen folgende Aussagen gerechtfertigt:

1. Unter VPA-Applikation kommt es zu einer nur milden Erniedrigung von freiem und Gesamt-CA im Serum oder Plasma bei inkonstanter Zunahme des Acyl-CA.
2. Diese Veränderungen sind subklinisch und offenbar ohne wesentliche Bedeutung für den Patienten.
3. Die Effekte scheinen transitorisch zu sein.
4. Die Ätiologie ist unklar.

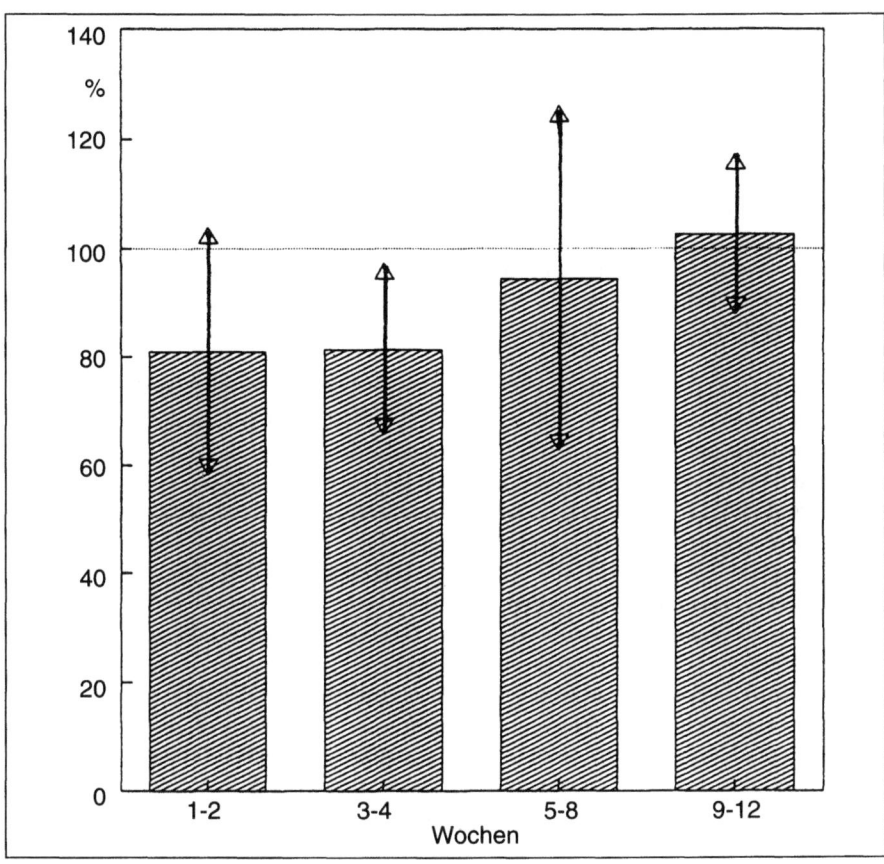

Abb. 1. Veränderungen des Gesamtcarnitins im Serum von 10 Kindern im Verlauf einer Neueinstellung auf Valproinsäure. Der Ausgangswert (hier 100%) wird nach ca. 2 Monaten ohne Substitution von Carnitin wieder erreicht

5 Hypocarnitinämie und VPA-induzierte Hepatotoxizität

Eine der Hypothesen, die aufgestellt wurden, um eine Erklärung für die VPA-HR zu finden, betrifft die Rolle, die ein eventueller CA-Mangel spielen könnte (Coulter 1984). Das klinische Bild einer solchen hepatotoxischen Reaktion ähnelt in vieler Hinsicht dem sogenannten Reye-Syndrom. Hier wie dort kommt es zu einer Störung der mitochondrialen energieliefernden Prozesse und schließlich zu deren Zusammenbruch. Es ist bekannt, dass im Rahmen solcher mitochondrialen Defektzustände Erniedrigungen des CA auftreten können. Bekannt sind auch CA-Mangelzustände als Folge von Metabolisierungsstörungen im Bereich der organischen Säuren (Di Donato et al. 1984) oder im Rahmen von kongenitalen Enzymdefekten in Form von CoA-Dehydrogenasemangel.

Zahlreiche Autoren haben versucht, einen protektiven Effekt einer Carnitinsubstitution während VPA-Therapie auf verschiedene Parameter nachzuweisen.

Bei Ratten konnten VPA-induzierte morphologische Veränderungen der Lebermitochondrien und die mikrovesikulären Fetteinlagerungen durch präventive Gabe von L-Carnitin zum Teil verhindert werden (Sugimoto et al. 1987b; Lin et al. 1990). Auch die Verminderung der Keton körperproduktion unter VPA konnte hierdurch aufgehoben werden (Nishida et al. 1987; Takeuchi et al. 1988b). L-Carnitin konnte darüberhinaus die VPA-induzierte Elimination von zellständigen Leberenzymen vermindern (Takeuchi et al. 1988a) sowie die VPA-induzierte Hyperamonämie bei Mäusen (Costell et al. 1984) und in Kulturen von Hepatozyten der Ratte (Takeuchi et al. 1988b) vermindern. Beim Menschen sind nur wenig Befunde bekannt. Melegh et al. (1990a) konnten unter der oralen Applikation von L-Carnitin einen Anstieg der Urinausscheidung von Acyl-CA und in besonderem Maße von freiem CA nachweisen.

Über eine mögliche protektive Wirkung einer CA-Substitution zur Verhinderung einer bei Menschen selten auftretenden VPA-HR sind bisher keinerlei Daten bekanntgeworden. Es muss auch kritisch angemerkt werden, dass die im Tiermodell beschriebenen Schutzeffekte von L-CA in keiner Weise auf die beim Menschen auftretende VPA-HR übertragen werden können. Aus dieser Sicht gibt es also bislang keine Argumente dafür, während einer VPA-Therapie grundsätzlich CA zu substituieren. Wenn auch eine CA-Substitution unter VPA-Therapie den CA-Status des Organismus zu „normalisieren" vermag (Melegh et al. 1990b), so impliziert dies keineswegs eine wirksame Strategie zur Verhinderung einer VPA-HR.

Im Rahmen einer hepatotoxischen Krise unter VPA-Therapie sind verschiedentlich erniedrigte CA-Werte im Serum oder Plasma beschrieben worden (Boehles et al. 1982; Sugimoto et al. 1983; Murphy et al. 1985; Matsuda et al. 1986). Demgegenüber hatten wir Gelegenheit, CA-Bestimmungen bei einem 3 1/2-jährigen Mädchen mit VPA-HR durchzuführen. Diese Werte waren normal, trotz schon bestehender massiver Hinweise auf Leberfunktionsstörungen (Ammoniakerhöhung).

Trotz CA-Substitution verstarb dieses Kind 17 Tage später (Laub et al. 1986). Wir stellten die Hypothese auf, dass eine CA-Erniedrigung im Laufe einer Reyeartigen hepatotoxischen Reaktion unter VPA als Epiphänomen im Verlauf der Erkrankung auftreten kann, dass eine CA-Erniedrigung für sich selbst jedoch

Tabelle 1. Empfehlungen zu Carnitinbestimmung und Carnitinsubstitution während einer Valproinsäuretherapie. Ein je nach klinischer Situation differenziertes Vorgehen wird vorgeschlagen.

	CA-Bestimmung	CA-Substitution
Patienten *mit* VPA-induz. hepatotoxischer Reaktion (akut)	indiziert	stets indiziert
Patienten *ohne* VPA-induz. Reaktion, aber mit hohem Risiko (z.B. V.a. metab. Defekte, sehr junge Kinder, Polytherapie)	indiziert	indiziert bei niederen CA-Werten
Patienten *ohne* VPA-induz. Reaktion und ohne Risiko hierfür (also die absolute Mehrzahl der Patienten)	nicht indiziert	nicht indiziert

nicht ursächlich für eine VPA-HR ist (Laub 1988). Möglicherweise ist der Zeitpunkt der CA-Messung wichtig. Je später im Verlauf einer VPA-HR untersucht wird, desto wahrscheinlicher kann eine CA-Erniedrigung gefunden werden.

Die verschiedentlich geäußerte Empfehlung, generell CA im Verlauf einer VPA-Therapie zu substituieren, kann aus dieser Sicht nicht empfohlen werden, da eine sichere Prophylaxe einer VPA-bedingten hepatotoxischen Reaktion hiermit nicht möglich ist. Stattdessen schlagen wir ein differenziertes Vorgehen vor, wie es in der Tabelle 1 dargestellt ist. Danach ist eine CA-Substitution selbstverständlich bei Patienten mit Anzeichen einer VPA-HR indiziert, bei Patienten ohne Hinweise hierauf jedoch nicht. Bei Patienten mit erhöhtem Risiko für eine VPA-HR (Dreifuss et al. 1987) besteht ein ärztlicher Ermessensspielraum.

Literatur

Alonso E, Girbés J, Garcia-Espano A, Rubio V (1989) Changes in urea cycle-related metabolites in the mouse after combined administration of valproic acid and an amino acid load. Arch Biochem Biophys 272:267–273

Becker C-M, Harris RA (1983) Influence of valproid acid on hepatic carbohydrate and lipid metabolism. Arch Biochem Biophys 223:381–392

Bolanos JP, Medina JM, Williamson DH (1990) Inhibition of sterol but not fatty acid synthesis by valproate in developing rat brain in vivo. Biochem J 272:251–253

Beghi E, Bizzi A, Codegoni AM, Trevisan D, Torri W (1990) Valproate, carnitine metabolism and biochemical indicators of liver function. Epilepsia 31:346–352

Böhles, H, Richter K, Wagner-Thiessen E, Schäfer H (1982) Decreased serum carnitine in valproate induced Reye syndrome. Eur J Pediatr 139:185–186

Bjorge SM, Baillie TA (1985) Inhibition of medium L chain fatty acid (β-oxidation in vitro by valproic acid and its unsaturated metabolite, 2-n-propyl-4-pentenoic acid. Biochem Biophys Res Commun 132:245–252

Camina MF, Rozas J, Castro-Gago M, Paz JM, Alonso C, Rodriguez-Segade S (1991) Alteration of renal carnitine metabolism by anticonvulsant treatment. Neurology 41:1444–1448

Camina MF, Rozas J, Gómez M, Paz JM, Alonso C, Rodriguez-Segade S (1991) Short-term effects of administration of anticonvulsant drugs on free carnitine and acylcarnitine in mouse serum and tissues. Br J Pharmacol 103:1179–1183

Costell M, O´Connor J-E, Niguez M-P, Grisolía S (1984) Effects of L-carnitine on urea synthesis following acute ammonia intoxication in mice. Biochem Biophys Res Commun 120:726–733

Coudé FX, Grimber F, Pelet A, Benoit Y (1983) Action of the antiepileptic drug, valproic acid, on fatty acid oxidation in isolated rat hepatocytes. Biochem Biophys Res Commun 115: 730–736

Coulter DL (1984) Carnitine deficiency: A possible mechanism for valproate hepatotoxicity (letter). Lancet I:689

Dickinson RG, Hooper WD, Dunstan PR, Eadie MJ (1989) Urinary excretion of valproate and some metabolites in chronically treated patients. Therap Drug Monit 11:127–133

Di Donato S, Rimoldi M, Garavaglia B, Uziel G (1984) Propionylcarnitine excretion in propionic and methylmalonic acidurias: A cause of carnitine deficiency. Clin Chim Acta 139:13–21

Draye J-P, Vamecq J (1987) The inhibition by valproic acid of the mitchondrial oxidation of monocarboxylic and (ω-hydroxylmonocarboxylic acids: Possible implications for the metabolism of (γ-aminobutyric acid. J Biochem 102:235–242

Dreifuss F, Langer DH (1987) Hepatic considerations in the use of antiepileptic drugs. Epilcpsia 28 (Suppl):S23–S29

Grannemann GR, Wang S-J, Kesterson JW, Machinist JM (1984) The hepatotoxicity of valproic acid and its metabolites in rats. II. Intermediary and valproic acid metabolism. Hepatology 4:1153–1156

Hayasaka K, Takahashi J, Kobayashi Y, Junuma K, Narisawa K, Tada K (1986) Effects of valproate on biogenesis and function of liver mitochondria. Neurology 36:351–356

Horic S, Suga T (1985) Enhancement of peroxisomal (β-oxidation in the liver of rats and mice treated with valproic acid. Biochem Pharmacol 34:1357–1362

Kesterson JW, Grannemann GR, Machinist JM (1984) The hepatotoxicity of valproic acid and its metabolites in rats. I. Toxicologic, biochemical and histopathologic studies. Hepatology 4: 1143–1152

Kingsley E, Gray P, Tolman KG, Tweedale R (1983) The toxicity of metabolites of sodium valproate in cultured hepatocytes. J Clin Pharmacol 23:178–185

König S, Scheffner D, Rauterberg-Ruland J, Kochen W, Hofmann WJ, Wokittel E, Schick U (1983) Tödliches Leberversagen bei einem altersgemäß entwickelten fünf Jahre alten Jungen unter VPA-Monotherapie. Monatsschr Kinderheilk 135:310–313

Laub MC, Paetzke-Brunner J, Jäger G (1986) Serum carnitine during valproic acid therapy. Epilepsia 27:559–562

Laub MC (1988) Ist eine Carnitinsubstitution bei Valproattherapie sinnvoll? Epilepsie-Blatter 1:31–35

Lin MH, Acheampong AA, Russell RG, Levy RH (1990) Effect of L-carnitine on hepatotoxicity and inhibition of fatty acid metabolism with valproate and (4-valproate (abstract). Epilepsia 31:600

Matsuda J, Ohtani Y, Ninomiya N (1986) Renal handling of carnitine in children with carnitine deficiency and hyperammonemia associated with valproate therapy. J Pediatr 109:131–134

Melegh B, Körner J, Kispél G, Acsádi G, Dani M (1987) Effect of chronic valproic acid treatment on plasma and urine carnitine levels in children: Decreased urinary excretion. Acta Paediatrica Hungarica 28:137–142

Melegh B, Kerner J, Jaszo V, Bieber LL (1990a) Differential excretion of xenobiotic acyl-esters of carnitine due to administration of pivampicillin and valproate. Biochem Med Metab Biol 43:30–38

Melegh B, Kerner J, Ascádi G, Lakatos J, Sándor A (1990b) L-carnitine replacement therapy in chronic valproate treatment. Neuropediatrics 21:40–43

Moore KH, Decker BP, Schreefel FP (1988) Hepatic hydrolysis of octanoyl-CoA and valproyl-CoA in control and valproate-fed animals. Int J Biochem 20:175–178

Morita J, Yuge K, Yoshino M (1986) Hypocarnitinemia in the handicapped individuals who receive a polypharmacy of antiepileptic drugs. Neuropediatrics 17:203–205

Mortensen PB, Gregersen N, Kolvraa S, Christensen E (1980) The occurrence of C_6-C_{10}-dicarboxylic acids in urine from patients and rats treated with dipropylacetate. Biochem Med 24:153–161

Murakami K, Sugimoto T, Nishida N, Woo M, Araki A, Kobayashi Y, Sakane Y (1990) Carnitine metabolism and morphometric change of liver mitochondria in valproate-treated rats. Neuropediatrics 21:187–190

Murphy JV, Marquardt KM, Shug AL (1985) Valproic acid associated with abnormalities of carnitine metabolism (letter). Lancet I:820–821

Nishida N, Sugimoto T, Araki A, Woo M, Sakane Y, Kobayashi Y (1987) Carnitine metabolism in valproate-treated rats: The effect of L-carnitine supplementation. Pediatr Res 22:500–503

Ohtani YF, Endo I, Matsuda I (1982) Carnitine deficiency and hyperammonemia associated with valproic acid therapy. J Pediatr 101:782–785

Olson MJ, Handler JA, Thurman RG (1986) Mechanism of zone-specific hepatic steatosis caused by valproate: Inhibition of ketogenesis in periportal regions of the liver lobule. Molec Pharmacol 30:520–525

Opala G, Winter S, Vance C, Vance H, Hutchinson HT, Linn LS (1991) The effect of valproic acid on plasma carnitine levels. Amer J Dis Childh 145:999–1001

Ponchaut S, Draye JP, Veitch K, Van Hoof F (1991) Influence of chronic administration of valproate on ultrastructure and enzyme content of peroxisomes in rat liver and kidney. Biochem Pharmacol 41:1419–1428

Powell-Jackson PR, Tredger JM, Williams R (1984) Hepatotoxicity to sodium valproate: A review. Gut 25:673–681

Quistad GB, Staiger LE, Schooley DA (1986) The role of carnitine in the conjugation of acidic xenobiotics. Drug Metab Disposition 14:521-525

Rebouche CJ, Engel AG (1983) Carnitine metabolism and deficiency syndromes. Mayo Clin Proc 58:533-540

Rebouche CJ, Poulson DJ (1986) Carnitine metabolism and functions in humans. Ann Rev Nutr 6:41-66

Rodriguez-Segade S, de la Pena A, Tutor JC, Paz JM, Fernandez MP, Rozas J, Del Rio R (1989) Carnitine deficiency associated with anticonvulsant therapy. Clin Chim Acta 1981:175-182

Rozas J, Camina MF, Paz JM, Alonso C, Castro-Gago M, Rodriguez-Segade S (1989) Effects of acute valproate administration on carnitine metabolism in mouse serum and tissues. Biochem Pharmacol 39:181-185

Schmidt-Sommerfeld E, Penn D (1986) Carnitinmangel. Monatschr Kinderheilk 134:224-231

Shumate JB, Dodson WE, Brooke MH, Santiago J (1981) Suppression of fatty acid oxidation by valproic acid (abstract). Ann Neurol 10:88

Singh Y, Lin GA, Krishna G (1987) Valproic acid-induced increase in acetyltransferase in rat hepatocytes is not due to an induction of peroxisomes. J Toxicol Environ Health 22:459-469

Suchy FJ, Ballistreri WP, Buchino JJ, Sondheimer JM, Bates SR, Kearns GL, Stull JD, Bove KE (1979) Acute hepatic failure associated with the use of sodium valproate. Report of two fatal cases. New Engl J Med 300:962-966

Stiemer B (1989) Morphological evaluation of steatosis in monolayer cultures (MDCK cells) after treatment with gentamicin and valproic acid. Histol Histopath 4:421-428

Sugimoto T, Woo M, Nishida N, Takeuchi T, Sakane Y, Kobayashi Y (1987a) Hepatotoxicity in rat following administration of valproic acid. Epilepsia 28:142-146

Sugimoto T, Araki A, Nishida N, Sakane Y, Woo M, Takeuchi T, Kobayashi Y (1987b) Hepatotoxicity in rat following administration of valproic acid: Effect of L-carnitine supplementation. Epilepsia 28:373-377

Takeuchi T, Sugimoto T, Nishida N, Kobayashi Y (1988a) Evaluation of the cytotoxicity of sodium valproate on primary cultured rat hepatocytes. Neuropediatrics 19:158-161

Takeuchi T, Sugimoto T, Nishida N, Kobayashi Y (1988b) Protective effect of D, L-carnitine on valproate-induced hyperammonemia and hypoketonemia in primary cultured rat hepatocytes. Biochem Pharmacol 37:2255-2258

Thom H, Carter PE, Cole GF, Stevenson KL (1991) Ammonia and carnitine concentrations in children treated with sodium valproate compared with other anticonvulsant drugs. Developm Med Child Neurol 33:795-802

Thurston JH, Carroll JE, Dodson WE, Hauhart RE, Tasch V (1983) Chronic valproate administration reduces fasting ketonemia in children. Neurology 33:1348-1350

Thurston JH, Carroll JE, Hauhart RE, Schiro JA (1985) A single therapeutic dose of valproate affects liver carbohydrate, tat, adenylate, amino acid, coenzyme A, and carnitine metabolism in infant mice: possible clinical significance. Life Sci 36:1643-1651

Thygesen J, Boesen P (1982) 2 cases of reversible liver lesion induced by valproate. Acta Neurol Scand 60:396-399

Turnbull DM, Bone AJ, Bartlett K, Koundakjian PP, Sherratt HSA (1983) The effects of valproate on intermediary metabolism in isolated rat hepatocytes and intact rats. Biochem Pharmacol 32:1887-1892

Van den Branden C, Roels F (1985) Peroxisomal (β-oxidation and sodium valproate. Biochem Pharmacol 34:2147-2149

Ware S, Millward-Sadler GH (1989) Acute liver disease associated with sodium valproate. Lancet II:1110-1113

Winter SC, Szabo-Aczel S, Curry CJR, Hutchinson HT, Hogne R, Shug A (1987) Plasma carnitine deficiency. Clinical observations in 51 pediatric patients. Amer J Dis Childh 41:660-665

Young RSK, Bergman I, Gang DL, Richardson EP (1980) Fatal Reye-like syndrome associated with valproic acid. Ann Neurol 7:389

Zimmermann HJ, Ishak KG (1982) Valproate-induced hepatic injury: Analysis of 23 fatal cases. Hepatology 2:591-597

VIII. Therapierichtlinien

37 Stellenwert von Valproinsäure in der Behandlung von Epilepsien des Kindesalters

H. SCHNEBLE

Zusammenfasssung

Seit ihrer Einführung als Antiepileptikum vor etwa 30 Jahren hat sich die Valproinsäure als eine der wichtigsten und wertvollsten anfallhemmenden Substanzen in der medikamentösen Epilepsietherapie fest etabliert. Dieser günstige Stellenwert gerade in der pädiatrischen Epileptologie beruht vor allem auf einem weiten Indikationsspektrum (sowohl im Hinblick auf generalisierte als auch fokale Anfälle), auf einer besonders guten Wirkung bei altersabhängigen generalisierten Epilepsien und nicht zuletzt auf einer meist guten Verträglichkeit.

Schwerwiegende Nebenwirkungen sind sehr selten. Da aber fatale Begleiterscheinungen gerade im Kindesalter möglich sind, kommt dem Beratungsgespräch mit den Eltern vor Beginn der Behandlung und der Überwachung der Therapie (vor allem in den ersten Behandlungsmonaten) eine besondere Bedeutung zu.

Auch wenn negativ-psychotrope Auswirkungen der Valproinsäure nur ausnahmsweise zu ihrem Nebenwirkungsprofil gehören, müssen diesbezügliche Verdachtsmomente (von seiten der Eltern, Erzieher oder Lehrer) immer ernst genommen und sorgfältig überprüft werden.

1 Einleitung

Valproinsäure (valproic acid, VPA) gehört zu den am häufigsten eingesetzten Antiepileptica im Kindesalter. Man kann davon ausgehen, dass rund 1/4 der Kinder, die unter einer antiepileptischen Dauermedikation stehen, ein Valproat-Präparat in Mono- oder Kombinationstherapie erhalten, und dass bei den meisten Kindern mit therapieschwierigen oder therapieresistenten Epilepsien zumindest einmal im Krankheitsverlauf auch Valproinsäure eingesetzt wurde.

Diese weite Verbreitung von VPA gerade im Kindesalter hat vor allem folgende Gründe:
- Valproat hat ein breites Wirkungsspektrum; es ist bei den meisten Epilepsieformen grundsätzlich wirksam;
- gerade bei den im Kindes- und Jugendalter häufigen generalisierten Epilepsien und epileptischen Syndromen stellt Valproat ein Medikament der 1. Wahl dar;
- ernste Nebenwirkungen sind selten;
- die Verträglichkeit gerade im psychischen Bereich ist in der Regel unproblematisch (Ausnahmen s. unten).

Trotz dieser günstigen Voraussetzungen für den Einsatz von Valproat müssen in jedem Einzelfall Indikation, Nebenwirkungsprofil, Kontraindikationen und Behandlungs- bzw. Überwachungsrichtlinien sorgfältig bedacht werden.

2 Indikationen

Aufgrund seiner Wirksamkeit gegenüber Absencen, bilateral-synchronen myoklonischen (einschließlich myoklonisch-impulsiven), myoklonisch-astatischen und tonisch-klonischen, aber auch gegenüber fokalen Anfällen mit oder ohne sekundäre Generalisierung gehört VPA bei zahlreichen Epilepsien im Kindes- und Jugendalter zu den Medikamenten der 1. Wahl – dies gilt in erster Linie für *generalisierte* Epilepsien:
- benigne myoklonische Epilepsie des Kleinkindesalters,
- frühkindliche Epilepsien mit generalisierten tonisch-klonischen und/oder alternierenden Hemi-Grand-mal-Anfällen (mit oder ohne Manifestation sog. kleiner generalisierter Anfälle),
- Epilepsie mit myoklonisch-astatischen Anfällen,
- Pyknolepsie,
- juvenile Absencen- und juvenile myoklonische Epilepsie,
- Epilepsie mit myoklonischen Absencen und
- Aufwach-Grand-mal-Epilepsien.

Aufgrund seiner Effektivität sowohl gegenüber generalisierten „kleinen" (z. B. Absencen, impulsive Myoklonien) als auch „großen" (tonisch-klonischen) Anfällen genügt bei generalisierten idiopathischen Epilepsien, die häufig mit einer Kombination aus „kleinen" und „großen" Anfällen einhergehen (z. B. Pyknolepsie, juvenile Absencen- und juvenile myoklonische Epilepsie) in vielen Fällen eine Valproat-*Mono*therapie.

Auch bei den *Problem-Epilepsien des frühen Kindesalters* – beim West- und Lennox-Gastaut-Syndrom – kann Valproat als ein Mittel der 1. Wahl angesehen werden.

Nach Meinung vieler Autoren ist die Effektivität von Valproat bei der Therapie *fokaler symptomatischer Epilepsien* auch im Kindesalter mit der des Carbamazepin vergleichbar.

Bei *fokalen idiopathischen Epilepsien* kommt dem Valproat der Stellenwert eines Medikaments der weiteren Wahl zu.

Schließlich kann die Substanz auch *generalisierten Reflexepilepsien* (insbesondere bei der fotogenen Reflexepilepsie) und bei *komplizierten Fieberkrämpfen* mit Aussicht auf Erfolg eingesetzt werden.

3 Nebenwirkungen, Therapieeinschränkungen, Kontraindikationen

Der Stellenwert eines Medikaments wird zum einen von seinem Wirkungsspektrum, zum anderen von seinem Nebenwirkungsprofil bestimmt. Während die Wirkung einer Substanz an ihrem Einfluss auf die Anfallsituation (und ggf. auf das EEG) vergleichsweise objektiv beurteilt werden kann, ist die Beurteilung von Nebenwirkungen häufig von der subjektiven Beschreibung des Patienten abhängig. Dies stellt bei sehr jungen Patienten (Säuglingen, Kleinkindern) und Behinderten oft einen limitierenden Faktor dar. Der Therapeut ist deshalb gut beraten, gerade in dieser Situation auf die Schilderung der Bezugspersonen zu hören, ihre Wahrnehmungen zu akzeptieren und weitere Informationen durch eine gezielte Exploration in Erfahrung zu bringen. Dies wird ihm die Zuordnung des individuellen Stellenwertes eines Medikaments für einen Patienten erleichtern.

3.1 Psychische Nebenwirkungen

Nebenwirkungen im psychischen Bereich unter VPA sind selten, können aber gerade im Kindesalter durchaus vorkommen; diesbezügliche Äußerungen von Eltern, Erziehern oder Lehrern müssen deshalb ernst genommen werden und Anlass zu entsprechender ärztlich-psychologischer Überprüfung sein. Sowohl Einbußen im kognitiven als auch Auffälligkeiten im emotionalen und Verhaltensbereich sind beschrieben; ein hypnotischer Effekt ist durchaus möglich (insbesondere bei Plasmakonzentrationen $> 100\,\mu g/ml$). Der bei einer Kombinationstherapie mit Phenobarbital/Primidon gelegentlich zu beobachtende sedative Effekt beruht in der Regel auf dem Anstieg der Phenobarbital-Konzentration (bedingt durch die enzyminhibitorische Wirkung von VPA). Nicht selten liefert erst das Absetzen des VPA oder der Ersatz durch ein anderes Antiepilepticum den endgültigen Beweis für eine zuvor vermutete medikamentös bedingte psychische Beeinträchtigung. Trotz dieser grundsätzlich möglichen negativ-psychotropen Eigenschaften des VPA gehört die Substanz gerade im Kindesalter zu den psychisch gut verträglichen Antiepileptika.

3.2 Somatische Nebenwirkungen

Häufiger als psychische sind somatische Nebenwirkungen des VPA, die von harmlosen Begleiterscheinungen über lästige Symptome bis zu (allerdings sehr seltenen) schwersten vital-bedrohlichen Krankheitsbildern führen können.

3.2.1 Reversible somatische Nebenwirkungen

Haarausfall, Appetitstörungen, Übelkeit, Gewichtszunahme [besonders bei Mädchen, vor allem in der (Prä-)Pubertät], seltener Gewichtsabnahme, Tremor (dosisabhängig) und klinisch nur selten bedeutsame Gerinnungsstörungen (Thrombozytopenie, Thrombozytopathie, Willebrand-Jürgens-Syndrom, Fibrinogenmangel) sind im Kindes- und Jugendalter die häufigsten somatischen Nebenwirkungen; im Einzelfall können sie Anlass zur Dosisreduktion oder zum Absetzen des Medikamentes sein.

Eine VPA-bedingte akute Encephalopathie unter Mono- oder Kombinationstherapie, mit oder ohne Ammoniakspiegelerhöhung, kann gelegentlich auch im

Kindesalter beobachtet werden; sie ist nach Absetzen des VPA in aller Regel reversibel.

3.2.2 Mögliche fatale Nebenwirkungen

Äußerst selten kommt es unter einer VPA-Therapie zu einer toxischen Hepatopathie, zur Pankreopathie oder zu einer schwerwiegenden Gerinnungsstörung. Aufgrund eines möglichen fatalen Verlaufs sind diese Nebenwirkungen trotz ihrer extremen Seltenheit mit Recht gefürchtet; sie sind im Kindesalter deutlich häufiger als bei erwachsenen Patienten und treten überwiegend (aber nicht ausschließlich) in den ersten 6 Behandlungsmonaten auf.

Die Möglichkeit solcher schwerwiegenden Komplikationen sind für die folgenden *Vorsichts-Maßnahmen beim VPA-Einsatz* ausschlaggebend (nach den im Jahr 2000 revidierten Empfehlungen des Königsteiner Arbeitskreises). Demnach ist besondere Vorsicht bei folgenden Gegebenheiten erforderlich:
- *Familienanamnese:* ungeklärte Todesfälle im Kindesalter; ungeklärt gebliebene krisenhafte Zustände bei Fieber mit Bewusstseinsstörung; familiäre Hepatopathien; familiäre Stoffwechselerkrankungen; klinisch bedeutsame Blutungs- oder Gerinnungsstörungen;
- *Eigenanamnese:* akute oder chronische Hepato- oder (nicht-endodkrine) Pankreopathie; Stoffwechselerkrankungen mit möglicher Leber- und/oder Pankreasbeteiligung – insbesondere aus dem Bereich der β-Oxidation, der mitochondrialen, peroxisomalen und der Harnstoffzyklusdefekte; Hinweise auf Störungen der Leber- und/oder (nicht-endokrinen) Pankreasfunktionen (klinische Symptome; Erhöhung von SGOT, SGPT oder α-Amylase auf das 2- bis 3fache des Grenzwertes) oder der Gerinnung (z. B. schweres Willebrand-Jürgens-Syndrom);
- im Hinblick auf die *jetzige Erkrankung:* Mehrfachbehinderung ungeklärter Ätiologie; Alter unter 2 Jahren; Therapie mit mehr als einem weiteren Antiepileptikum (außer Valproat); Prozessepilepsie mit Verdacht auf Stoffwechselstörung.

Eine *Kontraindikation* für eine VPA-Therapie stellt ein Todesfall im Zusammenhang mit einer Valproat-Behandlung in der Verwandtschaft (direkte Linie) dar.

4 Therapie- und Überwachungsstrategien

Eine orale VPA-Dauermedikation sollte einschleichend begonnen werden – insbesondere zur Vermeidung gastrointestinaler Reizerscheinungen, die gehäuft bei zu rascher Eindosierung auftreten. Ein therapeutischer Effekt einer VPA-Therapie kann sich schon nach ein bis zwei Wochen einstellen, mitunter muss aber 6-8 Wochen auf eine positive Wirkung gewartet werden; hier kann mangelnde Geduld des Patienten bzw. seiner Bezugspersonen oder auch des Therapeuten mitunter zu einem zu frühen Abbruch eines möglicherweise erfolgreichen Behandlungsversuchs führen.

Da schwerwiegende, mitunter fatale Nebenwirkungen einer VPA-Therapie im Kindesalter deutlich häufiger sind als bei erwachsenen Patienten (s. oben), müssen gerade bei epilepsiekranken Kindern Vorsichtsmaßnahmen und empfohlene Richtlinien besonders streng befolgt werden. Demzufolge erfordert das Beratungsgespräch vor Beginn einer VPA-Therapie (gerade im Kindesalter) häufig mehr Zeit als bei der Einleitung einer antiepileptischen Therapie mit anderen herkömmlichen Antiepileptika.

4.1 Maßnahmen vor Einleitung einer erstmaligen VPA-Behandlung

- Ausführliches Gespräch mit dem Patienten bzw. den Eltern (Bezugspersonen) über Therapieindikation, Vor- und Nachteile einer VPA-Therapie, mögliche Alternativen;
- eingehende Schilderung der möglichen klinischen Anfangssymptome einer ernsten VPA-Unverträglichkeit (die in aller Regel zeitlich *vor* laborchemischen Auffälligkeiten rangieren und überwiegend im 1. Halbjahr nach Therapiebeginn auftreten);
- ausführliche klinische Untersuchungen – insbesondere im Hinblick auf Stoffwechselstörungen, Hepatopathie, Pankreasaffektionen und Gerinnungsstörungen;
- Bestimmung laborchemischer Parameter (s. Kap. 39).

4.2 Empfehlungen zur Begleitung und Überwachung einer VPA-Therapie

- Die Erstsymptome einer ernsten VPA-Unverträglichkeit sind überwiegend klinischer Natur (Müdigkeit, Somnolenz, neu auftretende Abneigung gegen Valproat oder gewohnte Speisen, Gewichtsverlust, Übelkeit, Erbrechen, Ikterus, Oedembildung, Anfallverschlechterung). Auf das mögliche Auftreten entsprechender Symptome müssen der Patient bzw. seine Eltern (Bezugspersonen) detailliert aufmerksam gemacht werden; evtl. empfiehlt sich die Aushändigung eines Merkblattes.
- Die Festlegung bzw. Empfehlung routinemäßiger Bestimmungen von Laborparametern in den ersten Monaten einer VPA-Therapie sind z. Z. noch umstritten – die diesbezüglichen Vorschläge reichen von „regelmäßig" bis zu „lediglich 1mal, nämlich spätestens 3 Monate nach Therapiebeginn (später – bei unauffälligem klinischen Verlauf – alle 6 Monate)" (Königsteiner Arbeitskreis). Einig sind sich aber alle Autoren darin, dass bei geringstem klinischen Verdacht auf eine VPA-Unverträglichkeit eine laborchemische Überprüfung der Situation unerläßlich ist.
- Vor geplanten operativen Eingriffen ist neben einem ausführlichen Elterngespräch, einer spezifizierten Anamnese (die insbesondere mögliche Gerinnungsstörungen zum Thema haben sollte) und einer sorgfältigen klinischen Untersuchung die Überprüfung der Gerinnungsparameter, einschließlich Blutungszeit und spezieller Untersuchungen auf Willebrand-Jürgens-Syn-

drom (Faktor-VIII-assoziierte Proteine: C, R-AG, Ristocetin-Co-Faktor) erforderlich.

4.3 Abbruch einer VPA-Therapie

Nach den Richtlinien des Königsteiner Arbeitskreises sollte ein sofortiger Abbruch der VPA-Therapie insbesondere bei folgenden Gegebenheiten bedacht werden:
- nicht erklärbare Störung des Allgemeinbefindens;
- klinische Symptome einer Leber- oder Pankreasaffektion oder einer Blutungsneigung;
- deutliche, d. h. mehr als 2- bis 3fache Erhöhung der Transaminasen (auch wenn keine anderen klinischen oder laborchemischen Auffälligkeiten bestehen; ggf. muss bei Kombinationstherapie eine Enzyminduktion durch die Begleit-Medikation bedacht werden);
- leichte (um das 1 1/2- bis 2fache) Erhöhung der Leberenzyme bei gleichzeitiger akuter fieberhafter Infektion;
- ausgeprägte Störung des Gerinnungsstatus.

5 Ausleitung

Der bedeutende Stellenwert von VPA als Antiepileptikum gerade in der pädiatrischen Epileptologie ist nach wie vor unbestritten. Neben den Benzodiazepinen ist VPA die einzige antiepileptische Wirksubstanz, die unter den herkömmlichen Antiepileptika als „Breitband-Antiepileptikum" bezeichnet werden kann: Die Substanz ist sowohl bei generalisierten als auch fokalen Anfällen (mit oder ohne sekundäre Generalisierung) wirksam. Es gibt kaum eine Epilepsieform, bei der VPA nicht mit Aussicht auf Erfolg (oft als Medikament der 1., zumindest aber als Medikament der weiteren Wahl) eingesetzt werden könnte.

Neben dem breiten Indikationsspektrum hat die meist gute Verträglichkeit dem VPA zu einer führenden Position unter den Antiepileptika verholfen. Die potentiell fatalen Nebenwirkungen im Sinne von Hepatotoxizität, Pankreopathie und Blutgerinnungsstörungen sind im Kindesalter häufiger als im Erwachsenenalter, absolut gesehen aber doch überaus selten. Dennoch bedürfen sie der sorgfältigsten Beachtung bei der Indikationsstellung, der Therapievorbereitung und der Therapieüberwachung. VPA-induzierte schwere Organopathien oder gar Todesfälle sind in den letzten Jahren seltener geworden – dies beruht wohl zum einen auf dem Therapieausschluss potentiell gefährdeter Personen, der sorgfältigen Therapieüberwachung [durch den betreuenden Arzt, aber auch durch die informierten(!) Eltern], dem raschen und konsequenten Absetzen der VPA-Medikation bei Verdacht auf beginnende Unverträglichkeit und auf den verbesserten Therapiemöglichkeiten einer schwerwiegenden VPA-Unverträglichkeit (Carnitin-Substitution, Gabe hepatoprotektiver Substanzen, parenterale fettfreie Ernährung, ggf. Lebertransplantation; Substitution mit Faktor-VIII-Präparaten bei schweren Gerinnungsstörungen).

Neben breitem Wirkungsspektrum und insgesamt guter Organ-(System-)Verträglichkeit ist auch die in der Regel fehlende psychische Beeinträchtigung ein wichtiges Moment bezüglich des Einsatzes von VPA – gerade im Kindesalter. Allerdings darf nicht übersehen werden, dass es unter einer VPA-Therapie im Einzelfall auch zu Vigilanz-, Verhaltens- und Kognitionsproblemen kommen kann. Es ist für den epileptisch tätigen Pädiater wichtig, an eine solche Möglichkeit zu denken und entsprechende Hinweise aus der Umgebung des Kindes ernst zu nehmen.

Im Hinblick auf die Fortentwicklung der medikamentösen Epilepsietherapie hat es im Augenblick nicht den Anschein, als werde der derzeitige Stellenwert der Valproinsäure als eines der führenden Antiepileptika in der pädiatrischen Epileptologie durch neue Wirksubstanzen („Neue Antiepileptika") in absehbarer Zeit in Frage gestellt werden.

Literatur

König S et al. (1999) Empfehlungen zu Blutuntersuchungen und der klinischen Überwachung zur Früherkennung des Valproat-assoziierten Leberversagens (Ergebnisse einer Konsensus-Konferenz). Monatsschr Kinderheilkd 147: 718–723

Königsteiner Arbeitskreis für Epileptologie (2000) Standardtherapien der Epilepsien im Kindes- und Jugendalter – Früherkennung von Komplikationen einer Valproat-Therapie. Epilepsieblätter 13: 17–19

Matthes A, Schneble H (1999) Epilepsien – Diagnostik und Therapie für Klinik und Praxis, 6. Aufl. Thieme, Stuttgart New York

Mayer H (1989) Neurophysiologische Nebenwirkungen antiepileptischer Therapie. Roderer & Welz, Regensburg

Schneble H, Ernst J-P (2001) Vademecum antiepilepticum, 16. Aufl. Desitin, Hamburg

Verity CM et al. (1995) A multicentre comparaive trail of sodium valproate and carbamazepine in paediatric epilepsy. Develop Med Child Neurol 37: 97–108

Wylllie E, Wyllie R (1991) Routine laboratory monitoring for serious adverse: Effects of antiepileptic medications: The controversy (incl. Panel discussion). Epilepsia 32 (Suppl 5): 74–86

38 Stellenwert der Valproinsäure in der Behandlung von Epilepsien des Erwachsenenalters

D. Schmidt, J. Bauer, B. Schmitz, G. Krämer, H. Stefan, P. Wolf

Die Valproinsäure (valproic acid, VPA) gehört weiterhin aufgrund ihrer insgesamt günstigen Nutzen-Risiko-Relation mit Recht zu den Medikamenten der ersten Wahl zur Behandlung von Epilepsien (Tabelle 1). Wegen der ausgezeichneten und umfassenden Wirksamkeit ist VPA das Mittel zur Erstbehandlung von Patienten mit ideopathischen generalisierten Epilepsien (Tabelle 2). Bei Versagen von Carbamazepin infolge unzureichender Wirkung, unerwünschten Nebenwirkungen oder beidem kann u.a. VPA aufgrund ihrer nachgewiesenen Wirkung auch bei refraktären fokalen Anfällen zur Weiterbehandlung eingesetzt werden.

VPA sollte hingegen nicht eingesetzt werden:
- bei Patienten mit vorbestehenden Leber- und nichtendokrinen Pankreaserkrankungen oder mit erhöhten Leber-/Pankreaswerten,
- bei Patienten mit metabolischen Erkrankungen, indbesondere aus dem Bereich der Beta-Oxidation, der mitochondrialen, peroxisomalen und Harnsoffzyklusdefekte, die aber alle isgesamt sehr selten bei Erwachsenen anzutreffen sind,

Tabelle 1. Nutzen-Risiko-Abwägung der Valproinsäuretherapie

	Nutzen	Risiko
1	Wirksamkeit bei fokalen und generalisierten Epilepsien	Neuralrohrdefekte und Skelettanomalien
2	Geringe kognitive Beeinträchtigung	Akutes Leberversagen (im Erwachsenenalter sehr selten)
3	Selten Überempfindlichkeitsreaktionen	Gewichtszunahme, z.T. mit Insulinresistens Syndrom
4	Keine Interaktion mit oralen Kontrazeptive oder anderen Steroiden	Pankreatitis
5	Einmalgabe möglich	Reversible chronische Enzephalopathie mit Parkinson Syndrom und kognitiven Störungen (Pseudodemez)

Tabelle 2. Antiepileptika der ersten Wahl zur Erstbehandlung

Generalisierte und nicht näher klassifizierbare Epilepsien	Valproinsäure
Fokale Epilepsien	Carbamazepin oder Valproinsäure

- bei Patienten mit unklaren medikamenteninduzierten Todesfällen oder schweren Lebererkrankungen mit Reye-ähnlicher Symptomatik in der Familie mit oder ohne VPA-Gabe und
- bei Patienten mit klinisch relevanten Gerinnungsstörungen und Vorkommen von Spina bifida in der Familie sowie Überempfindlichkeit gegenüber VPA.

Bei Patientinnen mit polyzystischem Ovar sollte VPA nur nach besonders sorgfältiger Prüfung der Nutzen-Risiko-Relation eingesetzt werden. Eine isolierte, weniger als 3-fache Erhöhung der Gamma-Gt ist hingegen bei klinisch Gesunden kein ausreichender Hinweis auf eine Lebererkrankung und somit auch keine Kontraindikation zur VPA-Behandlung.

VPA ist besonders zu empfehlen für Patienten, die andere Medikamente einnehmen müssen, da im Gegensatz zu anderen Antileptika keine wirkungsmindernde Interaktion durch die zusätzliche VPA auftritt. Es kann allerdings aufgrund der enzyminhibitorischen Wirkung von VPA auf andere Medikamente, beispielsweise auf Lamotrigin, zu Interaktionen kommen. Bei Frauen im gebärfähigen Alter ist vorsichtshalber wegen der Teratogenität von VPA eine präkonzeptionelle Vitamin B und eine Folsäuregabe von bis zu 400 ug/d zu empfehlen, wenngleich direkte Belege fehlen. Bei starker Gewichtzunahme mit dem Risiko der Entwicklung eines Insulinresistenzsyndroms unter der Einnahme von VPA ist eine Umstellung auf Lamotrigin zu erwägen, da sich hierdurch die Symptome zumindest teilweise zurückbildeten. Schließlich sind die intravenöse Applikationsform sowie bequemere Retardformulierungen weitere Pluspunkte der VPA, die ihre Position als ein Standardmekikament der ersten Wahl in der Epilepsiebehandlung unterstützen.

39 Empfehlungen zu Blutuntersuchungen und klinischer Überwachung zur Früherkennung des Valproinsäure-assoziierten Leberversagens*

Ergebnisse einer Konsensus-Konferenz vom 9.5.-11.5.1997 in Berlin

St. A. König, C. E. Elger, F. Vassella, D. Schmidt, A. Bergmann, H. E. Boenigk †, P. A. Despland, P. Genton, G. Krämer, W. Löscher, T. Mayer, H. Nau, H. Schneble, H. Siemes, H. Stefan, P. Wolf, Klinik für Epileptologie, Universität Bonn

Zusammenfassung

Valproinsäure (valproic acid, VPA) ist ein weitverbreitetes Antiepileptikum mit einem breiten Indikationsspektrum, bei dessen Anwendung seltene, aber schwere Nebenwirkungen wie das Valproat-assoziierte Leberversagen auftreten können. Erstes Symptom ist dabei eine Befindlichkeitsstörung des Patienten. Isolierte Veränderungen von Standardlaborparametern der Leber sind ein Frühindikator. Eine frühzeitige Diagnostik der Komplikation ist daher nach heutigem Wissensstand durch prophylaktische Laborkontrollen nicht möglich. Entscheidend ist die rechtzeitige Erkennung der beginnenden Komplikation auf der Basis klinischer Kriterien, u.U. bei gleichzeitig veränderten Laborparametern. Ein sofortiges Absetzen von VPA und die gleichzeitige Gabe von Carnitin kann zu einer Unterbrechung des sonst fatalen Ablaufs der Komplikation mit anschließender Erholung führen. Im Rahmen einer Konsensuskonferenz wurden der aktuelle Wissensstand über Früherkennung und Therapie der VPA-induzierten Hepatotoxizität diskutiert. Die Ergebnisse des Konsensus wurden mit dem Ziel einer Verbesserung der Arzneimittelsicherheit in einer Empfehlung über Laborkontrollen, Frühdiagnostik und Therapie zusammengefasst.

VPA ist ein Antiepileptikum mit einem breiten Anwendungsspektrum. Die Substanz wird weltweit seit 1974 zur Epilepsietherapie eingesetzt. Neben dem Einsatz bei Anfallserkrankungen erhielt das Präparat 1995 die Zulassung für die Behandlung der Manie, 1996 für die Behandlung der Migräne in den USA. Man geht davon aus, dass derzeit etwa 2,8 Mio. Patienten VPA über längere Zeit regelmäßig einnehmen. In der überwiegenden Zahl der Fälle wird die Einnahme sehr gut vertragen.

---

* In Andenken an Michael Laub. Erstmals veröffentlicht in: Der Nervenarzt 10/98, S. 835-840.

In einer vom 9.5.-11.5. 1997 abgehaltenen Konsensus-Konferenz in Berlin wurden die VPA-Therapie und mögliche sehr seltene, aber schwerwiegende Komplikationen sowie deren Vorbeugung und Therapie ausführlich diskutiert. Da Pankreatitiden und Gerinnungsstörungen, auch kombiniert mit schwerwiegenden Leberschädigungen, auftreten können, wurden diese einbezogen. Ziel der Konferenz war es, dem aktuellen Wissensstand entsprechende Konsensus-Empfehlungen zu einem rationalen Umgang mit VPA unter dem Gesichtspunkt der Arzneimittelsicherheit zu erstellen.

Epidemiologie, Klinik und Pathogenese

Seit der Erstbeschreibung der fulminant verlaufenden Valproat-induzierten Hepatotoxizität Ende der 70er Jahre sind weltweit 177 tödliche Verläufe beschrieben worden. Die Häufigkeit eines tödlichen Leberversagens unter VPA wird auf 1:20 000 bis 1:30 000 geschätzt. Bryant und Dreifuss [5] ermittelten aufgrund von hochgerechneten Verbrauchszahlen in den USA Inzidenzen für die Jahre 1978-1986 für die verschiedenen Altersgruppen und Therapieformen (Tabelle 1).

In Einzelfällen ist ein irreversibles VPA-assoziiertes Leberversagen auch bei Erwachsenen unter Monotherapie und auch nach jahrelanger Behandlung beobachtet worden. Bei einigen der 177 Patienten wurden verschiedene Grundkrankheiten wie Harnstoffzyklusdefekte, Alpers-Syndrom oder die Progressive Neuronale Degeneration des Kindesalters beschrieben [13, 14, 20]. Neben Patienten mit solchen Grunderkrankungen, deren Dunkelziffer in Betracht zu ziehen ist, sind

Tabelle 1. Geschätzte Inzidenz für das tödlich verlaufende Leberversagen unter der Behandlung mit Valproinsäure [5]. Spezielle Risikogruppen sind zu beachten (s. Empfehlungen). Bei meist mehrfach behinderten Kindern unter 2 Jahren, speziell bei Polytherapie mit enzyminduzierten Medikamenten, scheint das Risiko besonders hoch zu sein [7, 8]. Über 70% der Erkrankungen traten innerhalb der ersten 6 Monate nach Beginn der Behandlungen auf.

Monotherapie

0-2 J.	1:8 213
3-10 J.	1:11 259
> 10 J.	0
Gesamt:	1:51 293

Polytherapie

0-2 J.	1:543
3-10 J.	1:5 975
11-20 J.	1:15 700
21-40 J.	1:22 259
> 40 J.	1:60 917
Gesamt:	1:8 312

Mono- und Polytherapie

Gesamt:	1:14 602

jedoch auch altersentsprechend entwickelte, unauffällige pädiatrische Patienten unter VPA-Monotherapie verstorben [15]. Dabei ist VPA vermutlich nicht alleine ursächlich für diese seltene Komplikation verantwortlich. Unbekannte vorbestehende metabolische Defekte, möglicherweise auch im mitochondrialen Stoffwechsel, werden auch bei zuvor offenbar gesunden Patienten mit Leberversagen unter VPA diskutiert [16, 21, 27].

Hepatotoxizität

Man unterscheidet 2 Formen:

1. Dosisabhängige reversible Hepatotoxizität

Diese am häufigsten vorkommende hepatische Nebenwirkung unter der Behandlung mit VPA besteht in der Erhöhung einzelner Leberfunktionswerte, die in der Regel ohne begleitende klinische Symptome auftreten. Die erhöhten Werte fallen nach Reduktion der VPA-Dosis, in manchen Fällen auch ohne Dosisänderung wieder ab. So fanden Erasmus et al. [9] eine Erhöhung von SGOT und SGPT um mehr als 2 Standardabweichungen bei 20% bzw. 22% ihrer Valproat-behandelten Patienten. Die Gamma-GT war bei 12% asymptomatischer Patienten auf über 50 Einheiten pro Liter erhöht, die alkalische Phosphatase lag bei 24% der Patienten über der Norm [11]. Auch Gerinnungsparameter wie Fibrinogen (17%) und Thrombozyten (9,4%) waren bei asymptomatischen Patienten erniedrigt [24]. Die Amylase war im Serum bei 16,9%, im Urin bei 10,8% über dem Normbereich [24]. Erhöhte Ammoniakwerte wurden bei 27% der Patienten von Laub [18] angegeben. Eine pathologische Blutungszeit wurde bei 23% der Valproatpatienten und ein VPA-assoziiertes von Willebrand-Jürgens-Syndrom (Typ I) bei 67% nachgewiesen [17]. Bilirubin war bei keinem asymptomatischen Patienten erhöht [24]. Bei den besprochenen Laborauffälligkeiten handelt es sich somit zusammenfassend um eine harmlose, reversible und direkte pharmakodynamische Wirkung von VPA.

2. Reversible schwere Leberinsuffizienz und irreversibles fulminantes Leberversagen

Obwohl VPA in der Mehrzahl der Fälle sehr gut vertragen wird, sind sehr selten VPA-assoziiertes Leberversagen, sowie – noch seltener – akute Pankreatitis und Gerinnungsstörungen mit spontaner Blutungsneigung aufgetreten [2, 5, 7, 8, 16, 17, 23].

Laborkontrollen

Unter dem Eindruck der zum damaligen Zeitpunkt aufgetretenen Todesfälle und der daraus resultierenden Unsicherheit und unter dem Zwang, rasch zu reagieren, wurden unterschiedliche Empfehlungen zu Laborkontrollen erstellt, von denen man sich eine verbesserte Früherkennung des fulminanten Leberversagens erhoffte ([6, 19, 22, 25, 28], Fachinformation VPA-haltiger Arzneimittel in Deutschland, Österreich und der Schweiz). Die Datenanalyse von Patienten mit Leberversagen unter VPA, die vor der Behandlung weder laborchemisch noch klinisch einen Hinweis auf eine gestörte Leberfunktion boten, macht nach Auffassung der Mitglieder der Konsensus-Konferenz jedoch deutlich, dass die geübte Praxis der Erfassung von Laborparametern nicht zur Früherkennung eines VPA-assoziierten Leberversagens geeignet ist [5, 16]. Der klinische Wert insbesondere häufiger Laborkontrollen ist daher umstritten [9, 10]. Aus diesem Grund werden die bisherigen Empfehlungen dem gegenwärtigen Kenntnisstand angepasst. Dabei ist auch zu berücksichtigen, dass nicht notwendige Blutentnahmen, besonders bei Kleinkindern, zu vermeiden sind, Kosten verursachen, ja vielleicht sogar Arzt und Patient ein trügerisches Sicherheitsgefühl vermitteln können und dadurch der viel wichtigeren klinischen Überwachung weniger Aufmerksamkeit geschenkt wird.

Da allerdings nicht alle Patienten mit einem Leberversagen unter VPA ausführlich publiziert sind bzw. die Originalunterlagen zur Auswertung nicht vorlagen, konnte nur bei 101 Patienten der 177 Patienten das erste Symptom eruiert werden. Klinische Zeichen waren bei 80 von 101 Patienten führend (Tabelle 2). Bei 14 der 101 Patienten traten gleichzeitig mit klinischen Zeichen ein Transaminasenanstieg oder Gerinnungsstörung auf. Zweimal wurde VPA ohne vorherige Laborkontrollen abgesetzt [7]. In über der Hälfte der Fälle ging ein fieberhafter Infekt voraus [16]. Ein Patient hatte zugleich eine Subarachnoidalblutung, wobei Angaben über vorangehende Laborbefunde fehlen [31]. Bei 5 der 101 im Detail dokumentierten verstorbenen Patienten lagen pathologische Laborwerte vor klinischen Symptomen vor. Dabei lag bei einem Patienten ein asymptomatischer Transaminasenanstieg unter VPA vor, erst nach dem Austausch von VPA gegen das ebenfalls potentiell hepatotoxische Phenytoin kam es zu einem Leberversagen [32]. Bei 3 dieser 5 Patienten waren die Transaminasen bereits vor der VPA-Therapie um mindestens das Dreifache erhöht [1, 29]. Bei ebenfalls 3 der 5 Patienten lagen neurodegenerative Erkrankungen oder unklare familiäre Todesfälle mit Reye-ähnlicher Sympomatik vor [1, 19].

Tabelle 2. Klinische Früherkennung des VPA-assoziierten Leberversagens

- Apathie
- Somnolenz
- Abneigung gegen gewohnte Speisen und/oder VPA
- Übelkeit
- Erbrechen
- Bauchschmerzen
- Blutungsneigung
- gelegentlich Ikterus
- vermehrte Anfälle

Cave: Die Erstmanifestation der obigen Symptome erfolgt häufig in Kombination mit fieberhaften Infekten

Insgesamt ist also für keinen einzigen Patienten zu belegen, dass durch Laborkontrollen im Verlauf der Behandlung ein Leberversagen früher als durch klinische Überwachung entdeckt worden wäre. Dies gilt auch für die Kontrolle diverser VPA-Metabolite in Serum und Urin [3, 12, 21, 26, 27].

Einzuwenden ist, dass eine prospektive oder gar randomisierte Evaluation des Laborscreenings an großen Patientenzahlen vor und während der VPA-Therapie nicht vorliegt. Dies wird angesichts der Seltenheit des Leberversagens und der Vielzahl von asymptomatischen Patienten mit harmlosen Leberwerterhöhungen auch nicht zu realisieren sein.

Ein VPA-assoziiertes Leberversagen kann sich laborchemisch entweder durch einen Leberzerfall mit erhöhten Transaminasen oder durch eine eingeschränkte Syntheseleistung v.a. mit pathologischen Gerinnungsparametern manifestieren. Oben diskutiert wurde bereits die häufige asymptomatische und harmlose Abweichung dieser Parameter bei durchschnittlich 20 % der behandelten Patienten. Bilirubin war allerdings bei keinem asymptomatischen Patienten unter VPA erhöht [24]. Dieser Parameter war – nicht überraschend – in Ausnahmefällen bereits als Frühzeichen einer VPA-assoziierten Hepatotoxizität gefunden worden [16, 23].

Die Analyse aller zur Verfügung stehenden, allerdings nur, wie oben ausgeführt, unvollständigen und meist retrospektiven Daten lässt aber den Schluss zu, dass die in Tabelle 2 genannten klinischen Symptome entscheidend für die Früherkennung des VPA-assoziierten Leberversagens sind.

Erfreulicherweise hat sich in den letzten Jahren gezeigt, dass die Mehrzahl der unter VPA auftretenden Leberversagen reversibel verläuft, wenn die klinischen Frühzeichen beachtet werden und VPA sofort abgesetzt wird [16]. Möglicherweise hat auch die intravenöse Gabe von Carnitin zu einem günstigeren Verlauf beigetragen [4]. Carnitin erleichtert den Transport der Acyl-Gruppen über die Mitochondrienmembran und trägt darüber hinaus dazu bei, ein normales Verhältnis zwischen Acyl-CoA und freiem Co-Enzym-A zu erhalten. Bei irreversiblem Leberversagen stellt auch die Lebertransplantation eine therapeutische Option dar. Ein günstiger Langzeitverlauf nach der Transplantation kann jedoch nur in Einzelfällen erzielt werden (z.Z. ein australischer Patient mit guter Erholung, bei z.Z. mindestens 7 transplantierten Patienten). Bei neurodegenerativen Erkrankungen wird der zerebrale Verlauf nicht entscheidend beeinflusst.

Pankreatitis

Die Pankreatitis kann gemeinsam mit oder unabhängig von der Hepatotoxizität auftreten. Es sind weltweit 47 Patienten mit isolierter Pankreatitis (Inzidenz: 1:40 000) sowie 6 Patienten mit sowohl Leberversagen als auch Pankreatitis bekannt geworden [2, 16, 23]. Nur 2 Patienten waren jünger als 2 Jahre, das Durchschnittsalter lag bei 16,4 Jahren. Bei 43 % der Patienten trat das erste Symptom innerhalb der ersten drei Behandlungsmonate auf, bei 19 % aber noch nach über 2 Jahren. Bei über 80 % der Patienten war die Pankreatitis unter symptomatischer Therapie reversibel.

Gerinnungsstörung

Die Therapie mit VPA kann zu Gerinnungsstörungen führen. In der Regel handelt es sich dabei allerdings um ein klinisch asymptomatisches erworbenes von Willebrand-Jürgens-Syndrom Typ I [17]. Schwerwiegende klinische Blutungen treten extrem selten auf. Insbesondere Kinder können jedoch unter einer VPA-Behandlung vermehrt zu Hämatomen bei Bagatellverletzungen neigen. Einzelne gefährliche Spontanblutungen kamen vor [31]. Bei normaler Blutungszeit ist die Gerinnungsstörung unproblematisch. Bei operativen Eingriffen kann durch die Gabe von Desmopressin (Minirin) das zusätzliche Blutungsrisiko reduziert werden. Der Blutverlust bei epilepsiechirurgischen Eingriffen an Patienten unter Valproattherapie ist aber auch ohne diese Substitution nicht erhöht [30].

Empfehlungen

Aufklärung

Da die klinischen Frühzeichen sowohl über die Diagnostik als auch über die Frühbehandlung (Absetzen, u.a. Carnitin-Therapie) entscheiden, muss eine ausführliche Aufklärung von Patienten und Angehörigen über klinische Frühsymptome erfolgen. Die in Tabelle 2 genannten, z.T. unspezifischen Symptome, die ausdrücklich im Aufklärungsgespräch erwähnt werden müssen, sollten zu einem sofortigen Kontakt mit dem behandelnden Arzt führen.

Vorsichtsmaßnahmen

VPA sollte falls möglich als Monotherapie verordnet werden. Weiterhin sollte VPA nicht mit Salizylaten kombiniert werden, die u.a. zu ungünstigen Wechselwirkungen hinsichtlich der Leberfunktion führen.

Von einer Therapie mit VPA sollten folgende Patientengruppen ausgeschlossen werden, wobei für diese und alle nachfolgenden Empfehlungen gilt, dass für den Einzelfall die informierte und begründete Entscheidung unter Berücksichtigung aller wesentlichen Umstände Vorrang haben kann vor generellen Empfehlungen:
- Patienten mit vorbestehenden Leber- oder nicht endokrinen Pankreaserkrankungen oder mit erhöhten Leber-/Pankreaswerten (z.B. auf das Dreifache des Grenzwerts von SGOT, SGPT, Alpha-Amylase).
- Patienten mit metabolischen Erkrankungen, insbesondere aus dem Bereich der Beta-Oxydation, der mitochondrialen und perioxismalen und der Harnstoffzyklusdefekte (Medium-chain-acetyl-CoA-Defekt, Leigh-Krankheit; Kearns-Sayre-, MELAS-, MERRF-Syndrom; Zellweger-Syndrom, neonatale Adrenoleukodystrophie, Refsum-Krankheit, Ornithincarbamyltransferasemangel (OCT), Karbamylphosphat-Synthetasemangel);
- Patienten mit unklaren medikamenteninduzierten Todesfällen oder schweren Lebererkrankungen mit Reye-ähnlicher Symptomatik in der Familie, mit und ohne VPA-Gabe;

- Patienten mit klinisch relevanten Gerinnungsstörungen (z.B. schweres von Willebrand-Jürgens-Syndrom).

Bei einer weiteren Gruppe von Patienten muss eine besonders sorgfältige Nutzen/Risikoabwägung vor Therapiebeginn durchgeführt werden:
- Kinder unter 2 Jahren unter Therapie mit enzyminduzierenden Antiepileptika oder mit unklarer, insbesondere progredienter Retardierung;
- Patienten mit neurometabolischen Erkrankungen;
- Patienten mit familiären metabolischen Erkrankungen.

Bei folgenden metabolischen Erkrankungen ist es bisher im Zusammenhang mit einer VPA-Therapie zu einem irreversiblen Leberversagen gekommen: Progressive neuronale Degeneration des Kindesalters (PNDC), Alpers-Krankheit, Harnstoffzyklusdefekte, neuronale Ceroidlipofuszinose, familiär spongiöse glioneuronale Dystrophie, progressive heredofamiliäre cerebelläre Degeneration, progressive Myoklonus-Epilepsie, subakute Leukodystrophie, Friedreichsche Ataxie (bei der ein Defekt der Lipidperoxidation diskutiert wird).

Bei allen Stoffwechselerkrankungen, die bereits ohne VPA zu Reye-ähnlichen Episoden führen können, ist davon auszugehen, dass VPA zu einer Exazerbation solcher Episoden führen kann. Eine VPA-Therapie ist deshalb ebenfalls möglichst zu vermeiden.

Laboruntersuchungen

Vor Beginn der Behandlung

Zum Ausschluss von bereits bestehenden Erkrankungen der Leber und des Pankreas sowie von Gerinnungsstörungen sollten folgende Parameter bestimmt werden: BB (einschließlich Thrombozyten), SGOT, SGPT, Bilirubin, Amylase und als Gerinnungsparameter: Quick und PTT.

Bei retardierten Kindern (Risikogruppe) sollen Stoffwechseldefekte einschließlich der oben genannten Defekte möglichst ausgeschlossen werden, falls diese nicht bereits im Rahmen der Retardierungsabklärung untersucht worden sind. Als Screeninglaborkontrollen kommen zusätzlich zu den oben erwähnten Laborparametern in Betracht: Laktat, Astrup, Harnsäure, Ammoniak, Blutzucker sowie im Urin Aminosäuren und organische Säuren, pH-Wert, Reduktionsprobe, Azeton, Ergänzung je nach klinischen Symptomen.

Vier Wochen nach Beginn der Valproattherapie

Da in seltenen Fällen bereits nach ganz kurzer Zeit eine pathologische Leberreaktion möglich ist, sollte eine laborchemische Kontrolle nach 4 Wochen mit Bestimmung von: SGOT, SGPT, Bilirubin, Amylase und Gerinnungsparameter wie Quick und PTT durchgeführt werden. Bei unauffälligen oder minimal erhöhten

Laborparametern und klinisch unauffälligen Patienten kann von weiteren speziellen Untersuchungsintervallen abgesehen werden (ansonsten s. unten).

Vor operativen Eingriffen

Vor operativen Eingriffen sollte die übliche präoperative Gerinnungsdiagnostik (Quick, PTT, PTZ, Thrombozyten) um die Blutungszeit erweitert werden. Einzelfaktoranalysen inkl. Willebrand-Jürgens-Faktor sollte nur erfolgen, wenn eine erhöhte Blutungsneigung beim Patienten besteht, was aber ungewöhnlich ist.

Vorgehen bei pathologischen Laborparametern vier Wochen nach Beginn der Behandlung

Bei klinisch unauffälligen Patienten mit pathologischen 4-Wochen-Werten sollte eine Verlaufskontrolle 3mal im Abstand von maximal 2 Wochen, dann einmal pro Monat bis zum 6. Behandlungsmonat durchgeführt werden. Im Regelfall ist vor dem genannten Zeitraum mit einer Normalisierung der pathologischen Laborparameter zu rechnen. Toleriert werden können in der Regel bei fehlender Progredienz geringgradige Abweichungen von SGOT und SGPT, Amylase (als Anhaltspunkt kann z.B. das Dreifache des Grenzwertes gelten) und z.B. die Erniedrigung des Quicks auf 60 % oder die Verlängerung der PTT bis auf den 5fachen Wert als Ausdruck einer klinisch nicht relevanten Synthesestörung.

Vorgehen bei Verdacht auf VPA-assoziiertes Leberversagen

Beim Auftreten klinisch verdächtiger Symptome wie Übelkeit, Erbrechen, Bauchschmerzen, Apathie, vermehrten Anfällen, Abneigung gegen Speisen und/oder Valproat und sonstigen unerklärlichen Befindlichkeitsstörungen sind weitere engmaschige Laborkontrollen indiziert – besonders dann, wenn sich diese Symptome mit fieberhaften Infekten kombinieren (bei über 50 % der Kinder mit VPA-assoziiertem Leberversagen [16]. Im Zweifelsfall sollte VPA eingesetzt werden. Es müssen umgehend beim Auftreten von einem oder mehreren dieser Symptome folgende Laborparameter kontrolliert werden: BB (einschließlich Thrombozyten), SGOT, SGPT, Amylase, Bilirubin, Ammoniak, Astrup, Laktat und als Gerinnungsparameter Quick, PTT und Blutungszeit. Die Differentialdiagnostik umfasst u.a. Hepatitiden oder andere Lebererkrankungen viraler oder toxischer Genese (Tetrachlorkohlenstoff), oder infolge hepatotoxischer Medikamente (Isoniazid, Acetylsalicylsäure, Phenytoin, Paracetamol, etc.), Stoffwechselerkrankungen wie Harnstoffzyklusdefekte, Störungen der β-Oxidation, Morbus Wilson, Galaktosämie, Tyrosinämie, Fruktose-Intoleranz.

Hinreichender Verdacht auf ein VPA-assoziiertes Leberversagen oder Pankreatitis ist eine Absetzindikation

Ein hinreichender Verdacht für das Vorliegen eines VPA-assoziierten Leberversagens liegt vor, wenn bei klinischer Symptomatik – wie oben beschrieben – gleichzeitig auffällige Laborparameter gefunden werden. Eine stationäre Behandlung ist zwingend. Nur bei minimal auffälligen Laborparametern, z.B. eine weniger als auf das 3fache erhöhte isolierte Transaminasenerhöhung, wie sie bei viralen Infekten vorkommen können, kann u.U. eine Verlaufskontrolle am nächsten Tag abgewartet werden. Ansonsten muss bei Vorliegen des hinreichenden Verdachtes VPA sofort abgesetzt werden. Dies gilt auch bei einer Pankreatitis unter VPA-Therapie, die durch ausgeprägte epigastrische Bauchschmerzen, Übelkeit, Erbrechen bei erhöhter Serum- und Urinamylase, ggf. Lipase, auffällt. Die antikonvulsive Therapie in der akuten Phase kann z.B. mit Benzodiazepinen durchgeführt werden. Alle potentiell hepatotoxischen Medikamente sollten gleichzeitig mitabgesetzt bzw. gemieden werden. Gegebenenfalls sollte Kontakt mit einem Experten aufgenommen werden.

Therapie

Valproat-assoziiertes Leberversagen

Neben dem sofortigen Absetzen des VPA ist für den Therapieerfolg die frühzeitige intravenöse Substitution von Carnitin (100 mg/kg Körpergewicht pro Tag) wichtig. Zusätzliche Medikamente wie Acetylcystein, Vitamin E, Selen o.ä. sind in Betracht zu ziehen. Die Indikation zur Lebertransplantation ist ggf. zu prüfen. Darüber hinaus muss der Patient ausschließlich parenteral, d.h. mit verzweigtkettigen Aminosäuremischungen und ohne Fette ernährt werden. Die Carnitintherapie kann nach klinischer Erholung und weitgehender Normalisierung der Laborparameter (SGOT) und SGPT) beendet werden, was in der Regel innerhalb von 2-3 Wochen nach dem ersten klinischen Symptom zu erwarten ist. Gegen eine frühzeitige orale Ernährung, sobald der Patient das Bewusstsein wiedererlangt hat und die Laborparameter deutlich rückläufig sind, bestehen keine Bedenken.

Pankreatitis

Bei gleichzeitigem oder ausschließlichem Auftreten einer Pankreatitis gibt es außer dem sofortigen Absetzen von VPA und der internistisch üblichen entlastenden Behandlung (Nahrungspause, Magensonde, i.v.-Flüssigkeitssubstitution und komplette parenterale Ernährung, Schmerztherapie) keine spezifische Therapie. Da ein erhöhtes Risiko für das Auftreten einer zusätzlichen Hepatotoxizität besteht, sollte auch hier Carnitin entsprechend den oben gegebenen Richtlinien gegeben werden, bis sich der Patient erholt hat.

Gerinnungsstörungen

Gerinnungsstörungen unter VPA, z.B. in Form eines von Willebrand-Jürgens-Syndroms, führten bisher nur in Einzelfällen zu gefährlichen Spontanblutungen. In diesem Fall sollte neben dem Absetzen des Valproats eine Substitution mit Faktor-VIII-Präparaten mit einem hohen Anteil des von Willebrand-Faktors erfolgen. Bei operativen Eingriffen mit nachgewiesenem von Willebrand-Jürgens-Syndrom hat sich die Gabe von Desmopressin bewährt.

Therapieempfehlung nach einem Valproat-assoziierten Leberversagen oder Pankreatitis

VPA muss ein Leben lang gemieden werden. Hinsichtlich anderer antiepileptischer Substanzen besteht nach derzeitigem Kenntnisstand keine Einschränkung.

Literatur

1. Appleton RE, Farell K, Applegarth DA, Dimmik JE, Wong LTK, Davidson AGF (1990) The high incidence of valproate hepatotoxicity in infants may relate to familial metabolic defects. Can J Neurol Sci 17:145-148
2. Asconape JJ, Panry JK, Dreifuss FE, Riela A, Mirza W (1993) Valproate-associated pancreatitis. Epilepsia 34:177-183
3. Baldwin GS, Abbott FS, Nau H (1996) Binding of a valproate metabolite to the trifunctional protein of fatty acid oxidation. FEBS Letters 384:58-60
4. Bohan T, Heiton E, McDonals I, König St, Bowman S, Sugimoto T, Scheffner D, Penn D, Carta A, Bravi D, Li S, Koch G (1998) The efficacy of L-carnitine treatment in valproate-induced hepatotoxicity (in presse)
5. Bryant AE, ?? (1196) Valproic acid hepatic fatalities. I. US experience since 1986. Neurology 40:465-469
6. Doose H (1991) Standardtherapien der Epilepsien im Kindes- und Jugendalter – Früherkennung von Komplikationen einer Valproat-Therapie. Empfehlungen des Königsteiner Arbeitskreises für Epileptologie. Epilepsie-Blätter 4:51
7. Dreifuss FE, Santilli N, Langer DH, Sweeny KP, Moline KA, Meander KB (1987) Valproate acid hepatic fatalities: a retrospective review. Neurology 37:379-385
8. Dreifuss FE, Langer DH, Moline KA, Maxwell JE (1989) Valproic acid hepatic fatalities. II. US experience since 1984. Neurology 39:201-207
9. Erasmus C, Hjelm M, Wilson J (1993) The value of routine liver function monitoring during sodium valproate therapy. Br J Clin Pract 727 [Suppl]:77-78
10. Fenichel GM, Greene HL (1985) Valproate hepatotoxicity: two new cases, a summary of others, and recommandations. Pediatr Neurol 1:109-113
11. Fichsel H (1981) Veränderungen der Leberenzyme unter antikonvulsiver Mono- und Kombinationsbehandlung epileptischer Kinder. In: Remschmidt H, Rentz R, Jungmann J (Hrsg) Epilepsie 1980. Thieme, Stuttgart New York, S 148-151
12. Fisher E, Siemes H, Pund R, Wittfoht und Nau H (1992) Valproate metabolites in serum and urine during antiepileptic therapy in children with infantile spasms: abnormal metabolite pattern associated with reversible hepatotixicity. Epilepsie 33:165-171
13. Harding BN, Egger J, Portmann B, Erdohazi M (1986) Progressive neuronal degeneration of childhood with liver disease. Brain 109:181-206
14. Hjelm M, de Silva LM, Seakins JWT, Oberholzer VG, Rolles CJ (1986) Evidence of inherited urea ccyle defect in a case of fatal valproate toxicity. Br Med J 292:23-24

15. König ST, Scheffner D, Rauterberg-Ruland I, Kochen W, Hofmann WJ, Wokittel E, Schick U (1987) Tödliches Leberversagen bei einem altersgemäß entwickelten Jungen unter VPA-Monotherapie. Monatschr Kinderheilkd 135:310–313
16. König StA, Siemes H, Bläker F, Boenigk E, Groß-Selbeck G, Hanefeld F, Haas N, Köhler B, Koelfen W, Korinthenberg R, Kurek E, Lenard H-G, Penin H, Penzien JM, Schünke W, Schultze C, Stephani U, Stute M, Traus M, Weinmann H-M, Scheffner D (1994) Severe hepatotoxicity during VPA therapy: an update and review of eight new fatalities. Epilepsia 35:1005–1015
17. Kreuz W, Linde R, Funk M, Meyer-Schrod R, Föll E, Nowak-Göttl U, Jacobi G, Vigh Z, Scharrer I (1992) Valproate therapy induces von Willebrand disease type I. Epilepsia 33:178–184
18. Laub MC (1986) Nutritional influence on serum ammonia in young patients receiving sodium valproate. Epilepsia 27:55–59
19. Loyning Y, Johannessen SI, Ritland LS, Strandjord RE, Koster R (1983) Cases of serious/fatal hepatotoxicity due to valproate. Recommended control scheme and preliminary results. In: Oxley J, Janz D, Meinardi H (eds) Chronic toxicity of antiepileptic drugs. Raven, New York, pp 47–70
20. Narkewicz MR, Sokol RJ, Bexhwith B, Sondheimer J, Silverman A (1991) Liver involvement in Alpers' disease. J Pediatr 119:250–267
21. Nau H, Siemes H, Fisher E, Pund R, Wittfoht W, Drews E (1991) Valproic acid metabolite patterns in 195 children with epilepsy: affect of age, dose, comedication, duration of treatment, and clinical factors. In: Levy RH, Penry JK (eds) Idiosyncratic reactions to valproate clinical risk patterns and mechanisms of toxicity. Raven, New York, pp 65–74
22. Physicians Desk Reference (1990) 44.th Edition. Oradell, NJ Medical Economics
23. Scheffner D, König StA, Rauterberg-Ruland I, Kochen W, Hofmann WJ, Unkelbach S (1988) Fatal liver failure in 16 children with valproate therapy. Epilepsia 29:530–542
24. Schneble H (1982) Laborparameter unter Valproat-Therapie. Nervenarzt 53:684–690
25. Schneble H (1995) Standardtherapien der Epilepsien im Kindes- und Jugendalter – Früherkennung von Komplikationen einer Valproat-Therapie. Epilepsie-Blätter 8:100–102
26. Siemes H, Nau H, Seidel U, Gram H-J (1992) Irreversibles valproatassoziiertes Leberversagen. Monatsschr Kinderheilkd 140:869–875
27. Siemes H, Nau H, Schultze K, Wittfoht W, Drews E, Penzien J, Seidel I (1993) Valproate (VPA) metabolites in various clinical conditions of probable VPA-associated hepatotoxicity. Epilepsia 34:332–346
28. Stenzel E, Albani M, Doose H, Penin H, Scheffner D, Schmidt D (1987) Valproat-Therapie und Lebertoxizität. Pädiatr Prax 35:159–163
29. Straßburg HM, Sauer M, Ketelson UP, Böhm N, Schwab M, Volk B (1991) Letale Valproat-Unverträglichkeit bei progressiver zerebraler Poliodystrophie Alpers. In: Lütschg J (Hrsg) Aktuelle Neuropädiatrie 1990. Springer, Berlin Heidelberg New York, S 258–263
30. Ward MW, Barbaro NM, Laxer KD, Rampil IJ (1996) Preoperative valproate administration does not increase blood loss during temporal lobectomy. Epilepsia 37:98–101
31. Ware S, Millward-Sadler GH (1980) Acute liver disease associated with sodium valproate. Lancer II:1110–1113
32. Zäh W, Rengeling M, Rühl G, Hackenberg K (1985) Akute Lebernekrose durch Valproinat. Dtsch Med Wochenschr 110:956–959

Sachverzeichnis

A

Abneigung gegen gewohnte Speisen 369, 407
Absenceepilepsie 147, 150, 196
– juvenile 175, 176, 396
Absencen 147, 148
– blande 150
– komplexe 150
– myoklonische 152
– Status 203, 204
Absorptionskonstante 68
Acetazolamid 312
Acetylcholin 26
Acetylsalicylsäure 116, 309
ACTH 156
Acyl-CoA 408
Adaptionsmechanismus 231
Adrenoleukodystrophie, neonatale 409
Afferenz, nozizeptive 209
Agenesie
– partielle des Corpus callosum 287
– des Septum pelludicum 287
Akinese 325
Aktionsmyoklonus, postanoxischer 224
Aktivkohle 317
Akustisch evozierte Potentiale 137
Alkoholentzugssyndrom 226
Alopezie 185, 360
Alpers-Krankheit 410
Alterschorea 224
Amenorrhö 349
Aminosäure 345
– exzitatorische 208
– Stoffwechsel 372
Ammoniakspiegel 124, 385
Ammoniakwert 406
Amplitudendepression 121
Amylase 375
Anämie 213
– aplastische 188, 377
Anenzephalie 286
Anfälle
– fokale 107, 170, 184, 187
  – im Kindesalter 168
– Frequenz 107

– generalisierter 107
– myoklonisch-astatische 152, 396
– photogene 150
– photosensible 148
– vermehrte 407
Angioödem 364
Anisotropie 42, 50
– Wert 45
Anomalie, kraniofaziale 285
Anovulation 348
Antidepressiver Effekt 244
Antiepileptika, enzyminduzierende 114
Antipsychotischer Effekt 244
Anwendung, intravenöse 4
Apathie 369, 407
Aplasie, radialer Knochenstrahl 285
Appetitsteigerung 343
Appetitstörung 397
Applikation, rektale 74
Area dentata 29
Area under curve (AUC) 68, 99, 101, 104, 270
Areflexie 318
Aspartat 19, 26, 208
Asterixis 306
Ataxie 317, 325
– zerebelläre 226
Atrohie 326
Aufwach-Grand-mal-Epilepsie 175, 179, 396

B

Bauchschmerzen 407
Benign myoclonic epilepsy 148
Benzodiazepine 156
– Entzug 243
Bernsteinsäuresemialdehyd 15
Betaaktivität 126
Betablocker 207, 215
Bewegungsstörung 222
– choreo-atheototische 224
– hyperkinetische 221
– hypokinetische 222
Bicucullin 209
Bilder, stuporöse 236
Bilirubin 406

Biotransformation 194
Bioverfügbarkeit 66, 265
Blepharospasmus 222
Blickfolgebewegung 326
Blutdruck, systolischer 202
Bluthirnschranke 328
Blutketonkörperkonzentration 344
Blutspiegel 126, 319
- Verläufe 201
Blutungskomplikation 376, 377
Blutungsneigung 369, 407
Blutungsstörungen 367
Blutuntersuchung 404
Bolus 204
- Gabe 201
- Injektionen 202
Bulimie 258
Burton, B. 3

C
Carnitin 80, 344, 381, 385, 408
- Depletion 374
- Gabe, i.v. 374
- Mangel 80, 381
- Stoffwechsel 344
- Substitution 373, 374, 375, 381, 400
Ceroidlipofuszinose, neuronale 410
Cholesterin 185
Cholesterol 347
- Spiegel 352
Chondrozytenkulturen 56
Chorea 222
Chorea minor 222, 223
Chronic daily headache 213
Chronoformulierung 105
Chrono-Präparat 194, 198
Clearance 77
Cluster-Kopfschmerz 207, 212
CoA-Dehydrogenasemangel 387
Coenzym 384
Compliance 73, 101
- Rate 198
Corpus callosum, partielle Agenesie 287
C-Peptid 345
Cytochrom-P-450 39

D
Dandy-Walker-Anomalie 287
Dauerinfusion 204
Defekt, kardialer 283, 285
Degeneration, progressive heredofamiliäre
   cerebelläre 410
Demenz 322, 326
- Syndrom 243
Depakine (Ergenyl) chrono 104

Depakine chrono 105
Depolarisationsamplitude 35
Depression, bipolare 269
Depressives Syndrom 252, 265
Desmopressin 409
Diät 346
Dien-VPA 48
Dimer 66
Dopamin 208
Dopaminerges System 223
Doppelbilder 335
Dosierungsfrequenz 103
Dosisabhängigkeit 306
Dosisreduktion 312
Duodenum 68, 70
Durstgefühl 343
Dysarthrie 317
Dyskinesie 222
- L-Dopa induzierte 225
Dysmorphie 276, 280
Dystonie, axiale 224
Dystrophie, familiär spongiöse glioneuronale
   410

E
EEG-Grundrhythmus 124
EEG-Merkmale 121
EEG-Parameter 122
EEG-Veränderung, fokale 123
EEG-Verlangsamung 124
Effekt
- antidepressiver 244
- antipsychotischer 244
- kognitiver 331, 333
Effloreszenz 361
Einmaldosierung 103, 104, 108
Einmalgabe 194, 196
Einzelparoxysmen 122
Eiweißbindung 277, 344
Elimination
- renale 85
- Halbwertzeit 77, 78
- Konstante 68
EMIT 95
2-en-Metaboliten 76
2-en-VPA 38, 48, 56, 59
3-en-VPA 48
4-en-VPA 38, 47, 48, 81–83
Endokrinopathie 342, 347, 352
2-ene 345
Enkephalin 208
Entdeckungsgeschichte 3
Enteric-coated Präparate 65
Entgiftung von Radikalen 58
Entladung, repetitive 34

Sachverzeichnis

Entwicklung, embryonale 59
Enzephalopathie 134, 397, 236, 311, 315, 317, 319, 327, 328
- metabolische 124
Enzyminduktion 85
Epilepsie
- assoziierte EEG-Merkmale 122
- assoziierte Paroxysmen 122
- Behandlung im Erwachsenenalter 402
- Behandlung im Kindesalter 395
- fokale 275, 402
- fokale Anfälle im Kindesalter 168
- fokale bei Erwachsenen 183
- fokale bei Jugendlichen 183
- fokale generalisierte 402
- fokale symptomatische 396
- frühkindliche 147
- generalisierte 198, 396
  - bei Jugendlichen und Erwachsenen 175
- idiopathische mit generalisierten Anfällen 151
- juvenile myoklonische 175, 177, 396
- myoklonische Absencen 396
Epilepsiemodell, genetisches 9
Erbrechen 407
Ereigniskorreliert evozierte Potentiale (P300 Komponente) 138
Ergenyl chrono 106
Ergenyltabletten 65
Erkrankung
- metabolische 409
- neurodegenerative 407
Erregungszustand, maniformer 244
Erwachsener
- Behandlung der Epilepsie 402
- fokale Epilepsie 183
- generalisierte Epilepsie 175
Erythema exsudativum multiforme 360
Erythrozyten 41
Evozierte Potentiale 130
Exantheme 360, 361
Exenzephalie 54, 55, 104
Extremitätendefekt 286
Exzitabilität, intrakortikale 136
Eymard, P 3, 7

F
Fehlbildung 53
- kardiale 276
Fetal valproate syndrome 53
α-Fetoprotein 293
- Bestimmung 290
Fettsäure 48, 80, 344
- β-Oxidation 80
Fettstoffwechsel 284, 342, 381

Fieberkrämpfe 231
- komplizierte 396
Folatstoffwechsel 58
Folinsäure 289
Folsäure 288, 293
- Antagonismus 288
- Einnahme 292
- Gabe 188, 190
- Mangel 277, 284, 289
- Prophylaxe 275
- Serumkonzentration 288
- Substitution 189
Friedreichsche Ataxie 410
Früherkennung des valproinsäure-induzierten Leberversagens 404
Frühschwangerschaft 281
Funktion, psychische 235

G
GABA 208
- Abbau 14
- Aufnahme 27
- Rezeptor 26, 208, 318
- Synthese 16
- System 11
$GABA_A$-Rezeptor 12
$GABA_B$-Antagonist Phaclofen 209
$GABA_B$-Rezeptoren 18
GABAerge Synapse 12
Galaktorrhö 364
Gaumenspalte 280, 285
Geburtsgewicht 285
Gedächtnisfunktion 235
Gedächtnisstörung 330
Genexpression 58
Gerinnungsdiagnostik 410
Gerinnungsparameter 377
Gerinnungsstörung 359, 360, 363, 397, 398, 406, 409, 410, 412
Gesamtelimination 81
Gesamtkonzentration 78
Gesichtsasymmetrie 286
Gesichtsfelddefekt 188
Gewebekonzentration 104
Gewichtsabnahme 397
Gewichtszunahme 185, 190, 213, 342, 351, 397
Gingivahyperplasie 360, 365
Glukosesynthese 345
Glukuronidierung 88
Glutamat 26
Glutamatrezeptorantagonist 30
Glutathionstatus 284
Glycin 20
Grand mal 148
- myoklonisch-astatisches 150

Grundanisotropie 43
Grundrhythmusveränderung 121
Gynäkomastie 360, 363

H
Haarausfall 359, 397
Haarveränderung 359, 360
Halbwertzeit 201
Hämodialyse 316
Harnstoffzyklus 372
Harnstoffzyklusdefekt 402, 409, 410
Hasenscharte 276
Haut 74, 359
- Blutung 359, 363
- Reaktionen 359
h-Blutspiegelkonzentration 196
Hemiballismus 222, 224
Hepatitis C 371
Hepatopathie 159, 398
Hepatotoxizität 159, 367, 368, 372, 387, 405, 406
Hepatozyt 44, 48
Herzfrequenz 202
Hippokampus 29, 33, 34
Hirngewebespiegel 30
Hirnödem 318
Hirnschnittpräparat 27, 29, 30
Hirsutismus 348, 349
Homocysteinsäure 26
Hormonkonzentration 353
Hüftgelenksdislokation 281, 282
Huntington-Chorea 223
Hyperaktivität 236
Hyperammonämie 307, 318, 332, 372
Hyperandrogenämie 346, 351
Hyperinsulinämie 348, 351
Hyperpolarisation 29, 40
Hyperprolaktinämie 363
Hypersalivation 360, 362
Hypertelorismus 287
Hypertension 348
Hypocarnitinämie 387
Hypofibrinogenämie 376
Hypophysenerkrankung 348
Hypopigmentierung 359
Hypoplasie radialer Knochenstrahl 285
Hypospadie 283, 285-287

I
i.v.-Gabe 66
Ikterus 369
- gelegentlicher 407
Impulsiv-Grand-mal 150
Impulsiv-Petit-mal 148, 150
Infertilität 185
Initialtherapie 106

Injektionslösung 200
Insulinresistenz 185, 190, 348
Insulinspiegel 343
Intensivmonitoring 198
Interaktion 152, 253
- medikamentöse 110
- pharmadynamische 114
Intermediärstoffwechsel 381
Interpeaklatenz I-III 133
Intoxikation 126, 315, 316
Intractable headache 212
In-vitro-Epilepsiemodell 26, 29
Irritabilität 236

J
Jugendlicher
- fokale Epilepsie 183
- generalisierte Epilepsie 175

K
Kalciumantagonist 215
Kalziumaufnahme
- postsynaptische 34
- präsynaptische 34
Kalziumkanal 28
Karbamylophosphat-Synthetasemangel 409
3-Keto-VPA 85
4-Keto-2-en-VPA 45, 46
Kinderwunsch 185
Kindesalter
- Behandlung von Epilepsien 395
- Epilepsie mit fokalen Anfällen 168
Kognitiver Effekt 331, 333
Kognitive Nebenwirkung 337
Koma 126, 318, 319
Kombinationstherapie, Phasenprophylaktika 253
Konjugation 81
Kontrazeptivum 292
Konzentrationsgradient 265
Konzentrationsspitze 74
Konzeption 288
Kopfschmerzbehandlung 207
Korrelationskoeffizent 105
Kortex 33
- entorhinaler 29
Kortexstimulation, transkranielle magnetische 132, 139
Kurzzeitgedächtnis 331

L
Laborabweichung, asymptomatische 377
Laborkontrolle 373, 406
Laborparameter 399
Laboruntersuchung 410

Sachverzeichnis

Lag time 68, 70, 73, 101
Lamotrigin 114
Lance-Adams-Syndrom 269
Langzeit-EEG-Ableitung 196
Lanzeitmedikation 130
Latenzverzögerung 130
L-Dopa induzierte Dyskinesie 225
Leberfunktionsstörung 202
Leberhistologie 370
Leberinsuffizienz 364
Leberschädigung 213
Lebertransplantation 400
Leberversagen 39, 183, 185, 188, 190, 213, 369, 405, 411
– Früherkennung des Valproinsäure-induzierten 404
Leistungsfähigkeit 230
Leistungsparameter 231
Lennox-Gastaut-Syndrom 149, 161
Leptinstoffwechsel 344
Leukodystrophie, subakute 410
Leukopenie 213
Lichtempfindlichkeit 363
Lipase 375
Lipidmatrix 43
Lipidstoffwechsel 58
Lippenspalte 280, 285
Liquorkonzentration 105
Lissenzephalie, okzipitale 287
Lithium 243, 248, 252
– Responder 260
Long-loop-Reflex 307
Lyell-Syndrom 360, 365

M

Magensaftresistenz 4
Magnetisch evozierte Potentiale 134
Major depression 252
Manie 4, 244, 265, 270
– akute 251
– Behandlung 264
– dysphorische 250, 256, 259, 260, 264, 265, 268
Manische Episode 259
Manisches Syndrom 248, 250
Matrix 104
Mefloquin 116
Mehrfachgabe 198
MELAS-Syndrom 409
Membran 41
– mitochondriale 385
– Protein 40
Meningomyelozele 53
Meningozele 53
Menstruationsstörung 350
Menstruationszyklus 349

MERRF-Syndrom 409
Metabolisierung 65
– Wege 80
Metabolismus 110
Metaboliten 20, 82
– Muster 87
Migräne 4, 207, 209, 275, 310
– prophylaktische Behandlung 215
Mikroenema 74
Mikroviskosität 44
– Wert 46
Minipille 277
Missbildung 276, 282
– große 286
– Prophylaxe 190
– Rate 275
– Risiko 52, 284, 291
Missbildungssyndrom
– embryofetales 284
– kleine 284
Mitochondrie 382
– Membran 344, 408
Mitochondriopathie 202
Mittelliniendefekt 287
Monaminooxidase 311
Monokarbonsäure-Transportmechanismus 75
Monotherapie 103, 148, 149, 165, 170, 175, 194, 204, 277, 281, 308, 353, 396, 405, 409
Morbus Parkinson 222
Morbus Whipple 224
Motorische Schwelle 136
Multiple Sklerose 226
Multivitaminpräparat 289, 290
Muttermilch 291
Myelomeningozele 281, 287
Myoklonie 224
Myoklonus
– posthypoxischer 269
Myoklonus-Epilepsie, progressive 410
Myorhythmie 224

N

Nabelschnurblut 80, 278
Nachentladung 33
Natriumkanäle 28
Natriumströme 26
Nebenwirkung 188
– idiosynkratische psychische 236
– kognitive 330, 337
– psychische 397
Nekrolyse, toxische epidermale 365
Neuralleiste 286
Neuralrohrdefekt 52, 54, 276, 278, 280, 289
Neuralrohrentwicklung 52
Neuroglia 328

Neuroleptika 250
Neuropharmakologie 6
Neurophysiologie, klinische 119
Neurotoxisches Profil 140
Niedrigkalziumepilepsiemodell 30
Niedrigmagnesiumepilepsiemodell 32
NMDA-Antagonist 32
Nucleus reticularis thalami 27
Nystagmus 316, 317

O
Oberflächen-EEG 133
OCT (Ornithincarbamyltransferasemangel) 409
Ödem
- peripheres 360, 364
Okulomotorik 316
Oligomenorrhö 349
Ornithincarbamyltransferasemangel (OCT) 409
Ösophagushernie 283
Östrogen 277
Ovarien 185
- polyzystische (s. auch polyzystische Ovarien) 183, 190
Ovariensyndrom, polyzystisches 342
β-Oxidation 39, 65, 81, 85, 344, 384, 398, 402
β-Oxidation 383
3'-oxo-4-en-VPA 48

P
P100 133
P300 134
P300 Komponente (ereigniskorreliert evozierte Potentiale) 138
P450-System 65
Panenzephalitis, subakut sklerosierende 224
Panikattacke 245
Panikstörung 243, 245
Pankreatitis 185, 203, 318, 367, 375, 408, 411
Panzytopenie 213
Parkinson-Syndrom 191
Paroxysmen 123
- Epilepsie-assoziierte 122
Patchclamp-Untersuchung 35
PCO-Syndrom (PCOS) 346-349
Penetrationsgeschwindigkeit 74
Peroxysome 381
Perrin-Gleichung 44
Petit-mal
- Anfälle 152
- myoklonisch-astatisches 150
pH, embryonaler 58
Pharmakokinetik 54
Pharmakokinetischer Parameter 74, 76, 99

Phasenprophylaxe 4
- affektiver und schizoaffektiver Psychosen 243
- bipolarer Störungen 252
- Kombinationstherapie 253
Phokomelie 285
Photosensibilität 123, 359, 362
Plasmaeiweißbindung 53
Plasmakonzentration 53, 187
Plasmamembran 50
- Fraktion 43
Plasmapeak 104
Plasmaspiegel 99, 105
- Bestimmung 101
Polyneuropathie 220
Polytherapie 169, 283, 284, 308, 371, 405
Polyzystische Ovarien (PCO) 183, 190, 346
Porphyrie 360, 366
Post-Herpes-Syndrom 218
Potentiale
- akustisch evozierte 137
- ereigniskorreliert evozierte 130
- evozierte 130
- magnetisch evozierte 134
- somatosensorisch evozierte 138
- visuell evozierte 137
Präpubertät 150
Primärprävention 288
Prolaktin 353
- Serumkonzentration 347
Prophylaxe mit Folsäure 275
Propranolol 211, 312
Proteinbindung 77, 116
Pruritus 362
Pseudo-Lennox-Syndrom 149
Psychiatrie 243
Psychopathologie 268
- klinische 236
Psychose 236
- affektive 245
- bipolare affektive 244
- Phasenprophylaxe affektiver und schizoaffektiver 243
Pubertät 150
Pulsatilität 353
Pyknolepsie 147, 396

R
Radikale, Entgiftung 58
Radiusaplasie 281
Rapid cycler 252
Rapid cycling 245, 250, 256, 257, 259
Reaktionszeit 235
Refsum-Krankheit 409
Register, zentrales 378

Sachverzeichnis

REM-Phase 127
REM-Schlaf 127
Renale Elimination 85
Resorptionsparameter 77
Resorptionsrate 104
Resorptionsverzögerung 70, 101
Retardeffekt, doppelter 104
Retardform 93, 103
Retardpräparat 68, 74, 194, 268, 292
Retardzubereitung 95
Retinoidstoffwechsel 58
Reye 410
Reye-like 370
Rigor 325

S
Saft 66
Sägezahnkurve 54
Säure, fettige 104
Sayre-Syndrom 409
Schlaf-EEG 127
Schlafprofil 127
Schlafstörung 245
Schleimhaut 359
Schmerzsyndrom 218
Schwangerschaft 52, 73, 80, 190, 214, 275
Schwindel 316, 317, 335
Second messenger 20
Sedation 185
Septum pelludicum, Agenesie 287
Serotonin 208
– System 20
Serum-Albumin-Konzentration 78
Serumkontrolle 105
Serumkonzentration 74, 113, 190, 194, 196, 250, 276, 278, 306, 308, 309, 337
– Verlauf 74
Serumproteinbindung 80
Serumspiegel 106, 107
– Schwankungen 194
Sexualhormon 347, 353
Singultus 221, 222, 226
Sirup 66
Skelettanomalie 285
Sklerodermie 366
Sklerodermieartige Veränderung 360
Somatosensorisch evozierte Potentiale 138
Somnolenz 369, 407
Sozialverhalten 236
Spaltbildung 276
Spannungskopfschmerz 207, 212
Spätdyskinesie 268, 270
Spätwirkung, neurotoxische 322
Speisen, Abneigung gegen gewohnte 369, 407
Spike-wave-Paroxysmen 121

Spina bifida 52, 55, 104, 279, 281, 284, 286
– Häufigkeit 282
– Risiko 278
Spina bifida aperta 53, 54, 283, 285
Spina bifida occulta 53, 287
Spitzenkonzentration 265, 270, 284
Spontanabort 288
Spontanblutung 409
Status epilepticus 200, 265
– generalisierter tonisch-klonischer 201
Statusbehandlung 200
Steady-state 101
Steatosis, mikrovesikuläre 382
Stereoselektivität 59
Stevens-Johnson Syndrom 188
Stiff-man-Syndrom 221, 222, 226
Stillen 291
Stoffwechseldefekt 410
Stoffwechselerkrankung 398
Störung
– affektive 4, 251
– bipolare 207, 266
  – affektive 252, 257
  – intravenöse Valproinsäure-Behandlung 265
– kognitive 191
– Phasenprophylaxe bipolarer 252
– Prophylaxe bipolarer affektiver 248
– schizoaffektive 250
Strukturteratogenitätsbeziehung 59
Stupores 326
Suppositorien 65, 74
Syndrom
– depressives 252
– manisches 248, 250
Synthese 3
System, extrapyramidales 225

T
Temporallappenepilepsie (TLE) 347
Teratogene Potenz 58
Teratogener Effekt 52, 56
Teratogenes Potential 21
Teratogenität 53, 188, 275, 278, 282, 284, 287
– Risiko 286
– Studie 56
Testosteron 185, 342
Therapie, neuroleptische 268
Therapiemodus 199
Thermogenese 343
Thrombozytenaggregation 213, 376
Thrombozytopenie 213, 359, 363, 372, 376
Tic 222
Tiefschlafphase 127
Tiefschlafzeit 127

Tiermodell 7
T-Kalziumströme 26
TLE (Temporallappenepilepsie) 347
Torsionsdystonie 222
Trans-2-2n-Valproat 21
Transaminase 408
- Erhöhung 411
Transportprotein 41
Tremor 105, 115, 185, 187, 198, 222, 305, 325, 397
- Analyse 305
- essentieller 310
- Inzidenz 307, 309
Trigeminusneuralgie 218
Triglyzerid 185

U
Übelkeit 397, 407
Überdosierung 316, 317
Übergewichtigkeit 350
Ultra-Rapid-cycling 259
Ultraschall 290
Ultra-ultra-rapid-cycling 267, 270
Urin 86
Urtikaria 359

V
Valproinsäure
- Behandlung, intravenös bei bipolare Störung 264
- Therapie, intravenöse 200
- Verträglichkeit 185
Vaskulitis 360
Ventrikel-Septum-Defekt 283, 287
Veränderung, sklerodermieartige 360
Verhaltensauffälligkeit 236
Verhaltensstörung 243
Verlangsamung 331, 334
Verteilung, intrazelluläre 75

Verteilungsvolumen 77, 277
- zentrales 74
Verträglichkeit 101, 107, 202
Videotremoranalyse 106
Vigilanzparameter 238
Visuell evozierte Potentiale 137
Vitamin-B12-Mangel 289
Vitamin-K 277
Vitaminsubstitution 189
VPA
- Gesamtkonzentration 80
- Glukuronid 65
- Loading-Therapie 264
- Metabolite 371

W
Wassereinlagerung 343
Wechselwirkung 110, 214
West-Syndrom 155
Willebrand-Jürgens-Syndrom 376, 398
Wirksamkeit
- antidepressive 243
- antimanische 244
- Mechanismus 38
  - biochemischer 6
- pharmakodynamische 6
- phasenprophylaktische 245
- prophylaktische 244
- psychomotorische 235
- teratogene 198
Wirkungsweise 4
Wochenbett 278, 291

Z
Zellweger-Syndrom 409
Zinkmangel 284
Zulassung 3
Zweimaldosierung 103, 104, 108

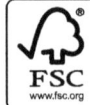

MIX
Papier aus verantwortungsvollen Quellen
Paper from responsible sources
FSC® C105338

If you have any concerns about our products,
you can contact us on
ProductSafety@springernature.com

In case Publisher is established outside the EU,
the EU authorized representative is:
**Springer Nature Customer Service Center GmbH
Europaplatz 3, 69115 Heidelberg, Germany**

Printed by Libri Plureos GmbH
in Hamburg, Germany